핵심 신경근치료법

마사지-바디워크 시리즈

Neuromuscular Therapy Manual

Massage Therapy & Bodywork Educational Series

핵심 신경근치료법
Neuromuscular Therapy Manual

Jocelyn Granger, NCTMB

Founder and Director
Ann Arbor Institute of Massage Therapy
Ann Arbor, Michigan

Wolters Kluwer Health | Lippincott Williams & Wilkins

Philadelphia • Baltimore • New York • London
Buenos Aires • Hong Kong • Sydney • Tokyo

영 문 출 판 사

■ 역자

인창식 교수 미국 기능신경학 전문의(FACFN)
차의과대학 통합의학대학원 대체의학난치병센터
경희대학교 한의과대학 침구경락과학연구센터

Neuromuscular Therapy Manual by Jocelyn Granger

이 책은 미국 LWW사와 협정을 맺어 공동으로 출판되었다.
(Co-Publish by arrangement with Lippincott Williams & Wilkins/Wolters Kluwer Health, Inc., USA)

Translation and adaptation of the first American language edition

경고(disclaimer)

이 책에 정확한 정보가 수록되고 또한 일반적으로 인정되는 임상현실이 기술되도록 주의를 기울였음. 이 책에 수록된 정보의 현재성, 완전성, 정확성과 이를 적용함으로 인해 초래될 수 있는 결과에 대한 책임은 저역자, 편집자, 출판사에 있지 않음. 구체적인 상황에서 본 정보를 임상이나 실제에 적용하는 것은 자격을 갖춘 임상가의 전문적 책임에 따라야 하며, 이 책에 기술한 임상치료와 권장사항을 절대적이거나 보편적인 권장사항으로 간주해서는 안됨.
이 책에 기술된 의료용 약물, 기기에 대해 최신의 정확한 정보가 이 책에 기술되도록 주의를 기울였으나 연구, 규제, 제도, 지식이 지속적으로 변화할 가능성이 있음. 약물 및 기기의 임상적용 가능성과 관련하여 일반 독자와 자격을 갖춘 임상가는 최신의 정확한 내용과 주의사항을 확인할 필요가 있음.

핵심 신경근치료법

2012년 12월 26일 초판인쇄
2013년 1월 2일 초판발행

지은이 : Jocelyn Granger
옮긴이 : 인 창 식
발행인 : 박 병 조
발행처 : 도서출판 영문출판사
등 록 : 1987년 12월 21일 제2-419호
주 소 : 서울시 강남구 삼성동 69-1
전 화 : (02)514-5590, 776-5590
팩 스 : (02)756-8943
홈페이지 : www.ymsbook.net
E-mail : yeongmunsa@empal.com
정 가 : 55,000원
ISBN 978-89-7224-315-1 98510

※ 파본은 교환해 드립니다.

Chicago School of Massage Therapy 설립자인 Bob King과 Jim Hackett는
나의 멘토였고 학교 교육과정 정보와 지침서를 나누며
Ann Arbor Institute of Massage Therapy 설립과정을 도와주었다.
아낌없이 나누어 주었던 몇몇 신경근치료법 지침서가 없었다면
본 책은 생각할 수 없었을 것이다. 또한 계속해서 글을 쓸 수 있다고
일깨워주고 용기를 주었던 Kathie King이 없었다면 책이 나오지 못했을 것이다.
하지만 King은 애석하게도 책이 마무리되는 것을 보지 못하고 말았다.

서 문

이 책은 도수치료사들이 효과적인 신경근치료법을 접하고 만성통증 환자들에 대해 치료하는 데에 전문적인 식견을 갖추는 데에 도움을 주기 위해 마련했다. 도수치료사를 위한 교재이기는 하지만, 정골의학 의사(osteopath), 운동 트레이너, 물리치료사, 기타 보건의료 종사자들이 유용하게 활용할 것이다.

본 교재는 신경근치료법의 요약 지침서로서 편찬되었으며 *Travell과 Simons의『근막통증과 기능이상, 유발점 지침서』*1권과 2권을 통해 소개된 내용 중 마사지 학습자에게 가장 관련이 깊은 내용을 매우 체계적으로 부위별로 배열하고, 쉽게 접근 가능하며 편리하게 이용할 수 있는 형태로 수록했다. Travell과 Simons의 책에 소개된 내용의 상당부분은 대증의학 치료 관련 내용이고, 매우 세부적이고 기술적인 내용이어서 도수치료사로서 읽어보기에는 엄두가 나지 않는 경우가 많다. 이런 면에서 본 교재는 도수치료사에게 가장 도움이 되는 정보에 집중하면서 간극을 메워주는 책이다.

내용 개요

본 교재의 1부에서는 신경근치료법의 기초적 내용을 심도 있게 개괄하며 역사, 신경근치료법의 근거가 되는 생리학적 기초, 임상적 평가, 신체역학 등등의 내용을 다룬다. 2부는 신체부위에 따라 나누어 구성되었다. 각 장에서는 해당 부위의 여러 근육에 대해 기원 부위와 삽입 부위와 같은 구체적 정보를 살펴본다. 또한 각 근육별 유발점, 연관구역, 지속인자, 마사지 시 고려사항 등의 내용을 해부학과 유발점에 관한 천연색 그림과 함께 살펴본다. 또한 각 근육별 치료에 대해 단계적 치료 지침을 수록했는데, 이 내용은 비디오가 함께 제공되므로 집에서 쉽게 연습해 볼 수 있다.

교육학적 특징

본 교재는 읽기 편하며 참조하기 편리한 점 목록, 임상실기 사진, 근육부착 부위에 대한 해부학 그림, 유발점과 연관증상 구역에 대한 그림 등의 형식으로 구성되었다.

학습과정에 도움이 되는 여러 가지 교육학적 특징을 갖추어 본 교재 전반이 구성되었다. 그 내용은 아래와 같다.

- **핵심 용어** 목록과 정의가 각 장 첫머리에 제시되며 본문 중 처음 나오는 부분에서는 굵은 글씨로 처리된다.
- **개요 부분**에서는 각 장의 내용에 대해 짧게 소개한다.
- **증례연구**에서는 특정 병리질환을 보이는 환자와, 본문에서 제시한 신경근치료법을 통해 어떻게 환자에게 적용될 수 있는지를 살펴본다. 제시된 증례 시나리오와 관련한 비평적 사고 문제 몇 가지가 각 증례연구의 말미에 나온다.
- **예제 일상치료 부분**에서는 각 신체부위에 대한 단계적 도수치료법을 다룬다.
- **요약**은 첫 4개 장 각각에서 다룬 내용을 짧게 요약한다.
- **복습문제**가 각 장의 말미에 나오는데 이를 통해 독자들은 각 장에서 다룬 내용에 대한 지식 정도를 점검할 수 있고, 선택형 문제, 단답형 문제, 참/거짓, 짝짓기 등의 유형으로 구성된다.

이 책의 활용법

1부 각 장의 내용을 읽고 연구해 신경근치료법 이론에 대해 종합적으로 이해하고 나서 2부 기법에 숙달되도록 해야 한다. 매우 향상된 기법에 해당하며 숙달되려면, 해부학에 대해 잘 이해하는 것이 또한 중요할 것이다. 도수치료사는 정성스럽게 즉, 성실하게 치료에 임해야 한다. 여기에서 성실이란 능수능란하며 식견을 갖추었다는 뜻이다. 끝으로, 기꺼이 도전하는 것이 중요하다. 기법에 능수능란해지기란 어려울 것이고, 또한 만성적 통증과 기능이상 환자에 대해 치료하는 것도 어려울 것이다. 이러한 어려운 환자로 인해 신경근치료사에게는 치료가 늘 새로운 것이 될 것이며, 식상하지 않을 것이다. 즉, 도움이 필요한 사람에게 치료를 한다는 것이 명예로운 일이라는 점을 늘 기억하고 이를 통해 얻게 될 성취감과 치료를 즐겨야 한다.

의견제시

필자는 학생, 전문적 임상가, 학교의 교육자 등으로부터의 의견제시에 대해 감사하게 생각합니다. 본 교재나 워크숍에 대한 질문 또는 어떤 개선방안이 있다면 아래 주소로 보내주시기 바랍니다.

Jocelyn Granger
Ann Arbor Institute of Massage Therapy
180 Jackson Plaza, #100
Ann Arbor, MI 48103
E-mail: jgranger@aaimt.edu

역자 서문

인체는 좌우, 상하, 내외에서 전신적으로 연계되어 생명활동을 발현한다. 평소의 생리적 특징이나 질병이환 단계에서의 병리적 특징을 바라보고 분석할 때 국소적·특이적 소견이 중요한 만큼 전신적·계통적 접근이 중요하게 된다. 무생물계와 달리 스스로 균형과 질서를 유지하고 생명을 유지하는 생명체의 특징인 자기조직화 역량과 자연치유력은 이러한 전신적·계통적 접근에서 더욱 중요해진다. 임상현장에서는 미병(未病) 상태에서 건강향상을 꾀하는 경우나 만성적 복합적 질병상태에서 자연치유력을 통한 전인적 치유를 꾀하는 경우 특히, 이러한 국소와 국소 상호간의 연계관계를 염두에 둔 계통적 접근과 생리적 치료법이 중요하게 활용될 수 있다.

인체를 이렇게 계통적·전신적으로 분석하고 각종 생리적 자극을 비롯한 비침습적 또는 최소침습적 방법으로 치료에 접근하려 했던 노력의 흔적을 이미 수천 년 전 의학문헌 속에서 엿볼 수 있다. 특히 수천 년의 임상경험 속에서 인체 피부, 근육, 관절 등 체표 쪽의 출력반응을 관찰해 분석하고 체표 쪽으로부터 자극을 입력해 치료작용을 일으키는 방법을 중심으로 심리, 식생활, 자세, 행동양식 등에 대한 접근법을 계통적으로 탐구하고 체계화했던 침구의학은 서양의학·대증의학(allopathic medicine) 위주의 오늘날 세계의학계에서도 여전히 중요한 역할을 담당하고 있다.

인체의 여러 조직기능의 계통적 연계가능성을 염두에 두고 인체 체표에서의 진단적 출력반응을 분석하고 체표를 통해 치료적 자극입력을 가하는 침구의학적 접근방법에 바탕을 두고 시대별로 다양한 이론과 임상기법이 출현했는데, 특히 근대 과학지식이 제공하는 정밀한 해부생리적 지식이 결합되어 다양한 형태의 현대적 접근법도 나왔다. 그 중 대표적인 것들로 (1) Travell과 Simons의 역작에 힘입어 널리 알려진 통증유발점(trigger point), 근막통증후군 개념, (2) Gunn의 임상경험에 바탕을 둔 근육내자극치료(intramuscular stimulation), (3) 장동휘, 이영진 교수의 만성통증 관련 분자의학 개념을 활용한 M puncture(molecular puncture)가 있다. 앞의 두 가지는 WHO 발간 표준한의학용어집에 침법 설명 용어로 이미 등재되어 있기도 하다. 이들 각각에 대해서도 그 자체가 방대한 내용을 다루며 기본적인 해부생리적 지식과 진단치료에 대한 일반지식을 바탕으로 상당히 전문적인 식견을 요한다.

이 책은 Travell과 Simons의 통증유발점 이론을 바탕으로, 임상의료 관련 현장에서 적용할 수 있는, 주로 손을 이용한 비침습적 평가법과 치료적 접근법을 집중적으로 다루었다. 포괄적으로 전신 근육과 주요 병증을 다루면서도 많은 그림이 함께 소개되었고 간략하고 요약적으로 설명되어 실제 현장에서 유용하게 활용할 만한 참고서가 되기를 바랍니다.

이 책이 출간되기까지 힘써주신 영문출판사 사장님과 직원분들에게도 감사를 드립니다.

2012.
역자 인 창 식

감사의 글

필자는 먼저 Georgine Lynett에게 감사드리고 싶다. 필자가 본 프로젝트에 대한 '출발' 신호를 받았을 때 Lynett는 필자가 본 책에 쏟을 시간을 마련할 수 있도록 집에서 최대한 돕겠다고 했다. 필자는 그때서야 실제로 이 프로젝트에 착수할 수 있겠다는 생각이 들었다. 가정에서 받은 지원 덕택에 필자는 길을 놓치지 않았으며 감정적 지지대를 얻었다. 한없이 감사한다.

본 프로젝트 내내 필자를 지지하고 기여해 주었던 많은 분들에게 깊은 감사를 드린다. 이 책을 통해 Lippincott Williams & Wilkins와 함께 일할 기회가 주어져 필자의 꿈이 이루어졌다.

필자가 특히 감사드리고 싶은 David Payne은 필자가 길을 잃지 않도록 그리고 한계에 부딪히지 않도록 붙들어 주면서도 아주 친절했다. David는 훌륭한 편집자이며 다른 사람들과의 공동작업에 능하다. 사진 속 침착한 David의 모습은 필자가 그렇게 긴 나날동안 고도의 집중을 유지하는 데에 정말로 도움이 되었다.

LWW 편집자 Jennifer Ajello, LWW의 전임 편집장 John Goucher 등에게도 깊은 감사를 드린다. 또한 꼭 감사를 드려야 할 LWW 관계자들이 훨씬 많이 있었다. 여러 검토자들이 제시한 정보는 중요하고 또 크게 도움이 되었다. 여러 검토자들이 인내심을 갖고 내용을 읽고 또한 시간을 들여 비평과 교정제안을 해 주신 데 대해 진심으로 감사드린다.

사진작가 Mark Lozier와 동영상작가 Michael Licisyn 덕택에 그 긴 나날이 부드럽게 진행되었으며 책에 다채로움을 더해준 멋진 사진과 동영상이 준비되었다. 또한 사진 작업을 할 훌륭한 공간을 제공해준 Pennsylvania School of Music Therapy의 Cortiva Institute와 Jeff Mann 학장에게 큰 감사를 전한다. 모델 역할을 해 준 여러 임상가를 섭외해 주기도 했다. 치료대 위 환자 역할이나 임상전문가 역할을 했던 모든 모델이 훌륭했다. 이 책에 참여해 주신 것과 노고에 감사드린다.

끝으로, Ann Arbor Institute of Massage Therapy의 학사조정실장 Sara Martens와 행정실장 Melanie Gibbs에게 감사드린다. 필자가 사무실에서 이 책 작업에 시간을 할애할 수 있도록 지난 2년간 업무량을 더 늘려 주었다. 또한 감정적으로 지지를 해 주어 필자의 하루하루가 훨씬 편안해지는 데 도움을 주었으며 큰 감사를 전한다.

감수자들

Rebecca Birch-Blessing, MS, DC
Health Science Department
University of Phoenix
Sandy Springs, Georgia

Rebecca Buell, BS
Instructor
Massage Therapy Department
McIntosh College
Dover, New Hampshire

Nancy Cavender, MM, CMT, CNMT
Teaching Faculty
RSI
Atlanta, Georgia

Heather Cooperstein, BS, BA
Senior Massage Therapist
Out-Patient Therapy
Kessler Institute
Piscataway, New Jersey

Suzie Goggin, BA, BSRN, LMT
Massage Therapist
Rising Spirit Institute of Natural Health
Dunwoody, Georgia

Leigh Ann McNair, LMT
Massage Therapist
Oviedo, Florida

Jason Schiller, LMT
Massage Instructor
Massage Program
Sun State Academy
Clearwater, Florida

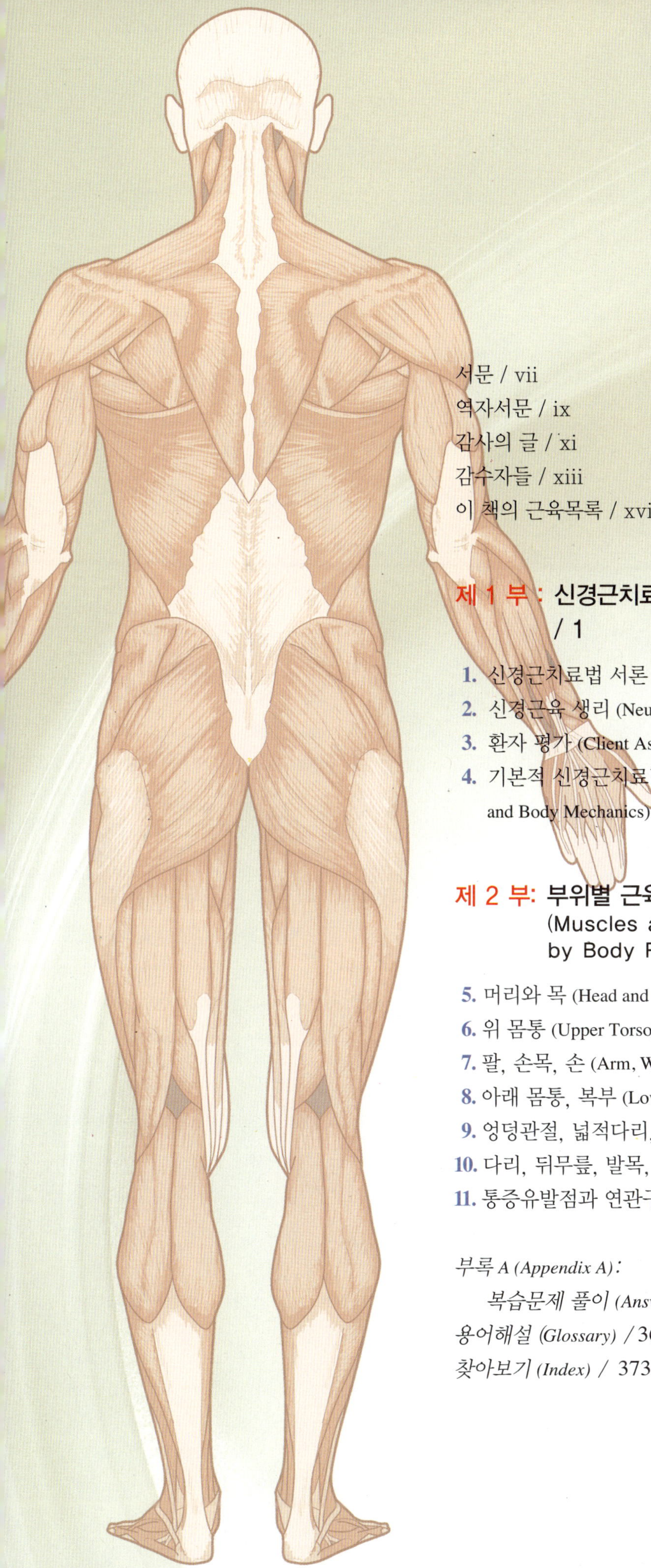

차 례

이 책의 근육 목록

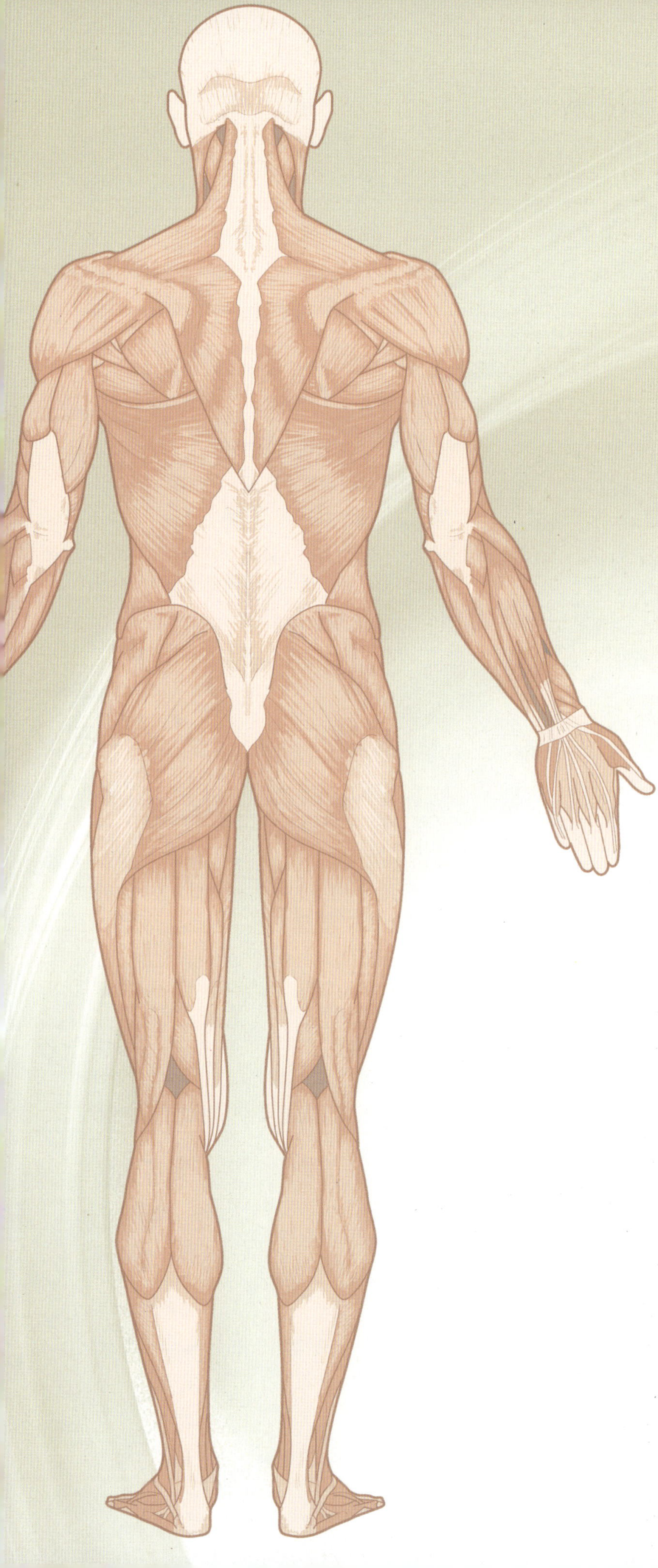

제 1 부

신경근치료법 기초

NEUROMUSCULAR
THERAPY BASICS

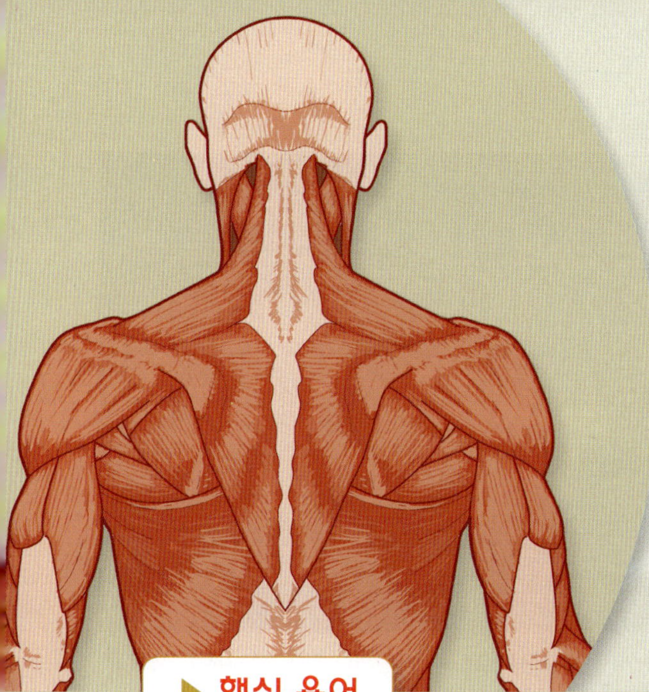

신경근치료법 서론 INTRODUCTION TO NEUROMUSCULAR THERAPY 1

▶ 핵심 용어

급성(acute): 최근에 발병한
만성(chronic): 장기간 지속되는
동심긴장(concentric strain): 과사용 또는 자세 기능이상으로 인해 근육이 만성적으로 단축되는 질환. 반대 근육은 편심긴장, 과신장될 가능성이 높다.
병인(etiology): 질병의 원인
근육긴장항진증(hypertonicity): 지나친 근육긴장도
허혈(ischemia): 국소적이고 일시적인 혈액공급 결핍
유해(noxious): 해로운 또는 통증성의
자세 생체역학 기능이상(postural and biomechanical dysfunction): 자세와 생체역학 불량으로 인한 신체기능 비정상
운동범위(range of motion): 관절이 운동하는 양
통증유발점(trigger point): 과민성 부위이며 압박을 하면 해당 부위로부터 멀리 떨어진 곳에 연관 감각을 일으킴
통증유발점 연관증상(trigger point referral): 통증유발점으로부터 멀리 떨어진 곳에 느껴지는 감각

신경근치료법(neuromuscular therapy)은 근막통증과 통증증후군을 전문적으로 다루는 포괄적이고 진보된 연조직 도수교정 체계이다. 신경학적 원리에 근거를 둔 신경근치료법은 신체의 중추신경계가 근육뼈대계통과 함께 항상성 균형상태에 이르도록 하며 통증유발점 이완치료와 함께 에플루라지(effleurage), 페트리사지(petrissage), 깊은 가로마찰(deep transverse friction) 등 다양한 스웨디쉬마사지 스트로크(Swedish massage stroke)를 활용한다.

급작스럽게 발병한 **급성(acute)** 또는 장기간 지속되는 **만성(chronic) 근막통증**과 기능이상 관련 여러 원인을 이해하고 치료하는 데 신경근치료법과 세밀한 구조적 평가가 필요하다. 특히, 신경근치료법을 활용해 근육힘줄과 인대의 통증유발점을 비활성화한다. 또한 특히 어깨이음구조(팔이음뼈) 안쪽 돌림 또는 척주옆굽음증(척주측만증)과 같은 자세 기능이상 또는 자세 비틀림 환자를 치료할 때 이를 활용해 만성 단축 근육을 늘이고 여러 근육군의 균형을 맞춘다.

즉, 신경근치료법 훈련을 받음으로써 마사지사는 만성 근막통증과 통증증후군을 전문적으로 다루고, 또한 여러 환자가 손상과 자세 기능이상을 극복하도록 도울 수 있게 된다. 신체 각 영역의 평형을 맞출 수 있다면, 사람들이 자세와 보행을 변화시키는 데 도움을 줄 수 있다. 또한 이를 통해 신체의 전체 생체역학, 관절, 근육 기능을 개선시키고 천연 진통제인 엔도르핀 분비를 촉진함으로써 치유속도를 빠르게 할 수 있다.

신경근치료법은 현대 건강관리 환경에서 적용범위가 넓다. 신경근치료법은 예를 들어, 다음과 같은 여러 손상으로부터 생기는 급만성 통증 환자를 치료하는 데 활용된다.

- 스포츠 손상, 예로, 긴장, 염좌
- 자동차 손상, 예로, 채찍질 손상

- *반복긴장 손상, 예로, 위관절융기염, 손목굴증후군 등*
- *축적외상손상, 예로, 턱관절 기능이상*
- *뼈대 문제, 예로, 추간판탈출증*

물론 신경근치료법의 활용도는 훨씬 많다. 금기사항은 몇 가지에 불과하다. 큰 멍, 정맥염, 정맥류, 열린 상처, 피부 감염 등이 가장 흔한 경우에 해당한다.

오늘날에는 마사지사 외에 여러 전문 의료인이 신경근치료법을 활용한다. 카이로프랙틱 의사, 재활의학전문의, 간호사, 물리치료사, 작업치료사, 정골의사, 치과의사 등이 해당한다.

본 장의 목적은 신경근치료법에 대한 소개와 함께 신경근치료법을 효과적으로 적용하는 치료사가 되는 데 필요한 기초 사항을 제공하는 데 있다. 특히 1회 치료를 구성하는 핵심 요소, 신경근치료법 역사에 대한 간략한 내용, 목표와 치료의도, 필요한 도구와 지식, 환자와 관계를 효과적으로 형성하는 방법 등에 대해 살펴볼 것이다.

어떻게 작용하는가 (How It Works)

신경근치료법에서 치료사는 우선 환자의 연조직을 평가해 만성 단축 근육과 통증유발점의 위치를 확인하며 에플루라지, 페트리사지, 마찰법 등을 활용한다. 문제 부위를 확인한 후에는 더 구체적인 기법을 활용한다.

근막이완, 깊은 에플루라지, 근육 스트립핑(muscle stripping), 수동신장 등 여러 연장 기법(lengthening techniques)을 시행해 **동심긴장(concentric strain)** 또는 만성 병리적 단축 근육을 해소하는 데 도움이 되도록 한다. 근육수축의 능동기에는 동심수축이 일어나면서 근육의 양쪽 끝이 서로 가까워지고 해당 근육이 짧아진다. 통증유발점 압박이나 집게기법(pincer technique)을 활용해 연조직에 형성된 통증유발점을 비활성화한다(그림 1-1). 환자가 좋아지면 치료사는 치료일정에 능동신장을 추가한다. 이렇게 하면 환자에서 통증이나 불편함으로 문제가 되었던 어떤 관절에서든 **운동범위(range of motion)**나 운동량을 늘이는 데 도움이 된다.

신경근치료법에 의해 만성 단축 근육을 연장시키면 환자에서 운동범위가 회복되는 데 도움이 된다. 신경근치료법을 통해 통증유발점을 비활성화시킴으로써 환자의 통증유발점에 의해 생긴 통증이나 기타 감각을 제거한다.

신경근치료법에서는 통증유발점 국소의 통증과 감각을

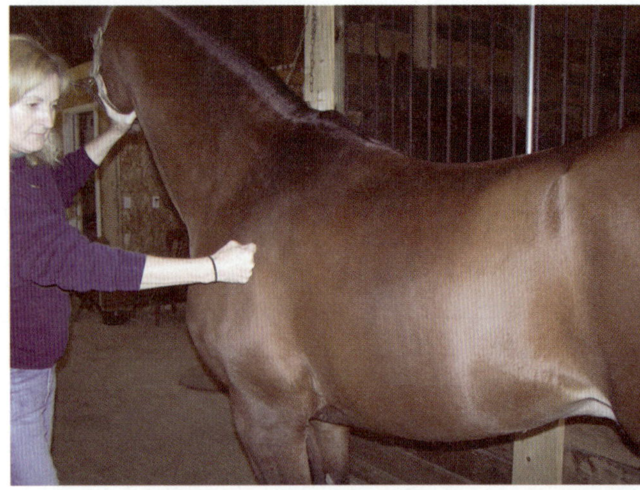

• 그림 1-1 신경근치료법을 받는 말. 말에게도 통증유발점이 생기며 신경근치료법을 활용해 효과적으로 비활성화할 수 있다.

치료할 뿐만 아니라, 실제 통증유발점 부위로부터 멀리 떨어진 '관련' 신체부위의 통증도 치료한다. 이때의 통증을 **연관통증(referred pain)**이라 한다.

뼈대근육은 체중의 약 50%를 차지하며 통증유발점이 생겨서 다양한 정도의 통증, 가려움, 간지럼, 온도감각(뜨겁거나 차가운) 등의 감각을 유발할 수 있다. 신체 근육조직에서 대부분의 반복 자극 소모를 일으키는 원인은 일상활동이다. 환자에게 **통증유발점으로부터의 연관통증(referral from trigger point)**이 생기면, 극심한 통증일 수 있다.

기법의 구성요소 (Components of The Technique)

본 교재에서 다루는 신경근치료법은 만성 근막통증을 다룰 때 최적의 치료효과를 내는 여러 가지 접근법을 통합한 것이다. 그 구성요소 목록은 다음과 같다.

- 건강력 청취, 평가, 사정 기술
- 연조직 평가와 치료
- 통증유발점치료(그림 1-2)
- 근막이완과 기타 연장기법
- 수동신장, 근 에너지기법, 수동신장
- 자세 스트레스 분석
- 지속인자 확인 및 제거
- 환자관리 및 추적

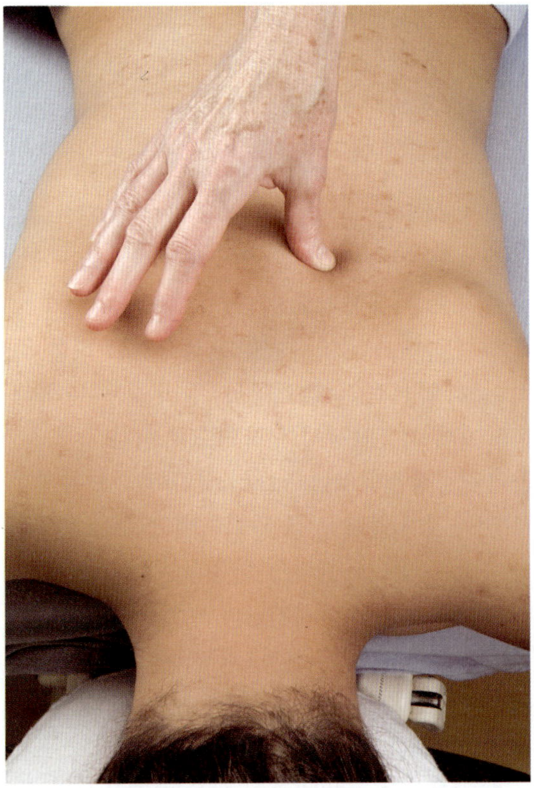

• 그림 1-2 통증유발점에 압을 가하기.

본 교재 전체에 걸쳐 이상의 여러 요소를 자세히 다루게 될 것이다.

역사 (History)

신경근치료법의 태동에는 여러 사람들이 기여했다. 처음으로 이 기법을 발견하고 개발했다고 대부분 동의하는 유럽인 Stanley Lief는 정골의학과 자연의학 수련을 받았다. Lief는 1925년 영국(Hertfordshire)에 Champney라는 유명한 자연치유 요양소를 설립했다. Lief는 사촌 Boris Chaitow와 함께 Dewanchand Varma, Bernard MacFadden과 같은 저명한 스승으로부터 수학하고 연조직 기능이상의 평가와 치료 개념에 능력을 갖추게 되었다. Lief와 Chaitow는 정골의학과 자연의학 분야의 수련을 받기도 했으며 치유 요양소로 찾아오는 환자들에게 이러한 평가법과 연조직 도수교정법을 활용하기 시작했다. Lief와 Chaitow는 1930년대와 1940년대 초 수년에 걸쳐 여러 이론과 기법을 검사하고 개발했다. 당시에 활용된 여러 기법은 오늘날 우리가 사용하는 기법과 매우 비슷하다. 신경근치료법(유럽에서는 neuromuscular techniques 즉, 신경근기법이라 함)에 대한 Lief의 개념에서는 영양, 심리학, 수치료(hydrotherapy), 연조직 도수교정(soft tissue manipulation) 등을 활용한 전일적(holistic) 접근법이 구체화되었다.[1] Lief의 접근법은 영국 자연의학과 정골의학 대학(British College of Naturopathy and Osteopathy)의 교육체계 속으로 편입되었다.

이후 Peter Lief, Brian Youngs, Terry Mould, Leon Chaitow 등 여러 정골의사와 자연의학 의사가 신경근치료법을 더욱 개발했다. 정골의사와 카이로프랙틱 의사는 연조직 도수교정을 위해 신경근치료법의 일부를 활용했다. 이러한 여러 기법의 활용은 신경근치료법 발전에 도움이 되었다. 그 결과 오늘날에는 신경근치료법이 영국의 정골의학과 스포츠 마사지 기관에서 교육되고 있다.

신경근치료법이 유럽에 등장하고 몇 년 후 미국인 Raymond Nimmo와 James Vannerson은 "수용체 긴장 기법(Receptor Tonus Technique)"이라는 소식지를 발간했다. 이 소식지를 통해 유해 결절에 대한 경험을 기술했다. 유해 결절이 바로 우리가 오늘날 통증유발점이라 부르는 그것이다. Travell과 Simons에 따르면 "근육을 진찰할 때 가장 신뢰할 만한 통증유발점 진단기준은 촉진 긴장띠의 결절이 심한 압통을 보이는 현상이다." Janet Travell과 David Simons가 기술한 내용의 뒷받침을 받아 수십 년이 지나는 동안 신경근치료법은 별개의 체계로서 발달하기 시작했다.

1970년대 후반에 Nimmo의 학생이었던 Paul St. John이 신경근치료법에 대한 자신의 체계를 교육하기 시작했다. 미국으로 다니며 마사지사를 교육하고 마사지 분야가 해부학과 운동학에 대해 능력을 갖추어야 한다고 역설했다. Judith(Walker) Delany는 1980년대 중반에 St. John과 교육을 함께 하기 시작했으며 계속해서 신경근치료법을 나름대로 개발해 미국 전역에 교육했다.

St. John은 자신의 교육프로그램을 개선해 'Neurosomatics'이라고 새로이 이름을 붙였다. 특히 Travell과 Simons의 방사선 촬영에 대한 내용을 적용해 핵심 신체 비대칭을 판단하고 신발 조정을 통해 자세정렬을 교정하는 데 활용했다.

유럽과 미국의 신경근치료법은 이론적으로는 매우 비슷하지만 실무접촉 기법은 다르다. 유럽과 미국의 신경근치료법은 가정치료 프로그램을 통해 치유과정에서 환자의 책임과 참여를 북돋울 필요성에 대해 공감한다. 유럽과 미국의 신경근치료법에서는 통증유발점의 형성, **병인(etiology)** 즉, 질병원인, 치료, 연관증상의 출처 확인, 지속인자, 통증유발점 감소 또는 제거 등이 주요 초점이다. 신경근치료법 연조직 도수교정법의 목적 중 하나는 환자의 독립성을 제고하는 것이다.

Janet Travell과 David Simons이 편찬한, 전문의료인을 위한 두 권의 교재인 『*근막통증과 기능이상, 통증유발점 지침서(Myofascial Pain and Dysfunction: The Trigger Point Manual)*』는 의료, 치의학, 마사지 분야에 큰 영향을 끼쳤다. 근막 통증유발점을 처음으로 명확하게 드러낸 작업이었으며 이 책의 저자는 통증유발점과 근막통증을 파악하는 데 진정한 선구자가 되었다.

통증 치료에 종사하기 전에 Travell 박사는 코넬 대학의 임상약리학을 교육했으며 1950년대 중반 뉴욕의 심장 전문의였다. 흥미롭게도 Travell 박사의 부친인 Willard Travell 박사의 전공은 통증연구였으며 특히, 근육연축 통증이었다. 나중에 Travell 박사는 존 F 케네디 대통령의 개인 의사로서 만성 등 문제를 치료했다. Travell 박사는 근육통증 그리고 일반적인 통증관리 전문가가 되었다.

Travell은 1942년과 1990년 사이에 근막 통증유발점에 대한 논문 40여 편을 발표했다. David Simons는 과학 연구에 오래 종사했으며 항공우주 의사로서 일했다. Travell의 강의를 듣고 나서 Travell의 연구에 흥미를 갖게 되었다. Simons은 공군에서 퇴역한 후 Travell의 견습생 생활을 시작했다. 20년간 함께 일한 후 『통증유발점 지침서』를 집필했다. 『*통증유발점 지침서*』 제1권은 1983년에 출판되었다.

목적과 치료 의도 (Goals and Therapeutic Intent)

바디워크(bodywork) 즉, 신체구조치료의 모든 유형이 그렇듯이 치료사의 의도가 중요하다. 의도가 합당해야 치료사의 에너지를 통해 치료가 더 역동적으로 될 수 있다. 치료중인 신체 부위에 대한 올바른 접근법을 선택하는 것과 함께 의도에 대해 진지하게 고려해야 한다.

역사적으로 신경근치료법에서는 근육 그리고 기타 연조직을 세밀하게 체계적으로 진찰해 **유해(noxious)**(해롭거나 통증을 보이는) 지점을 분별해 확인하고 이어서 해당 조직을 다양한 방법으로 치료한다. 치료적 접근의 기본 이론적 구성요소는 치료사가 신경근육계통을 직접 치료적으로 다루며, 만성 근막통증이 생기면서 신경근육계통의 기능이 유해한 방향으로 영향을 받는다는 점이다.

신경근치료법의 목적과 치료 의도는 다음과 같다.

- 만성 근막통증 관련 조직 불규칙성을 확인하고 분리하며, 나중에 참고할 수 있도록 신체 도표에 표시하는 방법을 사용하기도 한다.
- 국소 조직에서 체액순환을 회복시키고 **허혈** 즉, 국소적이고 일시적인 혈액공급 결핍증을 완화해 해당 조직에서 치유과정이 시작되도록 한다.
- **근육긴장항진증(hypertonicity)** 즉, 근육의 긴장도가 지나치게 높은 것을 완화하며 연축을 완화해 통합성이 회복되도록 한다.
- 연조직 통증을 경감시킨다.
- 유해한 또는 과다한 신경자극을 경감시키거나 제거하고, 신경근육계통의 반사활성을 정상화한다.
- 통증유발점을 완화하고 제거한다.
- 문제 근육의 운동범위를 정상으로 회복시킨다.
- 관련 유착이나 근막 결합을 이완시키고 만성 단축 근육, 근막, 기타 연조직을 연장시킨다.
- 통증유발점과 만성통증양상을 계속해서 악화시키는 지속인자를 확인해 경감시키거나 제거한다.

필요한 지식과 도구 (Knowledge and Tools Required))

신경근치료법은 고급 연조직 치료법이며 여러 기법을 통합해야 하고 기술을 갖추어야 한다. 다음 여러 원리는 신경근치료법을 성공적으로 적용하는 데 필수적이다.

해부학 (Anatomy)

근육뼈대 해부학에 대한 정밀하고 세밀한 지식은 신경근치료법의 여러 기법을 자신 있고 효과적으로 활용하는 데 필수적이다. 신경근치료법의 여러 기법을 활용할 때 치료사는 근육힘살, 근육기원, 근육부착 부위를 직접 다룬다. 각 근육에 대해 이러한 정보와 섬유 방향을 이론적으로 뿐만 아니라 임상적으로 아는 것이 중요하다. 즉, 치료사는 근육부착 정보를 말할 수 있을 뿐만 아니라, 신체에서 찾아 촉진할 수도 있어야 한다. 만성통증이 생기고 지속되는 데에 신경계가 중심역할을 담당하기 때문에 치료사는 신경반사와 신경생리학도 이해해야 신경근치료법을 효과적으로 활용할 수 있다.

> "진정으로 직관을 활용하고 싶다면 해부학을 알아야 한다!"
> – *Paul St. John*

직관이 살아 움직이게 되는, 더욱 종합적인 신체구조 치료는 해부학적 정밀성과 함께 온다. 직관을 활용할 수 있으려면 그림을 그릴 밑바탕이 되는 핵심적 지식을 갖추어야 한다. 신경근치료 전문가가 정밀한 해부학적 지식과 운동학적 지식으로 무장하고, 신경근치료법의 이론과 임상을 이해한 상태에서는 환자의 건강력 기록지를 읽고 평가결과를 볼 때 또는 실제 환자의 연조직을 다룰 때 떠오르는 모든 직관적 반응을 활용할 수 있을 것이다. 핵심적 지식을 갖추지 못하면 직관으로부터 정보가 산출되지 못한다.

흥미와 열정, 연구, 임상 적용, 시간을 들여서 숙달해야 하는 매력적인 주제이다. 우리는 가능한 모든 방법을 활용해 해부학을 계속해서 공부해야 한다. 근육의 부착 부위를 정확하게 촉진하고 다루는 능력은 신경근치료법 치료의 성공에 매우 중요하다.

분석과 운동학 (Analysis and Kinesiology)

또한 치료사는 신체 구조와 자세의 상호관련성에 대해 전반적으로 통증유발점과 스트레스 중심으로 보는 관점을 발달시켜야 한다. 이때 구조적 운동학에 대한 이해가 필수적이다. 구조적 연조직 문제를 경감시키고 제거하기 위해 활용하는 목록 중 신체 읽기, 자세 스트레스 분석, 환자의 일상 신체활동 검사 등이 반드시 포함되어야 한다.

도구 (Tools)

지식으로 무장한 것 외에 신경근치료법을 시행하기 위해 활용할 적절한 도구도 갖추어야 한다.

다른 여러 유형의 마사지와 마찬가지로 윤활제가 필요하다. 각 치료시간마다 어떤 시점에 피부 마찰을 조금 줄이기 위해 소량의 겔, 기름, 로션, 크림 등의 윤활제를 사용해야 한다. 하지만 에플루라지를 하기 위해서는 피부를 조금 견인할 수 있어야 하기 때문에 피부를 적당히 끌 수 있을 정도로 필요한 만큼만 사용해야 한다. 신경종말은

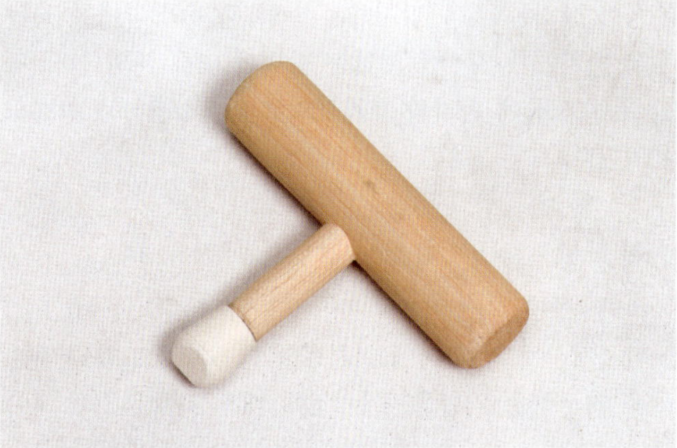

그림 1-3 T봉(T-Bar) 압봉. 압봉은 나무 재질 도구에 끝이 고무나 플라스틱으로 되어 이를 활용해 조직에 압을 가할 수 있다.

대부분 피부 수준에 위치한다. 어떤 부위를 치료할 때 피부에 대한 약간의 마찰력을 활용하지 않는다면, 해당 부위 바로 깊은 곳의 뼈와 조직을 치료할 기회를 잃게 될 것이다. 하지만 일부 기법은 건조한 피부에 시행해야 효과가 높다. 예를 들면, 치료시간에 모든 근막이완법을 활용할 때에는 처음에 시행하고 나서 윤활제를 처치해야 효과가 좋다.

또한 압봉은 이 치료법을 시행하는 데 중요한 도구이다. 압봉은 나무 재질 도구에 끝이 고무나 플라스틱으로 되어 이를 활용해 조직에 압을 가할 수 있다. 압봉의 하나인 T봉은 끝에 고무재질 경사면이 위치하며 본 교재에 나오는 일상치료 시 활용된다(그림 1-3). 압봉은 하루에 6~8회씩 치료하는 경우처럼 상당한 양의 치료를 할 때 엄지손가락의 긴장을 완화하는 데 특히 유용하다. 압봉을 사용할 때에는 안정되게 잡도록 유의한다. 충분히 경험을 통해 압봉은 자연스럽게 연장된 손가락이 될 것이다.

"Thumby"라고 하는 기구도 에플루라지, 마찰, 통증유발점에 압을 가할 때 활용할 만하다. 환자가 집에서 통증유발점 치료를 할 때에도 훌륭한 도구이다. 압봉과 비슷하게 실리콘 재질로 만들어진 도구이며 특히, 엄지손가락과 손의 긴장을 줄이는 데 도움이 된다.

환자 관계 (Relating to the Client)

또한 신경근치료법을 시행할 때의 중요한 고려사항으로서 환자와의 관계설정이 있다. 아래에서는 환자에게 의

존성이 생기는 것을 방지하는 방법, 환자의 참여를 북돋우고 환자에게 지지를 보내는 방법에 대해 논의한다. 또한 치료 도중에 환자와 효과적으로 의사소통하는 방법도 논의한다.

의존성, 참여, 지지
(Dependency, Participation, and Support)

마사지사는 각 환자에게 치료를 제공하고 또한 환자의 삶을 지지하는 역할을 맡는 것에 대해 자부심을 느껴야 한다. 하지만 의존성 계통의 역할을 맡지는 않도록 유의해야 한다.

의존적인 환자는 건강한 환자가 아니며 자신의 문제를 '고치기' 위해 치료사, 간호사, 의사, 물리치료사 등을 찾아다니고 있다. 이런 환자는 자신이 의존하는 상대보다 '못하다'고 느낀다. 이 경우 환자의 마음속에서 치료사는 '더 나은' 위치를 차지한다. 이제 환자는 치료사가 자신의 문제를 고쳐줄 것으로 기대하고, 자신의 책임은 그 정도에서 끝이라고 생각한다. 우리는 환자가 자신의 회복에 대해 전부 우리가 해 줄 것으로 기대하기보다는 스스로 책임감을 느끼기를 원한다.

환자가 회복되고 건강상태를 유지하기 위해서는 환자가 일부 책임을 나누어 맡아야 하며 자신이 회복되기 위해 활용하려고 선택한 여러 도구 중 하나가 치료사라는 사실을 이해해야 한다. 이제 건강회복은 자신의 책임이다.

이러한 의존성을 방지하기 위해 첫 치료시간부터 환자에게 치료 과정에 참여하고, 또한 우리를 도와 환자의 질환을 이해하도록 환자를 북돋워야 한다.

환자-치료사 의사소통
(Client-Therapist Communication)

치료라는 중요한 일이 성공적으로 수행되고 또한 환자의 참여를 격려하기 위해 우리는 환자와 효과적인 양방향 의사소통을 확립해야 한다. 특히 첫 치료시간에는 환자와 의사소통을 통해 조직 허혈 정도를 결정하고 통증유발점 위치와 연관구역을 찾고 조직에서 연축이 해소되고 치료에 반응할 가능성을 판단해야 한다. 이때의 의사소통은 환자에게 다음과 같은 3가지를 질문하고 환자의 대답을 주의해서 듣는 방법으로 할 수 있다.

1. **제 손이 닿을 때 민감하거나 압통이 있는 부위는 어디입니까?** 과다수축 상태 조직은 건강하고 유연한 조직에 비해 압통이 심하다. 환자에게 이렇게 질문할 때에 "통증"이나 "아픈" 부정적인 암시가 담긴 말을 쓰지 않도록 주의한다. 조직 상태를 가리킬 때 "압통"이나 "민감한"과 같은 더 긍정적인 말을 써야 환자가 치료사의 조작이 통증을 일으킨다고 연상하지 않게 된다. 또한 많은 치료사들은 환자에게 불편한 정도를 1~10까지의 숫자로, 불편한 정도가 가장 심할 때 10으로 점수를 매겨보도록 요청한다. 이 부분을 파악하면 환자가 당시 느끼는 상태를 알 수 있을 뿐만 아니라, 나중에 환자의 불편함 정도에 대해 점수를 매겨보도록 요청함으로써 치료 효과를 확인할 수 있다.
2. **신체 다른 부위로 연관감각이 느껴집니까?** 환자에게 "연관(referred)"이라는 단어의 뜻이 무엇인지에 대해 그리고 저림, 화끈거림, 무감각, 통증, 온도감각 등이 연관감각에 해당된다고 설명해 준다. 통증이 아닌 다른 어떤 감각이 연관감각일 수 있다는 점을 환자가 이해하는 것이 중요하다. 이 점을 이해하지 못한 환자는 치료사가 시행하는 치료와 통증유발점으로부터 나오는 어떤 감각에 대해 치료사에게 이야기하지 않을지도 모른다. 통증유발점에 대해 논의하는 치료사, 교육자, 저자들이 연관감각에 대해 연관통증 하나만을 이야기하는 경우가 많다. 만일 그렇다면, 통증이 통증유발점 때문에 생기는 여러 가지 연관감각의 하나에 불과하다는 점을 이해하지 못하는 사람이 나올 수 있다.
3. **제가 이 부위를 누르면 불편함이 줄거나 없어지는 느낌이 듭니까?** 이렇게 질문을 하면서 통증유발점을 10초 또는 그 이상 누르고 고정한다. 앞서 소개한 숫자척도를 활용하는 경우라면 때때로 환자에게 불편함 정도에 대해 점수를 매기도록 해서 어떤 변화 여부에 대해 확인한다. 하지만 일부 치료사는 이 방법이 환자의 주의를 산만하게 해서 이완효과보다 불편함 자체에 더 초점을 맞추게 할 가능성이 있다고 생각해서 환자에게 불편함이 줄거나 변화하면 알려달라고만 요청한다. 두 가지 방법을 모두 시도해서 자신에게 어떤 방법이 잘 맞는지 살펴본다.

예방책 (Precautions)

환자에게 치료할 때에는 늘 예방책을 강구해야 한다. 이렇게 해야 치료사의 치료를 환자가 안전하게 받을 수 있다. 어떤 예방책은 매우 일반적이며 모든 종류의 마사지 치료에 활용되는 반면에, 다른 어떤 예방책은 어떤 부위에 대해 매우 특이적이다. 예방책의 전부는 아니더라도 예방책에 해당되는 것들을 보면 환자가 불안정한 심장질환, 미치료 고혈압, 불안정당뇨병(특히 다리에 치료할 때), 정맥류, 멍, 정맥염, 골절, 염증, 일광화상 등이 있다. 운동범위 제한, 아주 최근의 수술, 향후 5개월 이내에 겪을 스포츠 활동, 퇴행관절염, 임신, 추간판탈출증 등을 비롯해 신체구조치료중 손상을 입을 가능성에 대한 우려를 고려해야 한다.

실제 치료하는 통증유발점, 통증, 연관증상 양상 등이 신경근치료법에 대해 적절한지 확인하는 것도 신경근치료법과 관련한 예방책에 해당한다. 부기, 변색, 신경학적 증상을 보이는 환자는 적절한 의료인에게 의뢰해야 한다.

요약 (Chapter Summary)

본 장에서는 신경근치료법의 작용기전, 구성요소, 역사 등 일부 기본 사항을 살펴보았다. 또한 신경근치료법의 목적과 신경근치료법 시행 시 치료의도의 중요성에 대해 생각해 보았다. 끝으로, 신경근치료법에 필요한 기본지식과 도구에 대해 그리고 환자와 효과적으로 관계를 형성하는 방법에 대해 알아보았다. 하지만 신경근치료법 치료시간을 감당하려면 이상의 내용이 필요하다. 즉, 비판적 사고력을 발휘해 이상의 정보를 적용해야 한다. 그래야 필요한 최소의 시간에 가능한 최대의 효과를 거둘 치료시간을 보장할 수 있을 것이다.

▶ 복습문제

단답형 문제

1. 신경근치료법에 대해 기술하라.

2. 신경근치료법의 목적과 치료의도에 대해 **3**가지 이상 열거하라.

3. 신경근치료법 접근법과 관련하여 이 치료법 구성요소를 3개 이상 열거하라.

4. 통증유발점과 만성 단축 근육의 위치확인을 위해 활용하는 3가지 기법의 명칭을 써라.

5. 신경근치료법은 전문기법이다. 신체계통 중 어디의 균형을 회복시키려 하는가?

선택형 문제

6. 신경근치료법을 효과적으로 그리고 자신 있게 치료하기 위해 필요한 것은 무엇인가?
   A. 촉진 기술과 행운
   B. 정밀하고 세밀한 해부학 지식
   C. 의학 학위
   D. 정말 힘센 두 손

7. 통증유발점과 근막통증의 선구자로 알려진 사람은 누구인가?
   A. Raymond Nimmo와 James Vannerson
   B. Stanley Lief와 Boris Chaitow
   C. Peter Lief와 Leon Chaitow
   D. Janet Travell과 David Simons

8. 환자와의 의사소통 때 통증유발점 이완 효과나 환자의 불편 정도 평가를 위해 여러 치료사들이 선호하는 방법은 다음 중 어느 것인가?
   A. 1에서 10까지의 언어 불편 척도
   B. 청진기
   C. 의료용 반사망치
   D. 침

9. 환자와의 의사소통을 진행할 때에 환자와 논의할 중요한 세 영역은 무엇인가?
   A. 상호의존성, 비행, 스트레스 수준
   B. 허혈 정도, 통증유발점과 연관증상 위치, 조직이 치료에 반응하거나 이완되는지 여부
   C. 괜찮은 농담, 동료와의 문제, 가족 문제
   D. 위의 모든 사항

10. 신경근치료법을 활용해 치료될 수 있는 것은 어떤 유형의 손상인가?
   A. 급성 외상과 감염
   B. 반복긴장 그리고 자동차사고 손상
   C. 장기 기능상실, 누적외상
   D. 염증과 열린상처

참/거짓 문제

11. 만성단축근육과 통증유발점을 평가하고 위치를 확인하기 위해 사용하는 기법은 에플루라지, 페트리사지, 마찰법 등이다.

12. Paul St. John은 유럽에서 신경근치료법을 최초로 발견하고 개발한 사람이었다.

13. 급성이라는 용어는 대개 최근에 발병한 손상을 가리킨다.

14. 마찰을 이용해 피부의 신경종말을 더 효과적으로 자극하기 위해 신경근치료법 치료 시에 윤활제를 아주 조금 사용한다.

15. 신경근치료법을 활용할 때 구조적 운동학에 대해 이해할 필요는 없다.

계속

▶ 복습문제

짝짓기

a. 압봉
b. 자세 기능이상
c. 동심수축
d. 운동범위
e. 연관감각
f. 편심수축

16. 활동성 통증유발점으로부터 멀리 떨어진 곳에서 느끼는 감각은 무엇인가?

17. 어깨이음구조의 안쪽 돌림과 척주옆굽음증은 무엇의 사례인가?

18. 나무 도구에 끝이 여러 가지 고무나 플라스틱 재질로 된 것의 이름은?

19. 근육이 긴장에 반응해 단축될 때의 수축 유형은?

20. 특정 관절에서 활용할 수 있는 운동에 대한 용어는?

참고문헌 (References)

1. Chaitow L. *Modern Neuromuscular Techniques*. Philadelphia: Elsevier, 1996.

역주 – 유발점(trigger point)에서 통증 외의 여러 증상(복통, 팽만, 속쓰림, 구토, 설사 등)이 유발될 수 있으나, 이해의 편의를 위해 대표적인 증상인 통증을 명기해 통증유발점으로 표기함

※ 비디오 아이콘은 교재의 페이지에 동영상 클립이 수록되었다는 표시로, 번역서에는 우리가 DVD로 교체했으므로 DVD를 참조하세요.

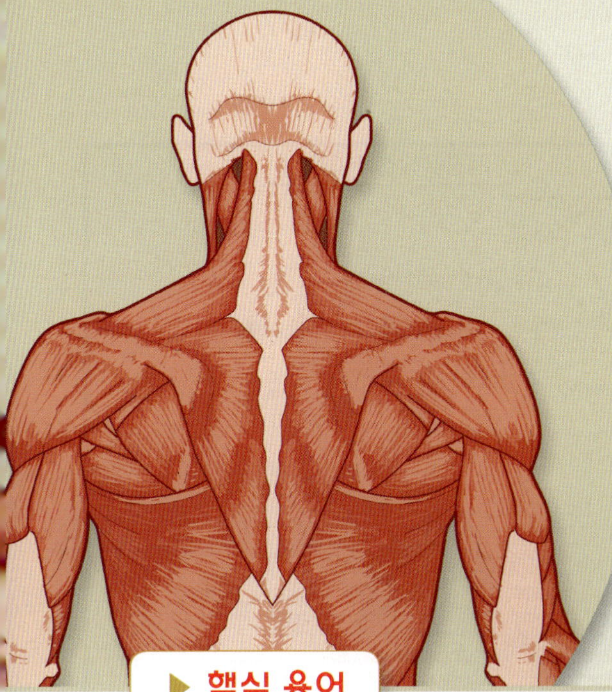

신경근육 생리 NEUROMUSCULAR PHYSIOLOGY 2

▶ 핵심 용어

활동성 통증유발점(active trigger point): 임상적 통증증상을 일으키는 통증유발점. 항상 압통이 있고 해당 근육이 완전히 연장되지 못하도록 하며 근육 위약을 일으키고 환자가 분명히 느끼는 감각을 일으키고 연관구역 감각의 원인이 됨

생역학(biomechanics): 뼈대계통에 대해 연조직(근육)과 중력이 작용하는 힘에 대한 학문

비대(hypertrophy): 세포 수의 증가를 동반하지 않는 근육 크기 증가

핵심 통증유발점(key trigger point): 하나 또는 그 이상의 위성 통증유발점을 활성화하는 통증유발점

잠복성 통증유발점(latent trigger point): 비활성 통증유발점이며 촉진을 할 때에만 압통과 연관감각을 보임

숨뇌(medulla oblongata): 척수가 큰 구멍 위에서 팽대된 부분, 뇌줄기의 아래 쪽 부분

운동종말판(motor endplate): 운동신경세포나 축삭가지가 가로무늬근육섬유와 연접접촉을 형성하는 판

신경병증(neuropathy): 신경의 질환

과사용증후군(overuse syndrome): 신체 한 부분에 대해 반복적으로 과사용하거나 지나치게 많은 긴장을 주어 해당 부위가 손상된 질환. 몸을 반복적으로 써서 손상을 초래하는 다양한 질환이 해당되며 반복긴장손상이라고도 함

신경뿌리병증(radiculopathy): 척수신경뿌리 병증, 이 질환으로 인한 감각

상호억제(reciprocal inhibition): 촉진되는 근육의 대항근 억제. 협조운동에 필수적임

연관구역(reference or referral zone): 통증유발점으로부터 먼 곳에 나타나는, 통증유발점 때문에 생기는 통증, 가려움, 온도감각과 같은 감각현상이나 운동현상

근육원섬유마디(sarcomere): 두 개의 Z선 사이 가로무늬 근육 원섬유 부분

근육세포질그물(sarcoplasmic reticulum): 근육조직 내에 존재하는 액체가 들어찬 가는 세관 그물

위성 통증유발점(satellite trigger points): 핵심 통증유발점 활성에 의해 유도되는 중요한 통증유발점

스트레스 인자(stress factor): 모든 스트레스 유발 조건이며 통증유발점과 연관증상을 악화시켜 통증이나 어떤 감각에 이르게 됨

Z선(Z-disk): 가로무늬근육섬유의 투명 구역을 가로질러 이분하는 가늘고 어두운 판

신경근치료법을 효과적으로 적용하려면 신경근육계통의 기저 생리에 대해 먼저 이해해야 한다. 즉, 통증유발점과 통증이 왜 생기는지 그리고 통증유발점과 통증이 어떻게 효과적으로 치료될 수 있는지에 대해 파악해야 한다. 구체적으로 본 장에서는 스트레스 인자를 살펴보고 아울러 통증유발점과 연관증상 관련 생리를 살펴본다. 이어서 재활치료를 제시하고 끝으로 생리법칙에 대해 논의한다.

● 통증유발점 (Trigger Points)

일상활동 그리고 일상활동에 대응되는 근육조직 스트레스는 자세 기능이상 그리고 자연히 통증유발점의 일차적 근원이다. 통증유발점은 200여 쌍 뼈대근육(골격근)의 어디에서든 생길 수 있으며 뼈대근육은 체중의 거의 50%를 차지한다. 여기에서는 통증유발점 연구의 역사, 통증유발점 해부학과 생화학, 근육구조와 통증, 통증유발점과 신경계의 상호작용, 통증유발점 활성화에 대해 간략히 살펴본다.

통증유발점 연구의 간략한 역사 (Brief History of Trigger Point Research)

시간의 흐름에 따라 통증유발점에 대해 더욱 이해하게 되었다. 많은 사람들이 통증유발점을 '발견' 했으며 서로 다른 명칭을 붙였다. 1900년에 Adler가 처음으로 통증유발점을 찾았을 때에는 이를 '근육 류머티즘(muscular rheumatism)' 이라 했으며 1904년 Gowers의 교재에서는 '섬유염(fibrositis)' 이라 했다. 독일의 경우 Schade는 1919년 쓴 논문에서 통증유발점을 '근육경화증(myogelosis)' 이라 했다. 이에 대한 이해가 더 깊어지기 시작했으며 오늘날에는 Janet Travell과 David Simons의 『*근막통증과 기능이상, 통증유발점 지침서*』[1]를 통해 명확하게 드러나 있다. 1판 1권(상반신)이 1983년에 출판되었고 2권(하지)이 1992년에 출판되었다. 『*통증유발점 지침서*』를 집필하기 전에 Travell은 40여 편의 관련 논문을 발표했다. 1942년 논문에서는 통증유발점을 '특발성 근육통' 이라 했다. 이후 1952년에 발표한 논문에서 통증유발점을 지칭한 '근막통증유발점' 이란 용어는 시간의 검증을 거치며 유지되었다.

통증유발점 해부학 (Anatomy of a Trigger Point)

통증유발점은 전형적으로 근육섬유 긴장띠에서 관찰되는 비교적 작고 단단한 좁쌀크기의 덩어리이며 접촉하면 매우 민감하거나 압통이 심하다. 치료사가 근육결절 즉, 통증유발점의 표면점 위치를 찾아내는 능력을 갖추려면 어느 정도 연습이 필요할 것이다. 통증유발점이 존재하는 경우 신경흥분 없이도 강한 수축이 일어난다. 근육 크램프와 비슷한 현상이지만 근육 전체가 아니라 근육에 국한된 작은 영역에서 일어난다. 대부분의 염증은 존재하지 않지만 Travell과 Simons에 의하면, 허혈의 존재 가능성을 시사하는 듯하다. 그림 2-1을 참조하면 더 상세한 정보가 나온다.

그림 2-1에 보이는 것은 통증유발점 복합체이다. 여기

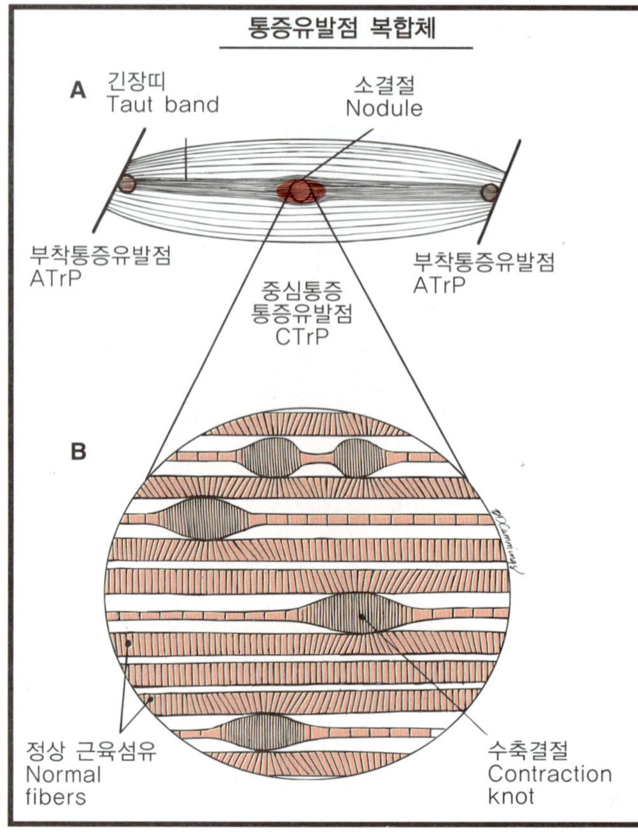

• **그림 2-1** 통증유발점(Reprinted with permission from Simons DG, Travell JG, Simons LS. *Upper Half of Body.* 2nd ed. Baltimore: Lippincott Williams & Wilkins, 1999. *Travell & Simons' Myofascial Pain and Dysfunction: The Trigger Point Manual;* 1권 70쪽 그림 2.25).

보이는 수축결절은 통증유발점일 가능성이 높으며 작은결절 느낌이고 근육 내부에 긴장띠를 유발한다. 이 그림은 통증유발점과 연관된 긴장띠와 촉진 결절에 대해 설명한다. B 부분에는 정상 근육섬유 내부의 단일 수축결절이 3개 보이며 결절에서 근육섬유 구축으로 두꺼워진 부분 외에는 근육섬유가 매우 가늘어지며 결절 부위의 구축 근육원섬유마디에 대한 보상작용을 위해 신장된 근육원섬유마디로 구성된다. B 부분의 위 오른쪽에 보이는 수축결절은 속이 빈 근육속막으로 분리되어 있다. Travell과 Simons에 의하면, 지속적 수축결절에 의해 생기는 첫 비가역적 합병증 표현일 수 있다.

수축결절이 존재하는 이들 근육섬유는 분명히 결절 자체의 긴장상승 상태이며 그 이상이기도 하다. 그림 2-1의 A 부분에 따르면 지속적 긴장성으로 인해 긴장띠가 부착하는 곳 근처의 결합조직 부착 구조물에 기계적 과부하가 유발될 수 있다. 이러한 유형의 연조직 문제로 인해 국소 통

각수용체에 대한 민감화 물질이 분비될 가능성이 높으며, 그 결과 국소 압통과 통증유발점의 여러 특징이 생긴다.

통증유발점의 특징
(Characteristics of Trigger Points)

어떤 근육에 통증유발점이 있으면 어떤 감각, 대개 통증으로 인해 해당 근육이 최대 범위까지 신장되지 못한다. 또한 해당 근육의 힘과 지구력을 제한하기도 한다. 근육에서 촉진상 긴장이 상승되고 힘 범위가 제한되는 현상은 더 활발한 활동성 통증유발점의 경우에 더 심하다. Travell과 Simons에 따르면 활동성 통증유발점으로 확인되는 경우, 통증유발점에 대해 압을 가하면 이로 인해 유발되는 통증 또는 기타 감각을 환자가 인식할 수 있다.

치료사는 얕은 근육에 가로질러 부드럽게 가로마찰법을 시행하면서 통증유발점 결절과 근육 부착부의 긴장도를 느껴볼 수 있다. 치료사가 적절하고 효과적으로 시행했다면 촉진 징후가 약화되고, 경우에 따라서는 사라질 것이다.

근육 내부의 결절은 촉진했을 때 극히 민감하다. 치료사는 이 결절에 대해 적절히 압을 가하면서 통증반응을 크게 감소시킬 수 있다.

활동성 통증유발점이 존재하면 운동범위가 제한될 가능성이 높다. 치료사가 그 한계를 넘어서 수동 신장시키려면 안정 길이 때 이미 상당히 높은 긴장 상태였던 근육섬유 때문에 심한 통증이 나타나게 된다. 상호억제(reciprocal inhibition) 때문에 능동 운동 때에는 이러한 운동제한이 그렇게 크지 않다. 통증유발점을 비활성화시키면 운동범위가 곧 정상으로 돌아오며 긴장띠가 정상화된다. Travell과 Simons에 따르면, 일부 근육에서는 다른 근육에 비해 통증유발점으로 인한 제한이 더 심하다. 예를 들면, 어깨밑근(견갑하근, subscapularis muscle)은 넓은등근(광배근, latissimus dorsi muscle)에 비해 통증유발점에 의해 훨씬 많이 제한되곤 한다.

Travell과 Simons의 지적으로는 환자가 문제된 근육을 강하게 등척 수축시키면 통증을 느끼게 되고, 그 통증은 해당 근육이 단축된 자세에서 수축할 때 더 심하게 느껴지곤 한다.

문제된 근육의 위약 현상에 대해 Travell과 Simons이 논의한 근전도(EMG) 소견에 의하면, 활동성 통증유발점이 발생한 근육은 피로해지기 시작한다. 이러한 근육은 그렇지 않은 근육에 비해 더 빨리 피로해지고 더 빨리 탈진한다.

근육 구조와 수축기전
(Muscle Structure and Contractile Mechanism)

통증유발점을 이해하려면 기본적 근육구조와 기능 여러 가지에 대해 이해하는 것이 중요하다. 마사지 훈련프로그램에서 이러한 정보의 상세한 내용이 그다지 강조되지 못하는 경우가 많다.

가로무늬근육(횡무늬근, striated muscle) 즉, 뼈대근육(골격근, skeletal muscle)에는 여러 근육섬유로 이루어진 다발이 무리지어 있다. 그림 2-2의 위쪽 부분에는 근육섬유다발의 분해도가 보인다.

각 섬유 즉, 근육세포는 대부분의 뼈대근육에서 근육원섬유 수 천 개의 집단이다. 근육원섬유(myofibril)는 근육원섬유마디(sarcomere) 사슬의 끝과 끝이 연속적으로 연결되어 구성된다. 뼈대근육의 기본 수축부분은 근육원섬유마디이다. 근육원섬유마디가 서로 연결되는 곳인 Z선은 사슬 고리와 같은 곳이다. 각 근육원섬유마디마다 여러 개 존재하는 미세섬유(filament, 잔섬유)를 구성하는 가는근육미세섬유와 굵은근육미세섬유 분자의 상호작용으로 수축력이 생긴다. 그림 2-2의 중간 부분에 보이는 안정 시 길이의 근육원섬유마디에서 최대수축력의 경우 굵은근육미세섬유와 가는근육미세섬유가 완전히 중첩된다. 최대수축의 경우 굵은근육미세섬유 분자가 Z선 쪽으로 밀려 더 이상 수축되지 못하도록 막는다. 그림 2-2의 아래 부분에 보이는 근육원섬유마디는 거의 최대 신장상태이며 가는근육잔섬유와 굵은근육잔섬유 분자가 일부 중첩된다.

굵은근육미세섬유 머리는 실제로 일종의 삼인산아데노신(ATP) 효소이며 가는근육미세섬유와 접촉해 상호작용함으로써 수축력을 발휘할 수 있다. 현미경으로 관찰해 보면 가는근육미세섬유와 굵은근육미세섬유 사이의 교차다리처럼 보인다. 이온화 칼슘을 흡수해 여러 미세섬유 사이의 상호작용을 촉발시키며 ATP가 에너지를 공급한다. 각 주기마다 ATP에 의해 굵은근육미세섬유 머리가 가는근육미세섬유로부터 유리되며 즉시 다음 주기로 진입할 준비상태가 된다. 칼슘이 존재해야 다음 주기가 촉발된다. 이렇게 여러 주기를 거치면서 굵은근육미세섬유 머리 여러 개가 하나의 부드러운 단일수축 하나를 완수하는 데 필요한, Travell과 Simons이 "노젓기 동작(rowing motion)"이라고 부른 과정이 진행된다.

유리 칼슘과 ATP가 모두 존재하면 가는근육미세섬유와 굵은근육미세섬유는 계속해서 상호작용을 하고 에너지와 힘을 활용해 근육원섬유마디를 단축시킨다. 근육원섬유마디가 길어져 가는근육미세섬유와 굵은근육미세섬유 머리 사이에 중첩이 전혀 없는 정도에서는, 즉 해당 근육이 신장된 상태에서는 이러한 상호작용이 일어나지 못한다. 이것이 그림 2-2 아래쪽 부분에서 일어나려 하는 과정이다. 어떤 근육의 각 근육원섬유마디는 중간 범위 길이에서만 최대 힘을 발생시킬 수 있고, 완전히 단축된 위치에서는 더 단축시키려 하면서 에너지를 소비할 수 있다.

유리 칼슘이 없으면 근육원섬유마디의 수축활동이 중지된다. ATP가 없으면 굵은근육미세섬유 머리가 계속해서 단단히 부착된 상태가 되며 근육은 경직된다.

운동단위 (Motor Units)

Travell과 Simons에 의하면 운동단위는 중추신경계가 수의근 활동을 조절하는 기전의 최종 공통경로이다. 그림 2-3을 보면 운동단위를 구성하는 척수 앞뿔 운동신경세포 세포체, 축삭이 운동신경을 타고 근육속으로 들어가 여러 섬유속으로 가지를 내는 것, 각 신경가지가 하나의 근육섬유 즉, 세포에서 끝나는 부위인 운동종말판 등이 나타나 있다. 운동단위에는 하나의 운동신경세포가 신경

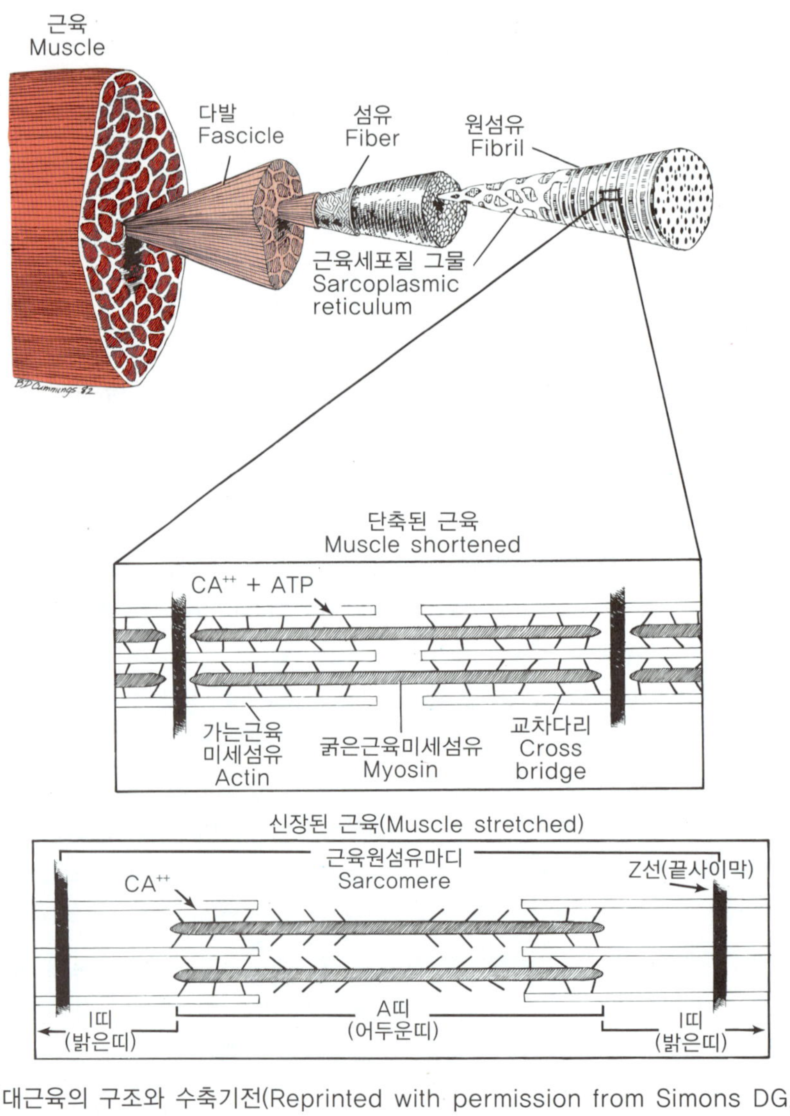

● **그림 2-2** 정상적 뼈대근육의 구조와 수축기전(Reprinted with permission from Simons DG, Travell JG, Simons LS. *Upper Half of Body*. 2nd ed. Baltimore: Lippincott Williams & Wilkins, 1999, *Travell & Simons' Myofascial Pain and Dysfunction: The Trigger Point Manual*; 1권 46쪽 그림 2.5).

지배를 제공하는 모든 근육섬유가 포함된다. 즉, 운동단위는 운동신경세포 1개와 이로부터 신경지배를 받는 모든 근육섬유가 포함된다고 할 수 있다. 근육섬유 1개는 정상적인 경우 오직 하나의 운동종말판으로부터 즉, 1개의 운동신경세포로부터만 신경지배를 받는다. 운동신경세포는 그에 의해 신경지배를 받는 모든 근육섬유의 섬유 유형을 결정한다. 자세근육과 팔다리 근육에서 한 운동단위는 300개에서 1,500개의 근육섬유에 대해 신경지배를 한다. 단일 운동신경세포가 조절하는 근육섬유의 수가 적을수록 해당 근육이 더 미세하게 조절된다.

운동신경세포의 세포체에서 활동전위가 개시되면 전위가 신경섬유 즉, 축삭을 타고 전파되어 특수한 신경종말 쪽으로 가며 그곳에서 신경근육이음부, 운동종말판을 각 근육섬유마다 형성한다. 신경종말에 도착하면 전기적 활동전위는 화학적으로 신경근육이음부의 연접틈새를 가로질러 이음부 이후 근육섬유막 쪽으로 전달된다. 이제 이 신호는 다시 활동전위가 되어 근육섬유의 양쪽 끝으로 전파되어 근육섬유의 수축을 일으킨다. 단일 신경세포에 의해 신경지배를 받는 모든 근육섬유가 동시에 발화해서 운동단위 활동전위가 만들어진다.

흥미롭게도 단일 위팔두갈래근(상완이두근, biceps brachii muscle)의 단일 운동단위 직경은 2~15mm까지 다양할 수 있다. 이로 인해 대략 15~30개의 운동단위 섬유가 혼합될 여지가 있다. Travell과 Simons에 의하면, 단일 신경세포가 신경지배를 제공하는 근육섬유는 운동단위의 변두리 쪽보다 중심부에서 더 밀도가 높다는 점이 EMG와 글리코겐 고갈 검사 두 가지 모두에서 확인된다.

운동종말판 (The Motor Endplate)

생리적 수준에서 통증유발점의 실제 원인이 무엇인지에 대해서는 운동종말판이 핵심적이다. Travell과 Simons의 연구에 의하면, 극파 전기활성과 자발 전기활성이 통증유발점에서 관찰되며 운동종말판으로부터 일어나고, **운동종말판(motor endplates)**은 운동신경세포 또는 축삭가지가 가로무늬근육섬유와 연접을 형성하는 곳이다.

근육섬유가 수축되려면 신경임펄스의 자극을 받아야 한다. 신경자극은 뇌 또는 척수로부터 근육섬유 쪽으로 축삭을 타고 온다. 축삭은 운동신경세포의 일부분이다. 운동신경세포는 활동을 일으키는 신경세포이다. 즉, 운동신경세포의 자극에 의해 표적세포에서 활동이 생긴다.

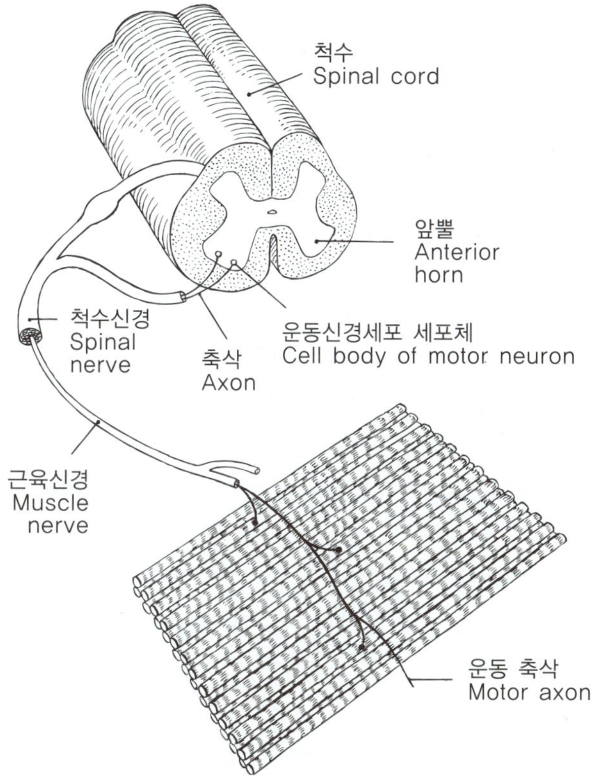

• **그림 2-3** 운동단위 모형(Reprinted with permission from Simons DG, Travell JG, Simons LS. *Upper Half of Body*. 2nd ed. Baltimor: Lippincott Williams & Wilkins, 1999. *Travell & Simons' Myofascial Pain and Dysfunction: The Trigger Point Manual*, 1권 48쪽 그림 2.7).

각 근육섬유는 운동신경세포가 신경지배를 제공하고 조절한다. 이것이 신경근육 상호작용이라고 생각된다.

운동신경세포는 자신이 부착된 근육섬유와 함께 운동단위를 형성한다. 근육섬유는 오직 하나의 운동신경세포에만 부착된다. 단일 운동신경세포가 3~2,000개의 근육섬유에 신경지배를 제공할 수 있다. 운동종말판은 축삭이 근육섬유에 부착되어 신경지배를 제공하는 부위이다.

운동신경세포에서 근육섬유 쪽으로 이어지는 부분이 축삭이다. 축삭의 종말 가지와 근육섬유의 근육원섬유마디 사이의 연결을 '신경근육이음부(neuromuscular junction, NMJ)'라고 한다. 축삭 끝에는 신경전달물질을 담은 분비수포가 많이 존재한다. 이 신경전달물질이 수용체에 부착되어 일련의 반응을 촉발시켜 근육섬유가 수축되도록 한다.

Travell과 Simons에 따르면, 운동종말판 위치를 이해하는 것이 통증유발점 관리에서 매우 중요하다. Travell과 Simons의 견해로는 통증유발점의 병태생리에서 종말판의 연관성이 깊고 그렇기 때문에 운동종말판 위치에서만 통증유발점이 관찰될 것으로 예상할 수 있다. 거의 모든 뼈대근육의 종말판은 각 섬유의 중간 부위 가까이에, 양쪽 부착부위 중간 즉, 근육힘살 부위에 위치한다. 선구적 운동종말판 연구자인 Coers와 Woolf[2]의 연구에 의하면 근육에서 섬유의 배열이 어떻든 통증유발점이 근육힘살 내에서 나타난다는 원칙이 대부분 적용된다.

또한 Gunn의 연구로[3] 통증유발점이 해당 근육에 신경지배를 제공하는 신경의 **신경병증(neuropathy)**에 의해 나타날 수 있다는 사실이 알려졌다. Gunn은 EMG 연구를 통해 신경병증성 변화가 척추옆근육 통증유발점과 유의하게 관련된다는 점을 입증할 수 있었다. 이 증거에 의하면, 운동신경이 압박되면 일차 통증유발점 기능이상의 운동종말판에서 활성화되고 지속될 수 있다.

또한 종말판 기능이상이 상당히 긴 시간동안 지속되면 만성 섬유성 변화가 초래될 수 있다. Travell과 Simons에 따르면, 이러한 변화가 얼마나 빨리 그리고 어떤 상황에서 발생하는지 판단할 수 있을 만큼 연구가 진행되지는 못했다.

신경근육이음부 (Neuromuscular Junction)

신경근육이음부는 일종의 연접이며 아세틸콜린(Ach)이 신경전달물질로 활용된다(그림 2-4). 신경종말에서 아세틸콜린이 생산된다. 이런 기능을 하면서 신경종말에서 소비하는 에너지는 주로 신경종말 내에 존재하는 미토콘드리아(사립체)에서 공급한다.

신경종말이 반응하면 칼슘 통로가 열리며 그 결과 이온화 칼슘이 연접틈새로부터 신경종말속으로 이동된다. 통로는 신경막의 특수 부위 양쪽에 위치한다.

아세틸콜린 여러 다발이 방출되면 연접틈새의 화학장벽을 빠르게 압도한다. 이제 상당히 많은 아세틸콜린이 연접틈새를 가로질러 아세틸콜린 수용체가 위치한 이음부이후 근육섬유막에 도달한다. 화학장벽에 의해 나머지 아세틸콜린이 분해되어 작용시간을 제한시킨다. 이제 연접은 다음 활동전위에 대해 빠르게 반응할 수 있다.

근육통증 (Muscle Pain)

근육통증이라는 주제는 광범위하며 Travell과 Simons

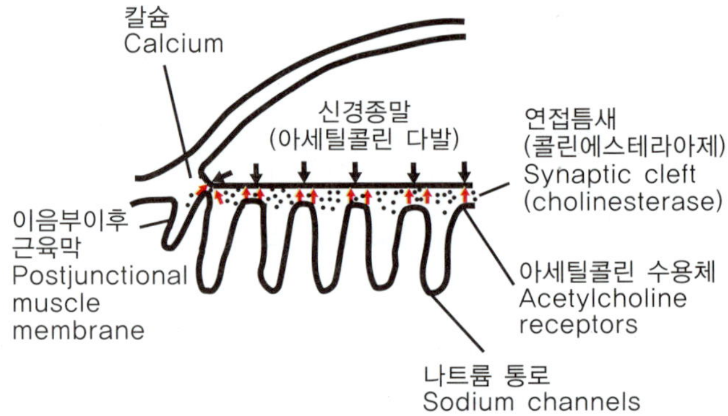

• **그림 2-4** 신경근육이음부 가로단면(Reprinted with permission from Simons DG, Travell JG, Simons LS. *Upper Half of Body*. 2nd ed. Baltimore: Lippincott Williams & Wilkins, 1999. *Travell & Simons' Myofascial Pain and Dysfunction: The Trigger Point Manual*; 1권 55쪽 그림 2.13).

에 따르면, 제대로 다루려면 별도의 책이 필요하다. 그래서 다음 내용은 짧은 요약에 해당한다.

근육 통각수용체를 민감화할 수 있는 물질이 몇 가지 존재한다. 브라디키닌, E형 프로스타글란딘, 5-히드록시트립토판 등이다. 이들 물질이 조합되면 민감화 잠재력이 있다. 노르아드레날린에 의해 프로스타글란딘이 방출되면 종말판에서 통증유발점 기전에 영향을 끼칠 수 있다. 말초 통각수용체 민감화는 국소의 압에 대한 압통의 원인이 되며 연관통의 원인이 될 가능성이 높다. 이 중 어느 것이 통각수용체 민감화의 원인인지 현재로서 분명치는 않다. Travell과 Simons에 따르면, 이 부분은 약물과 관련해 연구할 거리가 풍부한 영역이다.

Travell과 Simons에 따르면, 급성통증을 즉시 효과적으로 조절한다면 만성통증에서 오는 고통의 많은 부분을 예방할 수 있다. 또한 이 원리의 중요성을 보여주는 임상사례가 빠르게 증가하고 있다고 지적한다. 특히 통증유발점과 관련해 언급한 Hong과 Simons의 연구[4]에서는 채찍질손상으로 인해 가슴근 통증유발점이 생긴 환자의 치료에 소요되는 시간이 사고와 통증유발점치료 시작지점 사이 시간과 직접 연관성을 보였다. 초기에 많이 지체하면 더 여러 차례 치료해야 했으며 증상이 완전히 해소될 가능성이 감소했다.

Travell과 Simons는 만성 신경병성 통증에 비해 실험적으로 유발된 급성통증에서는 그에 반응해 뇌의 여러 다른 부위가 활성화된다는 비교적 최근 연구에 대해 언급한다. 신경병성 통증에서는 양전자방출단층촬영상 오른쪽 앞띠겉질이 뚜렷하게 선택적으로 활성화되며 통증성 단일신경병증이 어느 쪽인지와 무관하다. 뇌에서 이 부위가 활성화되는 현상은 감정적 고통, 괴로움과 연관된다. 급성통증에서는 운동부위 겉질(피질)과 감각부위 겉질이 모두 활성화되며 그 결과 감정적 경험이 아니라, 인지적 그리고 운동행동적 경험을 일으킨다.

Travell과 Simons에 따르면, 이것은 급성 통증에는 해당되지 않는 만성 진행중 신경병성 통증에서 지속정동-의욕 차원의 중요성을 잘 드러내는 소견이다. 만성통증이 일으키는 괴로움은 급성통증 경험과 달리 뇌에서 처리된다. 이러한 신경생리적 사실을 보면 환자에게 그리고 보건의료 전달체계에게 환자의 설명과 행동을 적절히 해석하고 만성통증을 예방하는 것의 중요성을 잘 드러낸다. 새로 활성화된 통증유발점에 대한 확인과 관리가 불량하면 값비싸고 고통스러운 만성통증을 불필요하게 일으키는 주요 원인이 될 수 있다.

신경계와의 상호작용
(Interaction with the Nervous System)

활동성 통증유발점(active trigger point)으로부터 오는 감각을 느끼고 사람이 그렇게 생긴 기능이상을 인식할 수 있다. 다른 한편으로는 **잠복성 통증유발점(latent trigger point)**으로부터 오는 감각이나 기능이상을 느끼는 사람이 못 보고 지나칠 수 있다. 이 경우 통증유발점을 누르는 경우에만 감각을 통증유발점과 연결시키곤 한다.

또한 **핵심 통증유발점(key trigger point)**과 **위성 통증유발점(satellite trigger point)**을 살펴보아야 한다. 핵심 통증유발점으로 인해 위성 통증유발점 활성이 나타난다. 핵심 통증유발점 1개가 위성 통증유발점 2개 이상을 조절할 수 있다. 핵심 통증유발점을 비활성화시키면 위성 통증유발점을 직접 치료하지 않아도 1개 또는 2개 이상의 위성 통증유발점이 함께 비활성화되기도 한다. 표 2-1에 나오는 핵심 통증유발점과 위성 통증유발점은 주로 Hong[5]의 보고를 기초로 한, 위등세모근(상부승모근, upper trapezius muscle)과 목빗근(흉쇄유돌근, sternocleidomastoid muscle)의 핵심 통증유발점 그리고 두힘살근(이복근, digastric muscle), 깨물근(교근, masseter muscle), 관자근(측두근, temporalis muscle)에 나타나

• 표 2-1 근육에 나타나는 핵심 통증유발점과 위성 통증유발점의 대응관계

핵심 통증유발점 근육	위성 통증유발점
목빗근 (Sternocleido-mastoid)	관자근(Temporalis) 깨물근(Masseter) 가쪽 날개근(Lateral pterygoid) 두힘살근(Digastric) 눈둘레근(Orbicularis oculi) 이마근(Frontalis) 깨물근(Masseter)
위등세모근 (Upper trapezius)	머리널판근, 목널판근 (Splenius capitis and cervicis) 머리반가시근 (Semispinalis capitis) 어깨올림근(Levator scapulae) 작은마름근(Rhomboid minor) 뒤통수근(Occipitalis)
아래등세모근 (Lower trapezius)	위등세모근(Upper trapezius)
목갈비근(Scalenes)	위뒤톱니근(Serratus posterior superior) 큰가슴근과 작은가슴근 (Pectoralis major and minor) 어깨세모근(Deltoid) 손가락폄근(Extensor digitorum communis) 노쪽 손목폄근과 자쪽 손목폄근 (Extensor carpi radialis and ulnaris) 위팔세갈래근긴갈래(Triceps brachii: long head)
가시아래근 (Infraspinatus)	앞어깨세모근 (Anterior deltoid) 위팔두갈래근 (Biceps brachii)
넓은등근 (Latissimus dorsi)	위팔세갈래근 긴갈래 (Triceps brachii: long head) 자쪽 손목굽힘근 (Flexor carpi ulnaris)

Reprinted with permission from Hong CZ. Considerations and recommendations regarding Myofascial trigger point injection. J Musculoskel Pain *1994;2(1):29-59.*

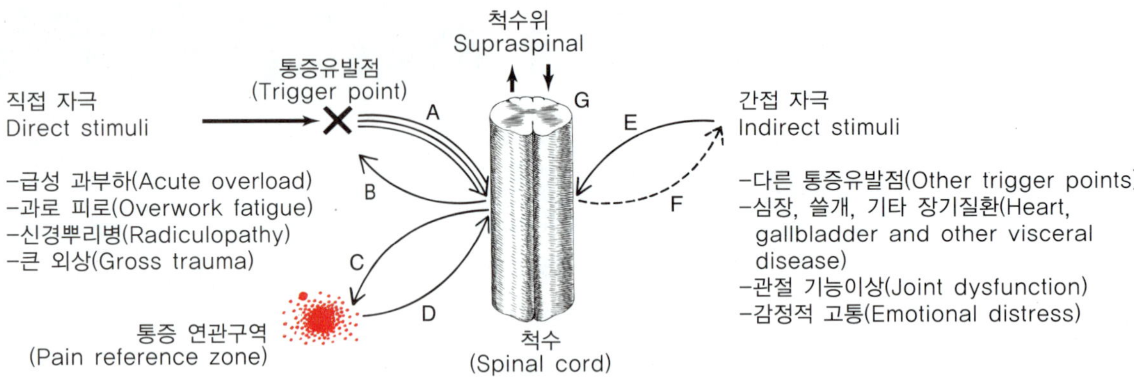

● **그림 2-5** 중추신경계와 통증유발점 상호작용 모형(Reprinted with permission from Simons DG, Travell JG, Simons LS. *Upper Half of Body*. 2nd ed. Baltimore: Lippincott Williams & Wilkins, 1999, *Travell & Simons' Myofascial Pain and Dysfunction: The Trigger Point Manual*; 1권 50쪽 그림 2.1).

는 관련 위성 통증유발점이다.

핵심 통증유발점과 위성 통증유발점은 항상 연관되며 대개 계층체계가 존재한다. 계층체계에서 어느 것이 먼저 나타나는지는 불분명하기도 하다. 분명한 것은 특정 근육의 특정 통증유발점이 다른 특정 근육의 통증유발점과 연관되며 이렇게 연관된 통증유발점 중 하나를 비활성화시키면 다른 것들도 비활성화될 수 있다는 점이다. 환자가 위성 통증유발점으로 생긴 감각을 호소하는 경우, 핵심 통증유발점을 못보고 지나치기 쉽다.

Travell과 Simons는 J. Whiteside의 증례연구(1995)를 거론한다. 대학 4학년 학생에게 생긴 3단계 위성통증유발점 계통이라는 흥미로운 사례이다. 학생의 호소증상은 오른쪽 위턱의 치통과 오른쪽 위등세모근 통증이었으며 오랜 시간 공부할 때 나타났다. 여학생은 치아뿌리관을 비롯해 광범위한 치과치료를 받았지만, 좋아지지 않았다. 오른쪽 아래등세모근 통증유발점에 압을 가하면 둔한 통증을 위등세모근에 느꼈으며 공부할 때 느껴지던 증상과 같았다. 이어서 위등세모근 통증유발점에 압을 가하자 오른쪽 관자부위에 이전에 느껴보지 않았던 통증을 느꼈다. 이어서 오른쪽 관자근에 압을 가하자 공부할 때 자신을 괴롭히던 치통이 느껴졌다.

연관감각의 강도와 범위는 근육에서의 크기가 아니라 통증유발점의 과민성 정도에 따라 달라진다.

통증유발점 활성화 (Trigger Point Activation)

Travell과 Simons에 따르면, 통증유발점은 급성 과부하, 과로, 피로, 직접적 충격 외상, **신경뿌리병(radiculopathy)** 등에 의해 직접적으로 활성화된다. 통증유발점은 다른 기존 통증유발점, 내장질환, 관절염, 관절 기능이상, 감정적 고통 등에 의해 간접적으로 활성화되기도 한다(그림 2-5).

위성 통증유발점은 핵심 통증유발점의 **연관구역(referral zone)** 또는 내장기관 질환의 **연관구역** 내에 위치하는 근육에서 생기는 경향을 보인다. 심근경색증, 소화성궤양, 콩팥 급통증 등으로부터 오는 연관통증 부위가 예에 해당한다. 지속인자에 의해 과부하 스트레스가 증가하게 되고, 그 결과 잠복성 통증유발점이 활동성 통증유발점으로 전환된다.

충분히 휴식을 취하고 또한 지속인자가 없다면 활동성 통증유발점이 저절로 잠복성으로 되기도 한다. 통증이나 기타 감각이 사라지지만 새로 스트레스를 받으면 재활성화될 수 있다. Travell과 Simons에 따르면, 같은 증상이 일정기간동안 반복적 삽화를 나타내는 이유를 이렇게 설명할 수 있다.

● 연관증상과 통증유발점의 근원 (Sources of Trigger Points And Referrals)

통증유발점이 대개 체성조직에서 자리잡지만, 실제로는 모든 종류의 연조직과 내장기관에서 생길 수 있다. 또한 대부분의 통증유발점은 체성조직으로부터 체성조직 연관구역으로 특정 양상을 따라 연관증상을 나타낸다. 하지만 통증유발점이 몸에서 내장기관이나 연조직의 어느 곳으로든 연관증상을 나타낼 가능성이 있다. 통증유발점과 연관구역 사이에는 4가지 구별되는 양상이 존재한다.

1. 체성조직으로부터 체성조직 속으로
2. 체성조직으로부터 내장기관 속으로
3. 내장기관으로부터 체성조직 속으로
4. 내장기관으로부터 내장기관 속으로

생리법칙 (Laws of Physiology)

마사지사 그리고 신경근치료사로서 통증 환자를 다룰 때, 자신이 무엇을 하는 중인지에 대해 깊이 이해하고 있어야 한다. 생리법칙은 자신이 무엇을 하는 것인지를 설명하는 데 중요한 도구가 된다. 이러한 법칙을 익혀서 신경근치료법의 기초가 되는 생리적 원리를 제대로 이해하는 능력을 갖추어야 한다.

*Taber 의학사전*에 따르면, 생리법칙은 모든 계층의 자연적 생리현상에 똑같이 적용되는 하나의 과학원리로 정의된다. 법칙의 정의는 균등한 또는 지속적인 사실 또는 원리이다. 다음은 신경근치료사로서의 활동에 대응되는 생리법칙 목록이다.

촉진법칙 (Law of Facilitation)

자극이 특정 신경세포 집단을 통과하고 다른 신경세포 집단을 배제하며 지나면 미래에 동일한 경로를 따라가려는 경향이 생기며, 경로를 한 차례 지날 때마다 저항은 더 작아지게 된다. 신경계는 스스로를 훈련시켜 최소저항 경로를 찾으려는 경향을 보인다. 하나의 신경경로가 활성화되면 이것은 몸에서 만들어낸 하나의 습관적 양상이다. 촉진법칙은 통증이 같은 곳에서 생기는 경우가 많은 이유를 설명해 준다. 과거에 받았던 손상을 다시 악화시키는 데에는 많은 노력이 필요치 않다. 통증양상은 대개 몸에서 고정된 양상이 되곤 한다. 이전에 어떤 식으로든 손상을 받거나 약화되었던 부위는 훨씬 적은 자극에도 다시 손상을 받게 된다. 이것은 또한 마사지를 더 많이 받을수록 더 쉽게 이완되는 이유에 대한 설명이 된다고도 보인다.

Davis 법칙

근육의 양쪽 끝이 가까워지면 당기는 긴장도가 상승하고 그 결과 근육이 짧아지며 이로 인해 **비대(hypertrophy)**가 나타날 수 있다. 근육의 양쪽 끝이 정상 범위를 넘어서 분리되면 긴장도가 저하되거나 상실되고, 그 결과 근육이 위약해진다. 연조직에 지속적인 긴장성이 가해지면 해당 조직에 더 물질이 더해지면서 연장된다. 이 법칙은 사용하지 않으면 상실하게 된다는 뜻으로 보인다. 어떤 근육의 불균형으로 긴장항진 근육집단이 만성적으로 단축되고 비대된 반면, 대항근 집단 근육은 만성적으로 과신장되고 위약해진 경우를 생각해 보자. 큰가슴근(대흉근, pectoralis major muscle)과 작은가슴근(소흉근, pectoralis minor muscle)의 과다긴장 그리고 큰마름근(대능형근, rhomboid major muscle)과 작은마름근(소능형근, rhomboid minor muscle)의 위약, 과신장이 이러한 사례의 하나에 해당한다.

Hilton 법칙

관절에 신경지배를 제공하는 신경줄기는 해당 관절의 여러 근육과 해당 근육의 부착부위 표면의 피부에 대해서도 신경지배를 제공한다. 손상이 발생한 경우, 통증이 피부, 근육, 관절 중 어디로부터 오는지 결정하기 어렵다. 이들 여러 영역 중 어느 곳에 대한 자극도 이들 부위 모든 곳에 영향을 미친다. 이 법칙으로 두 가지 사실이 설명된다고 보인다. 첫째는 표면에 대한 관리를 통해 신체 깊은 조직의 연축이 이완되는 이유이다. 둘째는 피부굴리기를 시행했을 때 깊은 조직의 압통이 경감되는 데 도움이 되는 이유이다.

Arndt-Schultz 법칙

약한 자극으로 생리과정이 활성화되고, 아주 강한 자극으로 생리반응이 억제된다. 이 법칙에 따르면, 생리반응을 활성화하려는 의도가 있다면, 점진적으로 더 느리고 자극성이 적은 방법을 활용해야 한다. 어떤 부위에 힘을 가하면 부드럽고 느리게 깊게 접근하는 것보다 효과가 떨어질 것이다. 조직을 부드럽게 자극한다면, 무관심했을 경우보다 조직이 빨리 치유될 것이다. 부드러운 자극은 조직 치유와 성장 과정을 활성화한다.

통증유발점은 대개 강한 자극을 가하며 그 결과 특정 여러 과정의 스위치가 차단되는 경향을 보인다. 채찍질손상이 실제로 갑상샘에 부정적인 영향을 끼칠 수 있다는 점이 바로 이러한 사례에 해당한다. 따라서 생리반응의 스위치를 차단하려면 강한 자극을 활용할 수 있다. 즉, 깊은 가로마찰법을 몇 분 동안 시행해서 통증을 실질적으로 차단할 수 있을 것이다.

Pfluger 법칙

Pfluger 법칙이란 몸에서 급성통증으로부터 만성통증으로의 이행이 일어나는 과정을 설명하는 일련의 여러 법칙이다. 급성 손상을 치료하지 않고 내버려 두었을 때 만성통증으로 진행하는 것을 설명한다.

편측성 법칙

하나 또는 둘 이상의 감각신경에 가벼운 자극이 가해지면 운동은 한쪽 즉, 자극을 받은 쪽에서만 일어나게 된다. 이 법칙이 설명하는 내용은 손상 부위에서 외상에 대해 신체는 통증감각으로 반응한다는 점이다. 아무리 가벼운 자극도 국소화된 상태로 유지된다. 가벼운 자극을 느끼게 된다면, 국소 부위가 영향을 받고 손상받은 쪽 신체에 머무르게 된다.

대칭성 법칙

자극이 충분히 높아지면 자극받은 쪽 뿐만 아니라, 신체 반대 쪽의 비슷한 근육에서도 운동반응이 나타난다. 이 법칙은 신체에 가해진 외상이 큰 경우, 신체 반대 쪽에서도 통증을 느끼기 시작할 수 있다는 점을 가리킨다. 치료사가 치료시간에만 한쪽에 더 높은 정도의 압을 가한다면 양쪽성 효과가 나타날 것이다. 문제가 없는 쪽에도 마사지 치료를 하는 경우에도 치료사는 실제로는 손상받은 쪽에 대해 간접적으로 시행하게 된다.

강도 법칙

반사운동은 자극 쪽에서 더 강하며 반대 쪽에서 더 약하다. 이 법칙은 대칭성 법칙과 비슷하지만, 이제는 통증 정도가 상승했다.

방사 법칙

흥분이 계속해서 상승하면 위로 전파되고 척수분절 그 위로부터 오는 원심신경을 통해 반응이 나타난다. 이 법칙은 자극이 척수를 타고 올라가고 충격을 받은 신경분절이 신경지배를 하는, 대응되는 신체부위에 반응을 나타낸다는 점을 가리킨다. 실제 손상부위에서 통증과 연축이 나타날 가능성이 있으며 이를 '근육 방호반응(muscle guarding)' 이라 한다. 이 경우 몸에서 손상 부위를 방호하려 시도하는 것이다.

일반화 법칙

자극이 매우 강한 경우 **숨뇌에 전파되고(medulla oblongata)** 이곳이 초점이 되어 자극이 척수 전체 부위로 방사되며 신체 모든 근육의 전반적 수축을 일으킨다. 이 상태의 환자라면 거칠거나 강한 마사지 기법의 경우, 환자의 몸에 근육수축 즉, 완전한 근육 방호반응을 일으킬 수 있기 때문에 이러한 기법을 적용하면 안 된다. 경우에 따라 이 상태를 '전신순응증후군(general adaptation syndrome)' 이라고 부르기도 한다. 환자에게 너무 거칠거나 너무 깊거나 너무 빠른 방법으로 시행하면, 신체에 경험되는 내용은 외상을 입을 때와 동일하다. 즉, 부드러움과 민감성을 발휘하지 않는다면 치료사에 의해 환자의 몸이 외상을 입을 수 있다. 환자의 몸은 전신의 일반적 수축 반응을 나타내게 된다.

Wolff 법칙

뼈의 형태와 기초, 또는 뼈의 기능만이라도 모종의 변화가 생긴다면, 이어서 내부 구조에 어떤 분명한 변화가 생기며 외부 입체형태에도 이차성 변화가 일어난다. 이 법칙은 뼈 변형 법칙이라고도 한다. 형태가 기능을 따른다는 말이다.

바로잡기 반사 (Righting Reflexes)

바로잡기 반사는 미로, 눈, 근육, 피부의 여러 수용체를 통해 일어나는 반사이며 몸을 공간 속에서 정상 자세로 되돌리려 하고, 몸을 비정상 자세로 몰아가는 모든 힘에 저항하는 반사이다. 이 법칙은 예를 들면, 신체 한쪽 어깨가 높고 신체 반대 쪽 뒤통수가 높도록 경사진 상태에도 불구하고 어지럼증을 느끼지 않고 수평면에서 같은 높이로 볼 수 있는지에 대한 이유를 설명해준다. 얼굴뼈와 머리뼈가 비대칭적으로 되면서 눈과 귀를 수평면에 맞추어 재정렬하고 그 결과 현기증을 느끼지 않게 된다.

요약 (Chapter Summary)

본 장에서는 신경근치료법 생리학과 관련된 여러 인자와 원리를 살펴보았다. 이제 통증유발점과 연관증상에 대해 그 해부학, 생화학, 근원, 신경계와의 상호작용, 활성화 등에 대해 기본적인 내용을 이해하게 되었을 것이다. 환자가 자신의 질환에 대해 그리고 특정 계획을 따라 재활치료를 받는 것이 중요한 이유에 대해 더 잘 이해하는 데 필요한 정보로서 생리법칙을 설명했다.

▶ 복습문제

단답형 문제

1. 운동종말판에 대해 기술하라.

2. 긴장(strain)이란 무엇인가?

3. 통증유발점과 연관증상 양상을 악화시키는 데 필요한 것은?

4. 생리법칙이란 무엇인가?

5. 생리법칙 명칭을 하나 기술하라.

선택형 문제

6. 다음 중 통증유발점의 여러 특징은?
A. 연관통증, 촉진 시 국소 압통, 유착 형성
B. 점프 징후, 국소단일수축반응, 신경포착, 허혈
C. 감각이상, 국소단일수축반응, 연관감각, 긴장띠
D. 허혈, 연관감각, 촉진 시 과다흥분성

7. 잠복성 통증유발점과 활동성 통증유발점의 차이는?
A. 잠복성 통증유발점은 연관감각 양상을 나타내지 않는다.
B. 활동성 통증유발점은 대개 연축 상태이다.
C. 활동성 통증유발점은 임상적으로 통증성이지만 잠복성 통증유발점은 촉진시에만 통증성이다.
D. 잠복성 통증유발점은 드러나지 않았다.

8. 통증유발점이 존재하면 칼슘 스위치가 꺼지지 않는 이유로 제시된 것은?
A. 근육세포질그물에 대한 기계적 스트레스
B. ATP 생산이 중단됨
C. 근육세포질그물에서 칼슘을 너무 많이 재흡수했음
D. 약을 잘못 복용하고 있음

9. 통증유발점을 활성화하는 요인은?
A. 영양이 좋은 음식을 섭취하지 않으면서 하는 스포츠 활동
B. 마사지할 때 압을 부정확하게 가하는 부주의한 마사지사
C. 급성 과부하, 과로 피로, 직접적 충격 외상, 신경뿌리병증
D. 오직 간접적 요인

10. 통증유발점의 연관구역에 대한 양상은?
A. 체성조직으로부터 내장기관 속으로
B. 체성조직으로부터 체성조직 속으로
C. 내장기관으로부터 체성조직 속으로

계속

D. 위의 모든 것
E. 위의 어느 것도 아님

참/거짓 문제

11. 모든 방법이 도움이 되기 때문에 연조직 손상 후에 어느 곳으로부터 시작하든 상관없다.

12. 신경근치료사로서 생리법칙을 이해해 신경근치료법의 생리원리를 제대로 파악하는 것은 중요하지 않다.

13. 통증유발점은 대개 체성조직 속에서 생긴다. 하지만 신체 연조직과 내장기관 어디에서든 생길 수 있다.

14. 신경뿌리병증은 통증유발점으로부터 나오는 연관감각이다.

15. 신경병증은 뼈 질환이다.

짝짓기

a. 촉진 법칙
b. Davis 법칙
c. Hilton 법칙
d. Arndt-Schultz 법칙
e. 편측성 법칙
f. 대칭성 법칙
g. 강도 법칙
h. 방사 법칙
i. 일반화 법칙
j. Wolff 법칙
k. 바로잡기반사

16. 자극이 특정 신경세포 집단을 통과하고 다른 신경세포집단을 배제하며 지나면, 미래에 동일한 경로를 따라가려는 경향이 생기며, 경로를 한 차례 지날 때마다 저항은 더 작아지게 된다.

17. 반사운동은 자극 쪽에서 더 강하며 반대 쪽에서 더 약하다. 이 법칙은 대칭성 법칙과 비슷하지만 이제는 통증 정도가 상승했다.

18. 뼈의 형태와 기초, 또는 뼈의 기능만이라도 모종의 변화가 생긴다면, 이어서 내부 구조에 어떤 분명한 변화가 생기며 외부 입체형태에도 이차성 변화가 일어난다.

19. 미로, 눈, 근육, 피부의 여러 수용체를 통해 일어나는 반사이며 몸을 공간 속에서 정상 자세로 되돌리려 하고, 몸을 비정상 자세로 몰아가는 모든 힘에 저항하는 반사

20. 하나 또는 둘 이상의 감각신경에 가벼운 자극이 가해지면 운동은 한쪽 즉, 자극을 받은 쪽에서만 일어나게 된다.

참고문헌 (References)

1. Simons DG, Travell JG, Simons LS. *Upper Half of Body*. 2nd ed. Baltimore: Lippincott Williams & Wilkins, 1999. *Travell & Simons' Myofascial Pain and Dysfunction: The Trigger Point Manual*; vol 1.
2. Coers C, Woolf AL. *The Innervation of Muscle, A Biopsy Study*. Oxford: Blackwell Scientific Publications, 1959; Fig. 9-15.
3. Gunn CC. Prespondylosis and some pain syndromes following denervation supersensitivity. *Spine*. 1980;5(2):185.
4. Hong CZ, Simons DG. Response to treatment for pectoralis minor myofascial pain syndrome after whiplash. *J Musculoskel Pain*. 1993;1(1):9–131.
5. Hong CZ. Considerations and recommendations regarding myofascial trigger point injection. *J Musculoskel Pain*. 1994; 2(1):29–59.

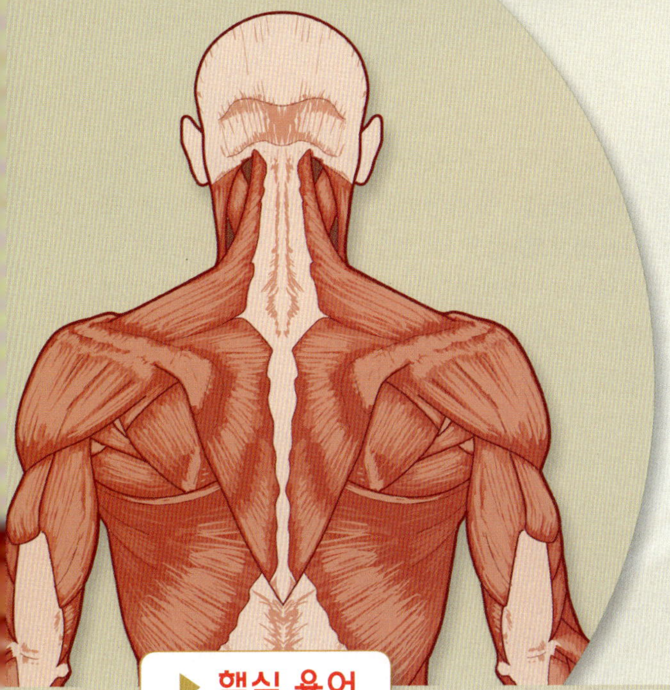

환자 평가

CLIENT ASSESSMENT 3

▶ 핵심 용어

이갈기(bruxism): 턱을 악물고 치아를 가는 것, 특히 수면중

사전동의(informed consent): 치료, 검사, 투약, 등에 대한 정당하고 자발적인 허락. 치료나 검사의 특성, 위험, 대안에 대해 이해한 바탕 위에서의 동의

불활성 조직(inert tissue): 늘어진 상태이다가 외부 힘의 작용을 받는 조직

등척수축(isometric contraction): 근육이 단축되지 않으면서 긴장성이 상승하는 수축

맞물림장애(malocclusion, 부정교합): 아래턱 치아와 위턱 치아의 불완전 접촉과 위치이상

정형학적 평가(orthopedic assessment): 특히 뼈대, 관절, 근육, 근막, 기타 인대, 연골과 같은 여러 지지 구조물 등 이동구조물 관련 질환에 대한 평가

정형학적 검사(orthopedic testing): 신체 이동구조물 손상과 질환 평가에 도움을 받기 위해 개발된 여러 검사

역설호흡양상(paradoxical breathing patterns): 신체 근막평면의 통합성에 의해 좌우되는 중심부 위 뼈 구조물의 불균형으로 인해 뼈와 근막 구조물이 호흡 가로막을 밑으로 고르지 않게 당기기 시작하고 위가슴문이 영향을 받아 호흡 기구가 적절히 기능하지 못하는 심각한 문제를 초래함

지속인자(perpetuating factor): 질환이 존재하는 상황을 지속시키는 것, 예를 들면, 작업대 설치가 적절치 못해 일상적으로 목 긴장을 유발하는 것. 또한 환자가 관리하고 다루어 가야 하는 만성 병태나 질병, 예를 들면, 운동선수의 당뇨병 또는 회색질척수염후 증후군 환자의 경우

돌림척주옆굽음증(rotoscoliosis, 회전척주측만증): 1개 또는 2개 이상 척추뼈가 한쪽으로 돌아간 상태

척주뒤굽음증(rotoscoliosis, 척주후만증): 그리스어에서 유래된 것으로, 척추뒤굽음증 또는 곱사등이를 뜻함; 등척주가 비정상적으로 크게 뒤로 곡선을 그리는 상태

초기 평가에서의 소견에 의해 치료계획이 결정되기 때문에 신경근치료사로서 환자를 세밀히 평가해야 한다. 어떤 환자에서든 효과적으로 그리고 효율적으로 진행하기 위해서는 환자의 생활양식에 대해 최대한 많은 부분을 고려해서 그리고 정확하게 평가하는 것이 중요하다. 일부 치료사는 환자와의 첫 치료시간에 평가를 위한 시간을 추가로 배정하며 다른 일부 치료사들은 첫 치료시간은 환자 평가와 교육을 위한 시간으로만 설정하기를 선호하며 둘째 치료시간부터 치료를 시작한다.

신경근치료사를 찾는 환자는 자세 기능이상이나 손상으로 인한 통증 상태일 가능성이 높다. 즉, 신경근치료사는 환자를 평가할 여러 가지 방법을 알아야 한다. 이러한 평가와 환자의 증상 보고로부터 치료사는 균형잡힌 종합적 치료계획을 세우는 데 필요한 여러 단서를 얻는다.

본 장에서는 환자를 효과적으로 평가하는 방법을 살펴보며 환자 건강력 청취, 환자 면담, 환자에 대한 자세와 운동범위 평가, 촉진, 선행요인과 지속인자 등의 주제를 다룬다.

건강정보 서식 (Health Information Form)

치료사로서 치료를 담당한 각 환자를 평가하는 초기에 환자로부터 종합적 건강정보를 취득하는 것은 우리의 책임이다. 이 정보의 안내를 받아 각 환자에 대한 치료법이나 치료계획을 설계하고 분석하는 작업이 이루어진다. 건강정보는 예를 들면, 금기증에 대한 단서를 건강정보로부터 얻는다. 환자 치료에 대해 만전을 기하는 것은 항상 중요하다. 환자로부터 얻은 정보는 자신의 작업을 어디에서 시작할지, 얼마나 걸려야 작업이 마무리될지, 어떤 기법을 써야 할지, 그리고 아마도 통증유발점을 확인하게 될 것으로 예상되는 부위는 어디인지 등을 판단하는 데 도움이 될 것이다. 건강정보 서식에 날짜와 환자의 서명을 포함해서 관련 정보를 반드시 기록한다(그림 3-1). 서명 앞쪽 서식에 치료나 지급금 등에 대한 정책과 진단에 대한 부인성명 등을 마련하는 것이 좋다. 이렇게 하면 환자에 대한 기대, 의도, 치료정책 등에 대해 의사소통상 문제가 생길 수 없다.

건강정보 서식은 법적 문서이며 반드시 내용을 채우고 날짜를 기록하고 환자의 서명이 잉크로 기록되어야 한다. 피고나 증인으로서 소송에 관계하게 되는 경우 환자에게 질문을 해서 얻은 추가 정보를 서식에 기록해 놓는 것이 중요하게 된다. 이 내용도 잉크로 기록되고 날짜와 자신의 서명이 기록되어야 한다. 이 정보 앞에는 "환자의 진술에 따르면"이라는 등의 문구가 위치해야 한다. 이 정보의 책임이 환자에 있음을 밝히면서 자신은 해야 할 일을 적절히 처리했음을 나타낸다. 또한 치료사가 치료 시작 전에 환자로부터 **사전동의(informed consent)**를 얻었음을 입증하기도 한다.

건강정보 서식에 몇 개의 구획을 나누는 것이 좋다. 첫 구획은 성명, 전화번호, 주소, 생일, 직업 등 개인정보가 해당된다. 여기에 환자의 담당의사와 전화번호를 위한 공간을 남겨놓아야 한다. 둘째 구획은 환자가 현재 느끼는 증상을 기록한다. 체크박스를 준비해 환자가 그렇게 많은 내용을 필기하지 않아도 되도록 할 수도 있다. 셋째 구획에는 앞면과 뒷면 신체 그림을 준비하고 불편한 곳에 색으로 표시하도록 안내문을 첨부한다. 넷째 구획에는 환자가 이전에 받았던 마사지 요법, 현재 받는 약물처치와 그 약물처치의 목적, 이전에 겪었던 손상과 그 발생 날짜 등에 대한 정보를 기록한다. 마지막 구획에는 마사지사가 진단이나 처방을 하는 것은 아니며 척추 도수교정을 실시하지 않으며 등등의 부인성명을 표시해 놓기도 한다. 또한 마사지요법으로 얻을 수 있는 이득에 대한 긍정적 문장을 표시해 놓는 방법을 고려하기도 한다. 마지막 구획에 표시해 놓으면 좋은 다른 문장은 치료약속 변경이나 취소에 대한 정책이다. 이 서식의 마지막은 환자의 서명과 날짜를 기록하는 공간이다.

서식에 훨씬 많은 내용이 올 수도 있다. 하지만 다른 건강정보 서식을 참고해서 자신의 건강정보 서식에 어떤 내용을 담을 생각하는 것이 현명하다.

건강정보서식 중 환자의 통증 연관증상 양상과 통증유발점의 위치를 확인하는 데 특히 중요한 부분은 신체 앞면 영상과 뒷면 영상의 간단한 그림이며 이곳에 환자가 자신이 불편하게 느끼는 곳을 그림으로 표시할 수 있다. 환자가 그림을 다 그리고 나서 환자에게 질문을 해서 더 많이 불편한 곳은 나머지 부분에 비해 더 진하게 표시한다. 이렇게 하면 '한 눈에' 환자의 통증 관련 정보를 요약해서 보게 된다. 좋은 통증유발점 도표에 견주어서 이 그림은 환자가 경험하는 통증유발점으로부터의 연관증상 부위를 보여주고 이것은 실제 통증유발점의 위치를 정확하게 지목하는 데 도움이 되기 때문에 이 그림은 매우 유용한 정보에 해당한다.

아래에서 설명한 것처럼, 서식의 그림 옆에는 환자와 면담을 통해 환자가 느끼는 불편함의 특성에 대해 추가적 정보를 기록하도록 한다. 불편함의 특성이 변화하면 이 정보도 기록하도록 한다.

건강력 서식을 몇 차례나 반복해 살펴보면서 치료를 어떻게 진행할지에 대한 단서를 더 많이 얻을 수 있다. 이 서식에 많은 정보가 담길수록 생각해 볼 만한 단서가 더 많아진다. 매우 간단하다.

환자 면담 (Interviewing The Client)

평가과정에서 중요한 또 하나의 요소는 환자의 건강에 대한 환자와의 세밀한 면담이다. 환자는 건강정보 서식에 자신의 건강에 대해 핵심 정보를 기록하지 않는 경우가 많으며 또다른 경우에는 환자가 기록한 정보에 추가적 설명이 필요하다.

환자면담을 할 때에는 환자가 느끼는 통증과 이전 치료에 대해 주의하도록 한다. 눈을 맞추면서 질문에 대한 환

건 강 정 보

도수치료사

환자 성명______________________________ 날짜 ____________
다친 날짜 ______________________________ 번호______________________

A. 환자정보

주소 ______________________
시/군 ____________ 우편번호 ____________
전화(집)____________ (직장)____________
(휴대전화)____________________
고용주______________________
직장주소______________________
직업 ______________________
응급 연락처______________________
전화(집)____________ (직장)____________
(휴대전화)____________________

일차의료 담당 의사

성명 ______________________
주소 ______________________
시/군, 우편번호______________________
전화 ____________ 팩스 ____________
마사지사가 담당의사와 내 건강과 치료에 대해 상의하는 데 동의합니다.
추가내용 ______________________
성명 ____________ 날짜 ____________

B. 현재 건강정보

건강문제, 해당되는 모든 항목에 체크

첫째:______________________
☐ 가벼움 ☐ 중등도 ☐ 장애성
☐ 지속적 ☐ 간헐적
☐ 활동으로 증상 가중 ☐ 활동으로 증상 완화
☐ 악화중 ☐ 호전중 ☐ 변화없음
이전에 받은 치료______________________

둘째:______________________
☐ 가벼움 ☐ 중등도 ☐ 장애성
☐ 지속적 ☐ 간헐적
☐ 활동으로 증상 가중 ☐ 활동으로 증상 완화
☐ 악화중 ☐ 호전중 ☐ 변화없음
이전에 받은 치료______________________

기타:______________________
☐ 가벼움 ☐ 중등도 ☐ 장애성
☐ 지속적 ☐ 간헐적
☐ 활동으로 증상 가중 ☐ 활동으로 증상 완화
☐ 악화중 ☐ 호전중 ☐ 변화없음
이전에 받은 치료 ______________________

증상으로 제한되는 일상생활

직장
____
집/가정
____
수면/자기관리
____
사회/여가
____

일상적 자기관리

스트레스를 푸는 방법은? ______________________
____
통증은? ______________________
____
현재 복용약물(진통제와 한약 포함) ______________________
____
마사지를 받아본 경험이 있는지?__________, 있다면 얼마나 자주 받았는지?__________
마사지를 받는 목표는?______________________
____

C. 건강력

해당사항을 기록함. 날짜, 치료내용 등을 설명함.
수술 ______________________
____
손상______________________
____
주요 질환 ______________________
____

• **그림 3-1** 건강정보 서식. 신체 앞면과 뒷면 그림 포함(Reprinted with permission from Thompson DL. *Hands Heal: Communication, Documentation, and Insurance Billing for Manual Therapists*. 3rd ed. Philadelphia: Lippincott William & Wilkins, 1996; pp. 250, 251, 263).

건 강 정 보 page 2

현재와 과거 상태에 대해 모든 항목에 체크하고 설명함.

전신
현재 과거 설명
- [ ] [ ] 두통
- [ ] [ ] 통증
- [ ] [ ] 수면장애
- [ ] [ ] 피로
- [ ] [ ] 감염
- [ ] [ ] 열
- [ ] [ ] 굴염
- [ ] [ ] 기타

피부질환
현재 과거 설명
- [ ] [ ] 발진
- [ ] [ ] 무좀, 사마귀
- [ ] [ ] 기타

근육과 관절
현재 과거 설명
- [ ] [ ] 류마티스관절염
- [ ] [ ] 뼈관절염
- [ ] [ ] 골다공증
- [ ] [ ] 척주옆굽음증
- [ ] [ ] 골절
- [ ] [ ] 척추문제
- [ ] [ ] 디스크문제
- [ ] [ ] 루푸스
- [ ] [ ] 턱관절 통증
- [ ] [ ] 연축, 경련
- [ ] [ ] 염좌, 긴장
- [ ] [ ] 힘줄염, 윤활낭염
- [ ] [ ] 관절경직, 통증
- [ ] [ ] 근육위약, 동통
- [ ] [ ] 목, 어깨, 팔 통증
- [ ] [ ] 허리, 엉덩관절, 다리통증
- [ ] [ ] 기타

신경계통
현재 과거 설명
- [ ] [ ] 머리손상, 뇌진탕
- [ ] [ ] 어지럼증, 귀울림
- [ ] [ ] 기억상실, 혼동
- [ ] [ ] 무감각, 저림
- [ ] [ ] 궁둥신경통, 전격통증
- [ ] [ ] 만성통증
- [ ] [ ] 우울
- [ ] [ ] 기타

호흡기, 심장혈관
현재 과거 설명
- [ ] [ ] 심장병
- [ ] [ ] 피떡
- [ ] [ ] 뇌졸중
- [ ] [ ] 림프부종
- [ ] [ ] 고혈압, 저혈압
- [ ] [ ] 심박불규칙
- [ ] [ ] 순환불량
- [ ] [ ] 발목부기
- [ ] [ ] 정맥류
- [ ] [ ] 흉통, 숨참
- [ ] [ ] 천식

알레르기
현재 과거 설명
- [ ] [ ] 냄새, 기름, 로션
- [ ] [ ] 세제
- [ ] [ ] 기타

소화계통
현재 과거 설명
- [ ] [ ] 장 문제
- [ ] [ ] 가스, 복부팽만
- [ ] [ ] 방광, 콩팥, 전립선
- [ ] [ ] 복통
- [ ] [ ] 기타

내분비계통
현재 과거 설명
- [ ] [ ] 갑상샘
- [ ] [ ] 당뇨

생식계통
현재 과거 설명
- [ ] [ ] 임신
- [ ] [ ] 월경통증, 감정성
- [ ] [ ] 낭성섬유증

암/종양
현재 과거 설명
- [ ] [ ] 양성
- [ ] [ ] 악성

습관
현재 과거 설명
- [ ] [ ] 담배
- [ ] [ ] 술
- [ ] [ ] 약물
- [ ] [ ] 커피, 소다

치료약정
나는 자신의 건강관리 팀의 온전한 일원으로서 참여를 약속합니다. 도수치료사, 다른 건강관리팀원으로부터 제공받은 정보와 제시된 내용에 대한 자신의 경험을 토대로 치료계획을 적절하게 선택할 것입니다. 우리가 선택하는 자기돌봄 프로그램에 참여하겠다고 동의합니다. 자신의 복리가 훼손되거나 위험하다고 느낄 때에는 언제라도 담당 치료사에게 알리겠다고 약속합니다. 도수치료사가 안전하고 효과적으로 치료하기를 기대합니다.

치료동의
나는 자신의 선택으로 도수치료를 받으며, 치료를 받겠다고 동의합니다. 알고 있는 모든 건강상태 정보를 제공했으며 건강상 어떤 변화라도 담당 치료사에게 알리겠습니다.

서명____________ 날짜________

그림 3-1 *(계속).*

도수치료사

건 강 정 보

환자 성명 ______________________ 날짜____________

다친 날짜 ______________________ 번호____________

A. 오늘 증상을 그림에 표시

1. 몸의 현재 증상 부위를 아래 그림에 글자로 표시. 기호표의 글자를 활용해 오늘 느끼는 증상을 표시.
2. 글자 밖에 원을 그려 각 증상이 나타나는 부위의 크기와 모양을 표시.

기호풀이

P: 통증, 압통

S: 관절이나 근육 경직

N: 무감각, 저림

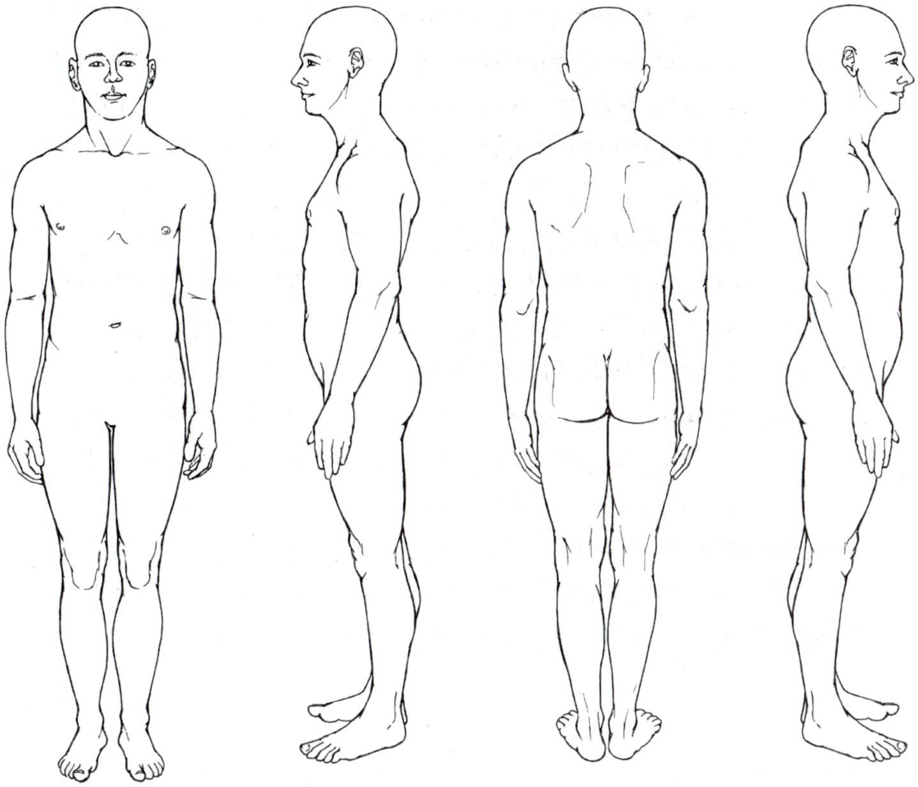

B. 증상 강도 표시

1. 통증척도: 오늘 느끼는 통증 정도를 아래 직선의 한 지점을 지나는 선으로 표시

없음 ├────────────────────┤ 못참을 정도

2. 활동척도: 오늘 느끼는 일상생활상 활동제한 정도를 아래 직선의 한 지점을 지나는 선으로 표시

무엇이든 할 수 있음 ├────────────────────┤ 아무것도 못함

C. 설명

____

____

____

____

서명 ______________________ 날짜 ____________

● **그림 3-1** *(계속).*

자의 대답에 능동적으로 귀를 기울인다. 환자의 믿음과 신뢰를 확보하는 것은 판단되는 치료과정의 결과에 극히 중요할 것이다. 환자가 우리를 믿지 못하고 우리의 자격이 충분하다고 생각하지 않는다면 치료시간을 더 많이 잡지 않을 것이고 가정치료도 잘 따라하지 않을 것이다.

해부학에 대한 좋은 참고서 몇 권과 종합적인 통증유발점 도표를 가까이 두는 것이 면담에 대한 요령 중 하나이다. 이러한 참고서를 활용해 환자에게 어떤 치료방법이 시행되어야 하는지 보여주고 환자의 통증을 확인할 수 있다. 또한 이렇게 하면 신뢰와 사전동의를 받는 데 도움이 된다. 이 내용도 건강력 서식에 기록으로 남기도록 한다.

환자면담을 할 때 확인해야 할 두 가지 부분은 환자 통증의 원인과 환자가 이전에 해당 질환에 대해 받았던 치료이다.

통증원인 (Cause of Pain)

면담 때 특히 중요한 것은 환자 통증의 원인에 대해 알아보는 것이다. 예를 들면, 사람들이 건강정보 서식 중 이전에 받은 손상이나 치료약속을 하게 된 이유에 대해 묻는 부분이 있어도 자신의 통증이 어떻게 시작했는지 기록할 수도, 하지 않을 수도 있다. 환자가 기록을 했든 안했든 손상에 대해 반드시 여러 가지 질문을 해 보아야 한다. 이전에 받은 모든 손상에 대해 그리고 환자가 치료사에게 찾아오게 된 손상이나 계기 등에 대해 알아보는 것은 중요하다. 치료사는 급성 외상, 만성 과부하, 또는 기타 어떤 원인에서 통증이 생겼는지를 판단해 보아야 한다.

이전에 받았던 모든 손상으로부터 통증유발점이 생길 수 있으며 잠복성으로 유지되다가 환자가 치료법을 찾아보게 되었던 사건 이후에 활성화될 수 있다. 반복하지만 생각할 수 있는 한 최대한 여러 가지 질문을 해 보아야 한다.

아래는 간단한 몇 가지 질문 목록이다.

- 이 손상이 정확히 어떻게 일어났습니까?
- 어떤 자세로 바닥에 닿았습니까?
- 바닥에 닿을 때 어떤 느낌이었죠?
- 일어날 때 어떤 느낌이었습니까?
- 아픔을 느낀 것은 사고 직후였습니까 아니면 하루나 이틀 후였습니까?
- 통증이나 불편함을 언제 처음 느꼈습니까?
- 일상 활동으로 어떤 것들을 합니까?
- 어떻게 하면 더 나아집니까? 보여줄 수 있습니까?
- 어떻게 하면 더 나빠집니까? 보여줄 수 있습니까?
- 지금은 증상이 어떻습니까?

이렇게 질문하는 목적은 환자의 통증과 불편함에 대해 가능한 한 분명히 파악하려는 것이다. 이를 위해 환자가 어떻게 느끼려 해 보고, 자신의 몸으로 환자의 기능이상 자세를 따라하면서 비슷한 불편함을 느껴보도록 할 수도 있다. 이렇게 하면 더 여러 가지 질문과 통찰이 생각날 수 있다. 여기에서도 모든 질문에 대한 답을 잉크로 자신의 서명, 날짜와 함께 건강정보 서식에 기록한다.

과거 치료 (Previous Treatment)

환자가 마사지 치료를 받기 전에 의학진단과 치료를 이미 받은 경우가 많다. 긍정적인 경험일 수도 있고 부정적 경험일 수도 있다. 부정적 경험을 했다면 환자가 현재의 치료에 다시 집중해서 긍정적으로 생각하도록 한다.

하지만 환자가 이전에 받은 치료로부터 활용할 수 있는 정보가 상당히 많을 것이다. 어떤 치료가 효과가 있었고 어떤 치료는 그렇지 않았는지를 알면 이전에 효과가 없었던 방법을 제외하면서 치료계획을 더 쉽게 설정할 수 있다. 또한 이를 통해 혹시 있을지도 모를 어떤 금기증에 대한 정보도 얻게 된다.

한 가지 더 고려해야 할 점은 환자를 담당하는 다른 보건의료 전문가로부터 환자의 상태에 대한 추가적 정보를 얻을 가능성이다. 환자가 서명한 의학정보 서식에 대한 허가요청서가 필요할 수도 있다. 환자가 MRI, CT 스캔, X선 등 여러 가지 검사를 이미 받은 경우가 많고 그 검사결과의 사본을 하나 받아볼 수 있을 것이다. 검사결과를 통해 환자의 상태에 대한 매우 유용한 정보를 얻는 경우가 많다. 환자가 여전히 다른 보건의료 전문가의 관리를 받는 중이라면 그들과 한 팀으로서 협력할 수 있을 것이고 나중에 의뢰하게 될 수도 있다.

이전 치료에 대해 여러 질문을 하면 앞으로 필요할 정보를 얻는 데 도움이 된다. 다음은 몇 가지 질문 예시이다.

- 여기 오기 전에 다른 의료 서비스를 받았습니까?
- 그렇다면 어떤 진단으로 어떤 치료를 받았습니까?
- 치료 결과가 어떻습니까?

- 그 진단과 치료가 종합적이고 또 정확했다고 생각합니까?
- 이전에 받았던 치료결과에 대해 어떻게 생각합니까?

정형학적 검사 (Orthopedic Testing)

환자의 건강력, 현재 통증이나 불편함, 과거 치료 등을 파악한 후 환자에게 일련의 정형학적 검사를 받게 하는 것이 좋다. **정형학적 검사(orthopedic testing)**는 도수근육검사 또는 근육평가검사라고 부르기도 한다. 이러한 검사에는 기술이 필요하다. 치료사는 손상받은 신체부위를 다룰 때에 매우 주의해야 하며 예를 들면, 통증이나 불편함이 없도록 하면서 아주 부드럽게 환자를 검사자세로 유도하고, 매우 약하거나 피로한 상태의 근육에 대해 매우 주의하면서 부드럽게 다루고, 적당한 만큼의 반대압을 가해 환자가 최적의 반응힘을 주도록 할 수 있어야 한다.

이러한 검사법에는 과학 측면도 존재한다. 치료사는 검사의 정확도와 결과에 영향을 줄 수 있는 모든 세부내용에 대해 주의를 기울여야 한다. 검사는 정확하게 시행했을 때에만 유용성이 있다. 근육검사를 정확하게 하려면 치료사의 지식, 기술, 경험이 반드시 필요하다.

정형학적 검사는 치료계획을 세우는 데 도움이 되는, 특정 근육과 관절에 대해 유용한 정보의 근원이 되기 때문에 환자접수에서 매우 중요한 부분이다. 치료계획이 제대로 진행되도록 하기 위해 치료과정 중 여러 시점에 검사를 할 수도 있다.

근육위약, 근육피로, 근육 불균형 등 다양한 신경근육 상태가 존재하며 정형학적 검사를 통해 이러한 상태에 대해 통찰을 얻게 된다. 근육의 작용과 관절가동범위에 대한 광범위한 지식을 갖춘 치료사라면 대개 이러한 검사를 잘 수행할 수 있다. 치료의 최종 목적은 양호한 운동범위, 양호한 자세정렬, 근육 균형을 회복하고 유지하는 것임을 잊지 말자.

어디에서 시작하고 또 정확히 어떤 치료과정을 밟아야 할지 판단하는 데 도움이 될 정보이므로 각 검사의 소견을 모두 기록하도록 한다. 환자의 상태가 변하는 중임을 관찰한 경우 이러한 검사를 계속 반복해서 호전 정도를 평가한다.

실제로 운동범위와 환자가 경험하는 불편함 정도상 호전 정도를 검사를 반복함으로써 보여주는 것은 환자에게 중요한 심리적 격려가 될 수 있다. 호전에 대한 객관적 증거가 있으면 환자에게 치료를 계속하도록 동기부여가 되며 최대한 빨리 완전히 치유되도록 하는 데 도움이 될 수 있다.

정형학적 검사를 소개하는 것이 본 교재의 목적이 아니므로 초기 마사지 치료 프로그램에서 필요한 정보가 다루어지지 않았다면 정형학적 검사 교육과정을 이수하는 것이 중요할 것이다.

운동범위 평가 (Range of Motion Assessment)

정형학적 검사 중 하나가 운동범위 평가이다. 손상을 받아 염증이 생기면서 기능 즉, 운동범위 상실이 함께 온다. 이러한 기능상실은 단순히 통증에 대한 반응으로서 시작될 수 있지만 이후 부적절하게 형성되는 흉터조직으로 인해 계속 악화될 수 있다. 운동범위 상실 증상이 오래될수록 운동범위 상실 정도가 더 커진다. 시간이 지나 해당 부위를 전혀 사용하지 못하게 되고 보상성 손상이 생길 위험이 커진다.

하지만 우선 문제가 되는 각 관절의 정상 운동범위를 알아야 하며 그래야 검사 결과가 양성인지 알 것이다. 표 3-1은 각 관절에서 가능해야 하는 운동 각도 목록이다. 운동범위는 한 관절에 존재하는 동작 각도 수를 의미한다.

운동범위 검사는 능동, 수동, 저항에 대한 능동 등의 방법으로 실시할 수 있고 마지막 방법이 손상이나 기능이상과 관련될 가능성이 높고 통증성인 근육에 대해 관련성이 더 높다. 각 검사법의 차이에 주의해야 하기는 하지만 3가지 검사방법을 모두 사용해야 할 수도 있다.

수동 검사

수동 검사를 통해 **불활성 조직(inert tissue)**이라고도 하는 관절, 윤활낭, 인대 등 수동 구조물에 대한 정보를 알 수 있다. 환자는 이완된 채로 있으면서 치료사가 해당 관절을 각 방향으로 움직인다. 의식적 조절이나 근육활동의 효과는 제거된 상태이다. 즉, 이 검사에서는 수동 구조물과 근육을 분리시킨다. 환자는 통증이 유발되는지 여부를 알려주도록 한다.

다양한 정도의 통증이 동반되고 운동범위가 비교적 조금 차이가 나더라도 중요한 소견일 수 있음을 기억해야 한다. 예를 들면, 운동 제한이 5° 이고 통증이 없는 경우

• 표 3-1 기본 운동에서의 운동범위

목	운동범위	어깨	운동범위
굽힘	90°	굽힘	90°
폄	0°	폄	0°
과신전	45°	과신전	45°
가쪽 굽힘	45°	벌림	90°
돌림	180°	모음	0°
		외향돌림	90°
		내향돌림	90°
		수평굽힘	90°
		수평벌림	90°
손허리		**손목**	
굽힘	90°	굽힘	80-90°
폄	0°	폄	0°
과신전	0-20°	과신전	80-90°
벌림	30°	자쪽 굽힘	35-45°
모음	0°	노쪽 굽힘	20-25°
몸쪽 손가락뼈사이관절		**먼쪽 손가락뼈사이관절**	
굽힘	100-110°	굽힘	20°
폄	0°	폄	0°
무릎		**발허리발가락관절**	
굽힘	130-135°	굽힘	20°
폄	0°	폄	0°
발목		과신전	90°
발바닥쪽 굽힘	50-60°	벌림	15-20°
발등굽힘	10-20°	모음	0°
발		**몸쪽 발가락뼈사이관절**	
발바닥쪽 굽힘	50-60°	굽힘	50°
발등굽힘	10-20°	폄	0°
안쪽 번짐	40-45°		
가쪽 번짐	20-25°		
먼쪽 발가락뼈사이관절			
벌림	20°	굽힘	50°
모음	45°	폄	0°

해당 관절에서 통증을 동반하면서 전체 운동범위가 가능한 경우와 유의한 차이일 수 있다. 즉, 정밀하게 평가하는 것이 중요하다. 또한 최대 운동범위에서 통증이 멈추는지 알아보기 위해 통증 운동범위(통증활)를 거쳐 움직여 보도록 요청해야 할 수도 있다. 통증 시작 위치와 최대 운동범위가 대응되지 않을 수 있다. 예를 들면, 뻗은발올림검사(SLR) 때 45°에서 통증이 시작되지만 90°가 되도록 더 불편해지는 변화가 없이 일정할 수 있다. 즉, 검사하는 사람은 통증이 나타나는 곳과 최대운동범위가 일치하는지 서로 나뉘는지 판단해야 한다.

관절의 일차 운동을 각각 수동적으로 검사해 어떤 양상 즉, 각 방향으로 가능한 운동 각도 사이의 관계가 나타나도록 한다. 이렇게 하면 관절낭성 운동제한과 비관절낭성 운동제한이 감별된다. 수동운동에서 통증이 있다면 수동

구조물 내에 문제가 존재할 가능성이 높다.

일반 마사지 치료 교육과정에서 익힌 검사법에 대한 정보를 다시 참조해 보도록 한다. 반복하지만, 본 교재는 신경근치료법에 관한 책이며, 이러한 검사법에 대해서는 교육과정을 이수하거나, 별도의 책을 참조할 수 있을 것이다. 필자가 정형학 검사법에 대해 선호하는 참고서는 Kendall, McCreary, Provance, Rodgers, Romani 등의 『*자세와 통증치료에 있어서 근육의 기능과 검사(Muscles, Testing and Function with Posture and Pain)*』 5판이다.

능동 검사

능동검사를 통해 손상 관련성, 손상의 심각한 정도를 알아낼 수 있다. 능동검사에서 치료사는 관절을 운동범위에 걸쳐 움직이도록 최대한 노력을 한다. 예로, 능동검사에서 환자가 처음에는 팔을 옆으로 뻗어 들어올리고 이어서 머리 위로 들어올려 가쪽 어깨운동을 보여준다. 환자가 검사하는 동안 팔과 함께 어깨도 움직여야 한다면 관찰자에게 분명히 보이게 된다. 즉, 이 경우 손상으로 생긴 운동제한을 보여주지 못하는 수동검사 대신 능동검사가 필요하다.

능동저항 검사

저항검사의 목적은 문제되는 각 근육군 상태에 대해 명확한 정보를 파악하는 것이다. 관절이 중간범위 근처에서 자세를 유지하는 동안 환자는 저항에 대항해서 자신의 근육을 강하게 수축시키며 관절가동이 모두 일어나지 않도록 충분히 힘을 준다. 운동의 중간범위란 해당 관절의 운동활 중간 쯤에 해당한다. 관절에서 운동은 일어나지 않는다. 긴장이 변화하는 것은 근육 자체에서만 일어난다. 환자는 근육과 힘줄을 작용시키기는 하지만, 공간 속에서의 움직임은 없다. 치료사와 환자가 함께 반대방향으로 같은 정도의 힘을 가하게 되며 이것은 **등척수축(isometric contraction)**이다. 서로의 방향으로 힘을 주는 사례를 보면, 환자는 바로누운 자세를 취하고 다리를 90° 각도로 들어올린다. 치료사는 앞쪽 넓적다리 먼쪽 끝, 무릎뼈 바로 위를 지지해서 환자가 검사 도중 무릎을 구부리지 않도록 한다. 반대 쪽 손을 이용해 치료사는 발꿈치뼈 뒤쪽으로 압을 가한다. 치료사와 환자는 서로의 방향으로 똑같은 정도 크기의 힘을 가한다. 공간 속에서 다리의 움직임은 없을 것이다. 환자가 넙다리뒤근육에 통증을 느낀다고 치료사에게 말하는 경우 검사가 양성이다.

근육이 수축하면 근육이 지나는 관절의 반대편의 연골물질을 압착시킨다. 연골에는 신경이 없기 때문에 이 때의 압박은 통증이 없다. 두 뼈의 끝이 서로 더 근접하면 인대와 관절주머니가 이완된다. 그래서 관절염 상태라면 저항운동에 통증이 없다. 저항검사는 관절이 아니라, 근육에 대한 정보를 말해준다. 놀랍게도 가시위근의 경우처럼 힘줄이 관절낭과 혼합될 때에도 그러하다.

저항운동에 의해 통증이 유발되거나 위약이 나타날 수 있고 경우에 따라서는 두 가지가 모두 나타난다. 저항 검사에 의해 통증반응이 나타나는 경우 단일근육이나 근육군의 위약이나 손상 여부를 확인하고 위치를 알아내는 데 도움이 된다. 자신이 서 있는 곳과 자신이 손을 어떻게 대는지에 대해 세심하게 주의해야 한다. 강한 근육을 검사할 때에 자신의 손을 적절히 위치시켜 저항과 반대 압을 가하고 신체역학이 적절하지 못하다면, 작은 위약은 검출되지 못할 수 있다. 근육위약을 못보고 지나치는 경우가 많은 이유는 이렇게 단순한 방법을 무시하기 때문이다. 의심스러운 경우 환자에게 상당히 세게 힘을 주도록 요청해서 제대로 평가를 해 본다.

아래는 저항 검사의 몇 가지 기본 원리이다.

- 환자와 처음 검사할 때에는 아주 부드럽게 힘을 준다. 환자가 잘 견디면 다음에는 환자에게 조금 더 세게 힘을 주도록 하고 다음에 가능하다면 최대한 힘을 주도록 한다.
- 저항 검사를 할 때에는 관절을 잘 고정한다. 예를 들면, 손목을 검사할 때에는 손목 위의 붓돌기(경상돌기, styloid process) 위치를 고정한다. 이렇게 함으로써 아래팔을 움직이지 않고 손목의 움직임만 일어나도록 한다.
- 가능하다면 항상 관절의 중립위치에서 시작한다. 환자가 검사자보다 힘이 세다면 약간 신장된 위치에서 시작한다. 이렇게 하면 해당 구조물에서 긴장이 상승한다.
- 환자가 매우 힘이 세고 힘으로 검사자를 압도할 수 있는 경우라면 검사자에게 역학적 이득이 주어지는 자세 쪽으로 환자와 검사자의 자세를 조절한다.
- 공간 속에서 운동은 일어나지 않도록 항상 환자의 힘과 동등한 크기의 반대 힘을 가한다.

자세평가 (Postural Assessment)

신경근치료법에 중요한 신체 정형평가의 다른 하나는 자세평가이다. 자세평가 검사를 통해 환자의 자세 기능이상 여부와 자세 기능이상이 환자에게 어떤 영향을 끼치고 있는지를 판단하게 된다. 자세평가에서는 뼈 기준점을 비교해서 신체의 여러 해부평면에 대해 얼마나 잘 정렬되었는지 살펴본다.

환자가 해부평면으로부터 멀어져 있으면 스트레스가 특정 구조물에 가해지고 일부 근육이 만성적으로 단축되며 그 대항근은 과신장되고 있는 상태이다. 둘 중 어느 경우에도 통증유발점이 일어나는 상태가 조성되지만, 대개 통증유발점은 만성 단축 근육섬유 내에서 생기며 과신장된 근육섬유는 조임, 통증 상태로 느껴진다. 과신장된 근육에서는 미세열상이 계속해서 생기며 그 결과 불편한 증상을 일으킨다. 예를 들면, 앞쪽 골반경사의 경우 골반의 굽힘이 과다해 넙다리뒤근육 과신장, 넙다리네갈래근(대퇴사두근, quadriceps femoris muscle) 특히 넙다리곧은근(대퇴직근, rectus femoris muscle), 넙다리근막긴장근(대퇴근막장근, tensor fasciae latae muscle), 엉덩허리근(장요근, iliopsoas muscle) 등의 단축을 유발한다. 환자는 아마도 넙다리뒤근육의 통증과 경직 증상을 호소할 것이다. 이것은 미세열상 때문이다. 무릎과 넓적다리 부위, 허리, 엉덩관절 등에서 통증이나 다른 감각을 호소할 수도 있다. 이 경우 단축근육속 통증유발점으로부터의 연관증상일 가능성이 높다.

치료사는 특히 신경근치료법을 활용해 단축근육을 치료하고, 해당 근육섬유가 연장되고 통증유발점에 의해 야기된 연관증상이 완화되도록 도움을 줄 수 있다. 치료사는 또한 과신장된 근육섬유에 대해 특정 치료를 시행함으로써 잠금해제되고 정상 안정길이를 회복하도록 도움을 줄 수 있다.

신경근치료사로서 작은 자세비틀림 상태의 환자와 전신 기능이상 환자 즉 '수직문제' 환자를 보게 될 것이다(그림 3-2).

Bob King에 따르면 "이런 사람을 관찰할 때에는 압축, 억압, 압박, 함몰 상태가 어떤지 쉽게 보인다." 다음은 전신 기능이상 환자에 대한 정형학적 평가 때 보게 될 여러 가지 자세 소견 중 일부에 해당한다.

- 편평한 발바닥활
- 무릎뼈 추적 이상(무릎뼈가 넓적다리뼈 관절융기 고랑 속에서 제대로 타고 지나지 못하는 것)을 동반하는 정강뼈(경골, tibia) 비틀림
- 앞쪽 그리고 가쪽 골반경사(골반이 굽힘 과다 상태이고 또한 한쪽은 높고 다른 쪽은 낮은 상태)

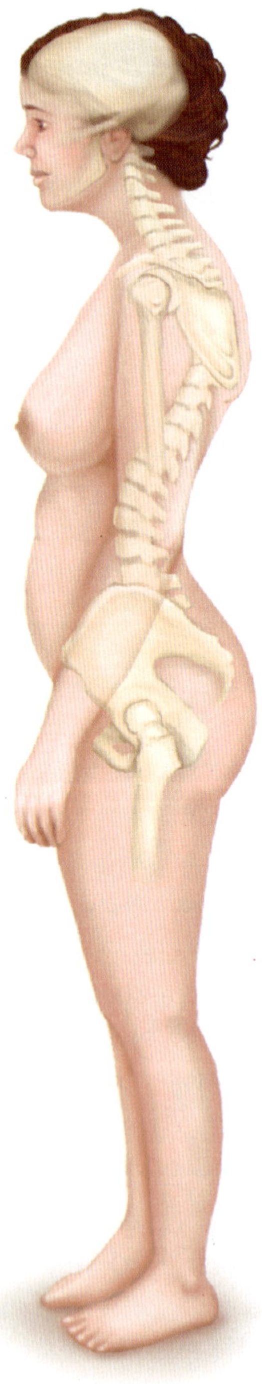

그림 3-2 '수직문제(the vertically ill)'.

- 기능적 다리길이 차이
- 배 돌출('올챙이배' 처럼 배가 커 보인다).
- 가로막 압박(이런 사람은 '바나나 등' 즉, 둥근 어깨와 아래쪽 갈비우리 처짐 등으로 가로막에 압이 가해지는 상태), 그리고 갈비사이 유착(이 자세에서 갈비사이근이 압축되고 이제 여러 층이 서로 붙는다)
- 호흡 기능이상('바나나 등' 과 가로막 압박 상태에서 환자는 호흡을 제대로 또는 그다지 잘 하지 못할 수 있다)
- 어깨뼈(견갑골, scapula) 벌림(외전, abduction), 위팔뼈(상완골, humerus) 안쪽 돌림 자세
- 손과 아래팔 엎침 자세
- 위관절융기염과 같은 누적 외상 장애
- 팔신경얼기 포착과 신경뿌리병증
- 아래 세움근 단축
- 머리 내밈 자세, 위목뼈 눌림, 턱관절 불안정(머리를 앞으로 내밀면, 상당한 압이 턱관절과 위목뼈에 가해진다)
- 뒤쪽 목근육, 목갈비근(사각근, scalene muscle), 목빗근(흉쇄유돌근, sternocleidomastoid muscle) 단축
- 눌린 뼈 구조로부터 원반에 가해지는 기능적 압력
- 협조불량 보행양상
- 만성통증과 우울증, 약물의존
- 정맥류와 순환불량
- 쉽게 피로함, 빈번한 두통
- 자존심 문제, 심리적 증상
- 에너지, 성적, 영적 고갈

필자는 환자의 중심 근육을 먼저 검사하는 쪽을 선호하므로 골반 자세비틀림부터 시작한다(그림 3-3).

앞쪽 골반경사

앞쪽 골반경사에서는 골반이 만성적으로 지나치게 굽힘 상태이다. 이를 확인하려면 신체 양쪽에서 위뒤엉덩뼈가시(상후장골극, PSIS) 위치와 위앞엉덩뼈가시(상전장골극, ASIS) 위치의 차이 정도를 살펴본다(그림 3-4).

균형이 맞으면 아주 작은 각도의 차이만 존재할 것이다. 남자의 경우 이 각도는 약 0~5° 사이이다. 여자의 경우 이 각도는 약 5~15° 사이이다. 각도가 이보다 더 크다면 앞쪽 골반경사로 간주한다.

각도계 즉, 각도를 측정하는 기구의 사용법을 익히는 것을 고려해 보자. 각도계가 없다면 위앞엉덩뼈가시로부터 위뒤엉덩뼈가시를 이으며 지나는 선을 떠올리고 위앞엉덩뼈가시로부터 나와 위뒤엉덩뼈가시 밑 어딘가를 지나는 0° 기준선을 떠올려 보면 도움이 될 것이다.

다음과 같은, 앞쪽 골반경사에 해당하는 몇 가지 자세소견이 존재할 것이다.

- 앞에서 두덩뼈(치골, pubic bone)의 처짐 자세
- 뒤에서 꼬리뼈의 올림 자세
- 허리척주앞굽음증 과다
- 복부 내용물 팽만
- 아래 배근육 위약
- 하반신 압박부하
- 무릎 과신전(잠김)
- 편평한 안쪽 세로 발바닥활
- 엉덩정강근막띠 함입/고랑
- 안쪽 넙다리 돌림 가능성
- 머리내밈 자세 경향

다음 사람들에서 앞쪽 골반경사가 흔히 보인다.

- 임신 여성
- 비만하거나 '올챙이배' 인 사람
- 체조선수, 무용수, 스케이트선수
- 과운동성 상태인 사람
- 3~8세 사이 어린이(이 연령대에서는 정상임)
- 굽높은 신발을 신은 사람
- 과후만 상태인 사람

가쪽 골반경사

가쪽 골반경사는 한쪽 엉덩관절(고관절, hip joint)이 높고 반대 쪽 엉덩관절이 낮은 상태이다. 이 상태를 확인하려면 골반 양쪽의 엉덩뼈능선, 위앞엉덩뼈가시, 위뒤엉덩뼈가시를 비교한다. 비교해 보면 3가지 기준점을 통해 가쪽 골반경사를 확인하게 된다(그림 3-5).

균형 상태에서는 이들 3개 기준점을 비교했을 때 수평이다. 수평이 아니면 한쪽이 다른쪽보다 높으며 다음과 같은 자세소견이 관찰된다.

- 체중은 엉덩관절이 높은 쪽으로 동요된다(가장 뚜렷한 소견)

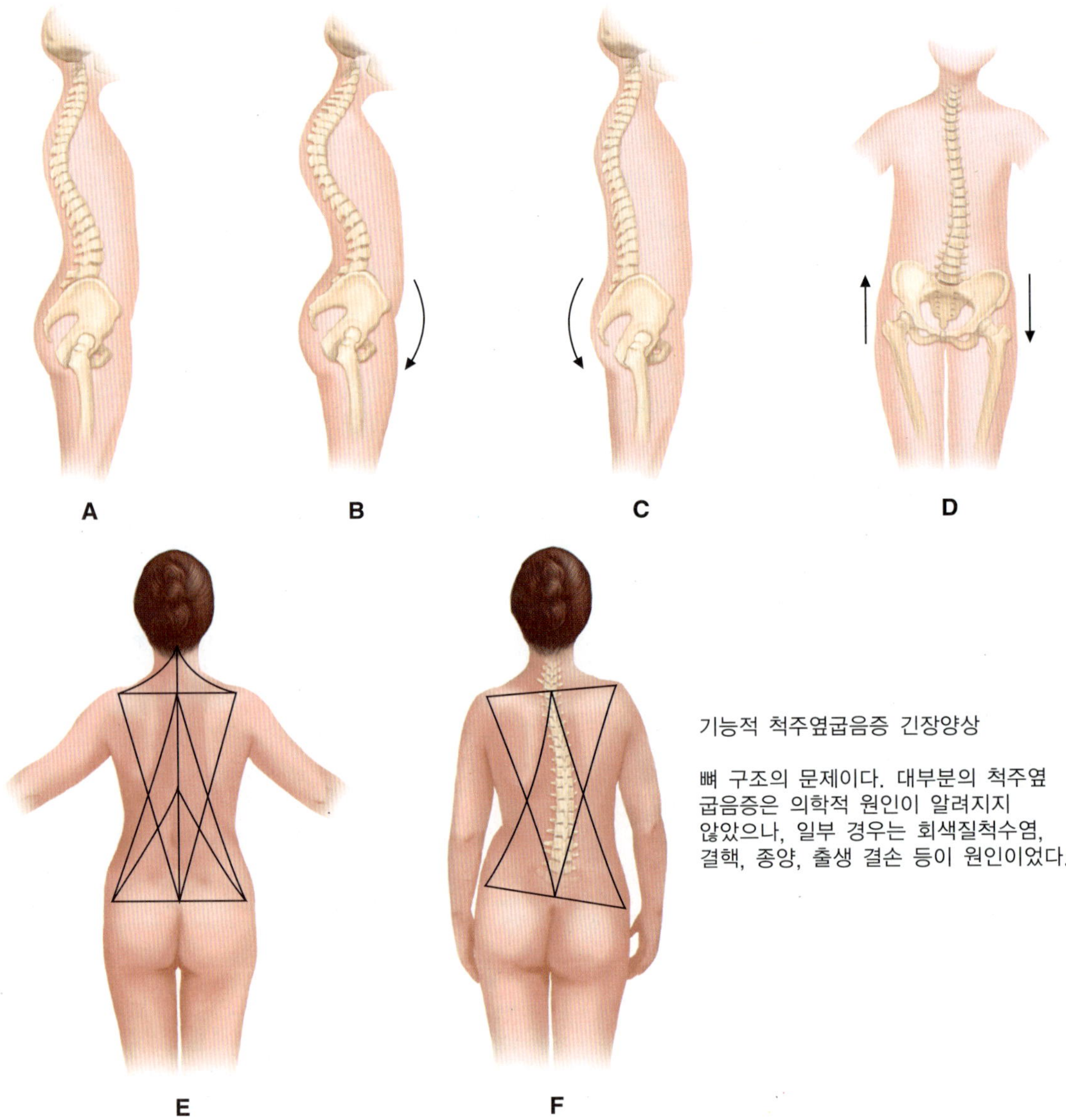

• **그림 3-3** 골반 자세비틀림.

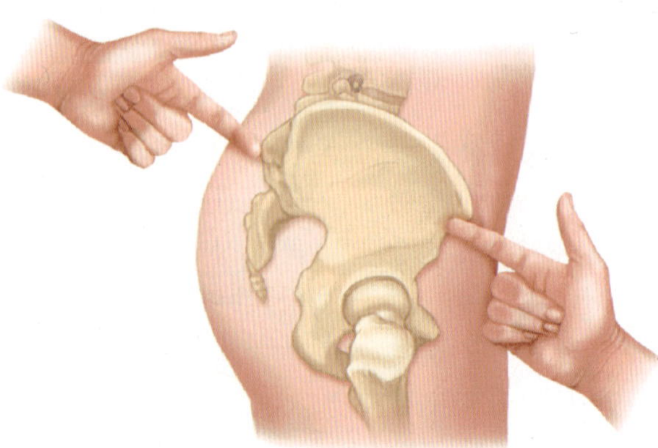

• **그림 3-4** 앞쪽 골반경사에서 위앞엉덩뼈가시와 위뒤엉덩뼈가시 비교.

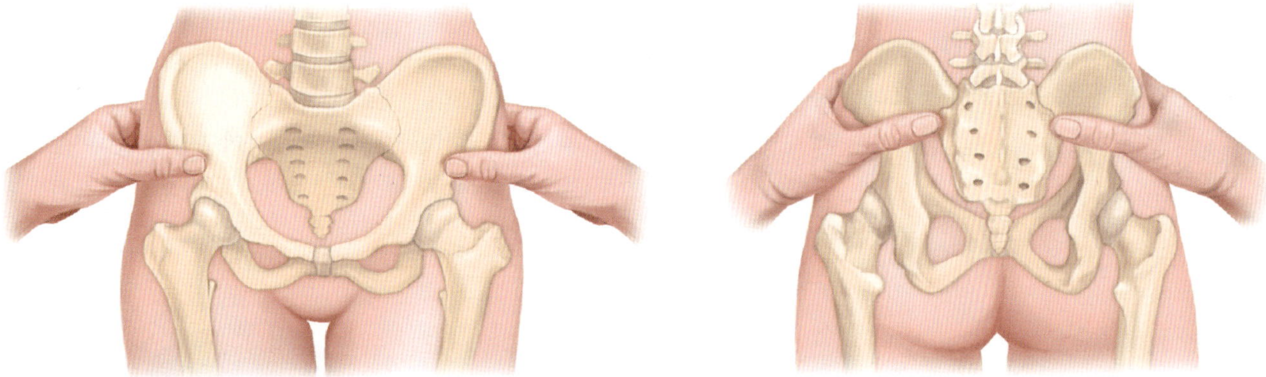

• 그림 3-5 양쪽 위앞엉덩뼈가시와 위뒤엉덩뼈가시 그리고 엉덩뼈능선을 비교해 가쪽 골반경사를 확인함.

- 엉덩이가 고르지 않아 보이고 환자는 엉덩이가 높은 쪽으로 기대는 경향을 보인다.
- 위뒤엉덩뼈가시는 엉덩이가 높은 쪽에서 높고 두덩결합이 고르지 못하다.
- 환자가 누운 상태에서는 엉덩이가 높은 쪽의 다리가 짧아 보이고 선 상태에서는 길어 보인다.
- 엉덩이가 높은 쪽 허리세움근의 조임 증상
- 엉덩이가 높은 쪽에서 엉덩뼈가 앞쪽 돌림 상태이다.
- 엉덩이가 높은 쪽에서 엉치엉덩관절이 눌림 상태이다.
- 엉덩이가 높은 쪽에서 넓적다리뼈의 안쪽 돌림 상태이다.
- 엉덩이가 낮은 쪽에서 넓적다리뼈의 벌림 상태이다.
- 엉덩이가 낮은 쪽에 넙다리큰돌기 윤활낭염이 나타날 수 있다.
- 큰궁둥패임이 좁아지고 궁둥신경 충돌증후군(부딪힘증후군)이 동반됨.
- 골반 돌림으로 인해 엉덩이가 낮은 쪽으로의 L5 돌림이 나타남(돌림척주옆굽음증, rotoscoliosis).
- L5 위 허리뼈가 가쪽 굽힘을 통해 보상작용을 한다(척주옆굽음증).
- L4~L5와 L5~S1 수준의 디스크 압박
- 엉덩이가 낮은 쪽에서 발 과회내가 더 뚜렷함.
- 무릎 통증

다음의 경우에 가쪽 골반경사가 흔히 나타난다.

- 한쪽으로 하중을 받치는 경향이 있거나 엉덩이에 아이를 업고 다니는, 어린 아이를 둔 어머니,
- 척주옆굽음증을 보이는 사람
- 몸통이 길고 위팔뼈(상완골, humerus)가 짧은 사람
- 평발이거나 Morton 발구조인 사람

어깨 비대칭

어깨의 이상적인 상태는 양쪽 어깨뼈돌기를 비교해서 수평인 경우이다(그림 3-6).

낮은 쪽 어깨 위에 위등세모근이 올라와 있기 때문에 단순히 어깨를 관찰하면 잘못 파악할 수 있다. 그 쪽이 높아 보이지만, 실제로는 낮다. 많은 마사지사들이 이 부분에서 실수한다. 항상 뼈 기준점을 실제 신체에서 비교해야 한다. 어깨 비대칭에 대응되는, 다음과 같은 몇 가지 자세 소견이 존재할 것이다.

- 한쪽 어깨가 다른 쪽보다 높다.
- 팔을 옆으로 내리고 섰을 때 한쪽 손가락끝이 다른

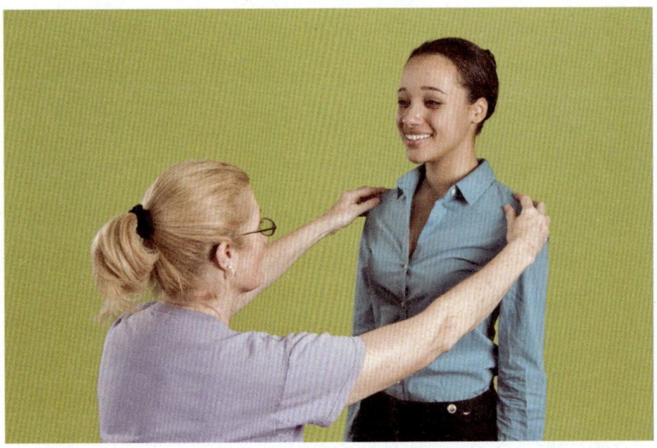

• 그림 3-6 어깨뼈봉우리를 비교해서 어깨 비대칭을 확인함.

쪽보다 낮아 보인다.

- 한쪽 팔이 다른 쪽 팔보다 몸 옆에 더 가깝다.
- 어깨가 낮은 쪽으로 몸이 동요하는 듯 보인다.

척주옆굽음증은 어깨 비대칭이 생길 가능성이 높은 자세이다. 엉덩이가 높고 낮은 경우에 가능성이 가장 높을 것이다.

등척주뒤굽음증

뒤굽음증을 뜻하는 *kyphosis*라는 단어는 곱사등이를 뜻하는 그리스어에서 나왔다. **등척주뒤굽음증(thoracic kyphosis)**은 등척주가 비정상적으로 크게 뒤로 곡선을 그리는 상태이다. 이 상태에서는 일부 근육이 위약하고 다른 일부 근육이 만성적으로 단축된다. 사람을 옆에서 보면서 이 상태를 관찰한다(그림 3-7).

이 상태에 동반되는, 다음과 같은 몇 가지 자세소견이 존재할 것이다.

- 아래목뼈와 위등뼈 부위에 근막이 비정상적으로 축적됨.
- 폐경후 목척주뒤굽음증(dowager 혹)
- 복장뼈(흉골, sternum) 내림자세와 갈비잠김, 삼차원적 호흡이 억제됨.
- 가슴우리(흉곽, thoracic cage)의 올림과 내림.
- **역설호흡양상(paradoxical breathing patterns)**
- 가로막(횡격막, diaphragm) 기능 불량으로 인한 과호흡
- 말하는 도중의 헐떡임 또는 쌕쌕거림
- 하품, 한숨, 숨을 고르려 하는 경우가 잦음.
- 첫째 갈비뼈(견갑골) 올림과 가슴문증후군 경향
- 위팔뼈의 안쪽 돌림, 어깨뼈 벌림(외전)과 올림.
- 손이 넓적다리 앞쪽이고 손바닥이 뒤를 보는 자세
- 어깨 돌림근띠 열상, 윤활낭염, 힘줄염 경향
- 빗장뼈(쇄골, clavicle) 각형성(V형), 봉우리빗장관절(견봉쇄골관절, acromioclavicular joint)과 복장빗장관절(흉쇄골관절, sternoclavicular articulation joint) 압박
- 신체 세로축의 연장 제한
- 불안, 공황발작, 역설호흡양상으로 인한 무분별한 약물사용을 동반하는 경우가 많음.
- 가로막 미주신경과 식도의 근막 결합
- 대동맥, 대정맥, 주요 림프관의 근막 제한
- 위 문제, 역류 질환
- 장기 압박
- 척주 곡선이 커지고 척추사이구멍이 좁아짐
- 경질막관과 척수신경뿌리가 근막으로 당겨짐
- 디스크가 척수관 쪽으로 이동함

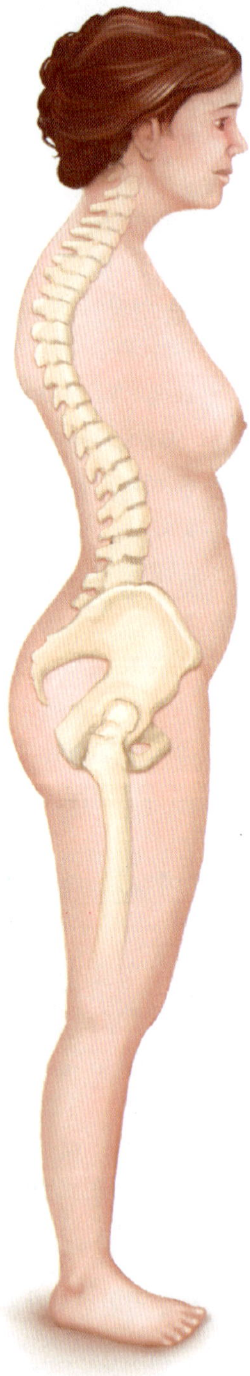

그림 3-7 등척주뒤굽음증 그림.

- 기억상실

이상의 소견을 나타내는 자세는 직업적 자세불량에 동반되는 앞쪽 골반경사자세와 비슷하다. 이러한 자세에는 천식과 같은 만성 호흡기장애 형태의 지속인자가 관련될 수 있다.

머리내밈자세

옆에서 보았을 때 이상적인 자세에서는 귀가 위팔뼈머리(상완두)와 수직선상에 위치해야 한다. 머리내밈자세 또는 머리전방자세는 머리의 정렬이 흐트러져 앞쪽으로 위치하는 상태이다. 이와 연관된 자세소견은 다음과 같은 것들이 있다.

- 고리뒤통수관절 과신전
- 뒤통수신경 부딪힘
- 턱내밈자세
- 가시사이인대(극간인대, interspinal ligaments)와 가시끝인대(극상인대, supraspinous ligaments)의 신장긴장
- 목 부위의 신경뿌리병증
- 목 곡선이 커져 디스크를 압축해 디스크 탈출의 위험성이 존재함
- 목 부정렬로 인해 관절염이 생길 가능성
- 운동범위 상실로 융합 가능성 상승
- 아래턱뼈(하악골, mandible)에 대한 근막의 강력한 아래방향 당김
- 아래턱뼈가 뒤위로 당겨져 턱관절을 앞쪽으로 압박함
- 턱관절 째깍음과 통증
- 턱을 제위치에 놓으려 하는 과정에서의 맞물림장애와 이갈기
- 가쪽 골반경사로 턱이 가쪽으로 영향을 받음
- 앞쪽 골반경사로 턱이 앞쪽으로 영향을 받음
- 가슴앞 근막이 목뿔뼈(설골, hyoid bone) 부위 속으로 당겨짐

머리내밈을 보이는 자세는 앞쪽 골반경사, 가쪽 골반경사, 등척주뒤굽음증에 모두 해당할 것이다. 머리내밈자세와 등척주뒤굽음증은 바로서기반사로 인해 목 과신전을 지속시킨다.

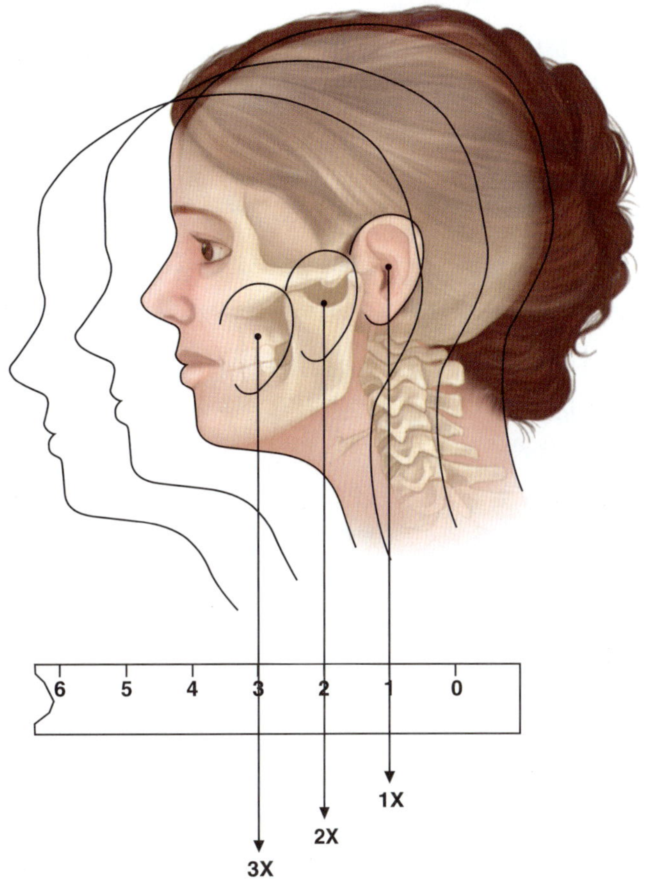

● 그림 3-8 머리내밈자세의 무게 도표.

이상적 위치로부터 머리가 앞으로 1인치 내밀어질 때마다 아래쪽 여러 목뼈는 머리 무게만큼 압박을 받고, 그 결과 목 폄근에 피로가 쌓인다. 이제 직립자세를 유지하려면 허리 근육이 아주 힘들게 일해야 한다(그림 3-8).

촉진 (Palpation)

환자에 대해 큰 그림으로 이해하기 위해 운동범위 검사와 자세분석을 실시하고 나면 촉진을 이용해 미세조정 평가를 진행해야 할 것이다. 촉진은 피부와 기저 구조물을 손으로 검사하는 방법이다. 촉진을 활용해 환자를 평가하고 가온하고 치료할 수 있다. 여기에서 말하는 촉진은 몸에서 통증유발점의 위치를 확인하는 데 즉, 평가에 활용하는 촉진이다.

촉진은 기술이면서 또한 과학이다. 특히 통증성 민감성 조직을 다룰 때에는 해부학 지식을 세련되고 능숙하게 실제 촉진에 적용하는 능력이 필요하다. 어느 구조물에 접

근할 것인지 분명히 하고 직접 촉진한다. 또한 촉진을 제대로 하는 데 충분한 만큼의 압을 가하되 시각화를 활용하고, 또한 부드럽고 민감하게 임해야 한다. 끝으로, 치료사가 얼마나 압을 세게 가할지 결정하는 것은 환자이다. 환자가 이완되고 치료를 통해 이득을 받지 못하는 원인이 되는 통증과, 환자가 불편하다고 느끼기는 하지만 여전히 이완될 수는 있는 불편함의 차이점을 설명해 주는 것이 좋다. 통증 쪽으로 넘어가지 않도록 하면서 불편함 영역에서 치료를 하는 이런 방법은 최적치료구역(optimal therapy zone)이라 한다. 하지만 최적치료구역이 환자마다 다르다는 점에 유의해야 한다. 어떤 환자는 불편함으로 느끼는 압을 다른 환자에게는 통증으로 느낄 수 있다. 따라서 통증과 관련해 환자에게 반응을 주도록 요청하고 또 그에 반응해야 한다.

Travell과 Simons에 따르면, 활동성 통증유발점과 잠복성 통증유발점을 확인하는 구체적인 권장기준이 존재한다.

1. 접근한 근육에서 긴장띠가 촉진됨
2. 긴장띠 섬유의 결절에 압통이 심한 지점
3. 압통 결절에 압을 가할 때 환자가 느끼는 통증 지점
4. 운동범위가 제한되고 최대 신장범위가 통증성 제한을 보임.
5. 국소단일수축반응이 시각으로 또는 촉각으로 확인됨
6. 압통결절에 압박을 가할 때 나타나는 연관증상과 같은 감각변화

통증유발점 평가를 위해서는 3가지 종류의 촉진이 유용하다. 편평촉진, 집게촉진, 스냅핑촉진 등이다.

편평촉진 (Flat Palpation)

편평촉진은 뼈와 같은 단단한 기저 구조물 방향으로 근육섬유를 가로질러 또는 근육섬유의 길이방향으로 여러 손가락을 이용해 압을 가하는 방법이다. 이 기법을 활용해 근육이나 근막의 긴장띠, 치밀하거나 비후된 연조직(유합과 같은), 압통, 통증유발점, 그리고 아마도 허혈로 인한 온도저하나 염증으로 인한 열과 같은 온도정보 등을 느낀다. 확인하고자 하는 구조물의 깊이에 따라 압을 아주 얕게 가하기도 하고 극히 깊은 곳까지 가하기도 한다

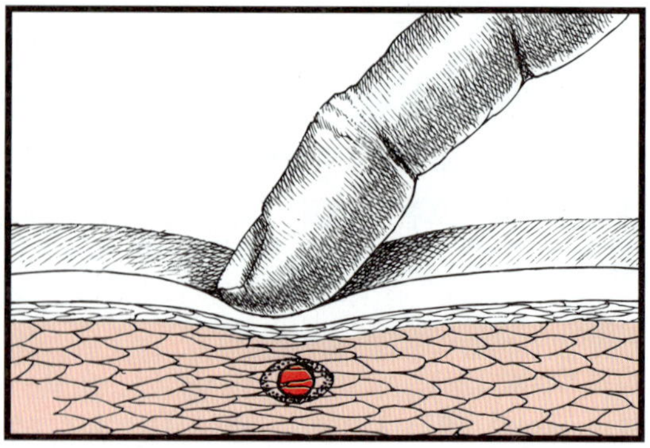

● 그림 3-9 편평촉진(Reprinted with permission from Simons DG, Travell JG, Simons LS. *Travell & Simons' Myofacial Pain and Dysfunction: The Trigger Point Manual.* Vol. 1: Upper Half of Body. 2nd ed. Baltimore: Lippincott Williams & Wilkins, 1999, 1권 120쪽 그림 3.7).

(그림 3-9). 편평촉진기법은 신체 어느 곳의 근육에도 사용할 수 있으며 더 큰 근육에 적용할 때에도 매우 효과적이다.

집게촉진 (Pincer Palpation)

집게촉진은 엄지손가락과 검지손가락의 집게로 해당 부위를 고정하면서 통증유발점이나 근육을 검사하는 것이다. 치료사는 긴장띠 근육섬유를 검출하고 근육 통증유발점을 확인하며 국소단일 수축반응을 유도하기 위해 손가락끝 사이의 조직을 실제로 굴려볼 수도 있다(그림 3-10). 이 기법은 신체로부터 들어올릴 수 있는 근육에 잘

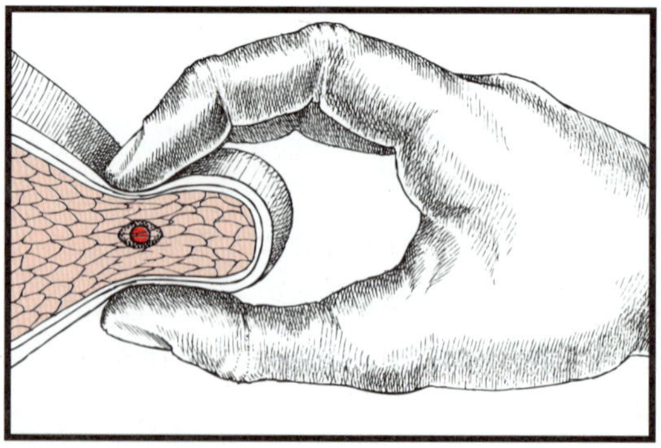

● 그림 3-10 집게촉진(Reprinted with permission from Simons DG, Travell JG, Simons LS. Travell & Simons' Myofacial Pain and Dysfunction: The Trigger Point Manual. Vol. 1: Upper Half of Body. 2nd ed. Baltimore: Lippincott Williams & Wilkins, 1999, 1권 120쪽 그림 3.8).

맞으며, 예를 들면, 위등세모근(상부승모근, trapezius muscle)과 경우에 따라서는 중간등세모근, 위팔노근(상완요골, brachioradialis muscle), 장딴지근(비복근, gastrocnemius muscle) 등이 있다.

스냅핑촉진 (Snapping Palpation)

스냅핑촉진에서는 손가락을 긴장띠 방향의 수직 각도로, 근육 긴장띠에 댄다. 이어서 손가락 밑의 기저 근육섬유를 굴리려 하며 손가락을 뒤로 빼면서 빠르게 누른다. 이 동작은 기타줄을 뜯는 것과 비슷하며 다만 근육섬유를 '뜯을' 때에는 표면접촉이 계속 유지된다. 긴장띠를 통증유발점 위치에서 퉁기면 국소단일수축반응이 나타나게 된다(그림 3-11). 이 기법은 신체의 모든 곳에 잘 맞는다.

선행요인 (Predisposing Factors)

지금까지 논의한 평가법 외에 뼈대 해부학적 비대칭과 불균형 또는 구조적 부적절성 관련 특정 선행요인을 근거로 통증이나 통증유발점의 존재 여부를 예측할 수 있다. 이러한 선행요인에는 다리길이차이, 위팔 짧음, 편측골반

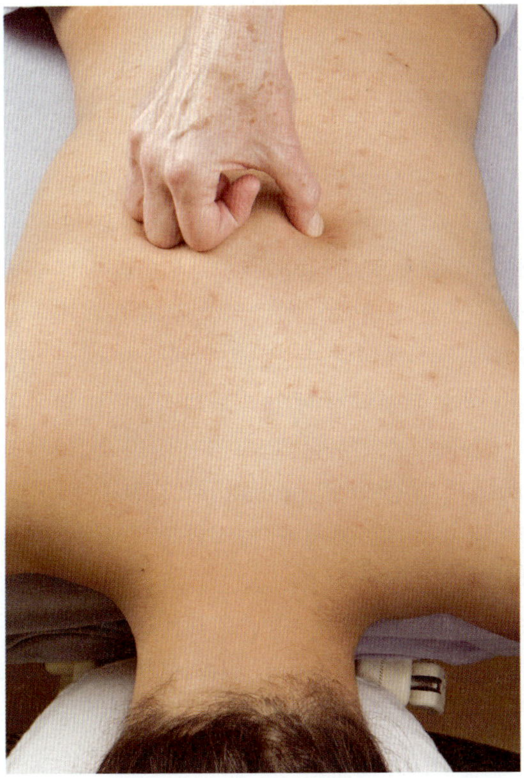

• 그림 3-11 스냅핑촉진.

작음, 발 과회내 등이 있다.

다리길이 차이 (Leg Length Discrepancy)

다리길이 차이는 다리길이 불균등이라고도 하며, 중요한 지속인자의 하나인 경우가 많다. Travell과 Simons에 의하면, 다리길이 차이 교정은 길이차이로 인해 과부하 상태에 놓인 통증유발점을 비활성화하고 신체에 통증유발점 없는 상태를 유지하는 데 필수적일 수 있다.

엉덩관절과 몸통 근육의 통증유발점은 등통증의 흔한 원인이다. 다리길이 차이와 등통증 사이의 상관성을 밝히는 연구가 여러 개 존재한다. Travell과 Simons의 지적처럼 사람의 한쪽이 다른 쪽보다 조금 작은 경우가 많다. 예를 들면, 한쪽 다리가 다른쪽보다 짧을 수 있으며 한쪽 골반과 얼굴도 마찬가지로 작을 가능성이 있다.

다리길이 차이 평가의 첫 단계는 단순 관찰이다. 예를 들면, 환자가 약간 한쪽으로 기울어진 상태로 걸음을 걷거나 체중을 한쪽 발(대개 짧은 발)에 싣고 서는 것이 보일 수 있다. 환자에서 이런 상태가 보이면 허리네모근(요방형근, quadratus lumborum muscle)에 통증유발점이 자리잡을 것이며 이를 제거해야 한다.

이러한 가능성을 확인하기 위해 이어서 환자에 촉진을 실시한다. 똑바로 서 있는 환자 뒤에서 무릎을 꿇는다. 양쪽 엉덩뼈가시(장골극)에 대해 촉진을 하고 이어서 위뒤엉덩뼈가시(상후장골극, PSIS, 이곳에 오목이 보일 수 있다)에 대해 촉진한다. 다리길이 차이가 확인되면 다리가 짧은 쪽 발바닥 전체의 밑을 받치는 장치를 이용해 교정한다. 이 장치에 대해 환자가 편안하게 느끼도록 해야 한다. 법률용지, 잡지, 또는 비슷한 다른 것을 이용할 수 있다. 이때 환자는 이완된 상태를 유지해야 하므로 이를 위해 환자와 뭔가 다른 것에 대해 단순한 이야기를 나눠야 할 수도 있다. 환자가 양쪽 발에 체중을 실었다고 보이면 근육이 다리길이 차이에 대한 보상작용 노력으로부터 풀려날 것이고, 방호성 조절을 그만둘 수 있다. 이제 골반이 수평으로 될 때까지 발 밑에 교정기를 넣어 나머지 다리길이 차이를 정확하게 보상할 수 있다. 이렇게 하면 어깨도 수평으로 되고, 척주도 똑바로 될 것이다.

교정이 정확하게 되었는지 확인하려면 1~2 mm 정도의 발받침을 발 밑에 대고, 골반이나 어깨가 다른 쪽으로 기울어지지 않는지 살펴본다. 이 경우 과교정으로 간주한다. 몸에 낯선 긴장을 유발하기 때문에 환자가 즉시 인식

할 가능성이 높다.

이제 교정용 전체 발받침을 만드는 보건의료 전문가에게 환자를 의뢰하는 것이 좋다. 절반 또는 3/4 길이의 교정기를 받치면 환자가 발가락으로 딛고 서며 다른 여러 병리가 시작될 수 있다.

짧은 위팔 (Short Humerus)

Travell과 Simons에 따르면, 몸통에 비해 위팔(상완)이 짧은 것은 인식되는 경우가 드물지만, 어깨구조 부위의 근육긴장과 지속적 통증유발점을 일으키는 흔한 근원이다. 이때의 불균형으로 인해 어깨이음구조 올림근이 스트레스를 받도록 하고 위등세모근(상부승모근)과 어깨올림근(견갑거근, levator scapulae muscle)의 통증유발점이 지속되도록 한다. Travell과 Simons의 지적에 따르면, 이러한 신체구조가 미주 원주민에게 매우 흔하지만, 미주 원주민에게만 나타나는 것은 아니다. 어깨-팔꿈치 부분 위팔이 몸통에 비해 짧은 사람은 섰을 때 팔꿈치가 엉덩뼈능선에 이르지 못하고, 앉았을 때 보통 의자에서는 팔꿈치가 팔걸이에 닿지 못한다.

이렇게 되면 환자에게 어깨와 목 통증이 만성적으로 나타날 소인이 되기 때문에 이를 관찰하는 것이 중요할 수 있다. 팔이 의자 팔걸이에 닿지 못하는 까닭에 기대어 쉬지 못하고 어깨를 계속 들어올리고 있어야 한다. 어깨를 올리는 여러 근육이 과다수축 상태를 유지해야 한다.

작은 편측골반 (Small Hemipelvis)

한쪽 골반이 다른 쪽보다 작은 상태이다. 엉치뼈(천골, sacrum)가 기울어질 가능성이 많고 그 결과 선 자세와 앉은 자세 모두에서 보상성 척주옆굽음증을 일으킨다.

작은 편측골반 환자들은 편측골반이 작은 쪽으로 기대며 비뚤어져 앉는 경향을 보인다. 앉았을 때에는 궁둥뼈결절에서 체중이 지지되므로 경사가 증폭되고, 몸통근육과 척추에 문제를 일으키며 이것은 다리길이 불균등으로 인한 골반경사에서와 비슷하다.

작은 편측골반에 대해 만성적 근육긴장의 근원으로서 못보고 지나치는 경우가 다리길이차이보다 더 흔하다. 다리길이 차이와 작은 편측골반이 함께 존재하는 경우가 많으며 대개 짧은 다리와 작은 편측골반이 같은 쪽이다.

작은 편측골반을 관찰하려면 환자에게 반듯하고 단단한 표면에 궁둥뼈결절(좌골결절, ischial tuberosity)을 대고 똑바로 앉도록 하고 치료사는 뒤에서 엉덩뼈능선(장골릉, iliac crest)에 대해 촉진을 한다. 한쪽이 작다면 능선이 고르지 않을 것이다. 이 환자는 카이로프랙틱의사나 재활의학전문의, 정골의사 등에게 의뢰해 추가적 평가와 치료를 받도록 한다.

근육에 미치는 효과는 다리길이 차이와 비슷하며 허리네모근의 통증유발점을 제거해야 한다.

발 과회내 (Foot Hyperpronation)

발 과회내는 Dudley J. Morton 또는 '고전 그리스' 발 형상, Morton 발가락 증후군, Morton 발 증후군 등 여러 가지 이름으로 알려졌다. Travell과 Simons에 의하면, 발 과회내는 허리, 넓적다리, 무릎, 종아리, 발등 부위에 무감각이나 저림을 동반하는 또는 이를 동반하지 않는 근막통증을 지속시킬 가능성이 있기 때문에 특히 중요하다. 발 과회내 환자는 발목이 안쪽으로 굽혀지기 때문에 스케이트를 배우기 어렵다고 호소한다.

Travell과 Simons이 이 질환을 논의하는 이유는 발 문제로 인해 다리 비대칭이 유발되고, 그 결과 위쪽 몸통 자세가 영향을 받을 수 있기 때문이다. 이러한 자세 스트레스로 인해 다리 외에 몸통, 목, 어깨의 여러 근육에서 통증유발점이 활성화되고 지속된다.

Morton에 의하면, 체중부하 시 첫째 발허리뼈(중족골, metatarsal bone) 머리가 체중의 절반을 지지해야 한다. Morton은 이어서 주장하기를 첫째 발허리뼈가 짧고 둘째 발허리뼈가 '정상' 보다 길면 둘째 발허리뼈 머리에서 지지되는 체중이 더 많아진다고 한다. 이 경우 발은 둘째 발허리뼈에서 균형을 잡는다. 보상작용으로써 대부분의 사람에서는 보행이 바뀌어 발꿈치 가쪽과 발허리두덩 안쪽의 지지체중이 늘어나고 그 결과 신발이 이런 양상으로 닳는다. 대개 뒤축딛기 때와 디딤기(입각기) 때에 발가락이 조금 가쪽으로 향하는 발 모양이 된다. 이어서 디딤기 때 발목에서 엎침(회내, pronation)(안쪽 요동)이 과도하게 일어나고 이와 동시에 넓적다리에서 안쪽 돌림이 과도하게 일어난다.

이런 식으로 보행하면, 통증유발점이 중간볼기근(중둔근, gluteus medius muscle) 뒤쪽 부분에서 활성화되고 허리쪽으로 연관감각이 생기게 된다. 또한 긴종아리근(장비골근, peroneus longus muscle)에 긴장이 조상되고 통증유발점이 활성화되며 발목쪽으로 연관감각이 생긴다.

이곳의 긴장띠 근육섬유에 의해 종아리신경이 종아리뼈 머리 바로 밑 부위에서 종아리뼈 쪽으로 포착되어 발등에 무감각과 저림 증상이 유발되고, 경우에 따라 운동위약으로 인한 발 부종도 생긴다. 중간볼기근에 추가 통증유발점이 생겨서 안쪽 무릎 통증을 일으키고, 그 결과 무릎꿔임 증후군으로 진행할 수 있다. 또한 뒤쪽 작은볼기근에 통증유발점이 생겨 뒤쪽 넓적다리와 종아리에 연관감각을 일으킬 수 있다. Travell과 Simons에 따르면, 이러한 증상이 신경뿌리병증과 비슷하며 이것이 오진이 매우 많이 이루어지는 이유이다.

발 과회내 여부를 환자에서 평가하려면 환자에게 맨발로 서게 하고 발바닥활 붕괴와 안쪽 복사(내과, medial malleolar) 처짐 여부를 확인한다. 이어서 환자는 복도나 긴 공간을 몇 차례 걸어 왕복하고 그 동안 발바닥활 붕괴와 발가락이 바깥쪽을 향하는 모양을 관찰한다. 해당 환자는 전문가에게 의뢰해서 추가적 평가를 받고 교정기를 맞추도록 한다.

지속인자 (Perpetuating Factors)

통증과 통증유발점을 일으킬 수 있는 선행요인 외에 통증과 통증유발점을 지속시킬 수 있는 인자도 존재한다. **지속인자**는 통증유발점과 해당 연관증상 양상을 악화시켜 통증을 일으킬 수 있는 모든 스트레스 유발조건을 말한다.

치료사로서의 역할에는 환자가 자신에게 있는 지속인자를 확인하고 관리하며 생활 속에서 스트레스를 줄이도록 돕는 것도 포함된다. 환자의 스트레스인자를 감별하려면 위에서 말한, 단순히 환자가 작성한 건강정보 서식만 보기보다는 이에 대해 여러 가지를 질문해 보아야 한다. 여러 가지 지속인자를 치료하는 내용은 마사지사의 영역을 벗어나는 것들이 많지만, 치료사로서 일반적인 여러 인자에 대해 이해하는 것이 중요하다. 경우에 따라 이러한 지속인자를 다루기 위해 담당환자를 다른 보건의료전문가에게 의뢰하는 것이 바람직할 수 있다.

과사용증후군, 수면-휴식 습관, 영양, 화학물질, 질환, 외상, 심리감정적 고통, 운동, 자세 기능이상 등은 흔한 스트레스 인자에 해당한다. 아래에서 이들 각각에 대해 자세히 살펴본다.

과사용증후군 (Overuse Syndromes)

과사용증후군은 질환 지속시간을 연장시키는 요인이다. 예를 들면, 작업대 설치가 부적절해 목 통증이 생기면 매일 목 긴장을 유발할 수 있다. 또한 과사용증후군은 회색질척수염후 증후군처럼 환자가 관리하고 함께 지내는 법을 배워야 하는 만성병태나 질병일 수도 있다. 생역학은 과사용증후군의 한 범주이다. **생역학(biomechanics)**이란 연조직(근육)이나 중력이 뼈대계통에 대해 미치는 힘에 대한 학문이다. 또한 보행, 차 운전, 집 청소, 정원 가꾸기 등등 활동 시의 자세 스트레스와 관련한 생역학도 살펴보아야 한다. 자세정렬이 불량한 채로 내버려두면 어떤 활동을 하든 신체조직에 하루 종일 스트레스가 가해질 수 있다.

생역학 과사용증후군과 반복활동은 직장에서, 운전중에, 집에서 일어날 수 있다. 산업환경과 관련해서는 환자가 직장에서 어떤 일을 하는지 고려하는 것이 중요하다. 예를 들면, 환자가 공장 조립 라인에서 하루 종일 서서 일하며 몸을 앞으로 굽히고 이동하는 벨트 위에 놓인 부품이 지나갈 때 전동 나사돌리개를 이용해 한 부품을 다른 곳에 부착시키는 일을 하는지 모른다. 또는 하루 종일 책상에 앉아서 마우스를 이용해 컴퓨터 작업을 하는지도 모른다. 치료사는 환자의 몸에 스트레스를 가하는 여러 인자를 생역학적 관점에서 검토해야 한다. 이러한 반복활동이 환자의 근육, 뼈대, 신경계통에 어떤 영향을 줄까? 환자의 작업대 환경은 어떠한가? 환자가 생역학적으로 개선된 환경에서 작업할 수 있도록 우수한 인간공학 전문가로부터 조언을 받을 수 있는가?

운전이 환자의 몸에 부정적인 영향을 미치거나 환자의 직업상 운전을 많이 해야 하는 경우라면, 잠시 환자의 차를 함께 타고 근처를 한 바퀴 돌아보는 것이 중요할 수도 있다. 반복하지만 치료사는 하루 종일 지갑을 깔고 앉은 것처럼, 신체에 가해지는 단순한 생역학적 스트레스 그리고 모든 반복활동으로 유발되는 스트레스를 고려한다.

끝으로, 환자 집에서의 활동을 평가해야 한다. 예를 들면, 환자가 스포츠 활동이나 정원 가꾸기를 하는가? 스포츠 활동이나 정원 가꾸기는 모두 일부 근육을 반복적으로 쓰게 된다. 잡초를 뽑거나 던지기놀이를 하거나, 골프공 치기를 주말마다 반복적으로 하거나, 퇴근 후에 몇 시간씩 하는 경우 환자는 과사용으로 인한 생역학 스트레스에 노출된다.

수면-휴식 습관 (Sleep/Rest Habits)

생각해 볼 둘째 스트레스인자는 환자가 잠을 자거나 휴식을 취할 때의 습관이다. 환자에게 어떻게 자는지 물어보도록 한다. 등을 대고 눕기, 배를 대고 눕기, 옆으로 눕기 중 어느 쪽인가? 각 수면 자세에 적당한 베개를 베는가? 등을 대고 눕는 자세에서는 목 받침용 작은 베개여야 한다. 옆으로 눕는 수면자세에서는 척주가 곧게 유지되어야 한다. 즉, 목척주를 똑바른 자세로 유지하도록 적당한 크기의 베개여야 한다. 머리와 목이 요쪽으로 굽지 않도록 지지해 주는 베개여야 한다. 머리와 목을 한쪽으로 오랫동안 돌린 자세를 유지해야 하며 이로 인해 척주에 스트레스가 가중되는 일이 매일 밤 벌어지기 때문에 좋은 수면자세는 아니다.

좋은 침대요를 사용하는가? 오래되고 닳아버린 침대요는 근육에 스트레스가 되고 밤에 숙면을 방해한다. 밤에 수면을 얼마나 오래 얼마나 잘 취하는지 물어본다.

다음은 집에 있을 때 어떻게 휴식을 취하는지도 하나의 요인이 될 수 있다. 소파에 누워 텔레비전을 보는 사람들이 많다. 어떤 소파인가? 적당히 지지해주지 못하는 매우 부드러운 소파일지 모른다. 또한 환자가 베개로 받치는가? 그리고 그 베개가 앞에서 살펴보았듯이 적당한 것인가? 더 좋은 소파, 새 침대요, 베개를 마련하는 것이 환자가 할 수 있는 가장 좋은 투자가 될지 모른다.

영양 (Nutrition)

환자의 영양 역시 스트레스인자의 하나가 될 수 있다. 영양이 통증에 미치는 영향을 알아보기 위해 영양관련 문제를 여기에서 다루기는 하지만, 자신의 임상범위를 넘어서지 않도록 유의해야 하고 영양 영역에 대해 우려가 되는 경우라면 환자의 주치의나 영양학자에게 의뢰해 영양학적 평가를 받아보도록 해야 한다. 환자에 대해 영양학적 조언을 하거나 '처방'을 하지는 않도록 유의한다.

영양에는 물, 비타민, 무기질 보충과 식습관 등이 해당된다. 몸에서 독소를 씻어내려면 물을 충분히 마셔야 한다. 정기적으로 운동을 하는 사람이라면 운동 중에 거칠게 숨을 쉬고 땀을 흘리면서 수분을 잃기 때문에 하루 물 섭취량을 더 늘려야 한다. 술, 커피, 탄산음료 등등을 마시는 사람이라면 그만큼 물 섭취량을 늘려서 추가적으로 독소를 씻어내도록 해야 한다.

음식으로부터 얻는 천연 비타민과 무기질도 만성 통증 환자에게 도움이 될 수 있다. 건강하지 못한 식습관을 보이는 사람은 소화 부산물로 독소가 생기고 있을 것이다. 영양을 제공해 주는 건강한 식품을 섭취하면 환자의 몸에 전반적으로 독소가 적은 상태로 될 것이다. 가공식품, 정제당, 과도한 양의 단백질을 섭취하면 이러한 음식을 소화하고 배출하기 위해 몸에 저장되었던 여분의 무기질을 써야 한다. 몸에 무기질이 부족하면 건강하지 못한 식품이 완전히 소화되지 못하고 배출도 안되면서 생긴 독소가 소화계통에 쌓인다. 소화관에 머물면서 부패한다. 또한 유제품, 술, 섬유질이 많은 식품은 무기질 섭취를 억제한다. Stewart Hare에 의하면, 잘록창자 내층에 점액과 같은 플라크를 형성해서 무기질과 물이 재흡수되지 못하도록 한다. 하지만 화학물질과 중금속으로부터 생산한 비타민은 삼가는 편이 좋은데 소화관에서 효과적으로 흡수되지 못하는 경우가 많기 때문이다. 각 무기질마다 흡수율이 다르다. 일반적으로 무기질 흡수율에 영향을 미치는 요소는 건강하지 못한 음식, 창자질환, 몸으로 흡수될 때의 무기질 형태 등이다. 인체에는 중금속을 효과적으로 분해해서 흡수 가능한 무기질 형태로 전환시키는 능력이 없다.

화학물질 (Chemicals)

통증유발점을 악화시키고 통증을 일으킬 수 있는 다른 스트레스인자는 화학물질에의 노출이며 카페인, 술, 담배 등등이 해당된다. 이러한 화학물질은 신체조직을 탈수시키며 그 결과 만성 통증의 요인이 된다. 이러한 물질을 피하면 탈수를 예방하고 세포 수준에서의 정화과정을 촉진할 수 있다.

환자에게 이렇게 생활습관 변화 조언을 할 때에는 판단하듯 들리지 않도록 말을 할 수 있을 것이다. 환자의 생활에 대한 판단이 아니라 환자가 더 좋아지는 데 도움이 될 만한 정보를 제공하는 것이며, 환자가 듣고 싶지 않은 정보가 전달되는 경우도 있다.

질환 (Disease)

모든 질병도 환자의 몸과 삶에 스트레스를 가중시킨다. 특정 질환을 앓는 환자의 치료를 하게 될 위험이 존재하기 때문에 사실 환자에 대한 치료를 시작하기 전에 어떤 질병으로 인해 생기는 통증을 배제하는 것은 매우 중요하다. 당뇨병인가? 또는 정맥염이 생겨 다리 어딘가에 피떡이 있는가? 어떤 경우이든 적어도 국소적으로는 마사지의 금기에 해당한다. 다른 예는 쓸개 질병으로 인해 앞아래 갈비 부위에 통증을 느끼는 경우이다. 환자가 마사지 금기 질환이 존재한다고 알거나 의심되는 경우에는 언제나 즉시 멈추고 환자를 주치의에게 의뢰해 평가받도록 해야 한다.

외상 (Trauma)

환자의 몸에 가해진 외상도 마찬가지로 스트레스인자이기 때문에 빠짐없이 고려해야 한다. 대부분의 치료사는 손상과 사고에 대해 질문하는 법을 알지만 근래에 받은 수술에 대해 질문하는 법에 대해서는 생각하지 않는다. 수술은 신체에 스트레스를 가중시켰다고 항상 생각해야 한다. 환자가 최근에 수술을 받았다면 해당 부위에 마사지를 시작하기 전에 환자의 담당의사로부터 서면 동의서를 반드시 받도록 한다. 마사지 치료가 전혀 해를 끼치지 않을 것임을 분명히 해야 한다.

심리감정적 고통 (Psychoemotional Distress)

물론 심리감정적 고통은 주요 스트레스 인자이다. 환자를 치료할 때에 집과 직장에서 환자를 힘들게 하는 구체적인 스트레스인자에 대해 알게 될 것이다. 이전에 겪었던 자동차 사고에 대한 나쁜 기억 때문에 두려움 속에서 운전하며 출퇴근을 해야 할지도 모른다. 직장에서 상사와 잘 지내지 못하고 직장을 잃을까봐 두려워하며 생활할 수도 있다. 이혼을 고려하는 중이거나 이혼 중일 수도 있다. 이러한 지속적인 감정적 스트레스는 심한 정도의 만성통증을 유지시키는 요인이 된다. 상당한 심리감정적 고통을 겪는 환자라면 자격을 갖춘 상담사나 치료사에게 상담을 받아보도록 의뢰하게 될 수도 있다. 반복하지만 마사지사로서 자신의 임상범위를 벗어나지 않도록 명심한다.

운동 (Exercise)

운동결핍이든 부적절한 운동이든 운동은 하나의 스트레스 인자가 될 수 있다. 예를 들면, 생역학에 대해 잘 이해하지 못하는 환자는 운동을 하면서 계속 다칠 수 있다. 잘 훈련된 개인 트레이너 한 두 명과 직업적 관계를 형성해 운동 프로그램을 만들거나 변경하는 데 도움이 필요한 환자를 의뢰할 수 있도록 하는 것이 좋다.

자세 기능이상 (Postural Dysfunction)

스트레스인자의 마지막 종류는 자세 기능이상이다. 자세 기능이상은 순전히 신체 스트레스 그 자체이다. 자세 기능이상의 하나는 머리내밈, 둥근 어깨, 허탈 가슴 등이다. 자세가 이런 환자는 위쪽 등과 목 부위에 조이는 느낌과 통증을 느낄 수 있고 두통이 나타날 가능성이 있다. 지속적인 이러한 불편증상은 몸에 스트레스가 인식된다. 몸을 해부학적 평면으로 되돌리고 그 자세를 유지할 수 있다면, 거대한 스트레스 인자를 제거한 것이 된다. 하지만 자세불량이 평생에 걸쳐 생기는 경우가 많으며 이를 교정하는 데에는 치료사와 환자 모두의 시간과 노력이 필요하다는 점을 기억하자.

요약 (Chapter Summary)

본 장에서는 환자 평가에 관련된 정보를 살펴보았다. 평가를 더욱 세밀하게 할수록 환자의 재활치료가 더 빨라질 것이다. 살펴본 평가법 핵심 요소는 건강정보서식, 환자면담, 운동범위검사와 자세분석, 촉진, 선행요인과 지속인자 등이다. 작업치료사, 물리치료사, 정신과의사 등과 같은 유능한 의료진과의 의뢰 연락망을 구축하는 것도 신경근치료사에게는 필수적이다. 다음 단계는 환자에 대한 실제 치료이다.

▶ 복습문제

단답형 문제

1. 정형학적 검사가 개발된 목적은 무엇을 평가하기 위해서였나?

2. 가쪽 골반경사의 결과 골반경사 외에 어떤 기능이상이 초래될 수 있는가?

3. 심한 등척주뒤굽음증 환자는 어떤 호흡양상-호흡질환을 나타낼 가능성이 높은가?

4. Travell과 Simons에 의하면, 활동성 통증유발점과 잠복성 통증유발점을 확인하는 데 추천되는 구체적인 기준은 무엇인가?

5. 통증유발점의 지속인자를 몇 개 열거하라.

선택형 문제

6. 새로운 환자에 대한 첫 평가 때 신경근치료사가 책임있게 진행해야 하는 것은?
   A. 종합적 건강력 수집
   B. 자세 스트레스 분석 실시
   C. 지급금 수령
   D. 가정치료 지시사항 제공

7. 균형잡히고 종합적인 치료계획을 세우기 위해 치료사가 꼭 활용하는 것
   A. 모든 직관력
   B. 평가도구
   C. 환자의 증상 보고 내용과 여러 평가 방법
   D. 의학 모형

8. 환자에서 양쪽 어깨봉우리를 비교하면 어떤 자세 기능이상을 검토중인 것인가?
   A. 높은 엉덩관절-낮은 엉덩관절
   B. 뒤쪽 골반경사
   C. 어깨 비대칭
   D. 다리길이차이

9. 환자에서 양쪽 위앞엉덩뼈가시를 서로 비교하면 어떤 자세 기능이상을 검토중인 것인가?
   A. 어깨 비대칭
   B. 높은 엉덩관절-낮은 엉덩관절
   C. 앞쪽 골반경사
   D. 다리길이차이

10. 능동적인 저항검사를 하면 정확히 무엇을 검사하는 것인가?
    A. 팔다리 하나
    B. 관절낭과 같은 수동적 또는 불활성 구조물
    C. 구체적인 단일근육 또는 근육군
    D. 관절염

참/거짓 문제

11. 손상으로부터 염증이 생겼을 때, 기능상실도 나타날 가능성이 높다.

12. 수동검사를 하면 불활성 조직의 상태에 대한 정보를 얻는다.

13. 불활성 조직이란 큰 근육과 같은 구조물을 가리킨다.

14. 저항에 대한 능동검사를 할 때, 공간 속에서 팔다리의 운동은 일어나지 않는다.

15. 저항에 대한 능동검사를 할 때, 관절을 안정화할 필요는 없다.

계속

짝짓기

a. 이갈기
b. 불활성 조직
c. 사전동의
d. 맞물림장애
e. 등척수축
f. 꾀병 환자
g. 돌림척주옆굽음증
h. 등척주뒤굽음증
i. 능동검사

16. 이를 악물고 이를 가는 것

17. 한쪽으로 척추뼈가 돌아가는 것

18. 위턱 치아와 아래턱 치아의 불완전 접촉

19. 환자가 완전히 이해한 바탕 위에서의 치료, 검사, 투약에 대한 자격을 갖춘, 능동적 허락

20. 근섬유가 짧아지지 않으면서 근육이 수축하는 긴장성

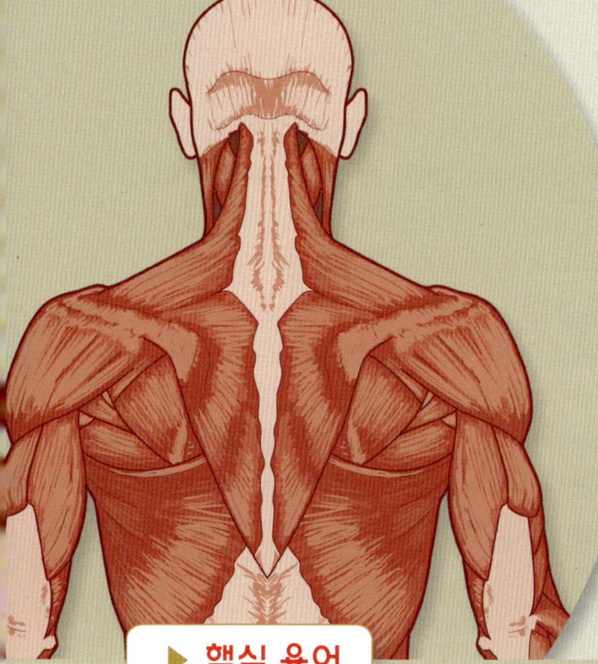

기본적 신경근치료법과 역학 4

BASIC NEUROMUSCULAR THERAPY TECHNIQUES AND BODY MECHANICS

▶ 핵심 용어

마취(anesthetize): 감각상실을 유도함

손목굴증후군(carpal tunnel syndrome): 손목의 손목 터널에서 정중신경이 압박되어 생기는 엄지 근육의 통증, 압통, 무감각

냉동요법(cryotherapy): 한랭을 치료적으로 활용함.

저산소증(hypoxia): 산소 결핍증

점프 징후(jump sign): 통증유발점에 압을 가했을 때 이에 반응하여 환자가 보이는 움츠림, 소리지름, 회피 등의 일반적 통증반응

근접위치(juxtaposition): 인접한 또는 바로 옆 위치

국소단일수축반응(local twitch response): 통증유발점 자극에 대한 반응으로 통증유발점을 지나는 긴장된 근육섬유군이 일과성으로 수축함

근에너지기법(Muscle energy technique): 고유감각기 자극을 통해 해당 근육의 연장에 대한 신경근육기전의 반응을 촉진하거나 빠르게 하도록 고안된 고유감각 신경근육 촉진법의 일종

가슴문증후군(thoracic outlet syndrome): 목이나 겨드랑이에서 신경과 혈관이 압박을 받는 것으로 인한 상태. 대개 첫째 갈비뼈가 빗장뼈 쪽으로 압을 가하면서 팔신경얼기를 집는다.

본 장을 학습하고 이어서 신경근치료사로서 장기간 활동하는 데 필요한 신체역학과 기법을 연습하고 나면 효과적인 치료기술을 개발하기 시작할 것이다. 각 기법을 연습하는 것뿐만 아니라, 신체역학을 적절히 활용하면서 연습하는 것도 중요하다. 각 기법의 효과는 필요한 정확한 수준의 조직에 정확히 실시했는지 여부 그리고 신체역학을 올바로 활용했는지 여부에 따라 달라진다. 이렇게 하면 자신의 몸에 손상을 주지 않으면서 가장 깊은 층의 근육까지도 적절한 압을 가해 효과적으로 조절하고 치료하게 될 것이다. 깊은 곳에 대한 치료가 거친 치료를 뜻하는 것은 아니라는 점을 기억해야 한다. 깊은 곳에 대한 치료를 기술적으로 시행하면 부드러우면서도 효과적이고 해부학적으로 정밀하다.

치료기법과 신체역학 외에 본 장에서는 신경근치료 기구, 의뢰 연락망의 중요성, 환자에게 제공할 수 있는 가정 치료 숙제, 재평가 등을 다룬다.

● 치료기법 (Treatment Techniques)

마사지 스트로크를 활용하는 것은 하나의 기술이면서 과학이다. 통증성 민감성 조직을 치료할 때에는 해부학 지식을 실제 마사지 치료에 적용하는 세련되고 숙련된 능력이 중요하다. 치료할 때 어떤 구조물을 다루는지 명확히 하기 위해서는 해당 구조물을 정확하게 시각화할 수 있어야 한다. 지식과 기술을 적용할 때에는 항상 부드럽고 민감해야 한다. 세련되고 숙련되는 데 특이성이 필수적이다.

아래에는 가온(따뜻하게 함)과 직접성이라는 두 가지

종류의 마사지 스트로크와 몇 가지 일반적 치료지침이 나온다. 이러한 스트로크는 신경근치료법에 특이적이지 않고 기본적이지만 신경근치료법 속에서 효과적으로 통합될 수 있으므로 여기에서 살펴본다.

신경근치료법과 함께 효과적으로 활용되는 대부분의 기법은 이완 마사지를 위해 사용되어 오던 스트로크이다. 이제 압과 특이성을 더 높여 시행하게 된다. 이러한 스트로크를 사용해 통증유발점 이완법을 응용하게 될 것이다.

치료의 일반 지침 (General Guidelines for Treatment)

신경근치료법으로 치료할 때의 핵심요소 3가지는 압, 접촉, 방향-위치이다. 아래에서 논의한다.

압

만성통증을 치료할 때에는 압을 적절히 활용하는 것이 매우 중요하다. 허혈조직의 민감성으로 인해 수용성이 감소하며 이 경우 처음에는 너무 강한 압을 가하지 않도록 주의해야 하지만, 여전히 충혈을 일으키기에 충분할 정도의 압이 필요하고 깊은 조직을 촉진할 수 있을 정도가 되어야 한다. 여기 조직은 빠르게 가온시키고 통합 기법을 활용해 치료해야 하며 그 이후에 통증유발점을 치료할 수 있다.

어떤 마사지에서도 마찬가지지만, 얼마나 강한 압을 적용해야 하는지는 환자에 따라 결정된다. 효과를 내려면 항상 환자가 견디는 범위 내에서 치료해야 한다. 압을 크게 변화시킬수록 압에 대한 환자의 내성을 구축함으로써 더 많은 일을 하게 된다. 가온 스트로크 때에는 압의 변화가 클 수 있다. 치료에 더 집중하고 기법을 더욱 직접적으로 활용하게 됨에 따라 더 깊은 압을 사용할 가능성이 많다.

접촉

특히 과민한 조직을 다룰 때에는 접촉하는 방법에 따라 결과가 분명히 영향을 받는다. 깊은 시행에 대한 수용성을 높이려면 세밀한 가온 작업이 필요하다. 아래팔과 손바닥 몸쪽 끝을 활용해 에플루라지하고 엄지손가락을 활용해 근육 스트립핑을 하며 매회 스트로크를 하면서 압을 증가시키는 식으로 이를 빠르게 시행한다. 다른 핵심개념 하나는 조직 이완(tissue engagement)이다. 신경근치료법의 효과는 문제된 조직이나 근육을 직접 분리하는 데에서 온다. 여기에는 세련되고 민감한 방법으로 직접 접촉하고 압을 가하는 방법이 조합되어 있다. 연조직 긴장 띠에서 관찰한 각 결절의 표면점을 찾아 치료할 것이다.

방향-위치

촉진과 특정 기법의 적용에서 방향성은 효과에 결정적 요인이다. 예를 들면, 조직의 특정 층이나 수준에 접근하거나, 순환을 촉진시키거나, 근육을 연장시키거나, 조직 결합을 유리시키거나, 근막을 연장시키는 등의 의도를 마음과 손에 명확히 해야 한다. 적절한 방향과 효과를 잡는데 손 자세잡기, 신체역학, 해부학 지식은 매우 중요하다.

가온 스트로크 (Warming Strokes)

가온 스트로크를 이용해 표면 구조물과 깊은 구조물 조직 모두에 대해 빠르고 부드럽게 가온시키고 충혈을 일으킨다. 스트로크는 이후에 통증유발점 치료에 더 집중할 수 있도록 환자를 준비시키는 데 필요하다. 하지만 통증 환자는 통증유발점 치료를 상당히 많이 해야 하기 때문에 가온 준비단계는 짧고도 효과적으로 실시해야 한다. 다음은 검사를 하면서도 세밀하게 가온시키기 위해 가장 효과적인 여러 가지 스트로크 방법이다.

피부굴리기

피부굴리기에서는 치료사가 엄지손가락과 다른 손가락 사이를 이용해 피부를 들어올리고, 압박하고, 굴려 표면 근막에 유착되지 않도록 유리시키고, 그와 동시에 아주 빠르게 심한 충혈을 일으킨다. 이 기법은 등, 팔, 다리, 배에 활용할 수 있다(그림 4-1).

에플루라지

이완마사지를 할 때처럼 일반적으로 에플루라지를 시작할 때에는 윤활제를 바르고(신경근치료법에서는 아주 조금 사용함) 환자 몸 조직을 가온시키기 시작하면서 환자 몸이 접촉에 익숙해지도록 하되 이완마사지를 할 때보다 조금 더 깊게 실시한다. 이때 양손을 사용하거나, 손 위에 손을 겹쳐 사용하거나, 아래팔을 사용할 수 있다. 이 단계는 아주 짧은 시간동안만 진행되며 이후 계속해서 빠르게 가온시키기 위한 다른 여러 스트로크를 활용한다.

치료사

여기에서 말하는 페트리사지(petrissage) 스트로크는

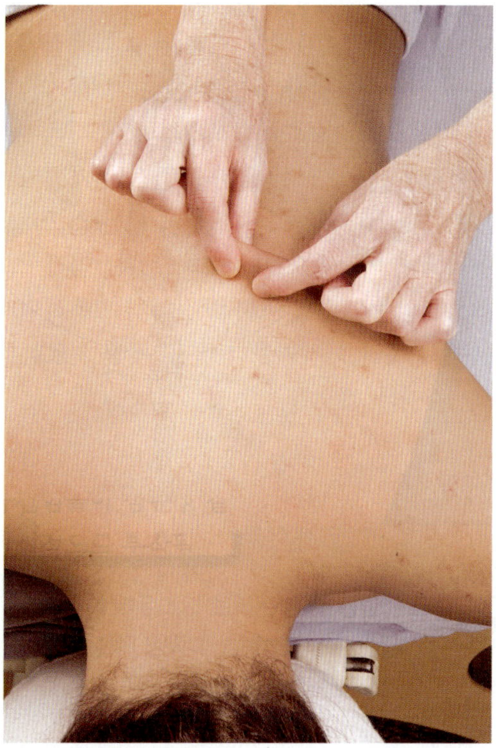

● 그림 4-1 피부굴리기.

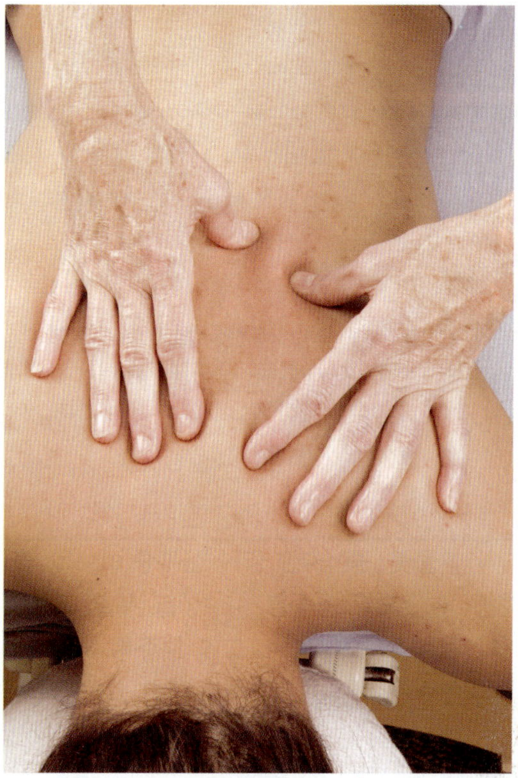

● 그림 4-2 페트리사지를 위한 양손 엄지손가락 대립자세.

이완마사지를 위해 익히는 기법과 매우 비슷하지만, 더 특이적으로 활용한다. 페트리사지의 정의는 근육을 들어 올려 뼈로부터 멀어지는 방향으로 당기는 것이다. 이완마사지의 경우, 아주 얕게 실시한다. 신경근치료법에서는 각 근육을 직접 조절하고자 하므로 이 기법을 정밀하게 치료해야 한다.

페트리사지의 일종인 주무르기(kneading)에서는 한 손이나 양손을 이용해 근육을 느슨하게 한다. 빵 가루반죽을 주무를 때와 비슷한 동작이다. 주무르기 스트로크는 근육에 매우 특이적일 수 있다.

대립 엄지손가락을 활용해 특정 근육 밑으로 접근하는 방법도 특이적이다. 이 기법을 통해 한쪽 엄지손가락을 다른 쪽 엄지손가락 **바로 옆(juxtaposition)**에 두고 긴 근육을 몸에서 분리시켜 들어올린다. 가장긴근이 연습하기 좋은 부위이다(그림 4-2).

원형마찰법

원형마찰법 역시 이완마사지 스트로크이다. 이 기법을 관절 주변에 그리고 아마도 긴 근육에 대해 가온시키기 위해 특이적으로 활용한다. 이 스트로크는 순환 특성이 양호하며 빠르고 효율적으로 가온시키는 작용을 한다. 엄지손가락이나 나머지 손가락끝을 이용해 깊은 조직을 원형 동작으로 움직이되 피부를 가로질러 움직이지는 않도록 할 수 있다. 엄지손가락 또는 나머지 손가락끝을 따라 피부를 움직일 것이다.

직접 스트로크 (Direct Strokes)

빠르고 세밀하게 가온시킨 후 치료를 시작해야 한다. 민감성 압통성 부위, 근막과 근육섬유의 긴장띠, 섬유성 부위, 통증유발점 등을 치료할 때에는 특이적이고 직접적 기법을 활용하는 것이 좋을 것이다. 아래는 아주 직접적인 기법 몇 가지이다.

엄지 스트립핑

엄지 스트립핑(thumb stripping)은 에플루라지의 일종이며 양손 엄지손가락을 함께 이용해 압을 느리게, 지속적으로, 깊게 가하면서 특이적으로 각 근육섬유의 방향을 따라 활주 동작을 한다. 비교적 제한된 좁은 부위나 작은 근육에 치료할 때에는 한쪽 엄지손가락만 사용할 수 있다. 매번 지나갈 때마다 압을 조금씩 더 깊게 하면서 각층 조직과 근육을 검사하는 깊은층 조직 이완 스트로크이다. 환자에게는 불편할 수 있으나, 깊은층 유착에 효과적이다. 전체적으로 신체 역학을 잘 활용하면서 그림 4-3에 보이는 것처럼 엄지손가락과 손목 역학을 잘 활용하는 것이 중요하다. 손목은 엄지손가락의 손가락뼈사이관절(수지절간관절, interphalangeal joint), 손허리손가락관절(중수지관절, metacarpophalangeal joint)에 따라 손목을 똑바로 고정해야 한다. 또한 엄지손가락을 벌림 위치로 유지한다. 손과 손목 역학에 대한 이러한 추천사항은 모두 치료사의 엄지손가락과 손목을 건강하게 그리고 상대적으로 긴장손상 없는 상태로 유지하는 데 도움이 될 것이다. 이용하는 역학이 불량하면 치료사가 점점 더 피로해지고 손상을 입는 한편, 환자에게 가해지는 압은 더 적어지게 된다(그림 4-3).

교차섬유마찰법

교차섬유마찰법(cross fiber friction)은 깊은 가로마찰법 또는 Cyriax 운동이라고도 하며 엄지나 다른 손가락끝을 이용해 깊은 근육섬유를 가로질러 마찰하는 스트로크이다. 다른 손가락끝이나 엄지가 피부를 가로질러 활주하지는 않으며 피부가 엄지 또는 다른 손가락끝과 함께 움직이면서 깊은 조직이 해당 영역속의 뼈에 대해 마찰된다(그림 4-4). 이 스트로크는 극히 직접적인 기법이며 아마도 가장 효과적으로 환자에게 도움이 되는 스트로크일 것이다. 동료에게 마찰법으로 치료해 보자. 엄지 스트립핑과 마찬가지로 손과 손목 역학을 적절히 활용하면서 어깨와 팔을 통해 동작을 하기보다 몸을 통해 치료한다는 점이 중요할 것이다.

세로마찰법

세로마찰법은 위의 교차섬유마찰과 비슷하지만, 근육섬유를 가로지르는 방향이 아니라 근육섬유방향을 따라 시행한다(그림 4-5).

집게기법

집게기법에서는 3장에서 다루게 될 집게촉진을 활용해 치료한다. 집게기법을 쓸 때에는 근육이나 근육의 일부분

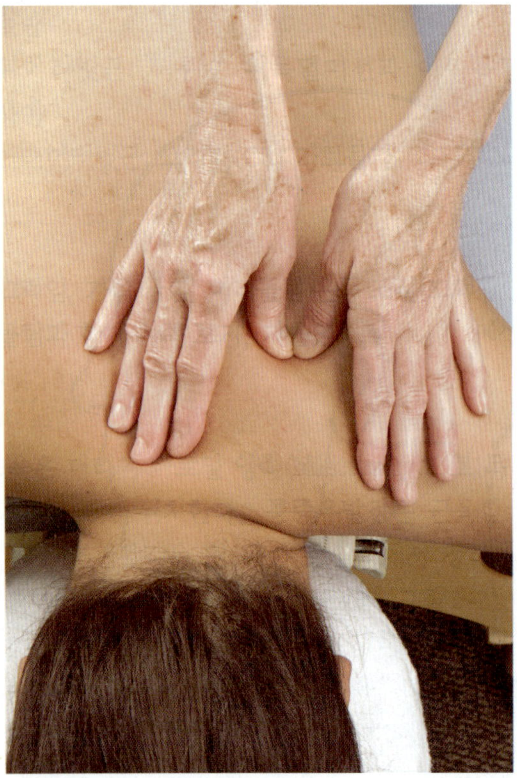

● 그림 4-3 엄지 스트립핑(thumb stripping).

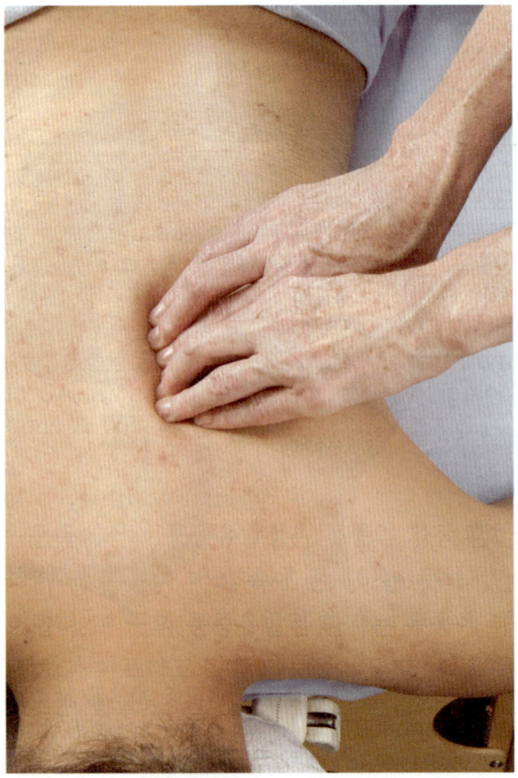

● 그림 4-4 교차섬유마찰법(cross fiber friction).

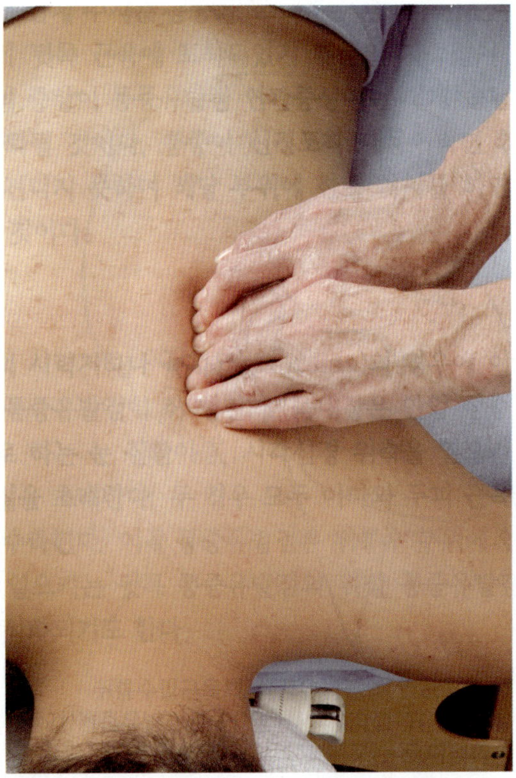

• 그림 4-5 세로마찰법.

을 집게처럼 잡아 엄지와 다른 손가락끝 사이에서 조직을 굴리면서 통증유발점이나 긴장성, 통증 영역을 찾아 검사한다. 위치가 확인되었으면 해당 지점을 더욱 단단하게 압박하고 고정한다. 몇 초 지나면 통증이나 연관감각이 감소한다. 연습을 하다 보면 이 점이 분명하게 느껴질 것이지만, 언제든지 환자에게 감각이 변할 때 알려달라고 요청해서 다른 부위로 이동하기 전에 환자에게 확인을 받도록 해야 한다(그림 3-11).

통증유발점 치료 (Treatment of Trigger Points)

해당 부위를 가온시키고 직접적 기법을 통해 긴장띠와 통증유발점을 근육에서 확인한 후, 이제 통증유발점 경감을 위해 고안된 최선의 기법을 활용하기 시작한다. 아래는 통증유발점 치료에 대한 설명이다.

통증유발점 압박이 허혈압박(ischemic pressure)이라고 알려진 때가 있었다. Travell과 Simons는 통증유발점에 대해 손가락으로 압을 가할 때에는 허혈을 일으키는데 필요한 압을 가할 필요가 없다는 임상적 근거에 따라 허혈압박이라는 용어 대신 통증유발점 압박이라는 용어를 사용했다. Travell과 Simons는 계속해서 지적하기를 통증유발점 부위는 이미 심각한 저산소증 상태이기 때문에 더 이상의 허혈을 통해 도움이 될 것이라고 생각할 이유가 없다고 했다. 통증유발점 이완 개념은 실제로는 통증유발점 결절의 근육원섬유마디 구축을 이완시키는 것이다.

오늘날 통증유발점 이완이라고 하는 기법은 실제로 허혈압박에 비해 훨씬 약하며 장벽이완 개념에 해당한다. 이 기법에 의해 해당 부위에 추가적으로 허혈을 조성하지 않으며 임상적으로 더 효과적으로 보인다. 환자는 자가치료 시 최적의 압은 어떤 느낌인지를 알게 된다. Travell과 Simons에 의하면, 이 접근법이 훨씬 더 환자 친화적이다.

이 기법을 적용하는 첫 단계에서는 통증유발점 압박을 치료하기에 앞서서 해당 근육을 연장시키려는 의도로 치료한다. 통증유발점 압박은 해당 조직을 누르는 손가락에 분명한 압의 증가가 느껴질 때까지 점차 압을 증가시키면서 가한다. Travell과 Simons에 의하면, 이를 '장벽 이완'이라고 했다. 환자에게 어느 정도의 불편한 느낌이 들지만, 통증은 아니다. 압을 가하는 손가락 밑에서 긴장해소 감각이 느껴질 때까지 압을 유지한다. 이제 압을 증가시켜 새로운 장벽을 이완한다. 이때의 압은 여전히 다소 가벼운 압이며 근육 긴장이 사라지기를 기다린다. 이렇게 하면서 필요하면 방향을 바꾸어 기법을 적용해서 치료효과를 향상시킬 수 있다.

통증유발점을 치료할 때에는 충분한 압을 가해서 촉진된 반사활을 효과적으로 이완시킨다. 앞서 지적한 것처럼 압이 너무 가볍거나 너무 무거워서는 안되며 통증유발점 압을 유지하는 시간도 정확해야 한다. 압이 충분하지 못하면 효과를 나타내지 못한다. 반면 압이 너무 강하면, 이미 과부하 상태이던 몸에 과도한 자극이 더해져 통증유발점이 악화되고, 만성통증양상을 더 심하게 만든다. 또한 압을 너무 세게 가하면, 환자가 통증에 대해 더 긴장할 가능성이 많다. 즉, 압을 유지하는 시간과 압 정도는 통증유발점의 반사활성 정상화와 치료적 이완의 효과에 결정적 요소이다.

통증유발점에 대해 통증유발점 압박을 가하는 시간은 약 10초이다. 18초 정도 이상이 되었는데도 비활성화가 일어나지 않는다면 그만 두고, 몇 분 후에 압을 조절해서 다시 시도해 본다. 이때의 통증유발점에 대해 몇 차례 계속해서 반복함으로써 추가적으로 이완효과를 얻을 수 있다. 통증유발점에 대한 통증유발점 압박을 오랜 시간동안 유지한다면 신경에 피로를 유발할 수 있고, 아마도 신경을 과자극시킬 수 있다. 통증유발점 이완은 근막이완 치료와 비슷하지 않다.

앞서 언급한 집게기법과 함께 통증유발점 압박 기법을 이용해 어떤 종류의 통증유발점이든 확인한 통증유발점을 해소시키게 된다. 문제가 되는 근육이 더 깊은 근육일수록 치료하기 더 어렵기 때문에 치료사는 더 깊이 촉진해서 찾은 후 치료해야 한다. 깊은 구조물에 대해 통증유발점 압을 성공적으로 치료하기 위해서는 정확한 조직 층을 조절할 정도로 충분히 깊은 압을 가하되 통증유발점에 대해 극히 특이적으로 가해야 한다. 깊은 조직에 통증유발점이 존재하고 이를 조절하기에 충분할 정도의 압을 가했다면, 환자가 움츠리고 소리지르고 아마도 압박으로부터 멀어지는 쪽으로 몸을 빼려 하는, **점프 징후(jump sign)**가 나타난다. 반복하지만, 항상 환자의 내성 범위 내에서 치료해야 한다. 심하게 움츠리거나 점프 징후가 크면, 아마도 더 얕은 조직에 대해 마사지를 해서 통증을 완화한 후에야 문제되는 깊은 조직에 대해 통증유발점 압박을 성공적으로 가할 수 있을 것이다. 환자가 통증유발점 압을 견디지 못한다면 치료에 대해 더 긴장할 것이고, 이러한 치료로는 아무런 성과를 거둘 수 없을 것이다.

의심되는 통증유발점 조직으로 확인된 곳에 기타 손가락이나 엄지를 활용해 통증유발점 압박을 직접 가해야 한다. 가능하면 아주 작은 지점에 압을 가해야 한다. 즉, 통증유발점 위치를 정확히 확인해 엄지 하나로만 압을 가한다. 엄지에 피로가 느껴지면, 기타 손가락을 사용하다가 다시 엄지로 돌아오는 식으로 계속한다. 이러한 가압법은 연습이 필요하다. 앞서 지적한 것처럼 압을 가하는 정도는 통증유발점 위치의 깊이에 따라 달라진다. 압을 10초에서 18초까지 유지하고 연관감각이 변하거나 감소하는지 확인하고 나서 중지한다. 이어서 몇 차례 엄지 스트립핑의 2번의 스트로크를 해당 근육에 적절한 깊이로 시행해서 환자에게 느낌이 어떻게 다른지 확인해 보는 것도 효과적이다. 환자가 해당 부위에서 변화를 느낄 수 있어야 한다는 점이 중요하다.

동일한 통증유발점에 대해 반복적으로 통증유발점 압박을 가해 더 많은 변화를 일으킬 수 있는 해당 부위에 피로를 유발하지 않기 위해 몇 분간 다른 곳을 치료한 후 해당 부위로 돌아간다. 통증유발점에 대해 이렇게 계속 반복할 수 있다. 단, 특히 오랫동안 활동성이었던 통증유발점에 대해서는 1회 이상의 치료를 해야 통증유발점이 완전히 제거될 수 있다는 점을 기억해야 한다.

문제된 근육의 능동 운동범위 (Active Range of Motion of Involved Muscles)

유연성이 어느 정도 회복되고 운동범위가 호전되기 시작하면 통증유발점의 연관감각이 줄어들 가능성이 많다. 또한 일부 통증유발점은 일부 근육이나 근육군의 운동시에만 활동성으로 관찰된다. 치료시간에 환자에게 운동범위 동작을 해 보도록(3장에 설명됨) 요청하는 것이 성공적인 치료에 필수적인 경우가 있다. 특이적으로 시행한다면 이러한 운동범위 동작을 통해 동작 중에 통증유발점이 여전히 발화하고 있으며 얼마나 강하게 발화하는 중인지 확인하게 될 것이다. 이 정보를 통해 해당 통증유발점 부위에 얼마나 더 치료를 할 필요가 있는지 파악하게 된다.

문제된 근육의 운동범위를 늘리는 다른 목적은 해당 관절의 운동균형을 확보하기 위함이다. 통증유발점이 생긴 근육을 사용해 특정 운동이 시행되지 않는다면 협동근이 그 일을 떠맡는다. 협동근은 해당 운동의 수행능력이 충분하지 못하기 때문에 과부하가 걸리고, 역시 통증유발점이 발생할 수 있다. 한편 통증유발점이 생긴 주동근이 다른 구조물에 유착되어 해당 부위의 기능이상이 더 악화된다. 이제 더 많은 근육에 통증유발점이 생기기 시작한다.

이러한 상황을 방지하려면 연조직 도수교정 후 문제된 관절에 대해 수동 운동범위 동작을 실시해야 한다(상세한 내용은 3장 참조). 또한 환자에게 지시해 적극적으로 가정운동을 실시하도록 한다.

습열과 냉동요법 (Moist Heat and Cryotherapy)

습열이나 **냉동요법(cryotherapy)**과 같은 수치료(hydrotherapy)를 통해 치료사가 담당하는 진료실에서의 치료나 환자가 집에서 수행하는 자가치료에서 환자의 회복을 촉진시킬 수 있다. 습열은 활용하기 매우 간단하다. 예를 들면, 환자가 서서 샤워를 할 때 따뜻한 물이 뒷목과 같은 특정 부위로 떨어지도록 하거나 온수 욕조 또는 목욕통에 앉아 해당 부위가 따뜻한 물에 잠기도록 할 수 있다. 전기적 습열 패드를 사용할 수 있으며 작은 목욕 수건을 적시고 물을 짜서 전자레인지에 데울 수 있다. 전자레

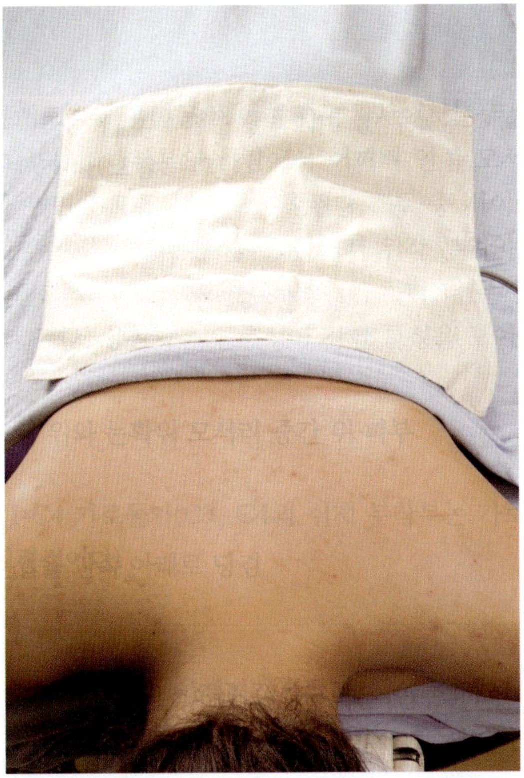

• 그림 4-6 습열 패드 치료.

인지에서 수건을 꺼낼 때 반드시 오븐 장갑이나 두꺼운 고무장갑을 사용한다. 이제 수건을 올려놓기에 적당한 크기로 접어 마른 수건이나 덮개로 몇 겹 두른다. 이 수건은 식은 후 다시 데울 수 있으며 최대 20분까지 습열치료가 유지되도록 할 수 있다(그림 4-6).

Marybetts Sinclair에 의하면[1] 얼음찜질 치료를 할 때 몇 가지 주의사항이 있다. 다음과 같다.

- 환자가 차다면 핫팩, 담요, 뜨거운 물병 등을 이용해 먼저 환자를 데운 후 얼음찜질을 한다.
- 60세 이상의 환자는 오한을 느끼기 쉬우므로 특히 보온에 유의한다.
- 어린이, 특히 학령전 아동은 어떤 원인에 의해 통증이 생기거나 너무 냉각될 때 다른 사람이 알기 어려우므로 이 점에 주의해야 한다.
- 얼음찜질을 얕은 신경 부위에 가할 때 특히 주의해야 한다. 얼음찜질과 함께 압박을 가하면 안되며 권장되는 시간을 넘기면 안 된다.
- 얼음찜질 치료로 인해 근력이 저하된 상태이고 손상을 입을 가능성이 있으므로 얼음찜질 후 즉시 운동하지 않도록 환자에게 주의를 준다.
- 얼음찜질을 할 때에는 한랭손상을 입지 않는지 정기적으로 확인한다.

Sinclair에 따르면, 여러 금기증이 존재하는데 다음과 같다.

- 얼음찜질에 대한 혐오
- 한랭 민감성(섬유근통 환자는 여기에 해당할 수 있음)
- 얼음찜질로 인해 두통이 생기는 경우
- 척수손상이나 당뇨신경병증 환자처럼 해당 부위의 감각이 손상된 경우
- 순환불량, 얼음찜질로 인해 혈액순환이 더욱 감소하게 되기 때문
- 레이노증후군
- 이전에 동상을 앓았던 부위
- 다리 동맥경화, 버거병, 당뇨병과 같은 말초혈관질환
- 해당 부위의 암
- 심장병, 심장동맥 반사수축 때문에 심장 표면에는 얼음찜질을 실시하면 안됨
- 해당 부위에 심장박동조율기, 위밴드, 주입펌프 등 이식장치가 있는 경우
- 현저한 고혈압, 얼음으로 인해 혈압이 어느 정도까지 변하기 때문임.
- 해당 부위 피부에 진통제가 처치된 경우
- 열린상처
- 림프부종

냉동요법에서는 얼음이나 매우 찬물을 이용해 근육통을 치료한다. 필요하다면 깊은 마사지로 생긴 동통을 해소하기 위해 치료 후에 냉동요법을 활용할 수 있으나, 일반적으로 근육이 더 빨리 회복하는 데 도움이 되기 위해 사용할 수 있다. 활용되는 다양한 형태의 냉동요법에는 얼음 마사지, 얼음찜질, 얼음 압박, 찬물에 담그기 등이 있다.

냉동요법을 활용하거나 환자에게 냉동요법을 추천할 때에는 얼음을 적용하면서 환자가 거치게 되는 여러 단계가 존재한다는 점을 염두에 두어야 한다. 즉, 다음과 같다. 첫째, 얼음을 댄 부위가 차갑게 느껴진다. 둘째, 해당 부위가 따뜻해지기 시작하고 환자는 작열감을 느끼기도

한다. 셋째, 환자가 통증과 아픔을 느낀다. 넷째, 해당 부위가 무감각해지고 신경종말이 성공적으로 **마취된 상태(anesthetized)**이다.

얼음 마사지는 치료사가 환자에 처치하거나 환자가 자신에게 처치하기 손쉽다. 간단히 물을 종이컵에 2/3만큼 채운 후 얼린다. 물이 언 후에는 컵의 윗부분을 찢어내고 컵의 아래부분을 잡고 마사지한다. 환자나 치료사는 문제된 근육에 대해 15~20분까지 마사지를 한다. 구매할 수 있도록 판매되는 얼음 롤러도 있다(그림 4-7).

얼음찜질이나 얼음압박에서는 이런 목적으로 고안된 주머니 또는 일회용 지퍼백 속에 얼음이 들어 있다. 환자가 한랭에 대해 얼마나 민감한지에 따라 이를 해당 부위에 직접 대거나 대기 전에 얇은 수건으로 싸서 댈 수 있다. 얼음찜질이나 얼음압박을 해당 부위에 대고 20분 정도 유지한다(그림 4-8).

다리, 발, 아래팔, 손과 같은 부위에는 담금 방법이 좋다. 담금 치료를 하려면 발이나 다리를 놓을 만한 적당한 깊이의 깨끗한 휴지통이나 양동이같은 물을 담을 용기가 필요하다. 간단히 각얼음을 용기 속에 넣어 약 1/3 정도까지 채운 후, 물을 충분히 넣은 후 무릎까지 다리 전체가 잠기도록 한다. 이렇게 하면 뒤정강근과 같은 다리 깊은 근육에 대해 효과적이다. 단순한 얼음찜질로는 깊은 근육에 대해 아마 거의 효과가 없겠지만 담금법은 훨씬 효과적일 것이다(그림 4-9).

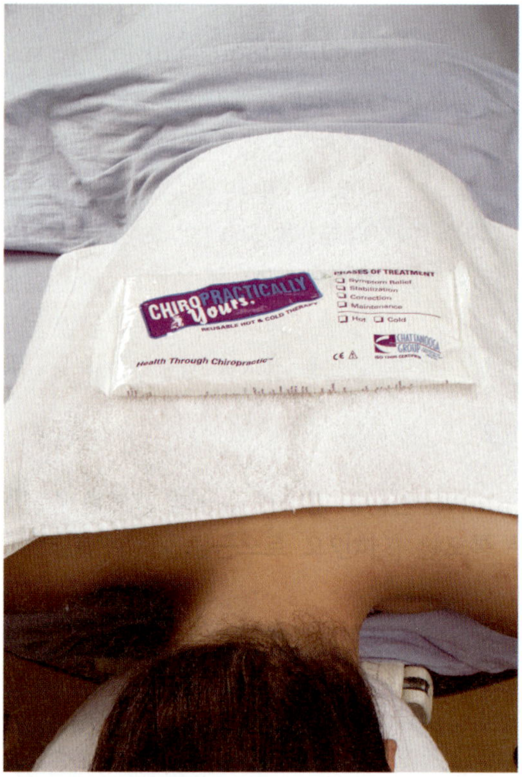

● 그림 4-8 한랭 압박 치료.

환자에게 얼음찜질을 할지 습열찜질을 할지 혼동되는 경우가 많다. 의구심이 일면 얼음찜질을 선택한다. 열찜질이 하지 못하는 어떤 작용을 얼음찜질은 한다. 얼음찜질은 신경기능을 떨어뜨리기 때문에 장기간 적용에는 바람직하지는 않지만, 신경종말을 마취시키고 염증을 감소시키며 주위의 건강한 조직에서 대사를 떨어뜨림으로써 혈액을 통해 전달되는 산소와 영양소가 **저산소증(hypoxia)** 없이 손상부위로 안전하게 전달되도록 한다. 열과 얼음이 모두 충혈을 일으킨다. 또한 손상 부위에 염증 징후가 조금이라도 있는 경우 열은 이를 악화시킬 것이다.

염증이 없고 얼음찜질을 했을 때 효과가 떨어지는 듯 보이면, 환자에게 대조요법을 적용하도록 권할 수 있다. 대조요법은 습열과 얼음을 함께 적용하는 것이다. 문제 부위에 열찜질과 한랭찜질을 교대로 적용하고, 각각 약 20분 유지한 후 다음으로 진행하는 방법이다. 대조요법

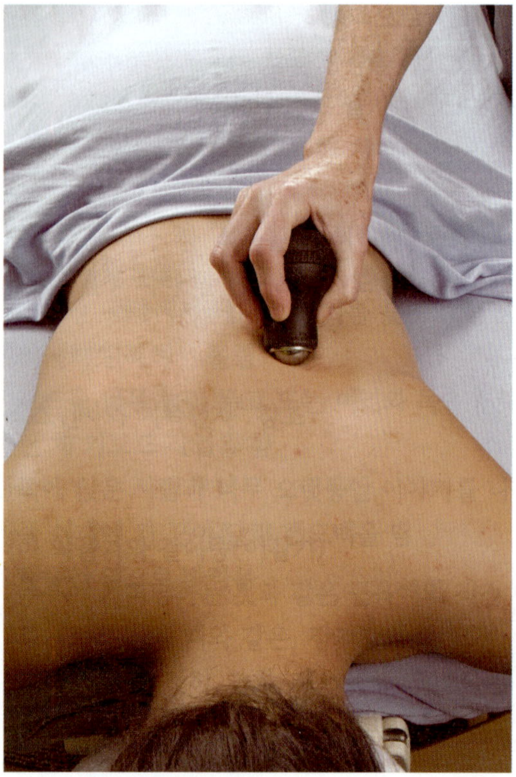

● 그림 4-7 얼음 롤러를 이용한 얼음 마사지.

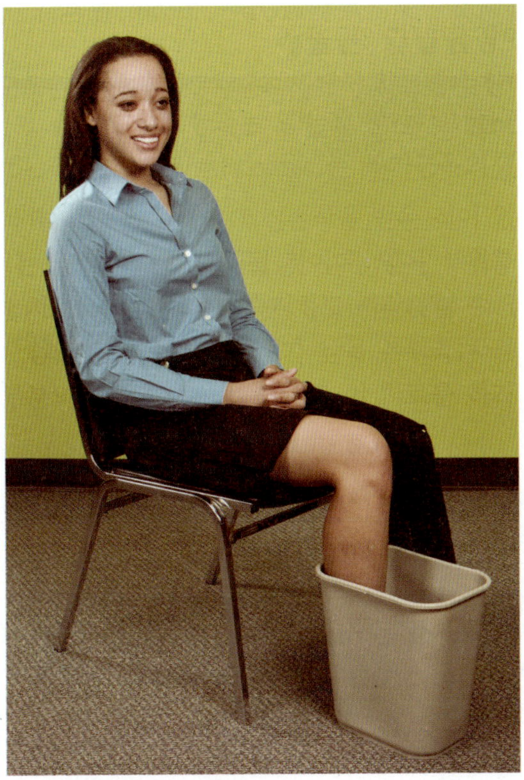

• 그림 4-9 담금법 냉동요법.

에서 적용시간에 대해 여러 가지 의견이 분분하며 교대시간을 각각 2~5분까지 짧게 적용한다. 환자에게 최대 이익이 되도록 어떻게 이를 가장 효과적으로 적용할지 판단해야 한다. 환자는 열찜질로 시작하거나 얼음찜질로 시작할 수 있다. 편안하게 하려면 아마도 겨울에는 얼음찜질로 시작하고 열찜질로 끝내며 여름에는 거꾸로 한다.

지금까지 살펴본 모든 열 요법은 환자가 원한다면 1시간씩 간격을 두고 하루 종일 적용할 수 있다. 기다리는 시간은 한랭치료나 온열치료로부터 몸이 회복할 시간이다.

일반적인 습열 처치에 대해서도 몇 가지 금기증이 존재한다.

- 당뇨신경병증
- 해당 부위의 국소염증
- 열린상처, 발진, 습진
- 종양
- 임신여성의 아랫배
- 열민감성 피부
- 척수손상

한랭요법이나 습열요법을 각 치료시간의 일부요소로 활용할 수도 있다. 예를 들면, 다른 부위를 치료하면서 한 부위에 얼음찜질이나 열찜질을 적용할 수 있다. 치료 후 집에서 스스로 얼음찜질이나 열찜질을 함으로써 치료시간을 더 효율적으로 활용한다고 생각할 수 있다. 하지만 치료의 전체적인 성공이 중요하기 때문에 환자가 실제 치료과정을 따라오도록 확인해야 한다.

해당 근육의 신장 (Stretching Involved Muscles)

환자는 관련된 모든 근육에 대해 집에서 정기적으로 능동신장을 해야 한다. 또한 연조직 도수교정과 통증유발점 치료를 하고 나서 해당 근육에 대해 근에너지기법(muscle energy technique) 또는 수동신장을 실시해야 한다. 또한 문제되는 근육에서 유연성이 회복되면 통증유발점과 조임 부위가 완화될 가능성이 많다.

치료 후 근육의 수동신장 사례로 넙다리네갈래근(대퇴사두근, quadriceps femoris muscle)의 하나인 넙다리곧은근(대퇴직근, rectus femoris muscle)을 생각해 보자. 치료 시 환자는 대개 치료대 위에 바로누운 자세를 취한다. 이어 치료사의 보조를 받아 환자는 몸을 돌려 검사대 위에서 엎드린 자세를 취한다. 환자 골반에서 위뒤엉덩뼈가시 부위를 안정화해 허리 부위에서 과신전이 일어나지 않도록 하면서 복사뼈 위를 잡아 종아리를 들어올리고 무릎을 굽혀 환자에게 넙다리곧은근 신장이 느껴지도록 한다.

같은 근육에 대한 근 에너지기법의 예를 들면, 근육이 신장된 자세에서 환자에게 종아리를 다시 치료대 쪽으로 밀어 내리도록 요청한다. 종아리에서 실제 움직임이 일어나지 않도록 해서 환자의 근육수축이 등척수축이 되도록 한다. 이 상태를 5~8초간 유지한다. 이어 환자에게 해당 근육에서 힘을 빼도록 요청한 후 치료사는 해당 근육이 더 신장되도록 한다. 이 과정을 두 번 이상 반복해서 해당 근육이 성공적으로 연장되도록 한다.

신경근치료 기구 (Neuromuscular Therapy Tools)

치료사의 양손 외에 상업적으로 구매할 수 있는 여러 가지 마사지 기구를 환자 치료 시 활용할 수 있다. Theracane, Backnobber, T봉, Thumbby, 본뜬 폼 롤러, Ma Roller, 발 롤러, 얼음찜질 롤러 기구 등이 있다(그림 4-10).

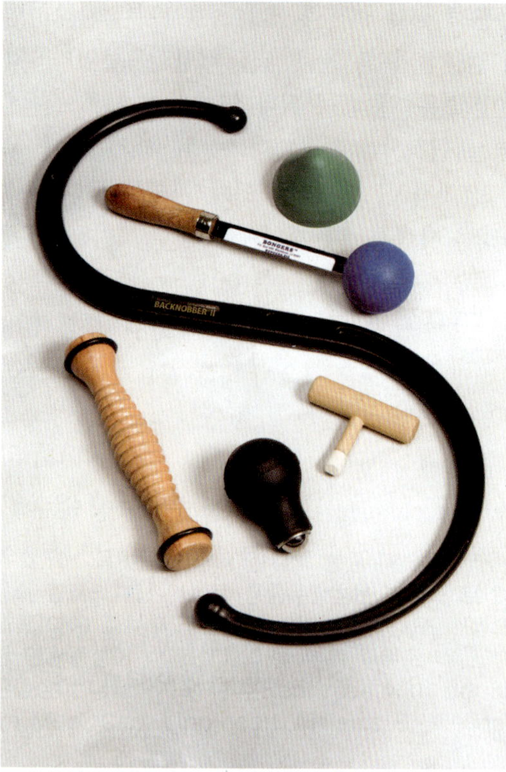

• **그림 4-10** 여러 가지 마사지 기구.

Theracane과 Backnobber 기구는 구체적으로 자신 몸의 통증유발점을 스스로 치료하는 데 사용되도록 하려는 목적으로 제작되었다. 치료 시 지렛대작용을 제공하도록 설계된 기구이다. T봉에는 끝이 빗각 모양이며 치료사가 근육이 뼈 기준점에 부착되는 곳을 마찰하는 데 사용하며 둥근머리 T봉은 에플루라지에 사용한다. Thumbby 기구는 치료사가 또는 자가치료 도구로서 활용한다. 실리콘 재질로 만들어져서 엄지손가락 느낌이 있다. 에플루라지, 마찰, 통증유발점 압박 등에 사용될 수 있다. 가정에서는 벽에 붙여 놓고 거기를 눌러 압을 가하는 작용을 한다. 또한 바닥에서 그 위에 누움으로써 압을 가하도록 활용할 수 있다. 본뜬 폼 롤러는 환자가 실제로 엉덩정강근막띠를 여기에 대고, 굴리고, 또한 중심 균형운동과 강화운동 때에 활용하는 자가관리 도구의 하나이다. Ma Roller는 자가관리에 쓰이는 나무 도구이다. 환자는 이 도구 위에 누워 척추옆 근육을 따라 조금씩 위로 올리면서 긴장을 풀어주는 데 사용한다. 이어서 환자는 바닥에 놓인 이 도구의 위아래로 자신의 몸을 실제 굴릴 수 있다. 발 롤러 역시 환자가 바닥에 놓고 여기에 발바닥면을 굴려 사용하는 자가관리 도구이다. 얼음찜질 롤러 기구는 치료사가 에플루라지를 하면서 냉동요법을 실시할 때 쓴다.

마사지 교육기관의 작은 서점이나 상점에서 이러한 기구를 보게 되는 경우가 많다. 대개 배송료 때문에 온라인 상점보다 이런 상점에서 파는 기구의 가격이 더 저렴하다.

의뢰 연락망의 중요성 (The Importance of a Referral Network)

마사지사가 환자에게 치료가 필요한 모든 부분을 다루는 데 필요한 모든 정보를 알게 되지는 않을 것이다. 그렇기 때문에 의뢰 연락망을 갖추어 놓는 것이 중요하게 된다. 재활의학전문의, 작업치료사, 물리치료사, Feldenkrais 치료사, 인간공학 전문가, 개인 훈련지도자 등과 관계를 구축하는 것은 치료사 자신과 담당환자에게 큰 가치를 지닐 것이다. 치료사가 이를 위해 시간과 노력을 들여야 하지만, 환자에게 도움을 주었다는 만족감을 통해 또한 아마도 이러한 전문가로부터 의뢰를 받기도 함으로써 보상을 받을 것이다.

가정치료 (Home Care)

치료사가 진료실에서 환자에게 시행하는 치료 외에 환자에게 가정치료 과제를 내서 환자가 스스로 하도록 함으로써 환자의 회복에 더 큰 도움을 줄 수 있다. 또한 이러한 과제를 통해 환자에게 있을지 모를 몇몇 지속인자(3장에서 논의함)를 다루고 통증유발점의 근원을 일부 제거하는 데 도움이 된다. 가정치료 과제에는 앞서 다룬 온열치료 외에 다음의 항목이 해당될 수 있다. 즉, 작업대 재배열, 올바른 자세 형성, 신장, 통증유발점 자가치료 등이다. 이 때 목표는 지속인자 제거와 선행요인 최소화를 돕는다는 점을 기억해야 한다. 또한 치료사로서 적절한 범위에서의 임상을 준수해야 하며 필요하고 또 적절한 경우에는 다른 전문가에게 환자를 의뢰해야 한다(그림 4-11).

작업대 재배열 (Work Station Rearrangement)

환자에게 작업대 관련 지속인자가 있는 듯 보이면 환자의 일상 작업과 관련해 최대한 많은 내용을 알아본다. 다음과 같은 질문을 던져본다. 정확히 어떤 일을 하시죠? 어떤 반복적 운동을 하는지 보여줄 수 있으세요? 작업대가 어떻게 배열되어 있죠?

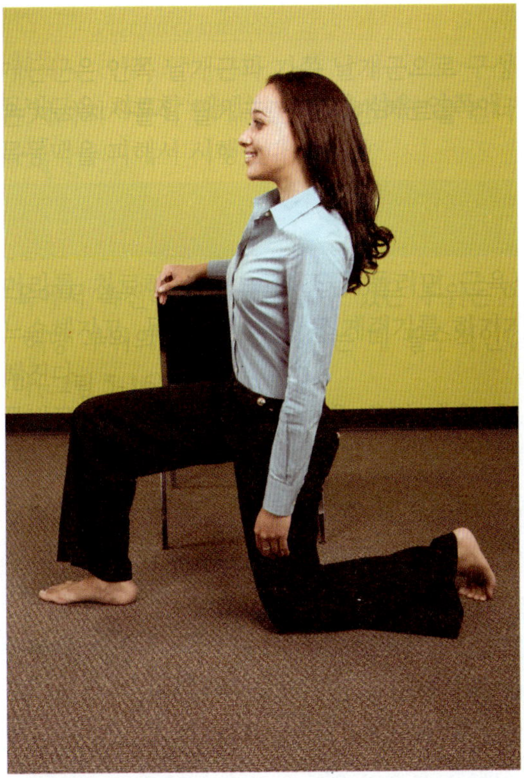

• 그림 4-11 넙다리곧은근 신장을 하는 환자.

작업대 자체에 대해 예를 들면, 책상의 높이와 컴퓨터 모니터 위치 그리고 키보드 위치처럼 장비의 각 요소와 그 위치에 대해 알아보는 것이 좋다. 예를 들면, 환자의 키보드는 앞에 놓이는데 모니터는 옆에 놓여 환자가 목을 한쪽으로 하루 종일 돌리고 있어야 할지 모른다. 어떤 경우에는 작업대를 재배열하는 방법에 대한 간단한 제언이 도움이 될 수 있다. 예를 들면, 환자에게 모니터를 전화번호부 위에 올려놓도록 또는 모니터가 눈높이에 오도록 조언할 수 있다. 경우에 따라 간단한 것들이 환자의 건강과 복리에 큰 영향을 줄 수 있다.

환자의 문제가 더 복잡하면 환자를 인간공학 전문가에게 의뢰할 수 있다. 이 부분에 대해 더 많은 내용을 알고 싶으면 T.O. Kvalseth의 『작업대 설계의 인간공학』과 R.T. Lin과 C.C. Chan의 『산업 인간공학』을 참조한다.

올바른 자세 형성 (Development of Proper Postures)

신경근치료사로서 환자 자신이 앉고, 서고 들어올리고, 수면을 취한 경우에 올바른 자세를 형성하기 시작하는 것이 중요한 이유를 환자가 잘 이해하도록 해야 한다. 또한 환자가 올바른 자세를 알아내도록 도와야 한다. 알렉산더 기법 전체는 우리가 살면서 무엇을 하든 간에 그에 대한 올바른 자세를 취하는 방법에 대한 내용이기 때문에 알렉산더 기법 치료사를 알아두거나 가능하다면 이에 대한 책을 한 두 권 읽는 것도 좋은 생각이다.

예를 들면, 환자가 앉을 때에는 등받이가 있는 좋은 의자에 똑바로 앉아서 등을 의자의 등받이에 기대야 한다. 넓적다리와 엉덩관절은 약 90° 각도를 이루어야 한다. 무릎 역시 90° 각도여야 하고, 발은 무릎 바로 밑으로 바닥에 편평하게 닿아야 한다. 등 근육이 아니라, 배 근육을 이용해 이 자세를 유지하도록 환자에게 말해주어야 한다. 이것은 대부분의 사람들에게 필요한 종류의 조언이다. 이처럼 간단한 내용으로 환자들의 삶에 큰 변화를 일으킬 수 있다.

환자가 자신의 새로운, 올바른 자세를 매일 연습하면서 한편으로는 신경근치료를 계속하면 삶의 질이 향상되는, 매주 통증이 더욱 줄어드는 삶이 시작될 것이다.

신장 (Stretching)

신장(스트레칭)은 환자에게 가정치료 과제로 내줄 수 있는 다른 영역이다. 신장을 먼저 보여주고 이어서 환자가 올바로 할 수 있도록 도와주는 편이 아마도 좋은 방법일 것이다. 가능하다면 글로 기록된 지시사항과 함께 신장하는 모습의 사진을 함께 환자에게 제공하며, 이렇게 하면 환자가 신장을 실시하는 법을 기억하고, 또한 실제로 신장을 실시해야 한다는 점을 기억하도록 하는 데 도움이 될 것이다.

처음에는 환자에게 두 가지 신장법을 알려주는데, 아마도 한꺼번에 배울 수 있는 최대치일 것이다. 다음에는 신장을 어떻게 하고 있는지 물어본다. 환자에게 신장을 매일 연습하도록 격려해야 할 것이다. 환자에게 신장을 실시하는 법을 계속 기억한다는 점을 짧게 보여주도록 요청한다. 부정확해 보인다면 다른 신장법을 보여주지 말고 지금 하기로 되어 있는 두 가지 신장법을 환자가 완벽하게 실시하도록 한다. 환자가 신장법을 정확하게 매일 실시하는 중이라고 확실해지면, 환자의 일상 신장법에 하나나 두 개를 추가할 때가 된 것이다. 환자가 강화운동을 실시할 준비가 되었을 때에도 동일한 처방을 활용할 수 있다. 이때의 목적은 환자가 문제 근육의 스트레스 내성을 올리도록 돕는 것임을 기억해야 한다. 또한, 치료사가 훈련을 받은, 그리고 임상 범위를 벗어나지 않는 신장법만을 환자에게 교육해야 한다.

신장법에 대해 치료사와 환자가 활용할 만한 훌륭한 여러 책이 있으며 아래는 그 중 몇 권이다.

- *A. Frederick과 C. Frederick의 『승리하는 신장법』*
- *A. Nelson과 J. Kokkonen의 『스트레칭 해부학』*
- *J. Wharton과 P. Wharton의 『Whartons 스트레칭-능동개별신장』*
- *R. McAtee와 J. Charland의 『촉진 스트레칭』*
- *B. Anderson의 『스트레칭』*

통증유발점 치료 (Trigger Point Release)

환자에게 알려줄 자가치료의 다른 하나는 닿는 곳의 활동성 또는 잠복성 통증유발점에 대해 스스로 통증유발점 압박을 가하는 것이다. 실제 통증유발점에 닿을 수 있는 것이 중요하다. 등 근육에 통증유발점이 있다면 환자가 Backnobber와 같은 기구를 구입해야 할 것이다. 환자에게 이런 기구를 구입하도록 권하는 경우, 안전하고도 적절하게 기구를 사용하는 방법에 대해 주의해서 알려주어야 한다.

환자가 실시하는 방법은 치료사가 하는 방법과 비슷하다. 넙다리곧은근(대퇴직근)을 생각해 보자. 가온 스트로크로 환자는 자리에 앉아 몇 가지 간단한 압박을 근육에 가해 충혈을 일으킨다. 이어서 환자는 실제 통증유발점 부위에 통증유발점 압박을 가하기 시작한다. 장벽을 감지했으면 누르기를 중지하고, 해당 부위에 대해 일정한 압을 유지하면서 연조직 긴장이 풀리는 느낌이 들 때까지 기다린다. 긴장이 풀리면 조금 더 눌러 다음 장벽을 찾는다. 이렇게 최대 18초까지 계속한다. 18초 정도 지났을 때 아무런 변화가 없으면 멈추고, 몇 분 정도 기다린 후 압을 바꾸어 더 가볍게 또는 더 무겁게 가하면서 다시 시도한다. 통증유발점이 성공적으로 해소되면 해당 근육에 특이적인 신장을 실시한다.

환자 순응도 (Client Compliance)

가정치료에 대해 환자가 순응하는 것이 중요할 것이다. 회복과정에서 자신의 역할에 대해 무시하기로 한 환자는 완전한 회복에 이르지 못할 가능성이 많고 순응도가 높은 환자만큼 빠르게 회복되지 못할 것이 분명하다. 그렇기 때문에 이에 대해 환자와 이야기를 나누도록 한다. 자신의 가정치료에 대해 잊은 환자에 대해서는 매일 보게 되는 곳에 가정치료에 대한 글귀를 크게 붙여 놓도록 말해 본다. 글귀를 볼 때마다 가정치료를 일부 실시한다면, 잊는 일은 일어나지 않을 것이다. 빠른 시간 내에 가정치료는 하나의 습관이 될 것이다.

재평가 (Reassessment)

환자 재평가는 정기적으로 이루어져야 한다. 매회마다 고려해야 할 몇 가지 사항이 있다. 다음은 재평가 때 고려해야 할 몇 가지 목록이다.

- 환자가 느끼는 일반적인 통증 정도. 환자는 매회 치료때마다 더 나아지는가? 그렇다면 몇 퍼센트씩 좋아지는가?
- 환자가 마사지치료에 대해 보이는 내성 정도. 내성 역시 매회 치료때마다 변해왔을 것이며 이로 인해 치료사가 더욱 깊이 치료하게 되었을 것이다.
- 각각의 통증유발점은 점검해야 한다. 통증유발점이 덜 생기는가? 예민한 감각이 덜 생기는가? 완전히 완화되었는가?
- 통증유발점이 있는 특정 근육 역시 점검해야 한다. 근육이 더 유연해졌는가? 접촉해 보면 더 부드럽고, 따라서 더 깊이 치료할 수 있게 되었는가?
- 재평가 때에는 운동범위도 고려해야 한다. 해당 관절에서 운동범위가 개선되었는가? 능동 운동범위에 해당하는 근육을 쓰면 통증유발점에서 연관증상이 나타날 수 있기 때문에 운동범위 운동을 할 때의 연관증상이 이제 없어졌는지도 물어보아야 한다.
- 일반적인 운동의 수월함과 협조운동. 환자가 수월하게 운동하고 조화롭게 운동하는 능력이 개선되었는가? 환자에게 일반적으로 에너지가 더욱 넘치는가?
- 또한 가정치료에 대한 재평가도 항상 빠뜨리면 안 된다.

매번 재평가를 하는 모든 내용과 함께 위의 각 항목을 기록할 수 있다. 또한 재평가 결과에 따라 치료과정이 변할 수 있을 것이다.

신경근치료사를 위한 신체역학 (Body Mechanics for the Neuromuscular Therapist)

신체역학을 올바로 활용하는 것은 장기간 활동하는 데 중요하다. 신체역학을 적절히 활용한다는 말은 열심히 하기보다 현명하게 한다는 뜻이다. 일을 더 쉽게 하는 쪽으로 몸을 활용한다는 뜻이다. 마사지사들 중에는 신체역학을 불량하게 활용함으로써 결국 스스로 손상을 입고, 그 결과 활동기간이 매우 짧아지는 경우가 많다. 본 교재의 목적 중 하나는 마사지사가 신체역학을 적절히 활용하는 데 대한 인식과 관심을 일으키는 것이다. 구매해서 연구할 만한, 본 주제를 전문적으로 다룬 책이 많이 있다. 그 중 하나가 Barbara Frye의 『*도수치료사를 위한 신체역학, 자가치료의 기능적 접근*』이다.

환자의 몸에 치료할 때에 손가락, 손, 아래팔만 쓰는 것이 아니라 전신을 쓰게 된다. 손가락은 몸의 끝에 해당하는 단순한 도구이다. 그렇기 때문에 몸 위치를 간단히 교정하는 것으로 기법을 시행하기 훨씬 쉬워지는 경우가 많다. 이때 교정하는 내용은 런지 자세에서 시행할 때 앞에 두는 발을 바꾸는 것 또는 심지어 허리를 굽히지 않고 내미는 자세를 취하는 것처럼 간단한 행동 같은 것들이다(그림 4-12).

치료 시 자신의 등, 목, 어깨, 팔, 손에 긴장손상이 일어나지 않도록 노력해야 한다. 가능하면 엉덩관절과 다리는 내밈 자세로 몸을 받치고 등과 목을 똑바로 유지하도록 한다.

또한 어깨를 똑바로 펴야 하며 안쪽 돌림 자세로 되지 않도록 한다. 이렇게 하면 목을 똑바로 하는 데 도움이 된다. 계속해서 어깨 안쪽 돌림 자세로 치료를 하면 **가슴문증후군(thoracic outlet syndrome)**이 생길 위험이 있다. 또한 시행할 때 목을 굽히지 않도록 해야 한다. 자신의 치료내용을 똑바른 자세에서 잘 볼 수 있다. 마사지사들이 흔히 범하는 잘못은 상반신, 어깨, 목을 시행부위 쪽으로 굽히는 것이다. 필자는 한 마사지사가 환자의 몸에 자신의 얼굴을 가까이 대서 자신의 코가 시행부위로부터 5~8cm 정도밖에 떨어지지 않았던 경우를 본 적이 있다. 시력이 좋지 않아서 자신의 치료내용을 보려고 애를 쓰면서 신체역학을 부적절하게 활용하게 되는 경우라면 시력검사를 받고 안경이나 콘택트렌즈를 착용하거나 도수를 올려서 적절한 신체역학 자세로 돌아가도록 해야 한다.

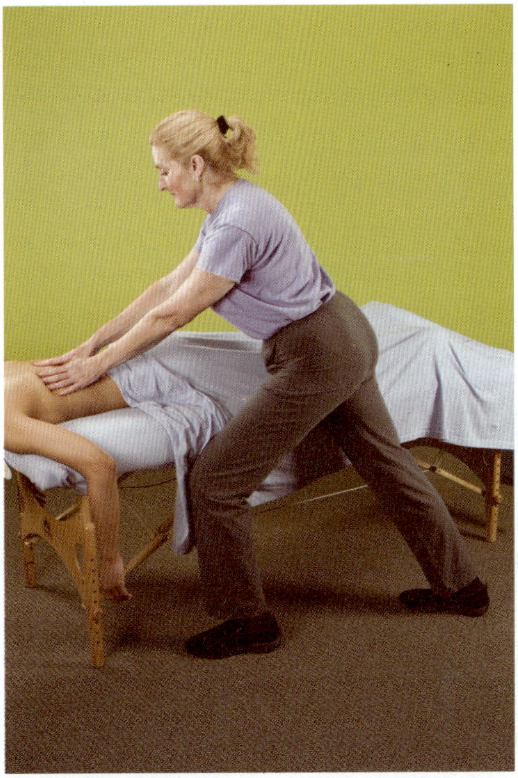

• **그림 4-12** 런지 자세.

손목과 손 역학이 가장 중요하다. 신경근치료법은 깊은 치료이며 이완마사지보다 더 큰 압을 신체에 가해야 한다. 손목의 과신전은 최대한 피하고, 손목을 최대한 똑바로 유지한다. 손목운동을 과사용하면 **손목굴증후군(carpal tunnel syndrome)**과 같은 질환이 생길 수 있다.

엄지 스트립핑을 하는 경우, 엄지의 자세를 근육조직 깊은 곳으로 엄지를 밀어 넣을 수 있는 자세로 한다. 엄지 스트립핑에서 엄지는 손으로부터 멀어지는 위치가 아니라, 나머지 손가락 가까운 위치로 하고 엄지모음근을 긴장시키면서 끌어 움직인다(그림 4-4)

치료사의 손에 굽힘근과 힘줄이 약하고 손목손허리관절과 손가락뼈사이관절 인대가 느슨하면, 손가락 굽힘근 강화를 위해 손에 고무공을 놓고 정기적으로 압축하는 것을 고려해 본다.

신체역학에 대한 이상의 모든 내용은 개괄적인 내용에 불과하다. 앞서 언급했듯이 본 주제에 관한 다른 자료를 참조하고, 또한 계속 교육의 일환으로 신체역학에 대한 세미나에 참석하도록 한다.

요약 (Chapter Summary)

환자치료 준비단계에서는 가온 마사지와 직접 마사지 스트로크, 손가락 압박이나 이러한 치료를 위해 고안된 기구를 통해 통증유발점 치료에 대해 숙지해야 한다. 또한 치료한계를 인식하고 자신의 임상 범위를 벗어나는 문제를 위해 환자를 의뢰할 수 있는 보건의료 전문가 연락망을 구축하는 것도 중요하다. 치료의 다른 중요한 요소는 가정치료 과제를 환자에게 내 주어 환자의 건강을 더욱 촉진하고 또한 환자를 추적하면서 순응도를 확보하는 것이다. 끝으로, 자신이 손상을 입지 않고 치료효과를 상승시키려면, 환자 치료 시 신체역학을 적절히 활용하는 법을 아는 것이 필수적이다. 이러한 내용을 모두 숙지했다면 환자에 대해 신경근치료법을 성공적으로 시행할 준비가 되었다.

▶ 복습문제

단답형 문제

1. 신경근치료를 시행할 때 치료사가 손목 운동을 많이 쓰는 것이 좋지 않은 이유는?

2. 어깨를 지속적으로 안쪽 돌림 자세로 하고 시행하는 치료사에게 어떤 일이 일어날 수 있는가?

3. 손과 손가락 굽힘근을 강화하기 위해 치료사가 할 수 있는 방법은?

4. 신경근치료사에게 신체역학의 적절성이 중요한 이유는?

5. 환자의 변화를 재평가 시 고려해야 할 여러 가지 영역은?

선택형 문제

6. 손가락 압을 이용해 깊은 구조물에 대해 압박을 하면서 근육섬유에 직각으로 가로질러 움직이는 방법으로 깊은 조직을 검사하는 것을 무엇이라 부르는가?

A. 집게 촉진
B. 교차섬유마찰
C. 편평촉진
D. 세로마찰

7. 엄지대립자세(opposing thumbs)를 이용하는 기법은 어느 범주에 해당하는가?

A. 에플루라지
B. 페트리사지
C. 진동
D. 타포트먼트

계속

8. 엄지 스트립핑 기법은 어느 범주에 해당하는가?
A. 에플루라지
B. 진동
C. 마찰
D. 페트리사지

9. 어느 기법을 이용해 대부분의 통증유발점을 완화시키는가?
A. 통증유발점 압박
B. 페트리사지
C. 마찰법
D. 에플루라지

10. 냉동요법은 무엇을 치료적으로 활용한 것인가?
A. 물
B. 증기
C. 얼음
D. 열

참/거짓 문제

11. 얼음 마사지는 환자가 자신에게 시행하기 쉽다.

12. 습열을 적용하면 해당 부위가 마취된다.

13. 열이나 얼음을 적용하면 충혈이 일어난다.

14. 환자는 집에서 모든 문제근육을 정기적으로 적극적으로 신장시켜야 한다.

15. 신경근치료사는 환자를 물리치료사에게 의뢰하지 말고 보행훈련을 지도할 수 있어야 한다.

짝짓기

a. 손목굴증후군
b. 저산소증
c. 점프징후
d. 국소 단일수축반응
e. 마취
f. 냉동요법

16. 손목의 손목굴 부위에서 정중신경 압박으로 유발된 엄지 근육의 동통, 압통, 위약

17. 통증유발점 자극에 대한 반응으로 통증유발점을 지나는 긴장된 근육섬유군이 일시적으로 수축함

18. 통증유발점에 압을 가했을 때 이에 반응하여 환자가 보이는 움츠림, 소리지름, 회피 등의 일반적 통증반응

19. 산소 결핍증

20. 무감각을 유도함

참고문헌 (References)

1. Sinclar M. *Modern Hydrotherapy for the Massage Therapist*. Baltimore: Lippincott Williams & Wilkins, 2008.

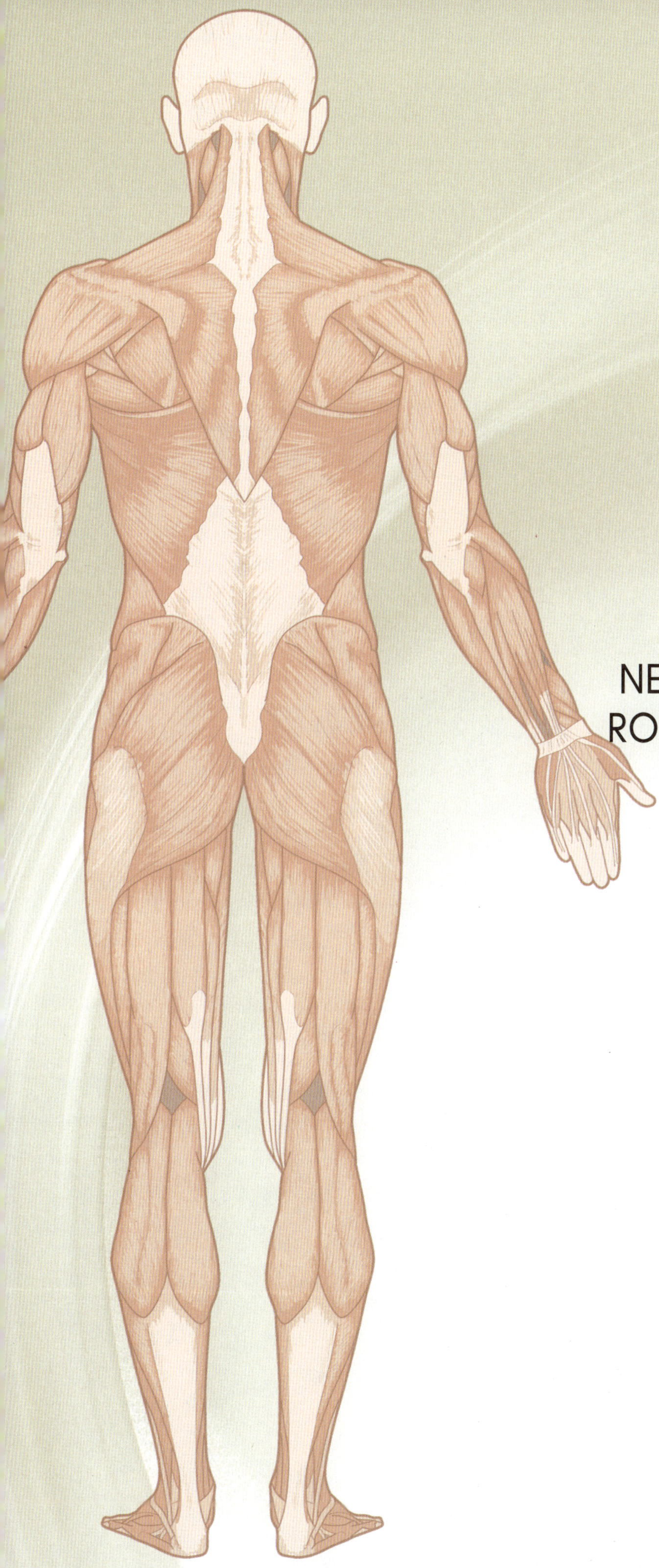

제 2 부

부위별 근육치료 및 신경근치료

MUSCLES AND NEUROMUSCULAR THERAPY ROUTINES BY BODY REGION

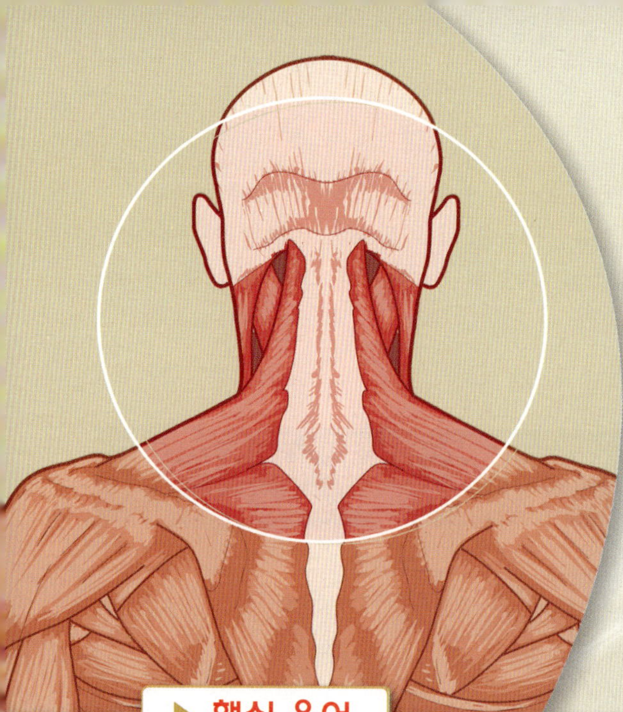

머리와 목
HEAD AND NECK 5

▶ 핵심 용어

핵심용어 중에 이 부위에서 보이는 흔한 질환이 포함되어 있다.

양쪽(bilateral): 신체 양쪽에 발병하거나 관련됨

이갈기(bruxism): 턱을 악물고 치아를 가는 것

이상감각(dysesthesia): 피부의 비정상 감각, 예로, 무감각, 저림, 쑤심, 작열감, 절단 통증 등

Eagle 증후군(Eagle syndrome): 관자뼈 붓돌기가 연장되어 목빗근을 찌르며 어지럼증과 통증을 일으킬 수 있음

팔신경얼기 포착(entrapment of the brachial plexus): 앞목갈비근과 안쪽 목갈비근 사이의 위험부위이며 목갈비근이 만성적으로 단축되면 포착이 발생할 수 있음

눈확위신경 포착(entrapped supraorbital nerve): 단단한 이마근 때문에 눈확위신경이 압박됨

머리내밈 자세(내민 머리 증후군, forward-head posture, protracted head syndrome): 머리가 관상면에 대해 앞쪽인 자세불량

녹내장(glaucoma): 안압상승이 특징인 눈 질환, 이로 인해 시각신경 위축, 시각상실이 초래됨

두통(headaches): 머리의 통증으로서 긴장두통, 편두통, 머리천장 두통 등이 해당됨

감각저하(hypoesthesia): 촉각에 대한 민감도 둔화

같은 쪽(ipsilateral): 신체 같은 쪽에 발병하거나 관련됨

척추뼈고리판 고랑(lamina groove): 척추뼈고리의 편평한 부분이며 척추뼈 가시돌기와 가로돌기 사이에 위치

교합 불균형(occlusal imbalance): 교합이 고르지 못해 그 결과 턱 근육의 부조화가 초래됨

목 경직(stiff neck): 목 근육이 조임으로 인해 통증과 경직 증상이 생김

턱관절 기능이상, 턱관절 증후군(temporomandibular joint dysfunction, TMJ syndrome): 턱관절의 통증과 불편 증상이며 대개 자세불량과 근육 조임 그리고 부정교합이 복합적으로 작용해 원인이 됨

귀울림(tinnitus, 이명): 귀에서 울림이나 윙윙 소리가 주관적으로 들림

한쪽(unilateral): 신체 한쪽에만 발병하거나 관련됨

채찍질손상(whiplash injury): 머리가 척주에 대해 뒤로, 앞으로, 또는 옆으로 격동되면서 생긴, 목뼈와 인접 연조직의 손상

● 머리와 목 부위에 대한 개요 (Overview of the Head and Neck Region)

본 장에서는 턱관절 부분을 포함해 머리와 목 부위 앞과 뒤 근육에 대해 살펴본다. 통증유발점, 연관증상 그리고 해부학적 사항과 치료관련 내용이 다루어질 것이다. 이러한 내용은 환자 조직을 정상화하고 환자의 통합성을 회복한다는 목표를 달성하는 데 도움이 될 것이다.

뒷목 근육 (Posterior Cervical Muscles)

본 장의 첫째 부분에서는 뒷목 부위의 근육을 자세히 다룬다. 이들 근육에 대한 일상치료는 엎드린자세와 바로누운자세 환자에 대해 본 장 끝에서 다룬다.

뒤쪽 뒤통수밑근육 (Posterior suboccipital muscles)

뒤쪽 뒤통수밑근육은 아주 짧고 작은 4쌍의 근육이다. 심한 두통의 원인이 될 수 있으며 대개 만성적 기능적 부하 때문이다.

큰뒤머리곧은근, 작은뒤머리곧은근, 위머리빗근, 아래머리빗근: 요동과 경사 근육
(Rectus Capitis Posterior Major and Minor, Obliquus Capitis Superior and Inferior: The Rock and Tilt Muscles)

이들 짧은 뒤통수밑근육 중 3개는 맨위 목뼈 2개와 뒤통수를 연결하며 넷째 근육인 아랫머리빗근은 위쪽 목뼈 2개를 서로 연결한다(그림 5-1).

이는곳

- 큰뒤머리곧은근: 중쇠뼈(C2) 가시돌기
- 작은뒤머리곧은근: 고리뼈(C1) 뒤고리 결절
- 위머리빗근: 고리뼈(C1) 가로돌기
- 아래머리빗근: 중쇠뼈(C2) 가시돌기

닿는곳

- 큰뒤머리곧은근: 뒤통수 아래목덜미선의 가쪽 부분
- 작은뒤머리곧은근: 뒤통수 아래목덜미선의 안쪽 절반
- 위머리빗근: 뒤통수 위목덜미선과 아랫목덜미선 사이
- 아래머리빗근: 고리뼈(C1) 가로돌기

작용

- 끄덕임, 가쪽 굽힘, 머리돌림 운동 조절(끄덕임, 요동, 돌림과 함께 위쪽 보기, 기울임)

통증유발점과 연관구역

이 근육은 머리뼈 바로밑 **양쪽(bilaterally)**으로 목 위 뒤부위 깊은 곳에 위치한다. 통증유발점은 근육힘살에서 관찰된다. 연관감각은 귀 뒤, 위, 앞쪽에서 강하게 느껴지며 이들 방향으로 상당히 넘쳐 퍼진다(그림 5-2).

이들 근육 통증유발점으로부터의 연관감각과 반가시근으로부터의 연관감각을 감별하기 어려운 경우가 많다. 뒤통수밑근육에서 통증유발점이 생겼는데 다른 주요 뒤쪽 목 근육에 연관문제가 없는 경우는 드물다.

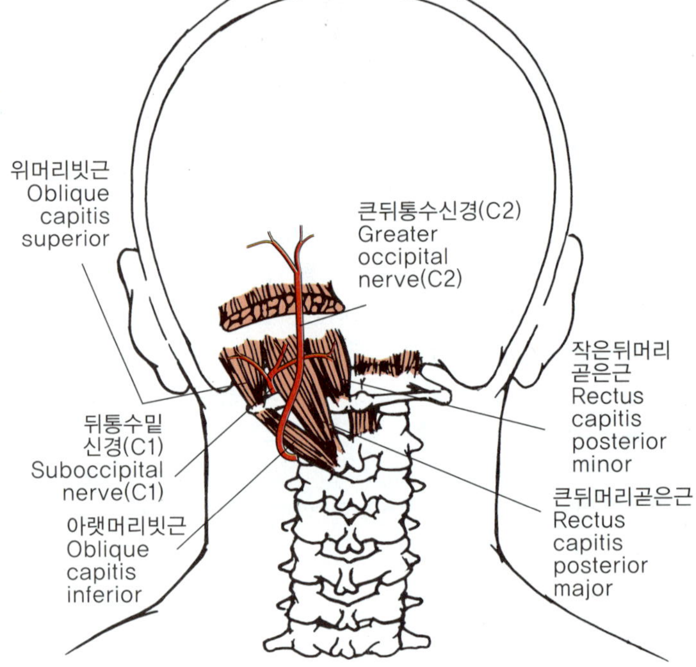

● **그림 5-1** 뒤통수밑근육의 부착부위. 큰뒤머리곧은근: 중쇠뼈 가시돌기, 뒤통수 아래목덜미선의 가쪽 부분. 작은뒤머리곧은근: 고리뼈 뒤고리 결절, 뒤통수 아래목덜미선의 안쪽 절반. 위머리빗근: 고리뼈 가로돌기, 뒤통수 위목덜미선과 아랫목덜미선 사이. 아래머리빗근: 중쇠뼈 가시돌기, 고리뼈 가로돌기(Reprinted with permission from Oatis CA. *Kinesiology*. Baltimore, MD: Lippincott Williams & Wilkins, 2004).

여기 근육에서의 통증유발점은 두통의 가장 흔한 원인 중 하나이다. 통증이 머리 속에 존재하는 듯하지만 분리하기 어렵다. 이곳의 통증유발점 환자는 두통에 대해 머리 속 전체가 아프다고 말할 가능성이 많다. 더 질문을 해보면 통증이 뒤통수, 눈, 이마 쪽으로 **한쪽(unilaterally)** 앞으로 뻗는다고 말하곤 한다. 하지만 전형적인 경우, 감각에 경계가 명확하지 않다. 목널판근에서 생기는 통증처

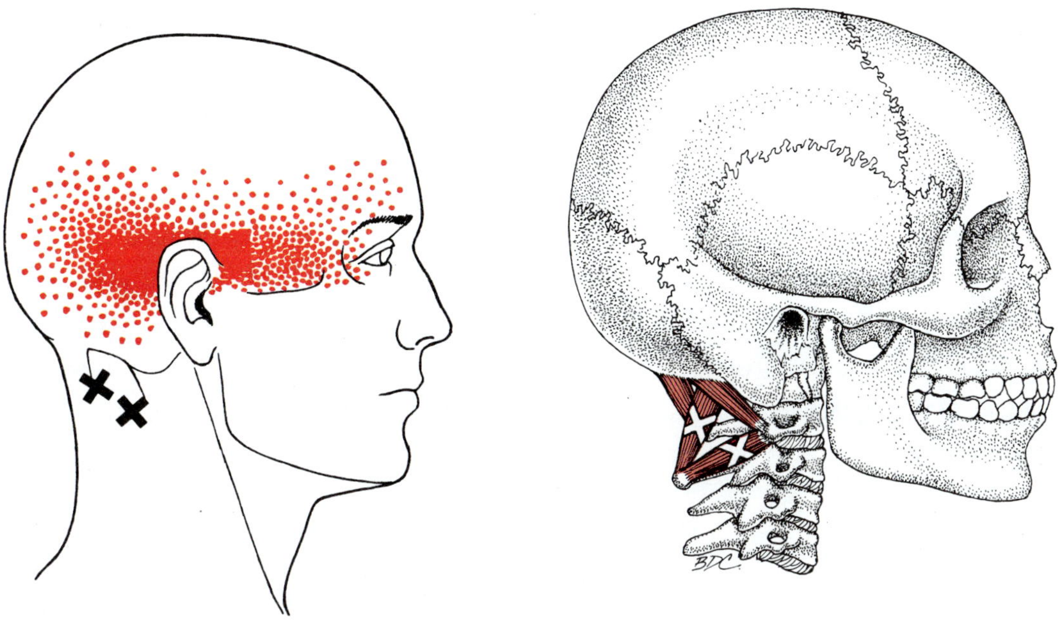

• **그림 5-2** 뒤통수밑근육의 통증유발점과 연관구역. Travell과 Simons는 빗근에서의 통증유발점만 표시했다. 각 근육힘살에서 생긴 통증유발점은 귀 앞에서 시작해 귀 상당히 뒤쪽에서 끝나면서 가쪽 머리에 걸쳐 강렬한 연관증상을 일으킨다. 앞으로는 눈과 그 위쪽으로 그리고 뒤로는 뒷머리의 중간선 쪽으로 강렬한 연관증상 여파가 나타난다(Reprinted with permission from Simons DG, Travell JG, Simons LS. *Upper Half of Body. 2nd ed. Baltimore: Lippincott Williams & Wilkins, 1999, Travell & Simons' Myofascial Pain and Dysfunction: The Trigger Point Manual;* 1권 473쪽 그림 17.1).

럼 머리 속을 똑바로 관통하지는 않는다. 촉진을 통해서 조직에 압을 가할 때 특히 부드럽게 시행해야 한다.

이들 근육의 통증유발점 환자들은 밤에 머리를 베개에 대고 누웠을 때 끔찍한 두통을 호소하는 경우가 많다. 머리 무게로 뒤통수에 대해 베개가 눌려지며 이들 근육에 압이 가해진다. 이런 환자는 머리바닥 부위를 촉진해서 아픈 지점을 찾기도 한다. 아래머리빗근의 문제라면, 자동차 운전중 후진할 때 필요한 자세에서처럼 머리를 뒤쪽으로 완전히 돌리지 못할 수 있다.

통증유발점 활성화

이 근육들은 척주 맨위에서 머리를 움직이는 일을 주로 담당하므로 통증유발점이 생길 가능성이 높은 때는 굽힘을 조절하려는 경우, 오랜 시간 위쪽을 보도록 폄 상태를 유지하면서 단축된 자세를 유지하는 경우, 오랜 시간동안 옆쪽을 보면서 단축 자세를 유지하는 경우 등이다.

머리내밈자세의 경우에도 역시 머리가 과신전((위쪽 바깥쪽으로 턱내밈) 상태로 유지되는 경우가 많다. 여기에 맞추어 환자의 시선이 조절된다. 이로 인해 뒤쪽 뒤통수밑근육과 다른 뒤쪽 목 근육에 통증유발점이 활성화되곤 한다. 외상후 두통 통증유발점의 아주 흔한 요인이 이들 근육이다.

스트레스인자와 지속인자

- 팔꿈치로 받치고 바닥에 누워 텔레비전 보기
- 컴퓨터 작업을 할 때 키보드를 두드리면서 편평한 면에서 글을 읽거나 옆으로 보는 것
- 머리가 경사진 채로 위쪽 주시를 유지하는 것(천정에 페인트칠을 하거나 쌍안경으로 보는 것)
- 불편한 머리 자세를 유지하는 것
- 교정이 잘못된 안경이나 3초점 안경
- 교정되지 않은 근시
- 초점거리가 너무 짧은 렌즈
- 머리를 옆으로 유지하면서 뒷목에 냉기나 바람이 닿는 것
- **채찍질손상**

주의사항

- 너무 깊게, 너무 빨리 시행하지 않는다.
- 처음 가온 부위에 해당 부위의 뼈 기준점 위치가 포함되도록 한다.
- 부드럽게 촉진해야 한다. 쑤시거나 찌르는 동작은 피한다. 대부분의 사람에서 매우 민감한 부위이다.

마사지 시 고려사항

- 환자의 통증문턱값을 민감하게 고려하면서도 조직이 제대로 반응할 정도로 적당한 압을 가한다.
- C1과 뒤통수 사이의 뒤통수밑 조직을 치료하면, 머리에 제한없는 운동이 가능해질 것이다.
- C1과 C2 사이를 치료하면, 머리 돌림이 완전히 가능해질 것이다.
- 치료사가 마찰법과 압을 시행하면서 과로하는 흔한 부위이다.
- 뒤통수밑근육에 대한 효과적인 가온 기법은 머리를 손바닥으로 받친 채 머리바닥 부위에 손가락 끝을 대고 물결모양 같은 동작을 하는 것이다(본 기법에 대한 온라인 동영상 참조).
- 고리뼈를 앞으로 밀지 말고 뒤통수뼈 능선 밑에서 위쪽 방향으로 압을 가해야 한다.

어깨올림근: 목경직 근육 (Levator Scapula: The Stiff Neck Muscle)

흥미롭게도 어깨올림근의 어깨뼈 부착부에서는 두 층으로 닿게 되며, 대부분의 사람에서 어깨뼈 안쪽 모서리의 앞면과 뒷면에 모두 섬유가 부착된다.[1] 두 층 사이에 윤활낭이 존재하는 경우가 많다. 어깨뼈 위각 부위의 위어깨올림근과 앞톱니근 사이에 윤활낭이 하나 더 존재하기도 한다. 여기 윤활낭은 압통성이 강한 특성을 보이곤 한다(그림 5-3).

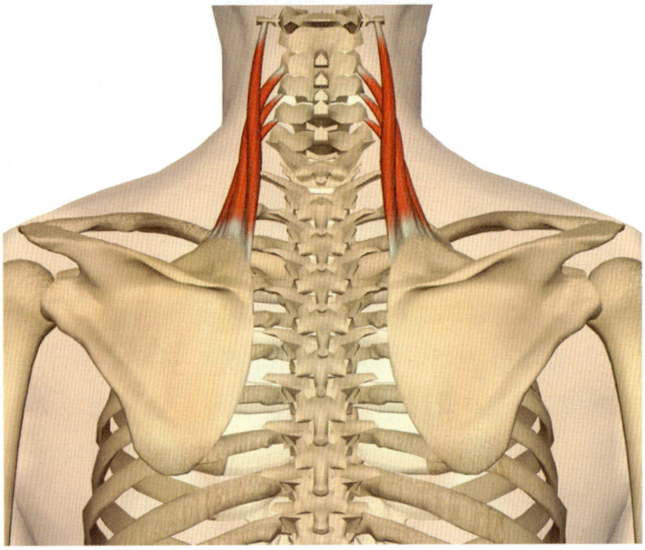

• 그림 5-3 어깨올림근 부착부위. C1-C4 가로돌기, 어깨뼈 위각과 어깨뼈가시뿌리 사이 어깨뼈 척추모서리(Reprinted with permission from *Life Art*, Lippincott Williams & Wilkins).

이는곳

- C1-C4 가로돌기(C3, C4의 실제 부착부는 가로돌기 뒤결절이다)

닿는곳

- 어깨뼈 위각과 어깨뼈가시뿌리 사이 어깨뼈 척추모서리

작용

- 어깨뼈 올림
- 어깨뼈 아랫방향 돌림
- 어깨뼈가 고정되었을 때 같은 쪽으로의 어깨 돌림을 보조
- 목 굽힘 조절을 도울 때 목 폄을 보조

통증유발점과 연관구역

통증유발점은 어깨올림근 힘살에 흔히 생기며 하나는 중간 부위 그리고 다른 하나는 어깨뼈 부착부 가까운 곳에 생긴다(그림 5-4).

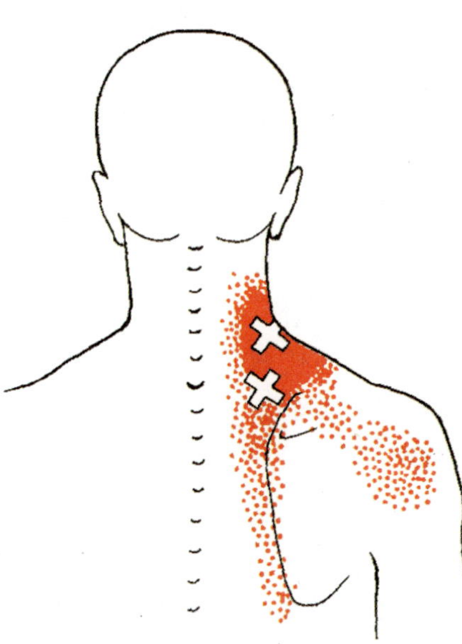

• 그림 5-4 어깨올림근의 통증유발점과 연관구역. 통증유발점은 목 각과 그 바로 밑 부위의 근육힘살 속에 대개 생기며 주위에 매우 강렬한 연관증상을 일으킨다. 어깨뼈 안쪽 모서리 밑으로 그리고 어깨뒤를 가로질러 퍼지는 경우가 많다(Reprinted with permission from *Medi Clip*, Lippincott Williams & Wilkins).

어깨올림근에서 흔히 관찰되는 통증유발점으로부터 생기는 연관증상은 목-어깨 각(목에서 꺾이는 부위) 쪽으로 투사되며 넘침증상 구역은 어깨뼈 척추모서리 옆 그리고 어깨 뒤를 가로지르는 부위이다.

이곳 통증유발점으로부터의 연관증상은 목 통증 그리고 경우에 따라 어깨 통증의 가장 중요한 원인 중 하나에 해당한다. 어깨올림근은 어깨이음구조 문제와 관련되는 경우가 많다. Sola 등의 연구에서는[2] 200명의 정상인 젊은 성인 중 20%에서 잠복성 통증유발점이 발견되었다. 위등세모근을 제외하면 다른 어떤 근육보다 이 근육에서 통증유발점이 많이 발견된다. 활동성통증유발점에 대한

한 임상연구에서는[3] 어깨올림근에 통증유발점이 가장 많다고 관찰되었다.

통증유발점이 심한 경우, 환자는 목 각 부위의 통증과 통증성 **목 경직(stiff neck)** 증상을 호소한다. 이들 통증유발점은 증상이 기운목(사경)과 비슷할 수 있다. Travell과 Simons에 따르면, 경직목 증후군, 어깨올림근 증후군, 어깨갈비 증후군 등으로 진단되기도 한다.

통증유발점이 매우 활성화되면 근육수축 시 통증 때문에 같은 쪽으로 머리를 완전히 돌리지 못하고 통증성 근육긴장 상승 때문에 반대 쪽으로 완전히 돌리지 못하기도 한다. 뒤돌아 보려면, 목이 아니라 몸을 돌려야 한다. 통증유발점으로부터 생긴 통증 때문에 목 돌림이 실제 제한되므로 '경직목' 근육이라 부른다. 상당히 활성화되면 안정 시에도 통증유발점으로부터 극심한 연관통증이 나타난다.

통증유발점 활성화

자세 스트레스가 이 근육의 주요 활성화인자이다. 통증유발점은 산업 스트레스나 수면자세로 인해 생길 가능성이 가장 많다. 심리 스트레스로 생기는 긴장성, 적대적, 공격적 어깨자세 역시 통증유발점 활성화의 원인이 될 수 있다. 어깨올림근이 단축된 자세로 유지하면서 하는 활동에 의해 잠복성 통증유발점이 활성화될 수 있다. 이러한 자세나 활동의 구체적인 사례는 아래에서 다룬다.

스트레스인자와 지속인자

- 특히 몸이 불편할 때, 테니스, 수영과 같은 스포츠에서 과잉활동을 함
- 테니스장 중앙에서 테니스 경기를 볼 때처럼 머리를 이리저리 반복해서 돌림
- 키보드를 너무 높이 두고 또는 머리와 목을 한쪽으로 돌린 채 키보드 작업을 함
- 한쪽에 앉은 사람과 너무 오랫동안 이야기를 나눔
- 한쪽 어깨에 긴 끈이 달린 핸드백을 맴
- 오랫동안 옆으로 바라봄
- 어깨와 귀 사이로 전화를 받침
- 너무 긴 목발이나 지팡이를 사용함
- 공격적으로 운동할 때 어깨가 들린 자세를 유지하는 경우처럼 긴장되거나 공격적인 자세
- 팔걸이가 너무 높은 의자에 앉음
- 머리가 뒤로 경사지거나 옆으로 경사진 수면자세, 예를 들어, 비행기 좌석에서 자거나 엎드려 잘 때
- 모든 방향으로부터의 채찍질손상
- 하반신 비대칭으로 생기는 불균등 보행

주의사항

- 엎드린 자세의 환자를 치료할 때에는 등세모근 가쪽 모서리를 어깨올림근으로 오인하지 않도록 주의한다.
- C1 가로돌기 뼈 기준점을 확인하고 목 가쪽을 향해 치료하도록 주의하며, 뒤통수뼈 능선 쪽을 향해 빗각으로 하지 않도록 한다.

마사지 시 고려사항

- 어깨올림근 긴장의 경우, 반대 쪽으로의 운동범위가 제한되며 같은 쪽으로의 돌림 때 통증이 나타나게 된다.
- C1 가로돌기 부착부는 목빗근 깊은 위치에 숨겨져 있기 때문에 특히 주의해야 한다. 이곳의 목널판근 부착부에 시행되기도 한다.
- 어깨뼈 위각 부위의 힘줄 부착부는 섬유성을 보이는 경우가 많고 위치를 찾기 쉽다. 머리 쪽에 어깨뼈를 보면서 서서 이 부착부위에 시행한다.
- 근육 스트립핑과 마찰법을 가로돌기 부착부위에 시행한다.
- 이 근육은 목 부위를 다룰 때에는 언제나 검사해 보아야 한다.
- 목 각 부위의 근육힘살 속으로 아래팔 압박을 가하면 이곳에 대한 치료를 마칠 때 약간 신장시키는 좋은 방법이다.

앞목 근육 (Anterior Cervical Muscles)

앞목 근육은 환자가 바로누운자세에서 치료해야 한다. 대부분의 사람들은 앞목 근육에 치료를 받아 본 적이 없기 때문에 이번 치료에서 무엇을 할 것이고 그것이 왜 필요한지 꼭 설명한다. 특히 채찍질손상을 받은 적이 없는 환자에서는 앞목 근육이 문제될 것이다. 앞목 부위를 치료하려면 치료사가 해부학을 숙지하고 시각화할 수 있어야 한다는 점과 단순히 치료 부위가 앞목 부위라는 점 때문에 대부분의 마사지사는 겁을 내고 이 치료를 하지 않으려 한다. 치료 시 위험을 방지하려면 부드럽게 해야 한다. 또한 이곳의 치료를 안전하게 하려면 치료사의 자세잡기가 정밀해야 한다.

채찍질 손상을 겪었고 뒷목 부위의 근육만을 치료한다면 실제로는 이곳의 통증이 심해질 것이다. 치료사가 앞쪽 근육의 조임상태는 내버려두고 뒤쪽 근육만을 성기게 하면서 환자의 근육 불균형을 조성했기 때문에 환자에서 목뼈 곡선이 상실되고 결국 '군인 목(military neck)' 이라는 상태로 될 수 있다. 앞목 치료를 잘 하는 능력이 중요한 이유가 이것이다.

목빗근: 매우 복합적임 (Sternocleidomastoid: Amazingly Complex)

목빗근은 환자의 목, 어깨, 머리의 모든 문제를 다룰 때 고려해야 하는 매력적인 근육이다.

이는곳

- 복장뼈자루
- 안쪽 빗장뼈(복장뼈 부착부 뒤)

닿는곳

- 관자뼈 꼭지돌기

작용

- 반대 쪽으로의 돌림, 위로 기울임(한쪽)
- 머리와 목 굽힘(양쪽)
- 흡입의 보조근육
- 머리와 목의 뒤쪽 운동 조절(양쪽)

통증유발점과 연관구역

목빗근의 복장뼈 부분과 빗장뼈 부분에는 각각의 연관증상양상이 존재한다. 하지만 두 부분 모두 주로 목이 아니라, 얼굴과 머리의 연관통증을 일으킨다. 연관증상은 비정형 얼굴신경통이나 긴장두통 증상과 비슷한 경우가 많다. 치과의사들은 이러한 연관증상을 얼굴통증 호소증상의 한 구성요소로 본다.

목빗근 복장뼈 부분으로부터의 연관증상은 대개 통증이다. 전형적인 경우 통증유발점 자체가 *복장뼈 부분* 전체 길이에 걸쳐 나타나고, 연관증상이 꼭지돌기와 뒤통수뼈능선에서 느껴지며 눈과 눈썹의 안쪽, 가쪽, 위쪽 주위에 활모양으로 느껴진다. 머리 맨위, 눈 뒤, 위턱뼈와 아래턱뼈, 목구멍, 턱, 복장뼈 부착부 등으로 연관증상이 퍼지기도 한다.

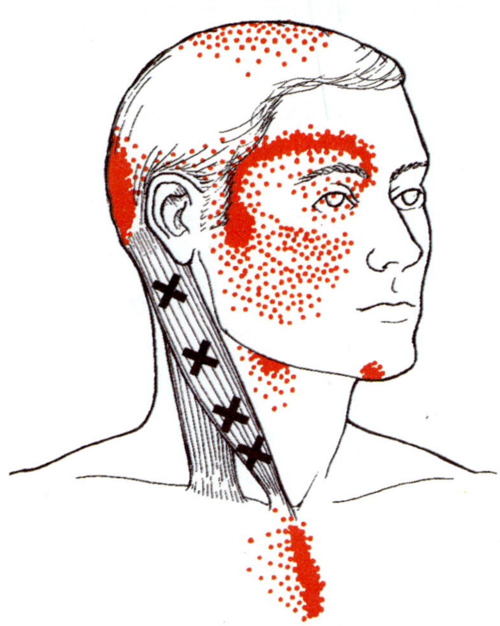

• **그림 5-5** 목빗근 복장뼈 갈래의 통증유발점과 연관구역. 통증유발점이 복장뼈 부분 전체 길이에 걸쳐 나타날 가능성이 많다. 관자 부위로부터 활을 그리면서 위로 그리고 눈을 넘어 머리 뒤쪽으로 향한 후 복장뼈 속으로 강렬한 연관증상이 나타난다. 머리 맨위, 귀로부터 눈 쪽과 전체 위턱뼈, 그리고 복장뼈 부위에 연관증상이 강렬한 곳 가쪽 등으로 퍼지기도 한다(Reprinted with permission from *Medi Clip*, Lippincott Williams & Wilkins).

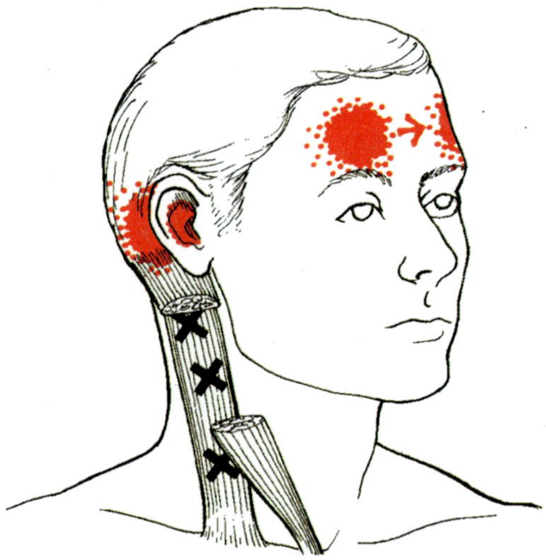

• **그림 5-6** 목빗근 빗장뼈 갈래의 통증유발점과 연관구역. 복장뼈 갈래와 마찬가지로 통증유발점은 빗장뼈 갈래의 전체 길이에 걸쳐 자리잡는다. 이마, 귀 속, 귀 뒤쪽으로 강렬한 연관증상이 나타난다. 이들 부위 주위로 약간의 퍼지는 연관증상이 나타나기도 한다(Reprinted with permission from *Medi Clip,* Lippincott Williams & Wilkins).

과도한 눈물흘림, 결막 발적, 흐려보임 또는 침침한 감각과 같은 시각 장애 등의 눈 증상이 나타날 수 있다. 코곁굴 울혈 증상까지 나타나기도 한다. 때로는 귀울림 즉, 지직 하는 잡음을 동반하지 않는 한쪽 난청이 나타나기도 한다(그림 5-5).

목빗근 빗장뼈 부분으로부터의 연관증상은 통증이며 빗장뼈 실제 통증유발점은 부분의 전체길이에 걸쳐 존재한다. 연관증상은 주로 이마 부위 머리와 귀 뒤 그리고 귀 깊은 속에서 느껴진다. 때로는 같은 쪽 큰어금니와 뺨쪽으로 연관증상이 퍼진다.

현기증, 어지럼증, 공간 방향감장애와 같은 고유감각 문제 증상을 호소할 수 있다. 빗장뼈 분지의 활동성 통증유발점을 기계적으로 자극하면, 이마 연관증상 부위의 혈관수축, 국소 발한과 같은 자율신경 연관증상이 나타날 수 있다(그림 5-6).

흥미로운 점은, 목빗근 통증유발점으로부터는 목 통증이나 목경직 증상이 대개 나타나지 않는다는 점이다. 하지만 앞목 부위의 통증을 호소할 수 있으며 이 증상은 림프선 증상과 비슷하다. 통증유발점으로부터 머리와 얼굴쪽으로 향하는 극심한 연관증상은 긴장두통과 비슷하기도 하다. 목 동작제한을 호소하는 경우는 드물다.

주요 호소증상은 흐린시력, 어지럼증, 많은 양의 눈물분비, 이마 두통, 구역질 등이다.

통증유발점 활성화

이곳 통증유발점을 활성화하는 모든 자세나 활동은 교정하지 않는다면 통증유발점을 지속시키는 작용도 한다. 심한 머리내밈자세로 이 근육이 단축되고, 해당 부위의 통증유발점이 활성화된다. 또한 머리를 한쪽으로 오랫동안 돌린 채 있으면 통증유발점이 활성화되고, 바로누운 자세에서 베개를 두 개 이상 받쳐 머리를 받치고 수면을 취해도 그러하다.

목을 오랫동안 과신전시킨 상태에서 활동하는 것과 같은 기계적 과부하가 활성화의 원인이 되는 경우가 많다. 머리로 떨어지는 손상이나 채찍질손상의 경우처럼 사고로 활성화되기도 한다.

변형이나 손상으로 팔 운동이 제한되어 불편한 보상성 목 자세를 취해야 하는 경우에도 목빗근에 활동성 통증유발점이 생긴다. 높고 낮은 엉덩관절, 짧은 다리, 작은 편측골반과 같은 구조적 문제도 통증유발점의 다른 근원이며, 이러한 상태로 인해 기능적 척주옆굽음증과 어깨이음구조 경사가 초래되기 때문이다. 이들 상태로 인해 근육에 과부하가 가해지고, 눈높이를 고르게 하고, 머리위치를 정상으로 유지하기 위해 근육이 무리를 해야 한다. 모든 종류의 절뚝거림 보행에 의해 이곳 통증유발점이 활성화될 수 있으며 목빗근이 해당 운동을 보조하거나 평형을 유지하려고 애쓸 것이기 때문이다.

조임 상태의 큰가슴근 때문에 빗장뼈가 당겨져 목빗근 통증유발점이 활성화될 수 있다. 또한 역설호흡이나 만성 기침에 의해 목빗근에 과부하가 걸릴 수 있다.

스트레스인자와 지속인자

- 목 과신전, 예를 들면, 천정에 페인트칠을 하거나 칠판에 글씨를 쓰거나, 커튼을 달거나, 무대가 높은 극장의 앞줄에 앉는 것과 같은 경우
- 바로누운 자세에서 책을 옆으로 두고 읽는 경우
- 머리내밈, 구부정 자세
- 운전중 머리내밈자세
- 깃이나 넥타이를 너무 조이는 경우
- 어깨가 늘어진 경우(너무 무거운 옷을 입거나 '처지는' 느낌)

주의사항

- 목빗근을 치료할 때에는 복장뼈 섬유 안쪽에 위치한 목동맥을 피해서 시행한다.

마사지 시 고려사항

- 머리를 치료하는 쪽으로 조금 돌리면 근육섬유가 느슨해지고, 목빗근에 대한 집게쥐기를 하기가 용이해진다.
- 목빗근 문제에는 집게압박법을 쓰면 매우 효과적이다.
- 윤활제를 처치한 경우, 목빗근을 잘 잡으려면 화장지나 종이타월을 써야 할 수 있다.
- 가쪽 굽힘이 아니라, 머리돌림을 통해 신장운동과 운동범위 운동을 효과적으로 할 수 있다.
- 꼭지돌기에 부착되는 3개 근육 중 목빗근이 가장 표면 근육이다.
- 목빗근 복장뼈 분지의 연관증상 양상은 고전적 편두통활(arc)과 비슷하다.
- 목빗근의 꼭지돌기 부위 부착부 힘줄을 비롯한 두꺼운 위쪽 절반을 세밀히 치료하는 것은 매우 중요하다.
- 치료 전에 붓돌기의 위치에 항상 유의해서 붓돌기를 손상시키지 않도록 한다.

앞, 중간, 뒤 목갈비근: 포착근육 (Scalenes: Anterior, Medius, and Posterior: The Entrappers)

목갈비근 통증유발점과 연관된 가슴문 포착증후군이 어깨이음구조와 위팔 통증의 원인이라는 점을 못보고 지나치는 경우가 많다. 목갈비근 통증유발점은 확인하거나 효과적으로 치료하기 가장 어려운 통증유발점의 하나이며 또한 근막통증유발점 중 가장 중요한 것들 중 하나이다.

목갈비근은 부착부위가 다양하다. 가장 변화가 큰 근육은 최소목갈비근이다. 최소목갈비근은 약 50~75%의 사람들에서 적어도 한쪽에 존재한다.

이는곳

- 앞목갈비근: C3~C6 가로돌기
- 중간목갈비근: C2~C7 가로돌기
- 뒤목갈비근: C5~C7 가로돌기
- 최소목갈비근: C6~C7 가로돌기

닿는곳

- 앞목갈비근: 1번 갈비뼈
- 중간목갈비근: 1번 갈비뼈
- 뒤목갈비근: 2번 갈비뼈
- 최소목갈비근: 1번 갈비뼈

작용

- 목 앞쪽 굽힘
- 같은 쪽으로의 가쪽 굽힘
- 가쪽 운동에 대해 목뼈 안정화
- 강제흡기 시 맨 위 두 갈비뼈 올림

통증유발점과 연관구역

주로 근육힘살을 따라 통증유발점이 생긴다. 하지만 중간목갈비근의 경우, 대개 근육힘살 아래쪽 부위에서 관찰된다.

앞목갈비근, 중간목갈비근, 뒤목갈비근의 활동성 통증유발점은 앞으로는 가슴 쪽으로, 가쪽으로는 위팔 쪽으로, 뒤로는 어깨뼈 안쪽 모서리와 어깨뼈사이 부위에 연관감각이 생길 수 있다. 해당 부위 모두에 나타나거나 일부분에 나타날 수도 있다.

뒤쪽 연관증상은 대개 앞목갈비근으로부터 생기며 특히, 어깨뼈 모서리를 따라 나타난다. 앞쪽으로는 중간목갈비근과 뒤목갈비근으로부터 가슴 부위 속으로 연관증상이 나타난다.

또한 연관증상이 위팔 앞과 뒤를 따라 내려가고 팔꿈치를 넘어 아래팔 노쪽, 엄지, 집게손가락으로 가기도 한다. 연관증상은 대개 중간목갈비근 그리고 앞목갈비근 위쪽 통증유발점으로부터 나온다(그림 5-7).

목갈비근 통증유발점은 등통증, 어깨통증, 팔통증 원인으로서 간과되는 경우가 흔하다. 목갈비근 통증유발점 연관증상이 머리에 나타나는 경우가 드물기 때문에 연관된 통증유발점에서 머리쪽으로 연관증상을 나타낸다. Travell과 Simons가 인용하는 한 연구에 따르면,[4] 경추성 두통 환자의 절반 이상에서 함께 관찰된 연관된 활동성 목갈비근 통증유발점이 통증의 요인이 되고 있었다.

목갈비근은 등통증의 가장 흔한 원인 중 하나이다. 이들 통증유발점에서 생긴 통증을 표현할 때에는 대개 지속적이고 둔한 통증성이며 위가슴 부위 위쪽으로 두 개의 손가락 모양 투사경로를 타고 온다고 한다. 왼쪽의 경우 협심증으로 오해할 수 있고, 주로 근육활동과 연관되곤 한다.

엄지 쪽으로 향하는 덜 흔한 연관증상은 대개 무감각하다고 표현되며 감각저하를 동반하거나 동반하지 않기도 하고 온도감각을 함께 보이거나 보이지 않기도 한다(대개 한랭감각임).

통증유발점 활성화

목갈비근 통증유발점은 대개 목빗근 통증유발점에 대해 이차적으로 활성화된다. 목빗근은 목갈비근과 함께 하나의 기능적 단위를 형성한다. 또한 어깨올림근 통증유발점으로부터 생기는 심한 경직목 증후군에 목갈비근 통증유발점이 포함되는 경우도 있다.

스트레스인자와 지속인자

- 사고 외상
- 무거운 물건을 당기거나 들어올림(돛 조절 밧줄을 끌어당김)
- 줄다리기 경기
- 수영 경쟁
- 불편하게 큰 물체를 들고 있기

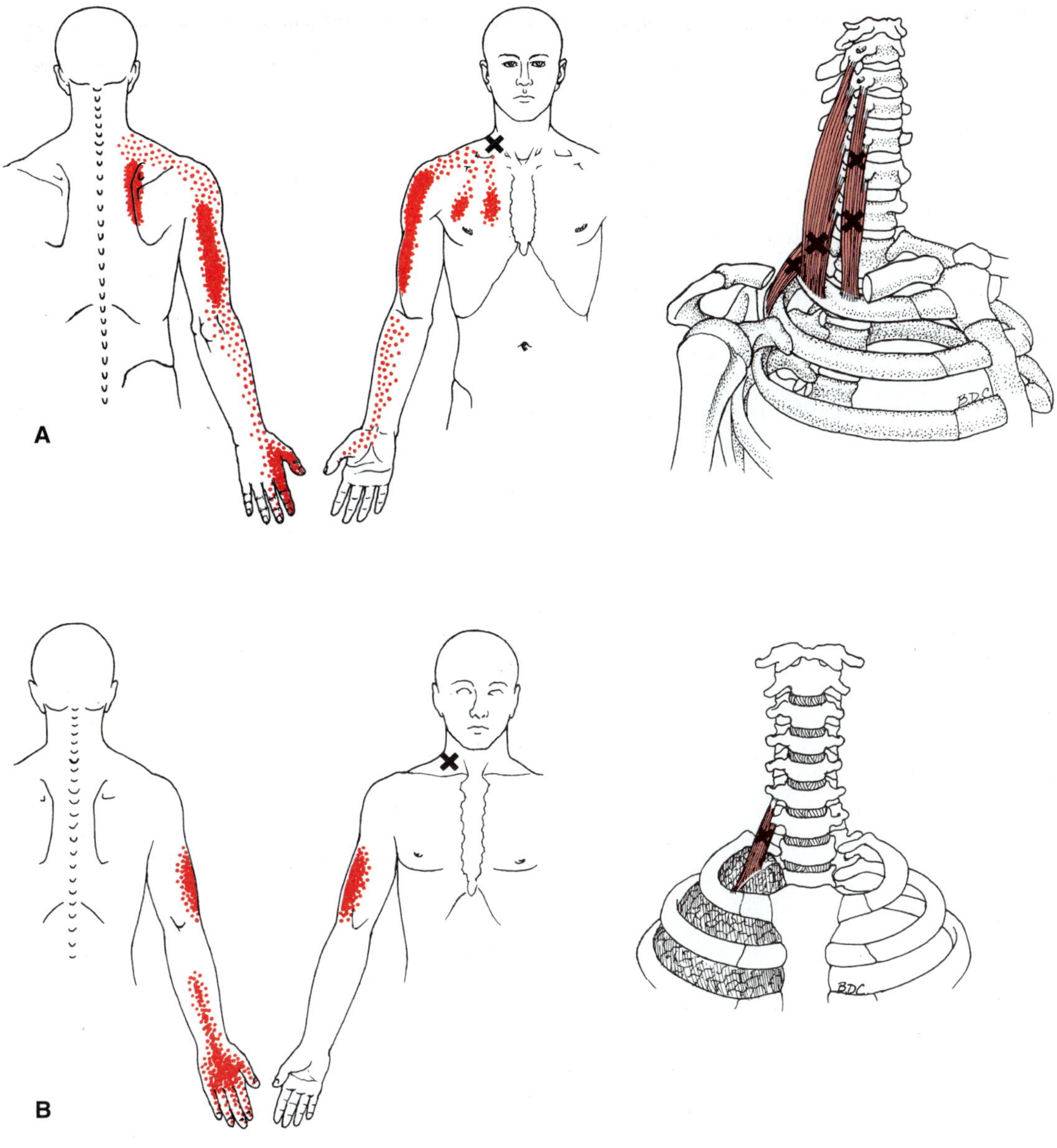

• **그림 5-7** 목갈비근의 통증유발점과 연관구역. 목갈비근 네 부분 각각 근육힘살에 통증유발점이 나타난다. 어깨뼈 바로 안쪽 부위, 밑으로 아래팔 뒤쪽과 가쪽을 지나 손 뒤쪽, 가슴 쪽으로 강렬한 연관증상이 나타날 수 있다. 어깨를 지나 앞뒤 양쪽을 지나 밑으로 아래팔 앞쪽과 뒤쪽을 지나 손바닥 쪽으로, 그리고 가슴 쪽 강한 연관증상 부위 위로 연관증상이 퍼지기도 한다 (Reprinted with permission from Simons DG, Travell JG, Simons LS. *Upper Half of Body.* 2nd ed. Baltimore: Lippincott Williams & Wilkins, 1999*, Travell & Simons' Myofascial Pain and Dysfunction: The Trigger Point Manual;* 1권 506쪽 그림 20.1).

- 악기 연주
- 역설호흡과 같은 과사용
- 매우 자주 심하게 기침함(천식, 기관지염 등등)
- 침대 발치를 머리맡보다 더 높이 두고 수면을 취함
- 선 자세에서 어깨이음구조의 경사
- 앉은 자세에서 편측골반이 작음
- 팔 상실 또는 큰 가슴의 수술적 절제
- 척주옆굽음증
- 위팔이 짧아 의자 팔걸이에 닿지 않는 이유로 앉은 상태에서 불편하게 기대야 하는 경우
- 채찍질손상
- 무거운 어깨가방을 맴

- 위가슴호흡(천식 등등)
- 머리를 앞으로 기울인 채, 침대에서 글 읽기
- 발을 절뚝거림

주의사항

- 앞목갈비근과 중간목갈비근 사이 위험부위인 팔신경얼기에 직접 압박하지 않도록 한다.

마사지 시 고려사항

- 목갈비근이 강하게 조이면 **팔신경얼기 포착(entrapment of brachial plexus)**이 초래된다.
- 머리를 옆으로 돌리고 엄지 활주 스트로크할 때에는 엄지를 뒤쪽 아래쪽의 첫째 갈비 부착부 쪽을 향해 진입시키면서 빗장뼈에 대한 직접접촉을 피해야 하며 이 부위는 팔신경얼기 위치에 해당한다.
- 목갈비근 조임은 맨위 두 개의 갈비에 대해 올림 작용을 한다. 작은가슴근 조임은 빗장뼈 내림 작용을 한다. 이렇게 조합되면 가슴문 부위가 닫히도록 해서 팔신경얼기 포착을 초래할 수 있으며 이것이 가슴문 증후군이다.
- 손부종과 함께 자쪽 통증, 저림, 무감각, **이상감각(dysesthesia)**이 보인다면 그 환자도 가슴문 증후군일 가능성이 있다.
- 이곳의 통증유발점에 의해 손목굴증후군과 비슷한 증상이 일어날 수 있다.
- 팔신경얼기와 겨드랑동맥이 1번 갈비 위로 앞목갈비근과 중간목갈비근 사이에서 나오기 때문에 이곳을 누르지 않도록 주의한다. 이곳을 누르면 환자에게 전기쇼크와 같은 느낌이 생길 것이다.

앞쪽 뒤통수밑근육 (Anterior suboccipitals)

앞쪽 뒤통수밑근육은 앞머리곧은근과 가쪽 머리곧은근 등 2개의 근육이다. 접근하기 비교적 어려운 편이지만, 촉진과 치료가 가능하다.

앞머리곧은근과 가쪽 머리곧은근 (Rectus Capitis Anterior, Rectus Capitis Lateralis)

이들 두 근육이 상당히 짧지만, 머리와 목 통증에서 중요한 역할을 하며 손상 때 특히 그러하다. 앞머리곧은근은 긴머리근 윗부분 깊은 곳에 위치한다.

이는곳

- 앞머리곧은근: 고리뼈(C1) 가로돌기 앞쪽
- 가쪽 머리곧은근: 고리뼈(C1) 가로돌기

닿는곳

- 앞머리곧은근: 뒤통수뼈, 큰구멍 앞쪽
- 가쪽 머리곧은근: 뒤통수뼈 목정맥구멍돌기

작용

- 앞머리곧은근: 머리 굽힘
- 가쪽 머리곧은근: 머리 가쪽 굽힘

통증유발점과 연관구역

깊은 앞목 근육 대부분의 실제 통증유발점 위치와 특정 연관증상양상은 아직 확립되지 않았다. 하지만 통증유발점으로부터 후두 부위, 앞목과 뒷목, 그리고 경우에 따라 입으로도 연관증상이 나타날 수 있다는 점에 대해서는 대부분 동의한다.

이곳의 통증유발점 환자는 앞목통증과 아마도 목구멍의 덩어리와 간지럼이나 삼키기 곤란함 등을 호소하기도 한다.

통증유발점 활성화

이들 근육은 척주 맨 위에서의 머리 움직임을 주로 담당하며 통증유발점이 생길 가능성이 높은 경우에는 굽힘을 조절하려는 경우, 오랫동안 위로 올려보는 폄 상태를 유지하면서 근육 단축 자세를 지속하는 경우, 오랫동안 옆을 보면서 근육 단축 자세를 지속하는 경우 등이다. 머리 내밈자세인 사람에서는 머리가 과신전 상태인 경우가 많다(위와 앞으로 턱내밈 자세). 이것은 사람의 시선을 조절해 준다. 이들 근육은 외상후 두통 통증유발점의 흔한 요인이다.

스트레스인자와 지속인자

- 팔꿈치로 받치고 바닥에 누워 텔레비전 보기
- 잘못 조절된 안경테
- 근시 교정을 하지 않은 격우
- 초점거리가 너무 짧은 렌즈
- 제대로 보려면 머리 위치를 자주 또는 계속 미세조정해야 하는 3초점렌즈를 쓰는 경우
- 머리를 옆쪽으로 한 자세를 유지하는 동안 뒷목에 와 닿는 오한이나 통풍
- 채찍질손상
- 머리가 위로 경사진 채로 위쪽 주시를 유지하는 것(천정에 페인트칠을 하거나 쌍안경으로 보는 것)
- 불편한 머리 자세를 유지하는 것
- 오랫동안 키보드를 두드리면서 편평한 면에서 글을 읽거나 옆쪽으로 읽는 것

주의사항

- 붓돌기를 촉진해서 정확한 위치에 대한 지식을 숙지한다. 붓돌기는 매우 날카로우며 붓인두근과 혀인두신경에 외상을 초래할 수 있으므로 붓돌기를 누르지 않도록 한다. 또한 붓돌기는 상당히 작아 골절 즉, 완전히 똑 부러질 수 있다.
- 촉진은 부드럽게 해야 하며 쑤시거나 찌르는 움직임은 피한다. 대부분의 사람에게서 매우 민감한 부위이다.

마사지 시 고려사항

- 환자의 통증문턱값에 대해 민감하게 생각하면서도 적절한 압을 가해서 조직 반응이 제대로 나오도록 한다.
- 뒷목 통증이 경감되지 않은 경우, 이들 근육의 통증유발점이 활성화된 때문일 수 있다.

긴머리근과 긴목근: 군인 목 (Longus Capitis and Longus Colli: Military Neck)

긴머리근과 긴목근은 앞쪽 뒤통수밑 근육과 함께 앞목 깊은 근육에 해당한다. 이들 근육은 만성적으로 수축되면 이로 인해 군인 목 즉, 일자목이라 하는 상태로 될 수 있다. 통증 상태이며 목에 곡선이 없고 목이 일자 모양이고 대개 앞쪽으로 향한다.

이는곳

- 긴머리근: C3~C6 가로돌기 앞
- 긴목근 세로섬유: C1~C3, C5~C7 척추뼈몸통 앞
- 긴목근 아래 빗섬유: T1~T3 척추뼈몸통 앞
- 긴목근 위 빗섬유: C3~C5 가로돌기 앞결절

닿는곳

- 긴머리근: 뒤통수뼈의 큰구멍 앞
- 긴목근 세로섬유: C2~C4 척추뼈몸통 앞
- 긴목근 아래 빗섬유: C5~C6 가로돌기 앞결절
- 긴목근 위 빗섬유: 고리뼈(C1) 앞결절

작용

- 긴머리근: 머리와 목 굽힘
- 긴목근: 머리와 목 굽힘, 머리 돌림 보조

통증유발점과 연관구역

대부분의 깊은 앞목근육의 특정 통증유발점과 연관구역은 아직 확립되지 않았다. 여기로부터 후두 부위, 앞목, 입 쪽으로 연관증상이 나타난다고 대부분 생각한다.

이 부위의 통증유발점 환자는 삼킴 곤란 증상을 호소할 수 있으며 반지연골 인근통증과 목앓이를 동반하기도 한다.

통증유발점 활성화

이들 통증유발점의 원인은 주로 자동차사고 손상이나 스포츠손상과 같은 굽힘-폄 손상과 머리내밈자세 등이다. 군인목 자세인 사람은 이곳에 활성화 통증유발점이 여럿 존재할 가능성이 높다.

스트레스인자와 지속인자

- 채찍질손상
- 머리내밈자세

주의사항

- 어느 곳에 어떻게 치료할지 환자에게 설명한다.
- 촉진은 부드럽게 해야 하며 쑤시거나 찌르는 움직임은 피한다. 대부분의 사람에게서 매우 민감한 부위이다.

마사지 시 고려사항

- 환자의 통증문턱값에 대해 민감하게 생각하면서도 적절한 압을 가해서 조직 반응이 제대로 나오도록 한다.
- 가로돌기를 벗어나 가쪽으로 압을 이동시키면 목동맥을 누를 수 있기 때문에 이렇게 하지 않도록 한다.
- 뒷목 통증이 해소되지 않은 경우, 이들 근육의 통증유발점이 활성화된 때문일 수 있다.

목뿔위근육 (Suprahyoid muscles)

목뿔위근육은 위로부터 내려와 목뿔뼈에 부착되는 근육이며 위로는 아래턱뼈, 관자뼈 등에 부착된다. 턱목뿔근, 턱끝목뿔근, 두힘살근 등이 해당된다. 관련 근육인 목뿔아래근육이 목뿔뼈 안정화 작용을 하기 때문에 이들 목뿔위근육이 턱을 움직일 수 있다(그림 5-8).

턱목뿔근 (Mylohyoid)

턱목뿔근은 삼키기, 씹기, 빨기, 불기 등 대부분의 입기능에서 작용한다.

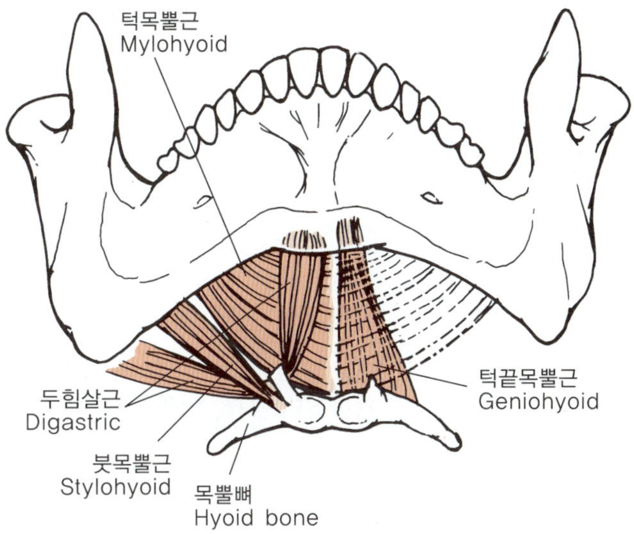

그림 5-8 목뿔위근육 부착부위. 턱목뿔근: 목뿔뼈 윗면, 아래턱뼈 안쪽면 턱목뿔근선의 전체. 턱끝목뿔근: 목뿔뼈 윗면, 턱뼈결합 부위 아래턱뼈 중간의 아래 속면 (Reprinted with permission from Oatis CA. *Kinesiology*, Baltimore, MD: Lippincott Williams & Wilkins, 2004).

이는곳

- 아래턱뼈 안쪽면 턱목뿔근선의 전체

닿는곳

- 목뿔뼈

작용

- 입 벌림(아래턱뼈 내림)
- 목뿔뼈 올림
- 혀와 입 바닥 올림

통증유발점과 연관구역

이 근육에서는 통증유발점이 아직 공식 기록되지 않았다. 하지만 통증유발점은 주로 근육힘살에 생기곤 한다. 연관증상은 혀 가쪽면에 생길 가능성이 있다. 이 근육의 통증유발점 환자는 통증성, 제한성 감각과 아울러 삼킴 곤란을 호소할 것이다.

통증유발점 활성화

이 근육의 통증유발점은 만성 입호흡으로 활성화될 수 있다. 모든 종류의 채찍질손상으로도 이곳 통증유발점이 활성화될 것이다.

스트레스인자와 지속인자

- 머리내밈자세
- 입호흡

주의사항

혀밑 입속 치료에 해당한다. 종양이나 개방궤양과 같은 비정상 조직이 없도록 확인한다.

마사지 시 고려사항

- 모든 인후 앞 근육의 통증유발점에서는 갑상샘 속으로의 내장성 연관증상이 나타날 수 있다.
- 모든 종류의 채찍질형 손상에서는 진찰 시 항상 이 근육을 포함한다.

턱끝목뿔근 (Geniohyoid)

턱끝목뿔근은 주로 두힘살근과 상승적으로 작용한다.

이는곳

- 턱뼈결합 부위 아래턱뼈 중간의 아래 속면

닿는곳

- 목뿔뼈

작용

- 아래턱뼈 뒤당김, 내림
- 목뿔뼈 올림

통증유발점과 연관구역

턱끝목뿔근의 통증유발점과 연관증상에 대해서는 아직 기록된 바가 없다. 모든 근육에서와 마찬가지로 통증유발점은 근육힘살에 생길 가능성이 높다. 연관증상은 입부위로 나타날 가능성이 높다.

통증유발점 활성화

이곳의 통증유발점은 채찍질손상과 같은 굽힘-폄 손상으로 인해 활성화될 것이다.

스트레스인자와 지속인자

- 머리내밈자세
- 입호흡

주의사항

혀밑 입속 치료에 해당한다. 종양이나 개방궤양과 같은 비정상 조직이 없도록 확인한다.

마사지 시 고려사항

- 모든 인후 앞 근육의 통증유발점에서는 갑상샘 속으로의 내장성 연관증상이 나타날 수 있다.
- 모든 종류의 채찍질형 손상에서는 진찰 시 항상 이 근육을 포함한다.

두힘살근: 가성 목빗근 통증 (Digastric: Pseudo-sternocleidomastoid Pain)

두힘살근은 해부학적 부착부위가 흥미로운 근육이다. 뒤 힘살의 끝과 끝을 서로 잇는 온힘줄은 섬유성 걸이 모양 구조물을 통해 목뿔뼈에 부착된다.

이는곳

- 앞힘살: 아래턱뼈 아래모서리
- 뒤힘살: 관자뼈 꼭지패임

닿는곳

- 중간힘줄이 섬유성 걸이 근막에 의해 목뿔뼈에 간접적으로 부착됨.

작용

- 아래턱뼈 내림(입을 벌림)
- 목뿔뼈를 위, 앞, 뒤로 움직임

통증유발점과 연관구역

두힘살근의 앞 부분과 뒤 부분 모두의 힘살 부위에서 통증유발점이 관찰될 수 있다. 뒤 통증유발점으로부터의 연관증상은 턱뼈각 근처 목구멍과 턱 측면에 강하게 느껴지는 경우가 많으며, 뒤통수쪽으로까지 퍼진다. 앞부분으로부터의 연관증상은 아래 앞쪽 치아쪽에 나타나는 경우가 많다(그림 5-9).

뒤쪽 부분의 통증유발점 환자는 통증을 느끼지 않는 대신 예를 들어, 목구멍에 덩어리가 있거나 뭔가가 막은 느낌과 같은 삼킴 관련 증상을 보이는 경우가 많다.

앞 부분에 통증유발점이 있으면 환자가 아래 앞쪽 치아에 통증을 느낄 가능성이 많다. 통증유발점으로 인해 생기는 치통에 대해 간과하는 경우가 많다.

통증유발점 활성화

두힘살근 통증유발점 활성화는 다른 앞쪽 목과 목구멍 근육의 기능 이상에 이차적으로 생길 수 있다. 그렇지만 이곳 통증유발점이 활성화되는 데에는 악물기, 갈이증, 입호흡과 같은 동작 정도만으로도 된다.

붓돌기가 길면 두힘살근에 기계적 자극이 생길 수 있다. 이를 '**Eagle 증후군**'이라 한다. 즉, 붓돌기가 근육힘살을 누르고 일부 열상이나 염증을 일으킨다. 전형적인 경우 턱뼈각에 통증이 있고, 어지럼증, 흐려보임과 같은 증상을 동반한다. 또한 시각저하가 나타날 수 있다.

스트레스인자와 지속인자

- 이갈기나 입호흡으로 인한 과부하
- Eagle 증후군
- 채찍질손상

주의사항

- 붓돌기의 위치를 확인한 후에야 두힘살근 뒤쪽 부분을 치료하며 붓돌기는 작고 쉽게 부러지므로 누르지 않도록 한다.

마사지 시 고려사항

- 확인된 각 통증유발점에 통증유발점 압박법을 활용한다.

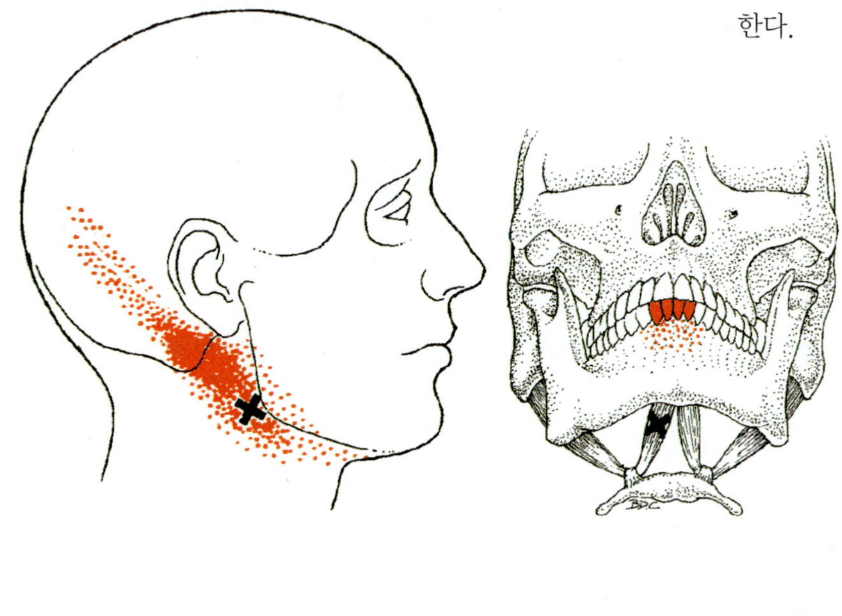

그림 5-9 두힘살근의 통증유발점과 연관구역. 실제 통증유발점은 대개 힘살에 나타나며 강렬한 연관증상이 목 옆을 따라 위로 꼭지돌기까지 그리고 아래 중간 치아까지 나타난다. 머리 뒤쪽을 가로질러 앞목 쪽으로 턱 바로 밑까지 퍼지기도 한다(Reprinted with permission from *Medi Clip*, Lippincott Williams & Wilkins).

머리와 얼굴 근육 (Head and Face Muscles)

마지막 근육군인 머리와 얼굴 근육을 통해 턱관절 기능이상과 같은 얼굴 통증에 대해 생각해 본다.

뒤통수근: 두피 긴장근 (Occipitalis: The Scalp Tensor)

Travell과 Simons에 따르면, 근막통증/기능이상 증후군 관련 얼굴과 머리 통증 환자의 42%에서 **같은 쪽(ipsilateral)** 뒤통수근 압통이 관찰된다. 같은 쪽이란 몸에서 동일한 쪽에 발병하거나 관련된다는 뜻이다.

뒤통수근은 대개 이마근과 묶어서 '뒤통수이마근' 또는 '머리덮개근'이라 한다. 앞쪽 근육과 뒤쪽 근육을 나누어 보기 위해 본 교재에서는 뒤통수근과 이마근을 따로 설명한다.

이는곳

- 뒤통수뼈 위목덜미선

닿는곳

- 머리덮개널힘줄

작용

- 두피를 뒤로 당김
- 눈썹 올림이나 이마 주름잡기를 보조함

통증유발점과 연관구역

근육힘살 통증유발점으로부터의 연관감각이 앞쪽과 가쪽으로 머리뼈를 통해 뒷머리에 넓게 나타난다. 눈확 깊은 곳과 안구 자체에 강렬한 통증이 나타날 수 있다(그림 5-10).

이곳 통증유발점 환자들은 근육힘살 속 통증유발점에서 생기는 통증 때문에 잠자려 할 때 베개를 누르는 뒷머리의 무게를 견디지 못하는 경우가 많다. 잠을 자려면 옆으로 누워야만 한다고 말하기도 한다. 이곳 통증유발점에서 생기는 통증은 깊고 둔한 통증이다. 표면 두피의 저림

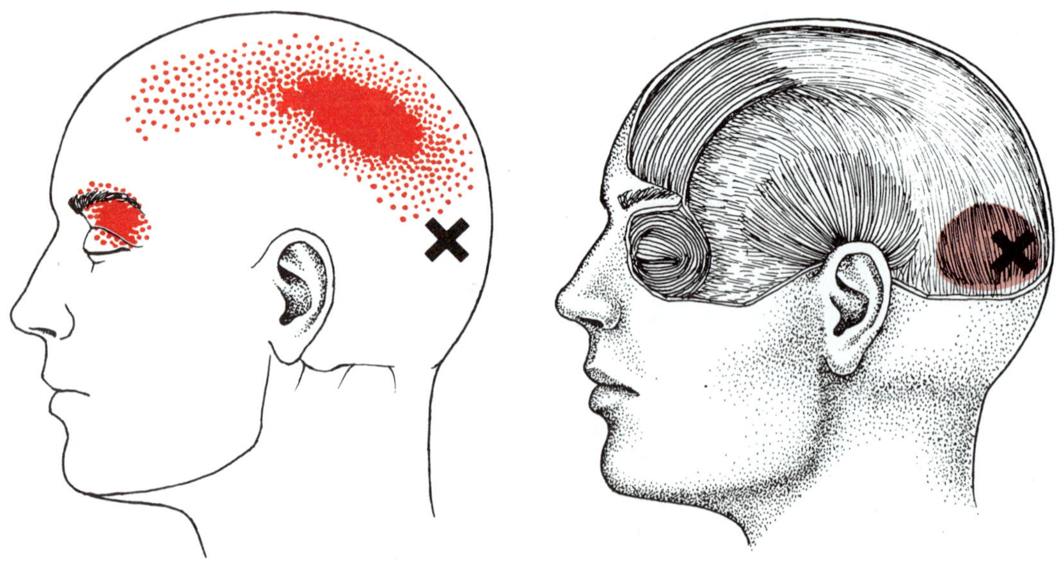

● **그림 5-10** 뒤통수근의 통증유발점과 연관구역. 통증유발점은 근육힘살에서 생기며 강렬한 연관증상이 위가쪽 머리와 눈 뒤에 나타나고 두 부위 주위로 퍼진다(Reprinted with permission from Simons DG, Travell JG, Simons LS. *Upper Half of Body*. 2nd ed. Baltimore: Lippincott Williams & Wilkins, 1999, *Travell & Simons' Myofascial Pain and Dysfunction: The Trigger Point Manual*; 1권 428쪽 그림 14.1B).

이나 뜨겁게 쑤시는 통증을 호소하는 환자라면, 큰뒤통수 신경이 뒷목 근육에 포착되었기 때문일 가능성이 높다. 환자의 증상이 통증유발점 연관증상이면 대개 습열 처치로 완화될 것이다. 통증이 신경포착 때문이라면 환자는 열을 견디지 못하며 해당 부위에 한랭 처치를 하면 도움이 될 것이다.

통증유발점 활성화

환자의 시력저하나 **녹내장(glaucoma)**의 경우에 이 근육에서 통증유발점이 잘 생긴다. 녹내장은 안압 상승을 특징으로 하는 눈 질환이며, 시각신경 위축을 일으키고 시각상실을 초래한다. 두 경우 모두 이마와 두피 근육이 강하게 수축된다. 이들 통증유발점은 뒤통수 부위에 연관감각을 일으키는 뒷목 통증유발점의 위성 통증유발점으로서 활성화되기도 한다.

스트레스인자와 지속인자

- 시각저하
- 뒷목근육 통증유발점으로 인한 뒤통수근 위성 통증유발점

주의사항

- 이 부위는 매우 민감할 수 있다.

마사지 시 고려사항

- 환자에게 통증유발점 압박법을 활용해 이곳 통증유발점을 스스로 이완시키는 방법을 교육한다.
- 목빗근 빗장뼈 분지와 모든 뒷목 근육의 모든 핵심 통증유발점을 확실히 비활성화시키도록 한다.

이마근: 두피 긴장근 (Frontalis: The Scalp Tensor)

이마근은 대개 뒤통수근과 묶어서 '뒤통수이마근' 또는 '머리덮개근'이라 한다. 앞쪽 근육과 뒤쪽 근육을 나누어 보기 위해 본 교재에서는 뒤통수근과 이마근을 따로 설명한다. Travell과 Simons은 두 근육을 '두피 긴장근'이라고 부른다.

이는곳

- 머리덮개널힘줄

닿는곳

- 코와 눈 위 피부와 얼굴근육 근막

작용

- 두피를 뒤로 당김
- 눈썹 올림
- 이마 주름잡기

통증유발점과 연관구역

근육힘살 속에 통증유발점이 생기며 대개 강렬한 연관증상이 통증유발점 주위에 나타난다. 연관증상의 여파가 위쪽으로 퍼져 이마에 깃털 모양으로 여파가 나타나기도 한다(그림 5-11).

이마근 통증유발점 환자의 주요 호소증상은 이마 통증이다.

통증유발점 활성화

이곳 통증유발점은 목빗근 빗장뼈 분지에 생긴 통증유발점의 위성 통증유발점일 가능성이 많다. 또한 작업 과부하로 인해 활성화될 수 있으며 이 경우 불안, 긴장, 놀람, 불신 등을 나타내는 얼굴표정을 계속하는 것이 해당된다. 이러한 표정에서는 이마에 계속 주름이 진다.

스트레스인자와 지속인자

- 목빗근 빗장뼈 갈래의 장기적 통증유발점이 이마근에 위성 통증유발점을 형성할 수 있다.
- 이마에 주름을 만드는, 만성적 찌푸림이나 기타 표정

주의사항

- 이마근 힘살의 만성 긴장으로 인해 **눈확위신경이 포착되어(entrap the supraorbital)** 편측 이마 두통을 초래할 수 있다.

마사지 시 고려사항

- 신경포착이 일어나지 않도록 주의해서 시행한다.

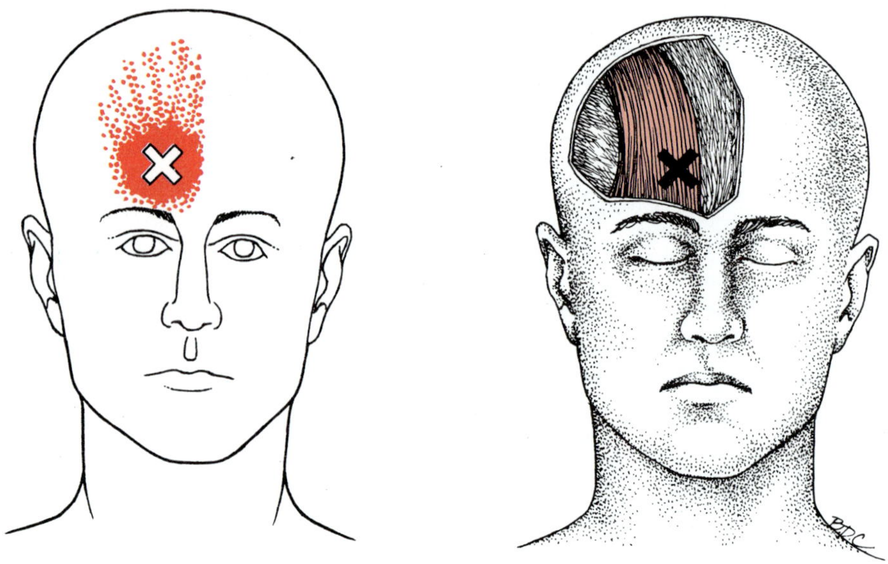

그림 5-11 이마근 통증유발점과 연관구역. 통증유발점은 눈썹 가까운 근육힘살에 위치하고 강렬한 연관증상이 그 주위에 나타난다. 위쪽으로 이마 부위에 깃털 모양으로 퍼지는 연관증상이 나타나기도 한다(Reprinted with permission from Simons DG, Travell JG, Simons LS. *Upper Half of Body*. 2nd ed. Baltimore: Lippincott Williams & Wilkins, 1999, *Travell & Simons' Myofascial Pain and Dysfunction: The Trigger Point Manual;* 1권 428쪽 그림 14.1A).

눈썹주름근 (Corrugator Supercilli)

눈썹주름근은 이마의 작은 근육이며 눈 두통을 치료하는 핵심 근육이다(그림 5-12).

이는곳

- 코뼈 위 이마뼈의 눈썹활 안쪽 끝

닿는곳

- 코뼈 위와 눈확위 모서리 중간 위 피부

작용

- 눈썹을 안쪽 아래로 당김

통증유발점과 연관구역

아직 특정 통증유발점이나 연관구역은 연구된 바 없다. 통증유발점은 근육힘살의 더 안쪽 부분에 잘 생기며 연관감각은 눈 뒤에 잘 생긴다.

눈썹주름근 통증유발점 환자는 눈 뒤 부위의 두통을 호소할 가능성이 높다.

통증유발점 활성화

이마근과 마찬가지로 눈썹주름근 통증유발점은 강렬하고 지속적인 얼굴표정에 의해 활성화될 가능성이 크다. 강해 보이는 사람은 이곳 통증유발점을 보일 가능성이 크다. 얼굴에 우려나 분노를 주로 나타내며 양쪽 눈썹을 서로 당겨 가운데에 골이 패이도록 하는 사람이다. 놀란 얼굴을 하는 사람 역시 이곳 통증유발점이 활성화될 가능성이 있다.

스트레스인자와 지속인자

- 찌푸림
- 양쪽 눈썹을 올리고 이마에 주름이 잡히는, 주의, 우려, 분노, 놀람 등의 표정을 하는 경우
- 이마근과 뒷목 근육 통증유발점으로부터 생기는 위성 통증유발점일 수 있음

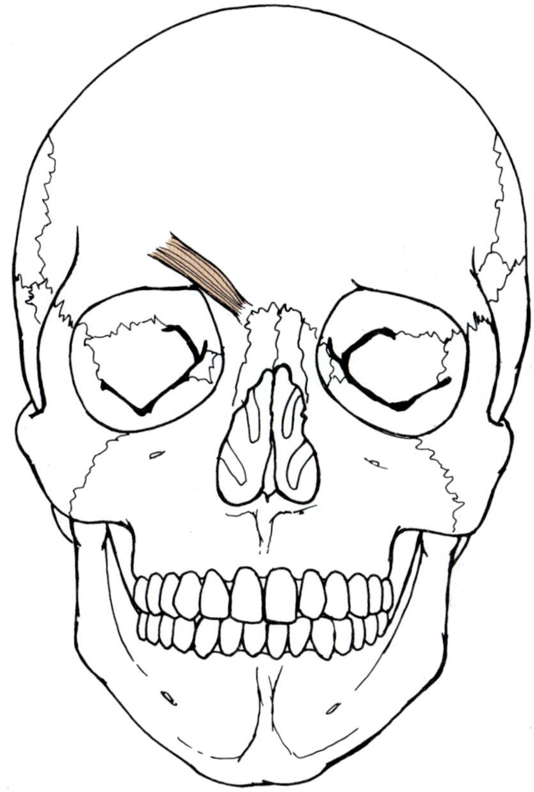

그림 5-12 눈썹주름근 부착부위. 코뼈 위 이마뼈의 눈썹활 안쪽 끝, 코뼈 위와 눈확위 모서리 중간 위 피부. 눈썹주름근의 한쪽 끝 부착부위는 뼈가 아니다.

주의사항

이 근육에 대한 주의사항은 없다.

마사지 시 고려사항

- 이 근육을 효과적으로 치료하는 유일한 방법은 집게쥐기 기법이다.

관자근: 측두통과 위턱 치통 (Temporalis: Temporal Headache and Maxillary Tootharche)

관자근은 턱관절 기능이상의 핵심 요인일 수 있으며 도수치료사가 흔히 지나치는 통증유발점의 요인이다. 통증유발점을 촉진할 때 환자가 소리를 지를 정도로 매우 민감하기도 하다.

이는곳

- 관자뼈 가쪽면

닿는곳

- 턱뼈가지와 근육돌기

작용

- 아래턱뼈 올림(턱 다묾)
- 턱 뒤당김

통증유발점과 연관구역

근육힘살에 여러 개의 통증유발점이 생길 수 있다. 연관증상 부위에는 모든 위턱 치아가 해당되며 위턱을 가로질러 눈썹 위, 측두부 속으로 퍼진다(그림 5.13).

이 근육의 통증유발점 환자는 전형적으로 여러 가지 두통을 호소하며 또한 치통과 잇몸 통증을 호소한다. 턱관절 제한증상을 호소하는 경우가 드물기는 하지만, 턱을 벌리는 정도가 감소하게 된다. 또한 치아가 잘 맞지 않는다는 증상을 호소하기도 한다.

뜨거운 식품이나 찬 식품을 섭취하는 등의 열 관련 상황에서 과민성 치아 반응을 보이기도 한다.

통증유발점 활성화

'스트레스인자와 지속인자' 참조

스트레스인자와 지속인자

- 치아 악물기와 갈이증(이갈기)
- 측두부에 가격당하는 것과 같은 근육에의 직접 외상
- 치과치료를 받을 때와 같은, 장기간의 턱 고정
- 아래턱뼈를 완전히 닫힌 자세에서 고정하는 교합 스플린트 미사용 상태에서의 목 견인
- 머리내밈자세

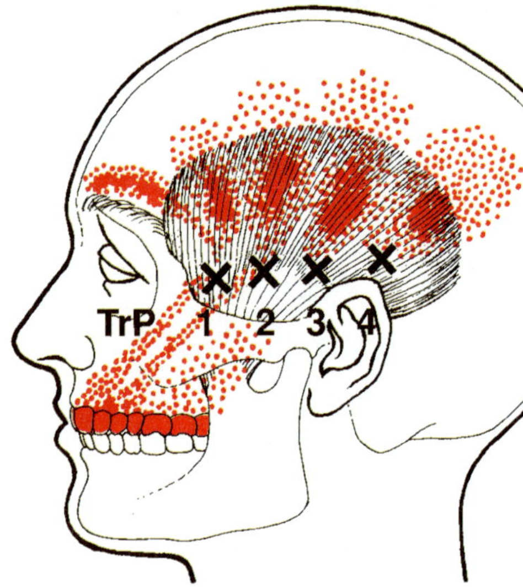

그림 5-13 관자근 통증유발점과 연관구역. 통증유발점은 주로 광대뼈 위 큰 힘줄 부위 속이나 인근에서 생기며 강렬한 연관증상이 위턱 치아, 눈썹, 마루뼈 부위에 나타나고 여러 부위로 퍼진다(Reprinted with permission from *Medi Clip*, Lippincott Williams & Wilkins).

- 껌씹기처럼 턱을 과도하게 쓰는 경우
- 턱관절의 만성 감염이나 염증
- 해당 근육 부위로의 차가운 바람
- 저작 구조물에서 모든 종류의 과사용

주의사항

- 관자근 치료 시 미끈미끈한 손가락을 환자의 머리카락 속으로 넣지 않도록 한다.
- 광대활 위 힘줄이 섬유성을 띠면서 압통이 심한 경우가 많다.

마사지 시 고려사항

- 관자근은 턱관절 기능과 턱관절 기능이상에서 핵심 요소이다.
- 턱관절은 몸에서 가장 자주 쓰이는 관절이다.
- 교차섬유 마찰을 하여 관자근을 치료할 때에는 부채꼴 근육섬유 방향에 주의한다.
- 천천히 부드럽게 시행하되 매우 신중하게 이곳 통증유발점을 제거한다.

깨물근: 입벌림장애 근육 (Masseter: The Trismus Muscle)

입벌림이 심각하게 제한되는 일반적 원인이 깨물근이다(그림 5-14). 입벌림장애(trismus)는 씹기근육의 긴장성 수축이다.

이는곳

- 광대활과 위턱뼈 돌기

닿는곳

- 아래턱뼈 가지, 각, 목 부위

작용

- 아래턱뼈 올림(입 다묾)
- 아래턱뼈 후퇴

통증유발점과 연관구역

통증유발점은 전형적인 경우, 얕은 층과 깊은 층 깨물근 힘살 속 어디에서나 생긴다. 연관증상은 위턱 큰어금니와 아래턱 큰어금니, 위턱뼈와 아래턱뼈, 속귀 부위, 눈썹에 흔히 나타난다. 매우 강렬한 연관증상이다(그림 5-15).

깨물근 통증유발점 환자의 주요 호소증상은 전형적인

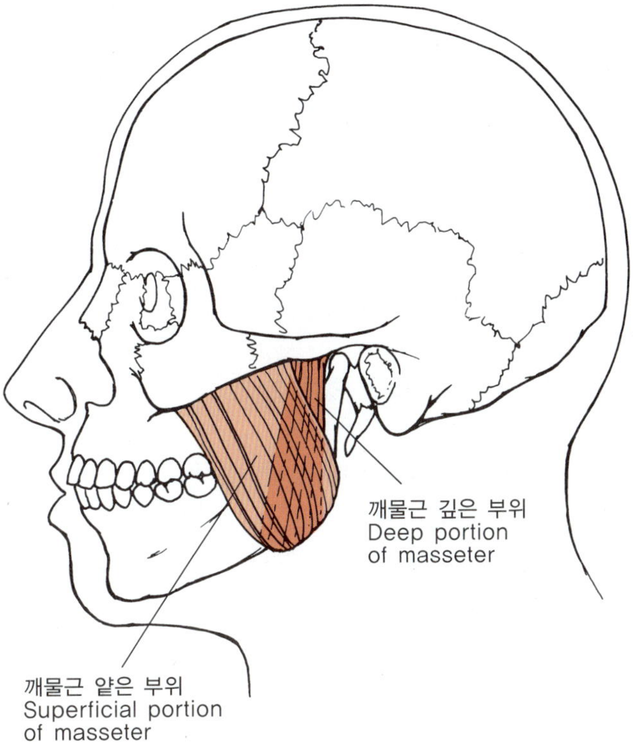

그림 5-14 깨물근 부착부위. 광대활과 위턱뼈 돌기, 아래턱뼈 가지, 각, 목(Reprinted with permission from *Medi Clip,* Lippincott Williams & Wilkins).

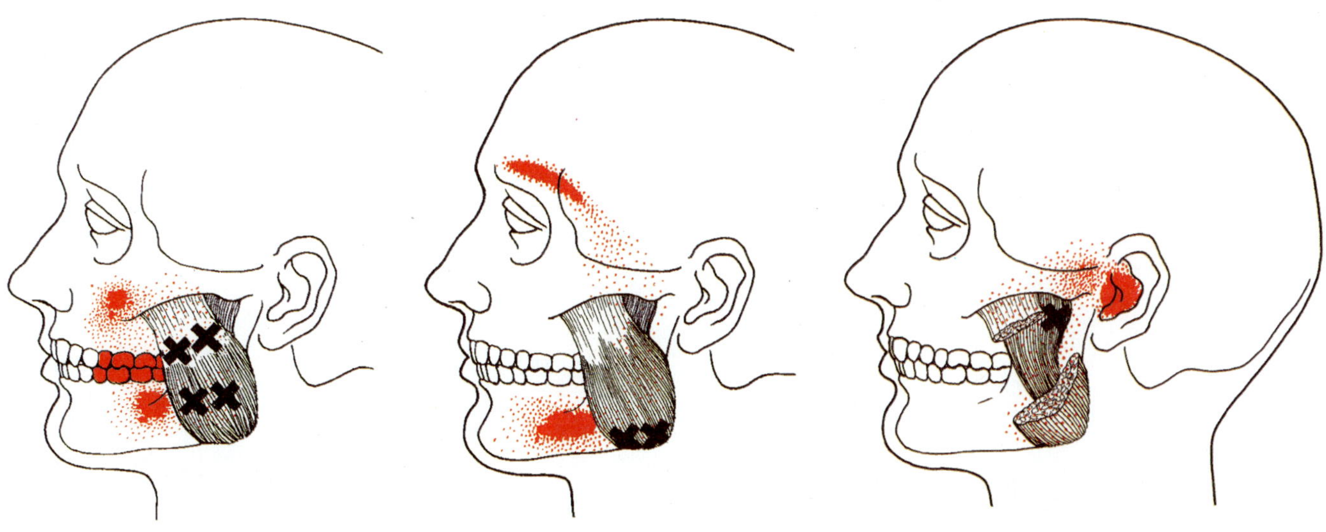

그림 5-15 깨물근 통증유발점과 연관구역. 얕은 층 전체를 따라 통증유발점이 생기며 강렬한 연관증상이 위아래 큰어금니, 위턱뼈와 아래턱뼈, 눈썹에 생긴다. 위턱뼈와 아래턱뼈를 가로질러 귀 앞쪽 이마에 퍼지기도 한다. 깊은 층의 통증유발점은 대개 광대뼈 가까이에 생기고 강렬한 연관증상이 귀에 생기며 주위 부위로 퍼진다(Reprinted with permission from *Medi Clip,* Lippincott Williams & Wilkins).

경우 치아와 턱 부위 통증이다. 환자가 실제 턱관절 장애가 아니라, 깨물근 긴장항진과 함께 턱관절 자체에는 연관감각을 느끼는 경우가 많다. 활동성 통증유발점이 턱관절 기능장애 증상과 비슷한 경우가 많다. 환자는 입벌림의 상당한 제한을 호소하기도 한다.

깨물근의 위쪽 부분 깊은 층에 있는 통증유발점과 연관되어 한쪽 귀울림이 나타날 수 있다. 양쪽 귀울림이면 통증유발점 활성이 아니라, 전신적 원인 때문일 가능성이 크다.

통증유발점 활성화

'스트레스인자와 지속인자' 참조

스트레스인자와 지속인자

- 심한 머리내밈자세
- 긴장과 해소되지 않은 분노(이 악물기)
- 이갈기(수면중 이를 가는 것)
- 파이프 담배 피우기, 껌 씹기, 손톱 깨물기, 엄지빨기
- 잘 맞지 않는 의치
- 얼음이나 견과를 치아로 깨뜨림
- 맞물림이 고르지 않음(교합 불균형)

주의사항

- 이곳에 근육 스트립핑을 할 때에는 얼굴피부를 아래로 당기는 것은 피한다.

마사지 시 고려사항

- 근육 크기상 깨물근이 몸에서 가장 강한 근육이다. 상당히 큰 긴장을 지속할 수 있다는 뜻이다.
- 깨물근의 근육긴장항진증은 머리턱뼈 통증, 턱관절 기능과 턱관절 기능이상의 주요 요인이다

날개근군 (Pterygoid muscles)

날개근군은 안쪽 날개근과 가쪽 날개근으로 구성된다. 촉진하거나 치료하기 어렵기 때문에 많은 마사지사들이 날개근군에 대한 치료를 건너뛴다. 머리, 입, 턱 통증의 경우, 이것은 실수이다.

안쪽 날개근: 입 속 통증 (Medial Pterygoid: Ache Inside the Mouth)

이 근육에서 촉진하거나 치료할 수 있는 부위는 아주 작지만, 해당 부위의 통증을 치료하는 데 필수적인 치료일 수 있다(그림 5-16)

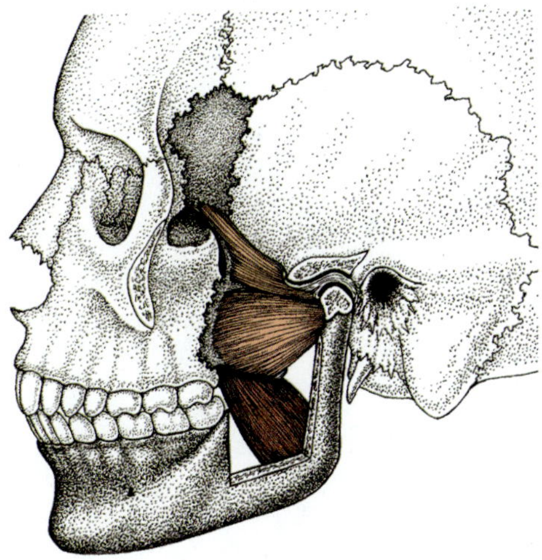

● **그림 5-16** 안쪽 날개근 부착부위. 턱뼈각과 가쪽 날개판 (Reprinted with permission from *Medi Clip*, Lippincott Williams & Wilkins).

이는곳

- 턱뼈각

닿는곳

- 가쪽 날개판

작용

- 아래턱뼈 올림(양쪽 작용시)
- 반대 쪽으로 향하는 아래턱뼈의 가쪽 편위(한쪽 작용시)
- 아래턱뼈 돌출 보조

통증유발점과 연관구역

통증유발점은 대개 근육 힘살 속에 생기며 연관감각이 주로 턱관절 부위에 나타나고, 아울러 아래턱뼈 목을 따라 내려가며 퍼져 귀와 목구멍 부위 속으로, 뺨 속 부위에도 나타난다(그림 5-17).

안쪽 날개근 통증유발점 환자는 입을 크게 벌릴 때, 음식을 씹을 때, 치아를 악물 때 통증을 호소하곤 한다. 목 앓이도 나타나 음식을 삼킬 때 아프거나 개구제한이 나타나기도 한다.

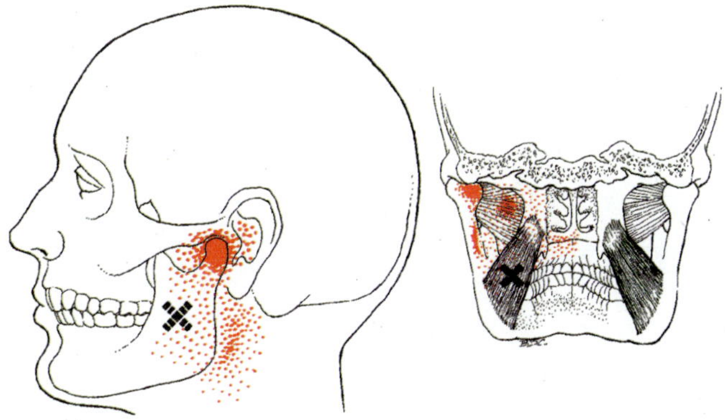

● **그림 5-17** 안쪽 날개근의 통증유발점과 연관구역. 이곳의 통증유발점은 근육힘살 속 어느 곳에나 생길 수 있으며 강렬한 연관증상이 턱관절과 얼굴 안쪽에 나타나고 아래턱뼈와 가쪽 목 부위로 퍼진다(Reprinted with permission from *Medi Clip*, Lippincott Williams & Wilkins).

통증유발점 활성화

머리내밈자세로 인해 안쪽 날개근에 지속적인 긴장이 생기기 때문에 이로 인해 통증유발점 역시 활성화된다. 이곳의 통증유발점은 가쪽 날개근 통증유발점에 의한 근육 기능이상에 2차적으로 생길 수 있다.

스트레스인자와 지속인자

- 영아기 이후 엄지빨기
- 지나친 껌 씹기
- 이갈기
- 턱 악물기
- 불안 기타 감정적 긴장
- 교합 불균형

주의사항

- 안쪽 날개근은 대개 압통이 극심하다. 부드럽게 다룬다.

마사지 시 고려사항

- 치과보철치료 시작 전에 통증유발점을 비활성화해야 한다.

가쪽 날개근: 턱관절 기능이상 (Lateral Pterygoid: TMJ Dysfunction)

가쪽 날개근은 턱관절 기능이상을 조절하는 핵심이 되는 경우가 많다(그림 5-18).

이는곳

- 위 갈래: 나비뼈
- 아래 갈래: 가쪽 날개판

닿는곳

- 위 갈래: 아래턱뼈 목, 관절원반 바로 밑
- 아래 갈래: 아래턱뼈 목, 위 갈래 인근

작용

- 두 갈래 함께: 턱을 다물 때 관절융기 머리의 복귀를 능동적으로 조절함
- 위 갈래: 턱을 벌리고 내밈
- 아래 갈래: 턱을 벌리고 내밈, 반대 쪽으로의 가쪽 편위

통증유발점과 연관구역

대부분의 통증유발점은 가쪽 날개근 두 갈래 각각의 힘살에 생긴다. 강렬한 연관감각은 턱관절과 광대활 바로 밑 위턱뼈 부위에 느껴진다(그림 5-19).

통증유발점 활성화

통증유발점이 목 여러 근육, 특히 목빗근 통증유발점에 대한 위성 통증유발점으로서 생길 수 있다. 다양한 활동에서 생기는 기계적 과부하에 의해 통증유발점이 생길 수 있다('스트레스인자와 지속인자' 부분 참조).

이갈기는 과사용에 의해 이곳에 생긴 통증유발점의 원인이거나 결과일 수 있다. 턱관절의 퇴행관절염이 이곳 통증유발점의 결과인지 원인인지 분명하지 않다.

스트레스인자와 지속인자

- 교합 불균형
- 이갈기
- 껌 씹기, 손톱 깨물기, 엄지 빨기
- 아래턱뼈 내밈 고정 상태에서의 목관악기 연주
- 아래턱뼈를 악기에 고정한 상태에서 바이올린 연주

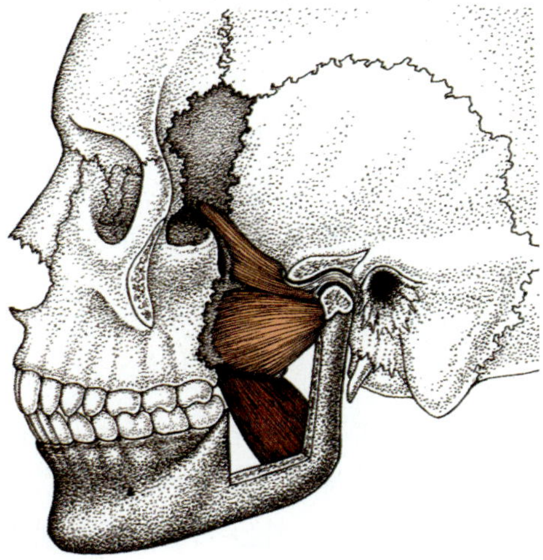

그림 5-18 가쪽 날개근 부착부위. 위 갈래: 나비뼈, 아래턱뼈 목 안쪽면 위치에 관절원반 바로 밑. 아래 갈래: 가쪽 날개판, 아래턱뼈 목 위치에 위 갈래 인근(Reprinted with permission from *Medi Clip,* Lippincott Williams & Wilkins).

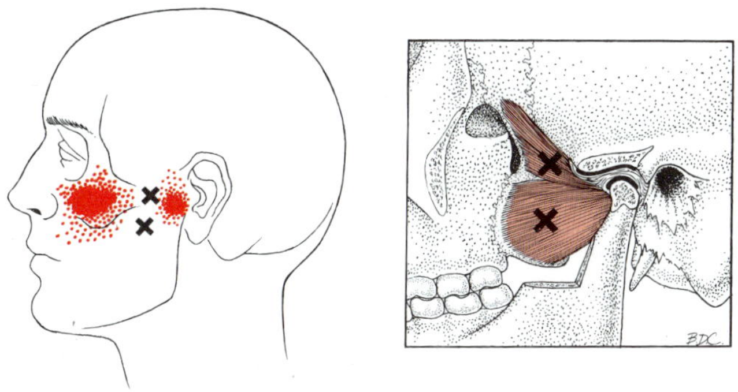

그림 5-19 가쪽 날개근의 통증유발점과 연관구역. 통증유발점이 근육힘살 내부에 생기고 강렬한 연관증상이 턱관절 자체와 위턱뼈 부위에 나타난다. 강렬한 연관증상 부위 주위에 여파가 나타날 수 있다(Reprinted with permission from Simons DG, Travell JG, Simons LS. *Upper Half of Body.* 2nd ed. Baltimore: Lippincott Williams & Wilkins, 1999, *Travell & Simons' Myofascial Pain and Dysfunction: The Trigger Point Manual; 1권 380쪽, 그림 11.1).*

주의사항

- 가쪽 날개근은 대개 압통이 극심하며, 부드럽게 시행해야 한다.

마사지 시 고려사항

- 통증유발점을 비활성화하고 나서 보철치료를 개시하도록 한다.

머리와 목의 신경근치료
(Head and Neck Neuromuscular Therapy Routine)

일상치료 절차를 학습하기 위해서 이 부위 모든 근육에 대해 다룰 것이며 엎드린 자세와 바로누운 자세 모두가 해당된다. 환자의 손상이나 특정 상태에 따라 일상치료의 일부 내용을 골라 그대로 활용할 수 있다. 본 장 앞쪽에서 치료사가 고려해야 하는 여러 손상과 질환 목록을 제시했었다. 모든 신경근치료법 일상치료에서와 마찬가지로 얕은 층에서 깊은 층으로, 최대한 특이적으로 치료한다. 비디오 아이콘은 교재의 페이지에 동영상 클립이 수록되었다는 표시이다.

엎드린 자세 일상치료 (Prone Routines)

이곳의 일상치료는 환자가 엎드린 자세에서 실시하며 얼굴받침을 사용하는 것이 좋다. 여기의 일상치료에서는 어깨와 목의 일반적인 이완과 가온 기법을 활용하며 예로, 페트리사지와 압박이 해당된다.

위등세모근 DVD VIDEO

윤활제 없이 시작한다. 치료대 측면에 환자의 머리를 향해 선다.

1. 등세모근 집게촉진을 실시하며, 직접 지속 압박을 유지하면서 가쪽으로부터 안쪽으로 치료한다. 잠시 기다려 조직이 약간 이완되도록 한다(일상치료 5-1).

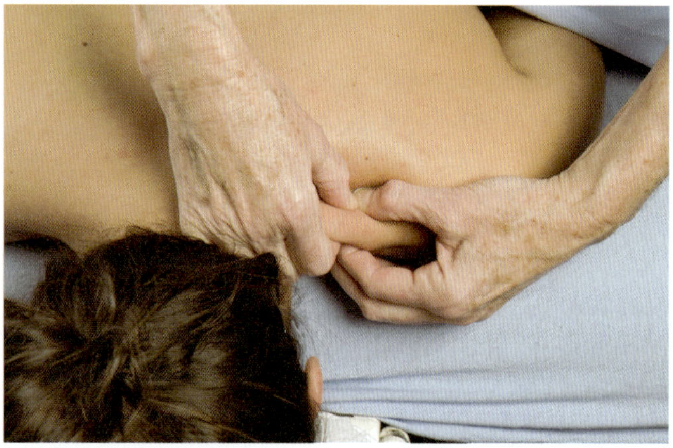

• 일상치료 5-1(Routine 5-1)

2. 엄지와 다른 여러 손가락끝을 대립시키고 빗장뼈 바로 위 속섬유 속으로 집게쥐기를 활용해 위등세모근을 이완한다. 환자의 손은 얼굴받침 위 머리 위로 올린 채 안쪽으로부터 가쪽으로 시행하면 가장 효과가 좋다.

주의: 윤활제를 소량 바른다.

3. 아래 손을 이용해 환자의 어깨를 밑으로 당기고 위 손으로는 에플루라지한다. 이 때의 에플루라지는 위등세모근의 덩어리에 활주스퀴즈(gliding squeeze)하며 활주 동안 양손 엄지손가락으로 다른 여러 손가락 쪽으로 압을 가한다(일상치료 5-2).

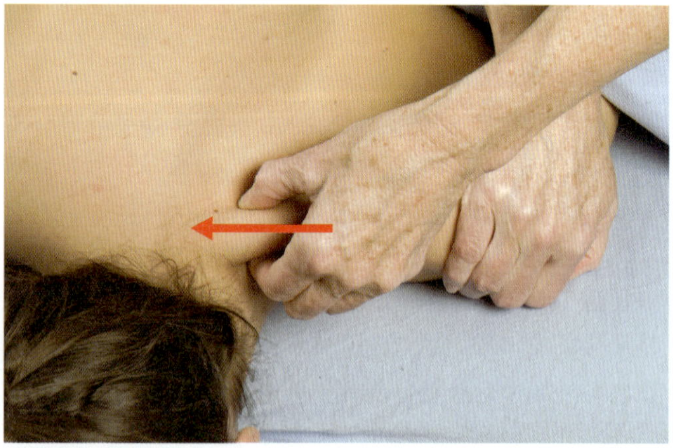

• 일상치료 5-2

주의: 치료대 머리 쪽으로 옮겨 앉은 자세에서 시행한다.

4. 양손 엄지손가락을 함께 써서 목 기저부로부터 한쪽으로 어깨봉우리 돌기 쪽으로 늘려주며 스트로크한다(일상치료 5-3).

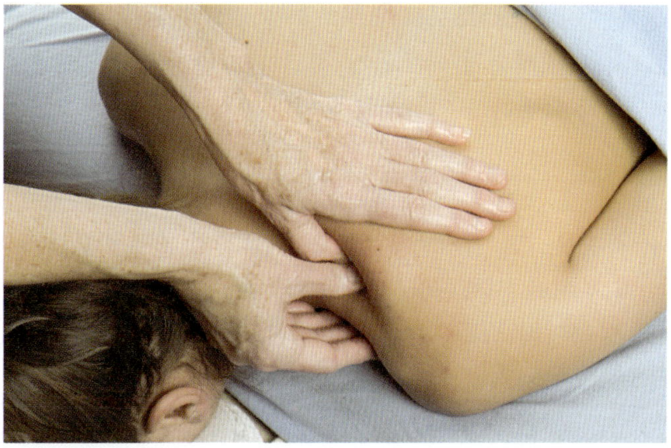

• 일상치료 5-3

어깨올림근

치료대 머리 쪽 의자에 앉는다.

1. 목 각 부위에서 엄지 가로마찰법으로 근육힘살을 분리하고 꾸준한 압을 유지한다(일상치료 5-4).

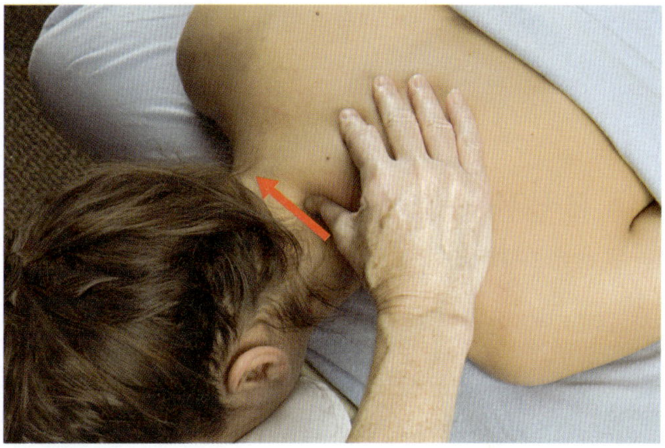

• 일상치료 5-4

2. 어깨뼈 위각과 척추뼈 모서리의 닿는곳에 시행한다. 또한 위각 앞면에도 시행한다. 마찰하고 또한 통증유발점 압을 유지한다. 환자의 손을 환자의 등에 올려놓고 위각 위치를 확인할 수 있다(일상치료 5-5).

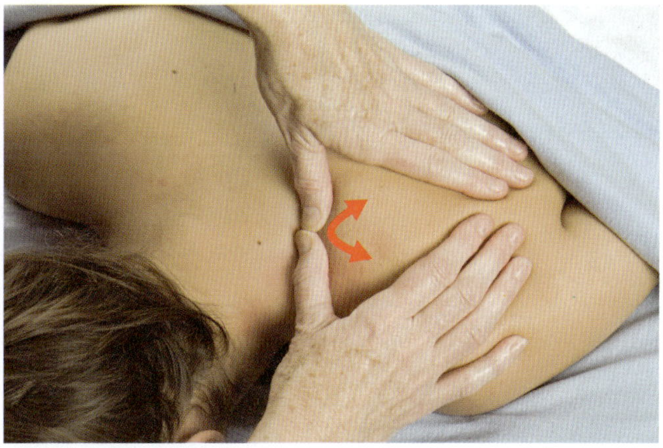

• 일상치료 5-5

3. 활주 엄지 스트로크와 부드러운 가로마찰법으로 C1에서 어깨뼈까지 가로돌기 뒷면을 따라가면서 어깨올림근에 시행한다(일상치료 5-6).

4. 통증유발점 압박법을 C1에서 C4까지 가로돌기 뒤 부착부위에 시행한다. 부드럽게, 하지만 이곳 뒤가쪽면에 특이적으로 시행한다(일상치료 5-7).

주의: 치료대 머리 쪽에 앉는다.

5. 목 각 부위의 근육힘살 쪽으로 아래팔 압박을 한다. 이어서 아래팔과 팔꿈치머리를 이용해 늘려주며 에플루라지를 위등세모근으로부터 어깨올림근 닿는곳을 지나 시행한다(일상치료 5-8).

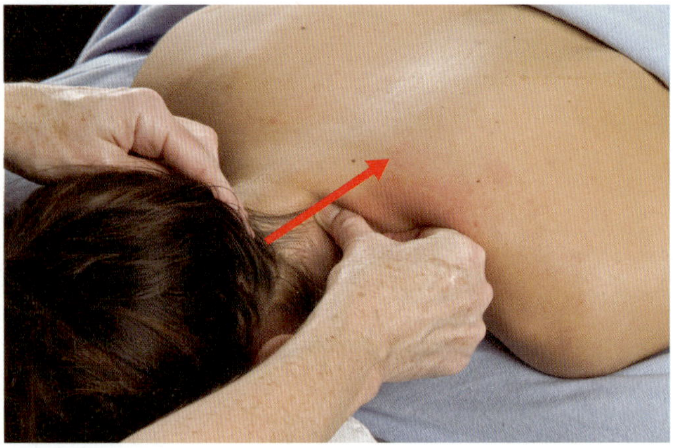

• 일상치료 5-6

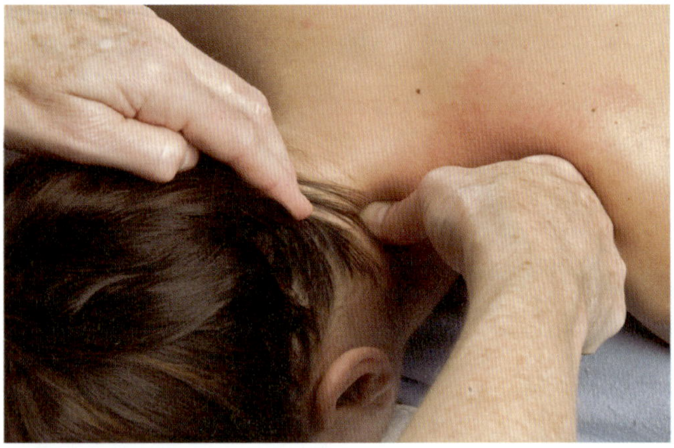

• 일상치료 5-7

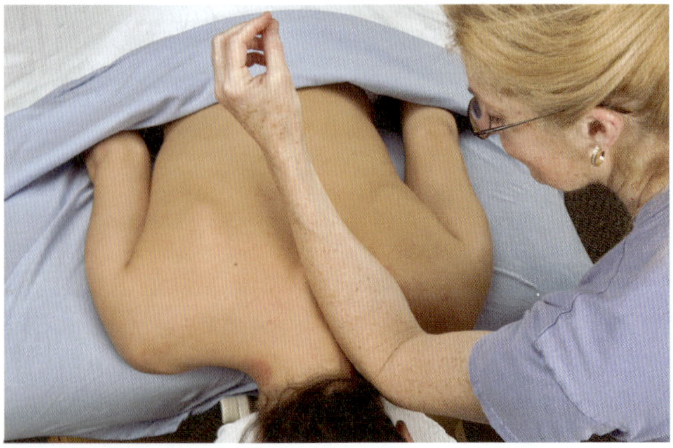

• 일상치료 5-8

뒷목 근육: 뒤통수밑근육, 뒤통수근, 머리널판근-목널판근, 머리반가시근, 뭇갈래근-돌림근목 DVD VIDEO

치료대 머리 쪽 의자에 앉는다.

1. 아래쪽 엄지 스트로크를 뒤통수로부터 목 기저부 쪽으로 목 전체 **척추뼈고리판 고랑(lamina groove)** 위치의 근육에 시행한다. 뒷목 근육의 모든 부분을 포괄하도록 유의한다. 가쪽 멀리 봉우리빗장관절 정도를 빗자루로 쓸어내리듯이(sweep) 할 수 있다.

2. 가로마찰법과 통증유발점 압박법으로 척추뼈고리판 고랑의 조임 섬유를 분리한다.

주의: 이 부위에 압을 가할 때 환자는 얼굴받침을 사용하도록 한다. 환자가 편안하도록 양손 엄지끝바닥면을 쓴다.

3. 손가락끝 가로마찰법을 뒤통수뼈 능선 근육 부착부위에 시행한다. 가쪽으로부터 안쪽으로 가로마찰법을 더 특이적으로 시행해 뒤통수밑 근육을 분리한다. 이어서 세로마찰법을 안쪽으로부터 가쪽으로 시행한다. 부드럽게 하지만 세밀하게 한다. 필요하면 통증유발점에 압을 유지한다(일상치료 5-9).

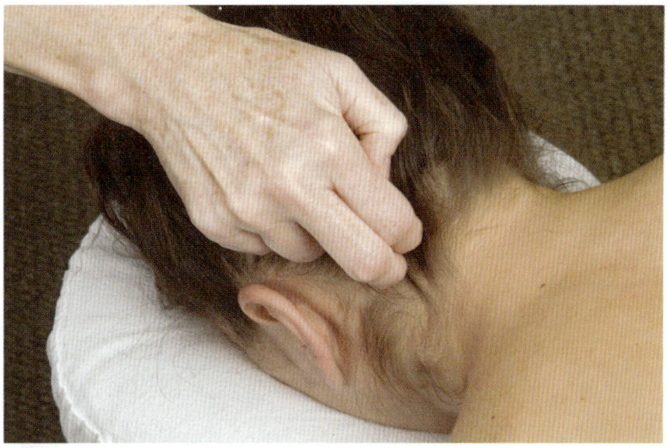

• 일상치료 5-9

4. C1과 C2 사이로 이동해 위와 동일하게 시행한다.

5. 뒤통수근에 마찰법을 세밀하게 시행한다(일상치료 5-10).

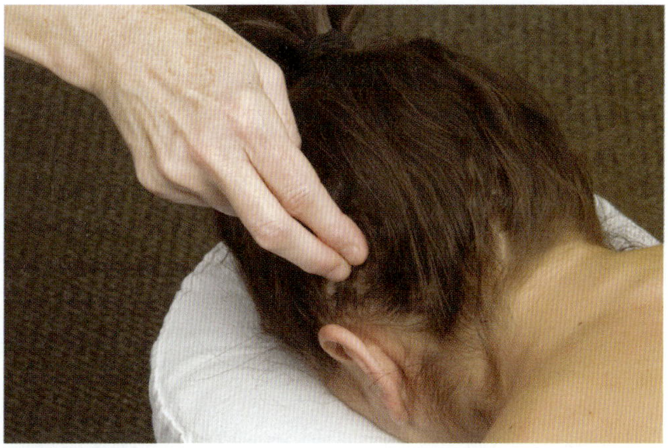

• 일상치료 5-10

6. 지속압박과 대립마찰법을 활용해 목덜미인대와 근육 부착부를 분리하며, 손목을 환자의 목 높이로 두고 양손 엄지를 양쪽 측면으로부터 동시에 서로 향하는 방향으로 밀면서 시행한다. 양손 엄지를 서로에 대해 대립시켜 마찰한 후, 이완될 때까지 유지한다. 목-어깨 이음부에서 시작한다. 이 부위가 이완된 후 목 위로 점차 이동하면서 뒤통수 바로밑까지 시행한다(일상치료 5-11).

주의: 6단계는 전형적인 경우, 목 양쪽 시행 이후 실시한다.

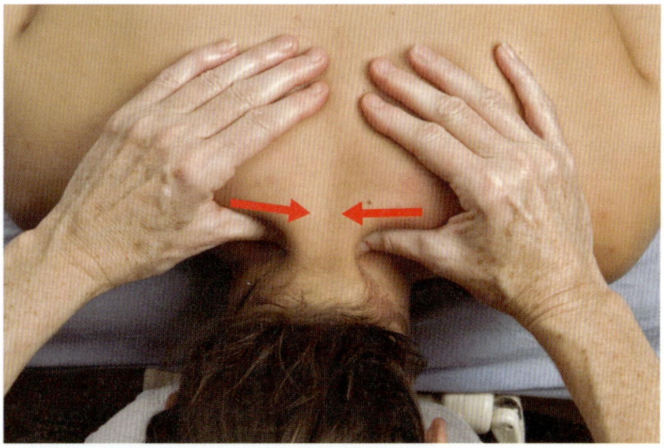

• 일상치료 5-11

중간 등세모근, 마름근 부위

치료대 측면에 선다. 윤활제 처치없이 시작한다.

1. 중간 등세모근, 마름근, 위 세움근에 대한 일반적 마사지와 이완법을 실시한다. 압박, 손바닥과 원형마찰법, 페트리사지 등을 활용한다.

---

2. 집게압박법을 활용해 중간 등세모근 긴장띠를 분리한다. 이완될 때까지 유지한다.

주의: 윤활제 처치

3. 마름근에 대해 에플루라지를 이는곳부터 닿는곳까지 섬유 깊이와 방향에 맞추어 깊게 시행한다. 위쪽 손으로 어깨뼈 아래 각을 안정화하고 아래쪽 손으로 엄지 스트립핑을 위-안쪽으로 시행한다(일상치료 5-12)

주의: 치료대 머리 쪽에 선다.

4. 양손 엄지를 함께 써서 마름근에 대해 스트립핑을 다시 시행하되 이번에는 이는곳으로부터 닿는곳 쪽으로 한다(일상치료 5-13).

---

5. 어깨뼈 척추뼈 모서리의 마름근 부착부에 마찰법을 시행한다(일상치료 5-14).

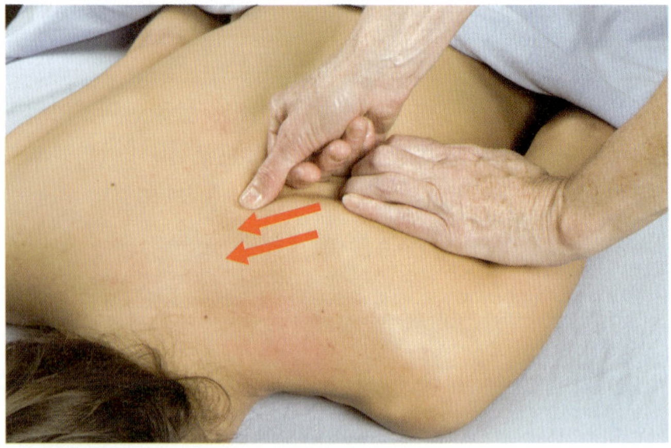

• 일상치료 5-12

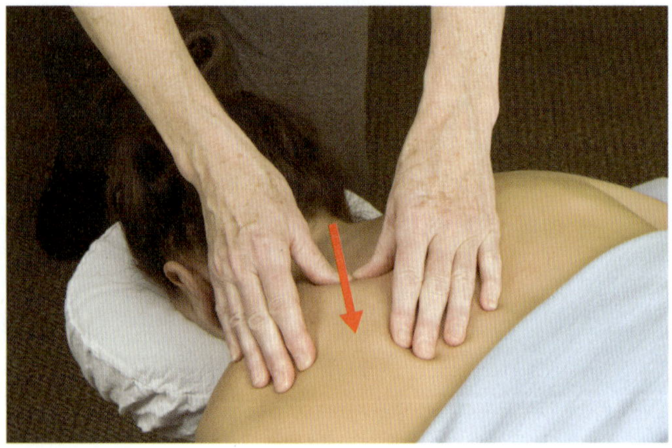

• 일상치료 5-13

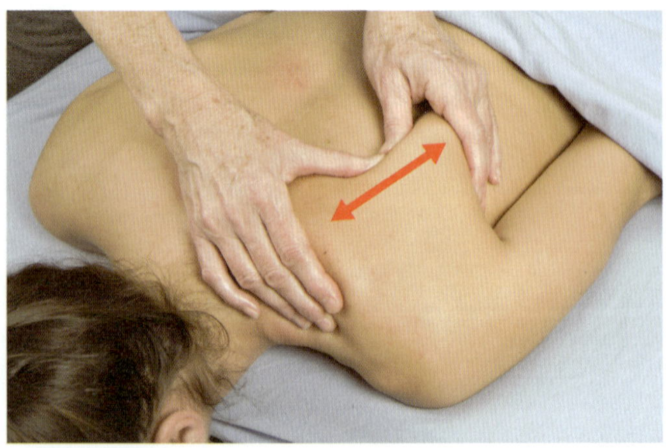

• 일상치료 5-14

주의: 치료대 측면에 선다.

6. T봉 끝을 가시돌기 가쪽면으로 향해 45°로 두고, 가시돌기 부위의 근육 부착부에 시행한다. 교차섬유 마찰과 세로마찰법을 C7부터 T5까지 시행한다(일상치료 5-15).

---

7. 가로마찰법을 어깨뼈 가시를 따라 등세모근 부착부에 시행한다. T봉 끝을 비스듬히 하여 어깨뼈가시 위모서리 쪽으로 시행하고, 이어서 아래 모서리 쪽으로 시행한다(일상치료 5-16).

주의: 치료대 머리 쪽으로 이동해서 위모서리에 시행하고 치료대 측면으로 이동해서 아래모서리에 시행할 수도 있다.

---

8. 해당 부위에 아래팔 연장법을 시행한다. 아래팔을 이용해 천천히 에플루라지하며 세움근을 따라 내려가며 이어서 어깨뼈 안쪽 모서리를 따라 내려가며 시행한다.

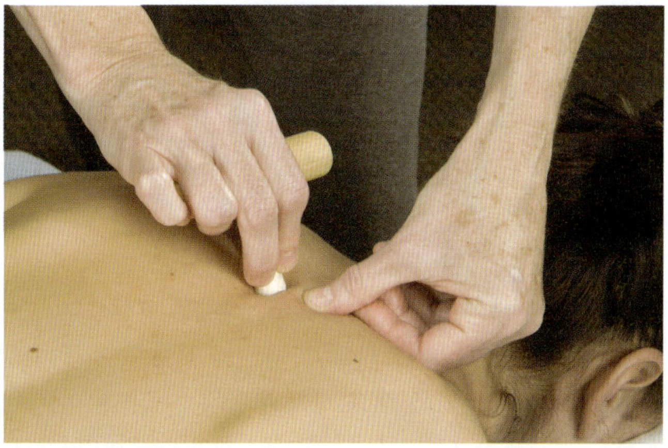

• 일상치료 5-15

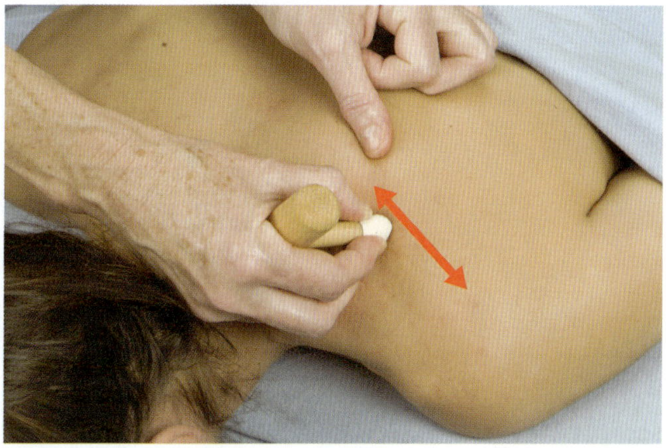

• 일상치료 5-16

바로누운자세 일상치료 (Supine Routines)

이곳의 일상치료는 환자가 바로누운자세에서 실시해야 한다. 치료대 머리 쪽에 선다. 목 운동범위를 능동적으로 점검하고 나서 시작한다. 양쪽 어깨와 목에 윤활제를 가볍게 처치한다.

모든 일상치료에서 평가와 예비접촉에 유의하면서 뒷목 근육을 부드럽게 가온시키고, 등세모근, 뒷목 근육군, 뒤통수밑 근육군 등 주요 근육군을 이완시킨다. 모든 근육에 대한 부드러운 신장, 가동술, 세밀한 분리와 이완 등을 포함한다.

뒷목근육: 등세모근, 머리반가시근, 뭇갈래근-돌림근, 머리널판근/목널판근

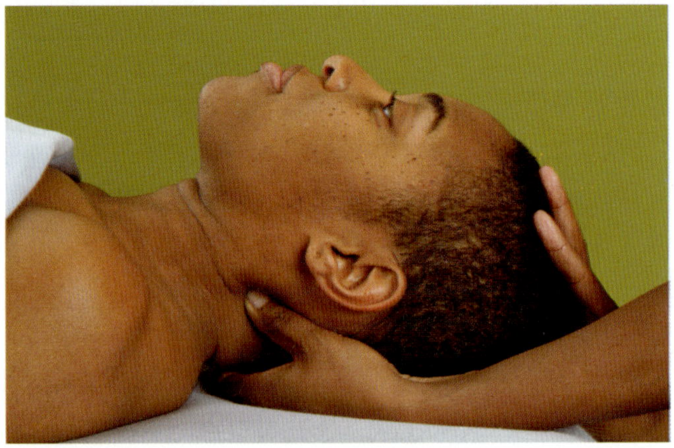

• 일상치료 5-17

1. 뒤통수로부터 목 기저부 쪽으로 엄지 스트로크를 통해 척추뼈고리판 고랑의 여러 근육을 이완시킨다. 한쪽에서 시작하고 환자의 머리를 다른 손으로 안정화한다. 엄지를 C1 가시돌기 인접 부위에 놓고 여러 손가락으로 목을 감싸 받친다. 엄지는 목 기저부 방향으로 밑으로 향하고 계속해서 활주 엄지 스트로크를 진행한다. 안쪽의 가시돌기에 대해 시작해 점차 가쪽으로 이동한다. 가시돌기와 가로돌기 사이의 해당 부위에 최소 10회 스트로크를 완료한다. 또한 표면으로부터 깊은 곳으로 단계적으로 시행한다. 필요에 따라 압통이나 운동제한 부위에 엄지가 더 오래 머무르도록 한다(그림 5-17).

   주의: 환자 턱의 내밈과 뒤당김을 관찰하면서 머리와 목의 폄과 굽힘이 일어나도록 한다. 이 동작을 하는 동안 치료하는 손을 치료대 위에 기대는 것이 좋으며 엄지는 똑바로 펴도록 유의한다.

---

2. 허혈압박과 함께 긴장띠에 가로마찰법을 시행한다. 환자의 머리 무게를 활용하고 치료사의 엄지는 똑바로 폄으로써 엄지와 손목 긴장손상을 방지한다. 표면으로부터 깊은 층 쪽으로 등세모근, 머리널판근-목널판근, 반가시근, 뭇갈래근, 돌림근 등이 치료된다(일상치료 5-17).

---

3. 긴장 부위는 직접 엄지압박법으로도 분리할 수 있으며 자세이완기법을 활용할 수 있다. 이곳의 긴장 근육을 이완할 때에는 머리와 목을 엄지 압으로 가쪽 굽힘시키고 이완될 때까지 유지한다. 계속해서 부드럽게 신장시킨다.

   주의: 엄지가 피로한 경우에는 여러 손가락을 사용할 수도 있다.

4. 머리널판근과 목널판근의 치밀 힘줄 부위를 치료할 때에는 여러 손가락을 목밑 위등세모근 아래에 둔다. 엄지를 등세모근 앞에 그리고 가로돌기와 나란히 둔다. 뒤목갈비근을 누르지 않도록 주의한다. 압을 가하지 않으면서 환자의 머리를 엄지 쪽으로 돌려 실질적으로는 치료 쪽 팔 위에 머리가 놓이도록 하며 이때 치료 쪽 팔은 치료대 위에 놓인다. 이렇게 하면 엄지가 가시돌기 바로 가쪽에 그리고 등세모근 앞면에 형성되는 주머니에 놓인다. 엄지는 몸을 가로지르는 45° 방향으로 반대쪽 가슴 유두를 가리킨다(일상치료 5-18).

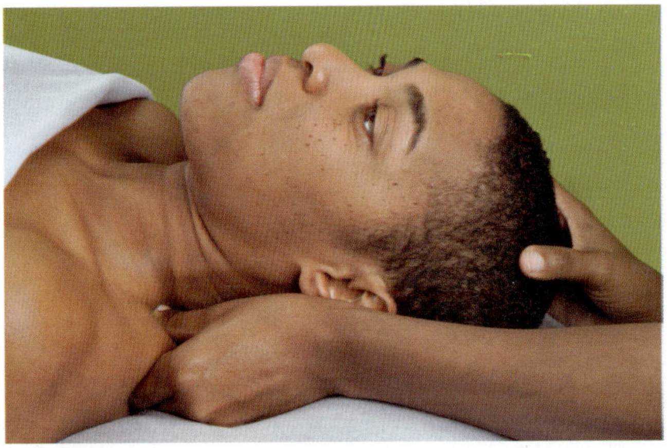

• 일상치료 5-18

5. 머리에서 발가락 방향으로 훑어내며 마찰을 한다. 이어서 필요에 따라 통증유발점 압박법을 시행한다.

6. 조직의 문제가 해소된 것으로 보이면, 힘줄을 엄지로 잡고 머리를 반대 방향으로 돌려 해당 부위를 부드럽게 신장시킨다(일상치료 5-19).

주의: 치료대 측면에 선다.

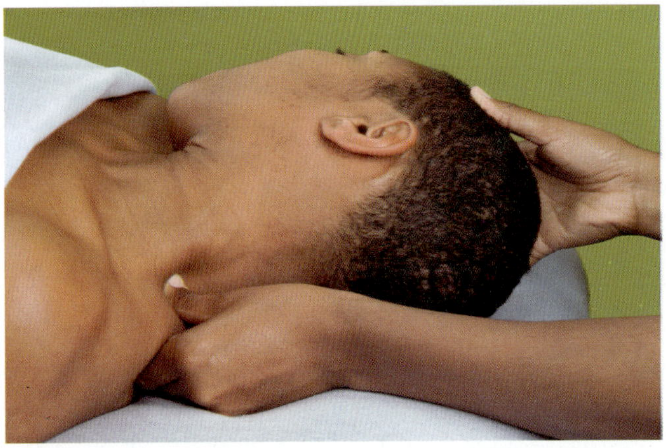

• 일상치료 5-19

7. 환자에게 두 손을 머리 뒤에서 깍지 끼도록 해서 뒷목 부위를 신장시킨다. 환자의 손을 잡아 머리를 당겨 올림으로써 환자의 머리와 목을 굽히고 이어서 양쪽 아래팔을 똑같이 밑으로 누른다(일상치료 5-20).

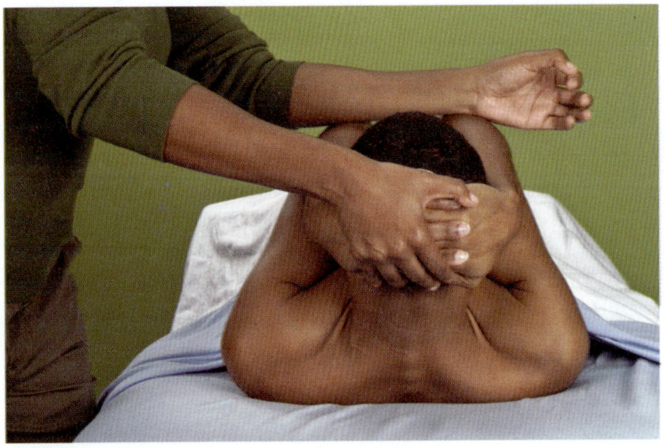

• 일상치료 5-20

뒤통수밑 근육

치료대 머리 쪽에 앉는다. 통증유발점이 아주 흔하게 생기는 부위이다. 해당 근육을 세밀히 가온시키는 데 유의하고 압은 조심스럽게 가한다. 조직 긴장띠와 연관증상 양상에 유의한다.

1. 치료 쪽으로부터 멀어지는 방향으로 머리를 돌린다. 뒤통수밑 부위에 대해 가온시키며 위로 위목덜미선까지 여러 근육에 대해서 가온시킨다. 원형-가로마찰법을 활용한다. 또한 뒤통수근을 마찰과 통증유발점 압박법으로 이완시킨다.

2. 머리 돌림 상태를 유지하면서 치료사는 치료대 모퉁이 쪽으로 이동한다. 환자 머리를 치료대에 놓고 치료하지 않는 다른 쪽 손으로 안정화한다. 꼭지돌기 바로 밑의 C1 가로돌기를 촉진한다(일상치료 5-21).

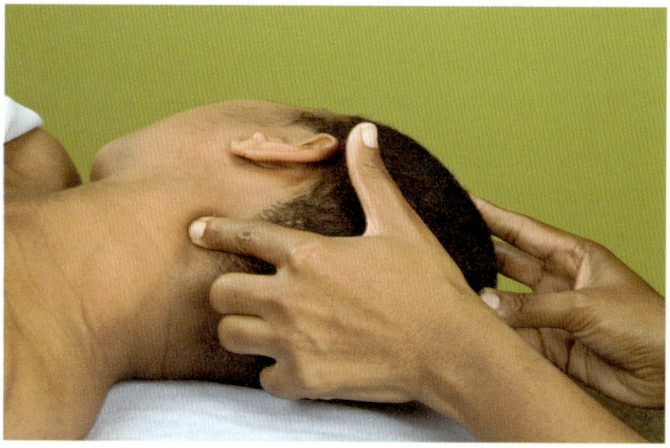

• 일상치료 5-21

3. 가로마찰법을 이용하며 뒤통수뼈 능선과 C1 가로돌기 사이에서 시작해 가쪽으로부터 중간선 쪽으로 이동한다. 세로마찰법을 이용해 안쪽으로부터 가쪽으로 동일한 선에 반복한다. 뒤통수뼈 능선 밑으로 비스듬히 각을 이루도록 해서 뒤통수밑 근육을 효과적으로 이완한다.

4. 같은 기법을 C1과 C2 사이에 반복하며 가쪽으로부터 중간선 쪽으로 치료하고, 이어서 안쪽으로부터 가쪽으로 두 가지 종류의 마찰법을 시행한다.

5. 긴장섬유를 촉진으로 찾고 개별 뒤통수밑 근육을 확인하며 필요에 따라 통증유발점 압박법을 활용한다.

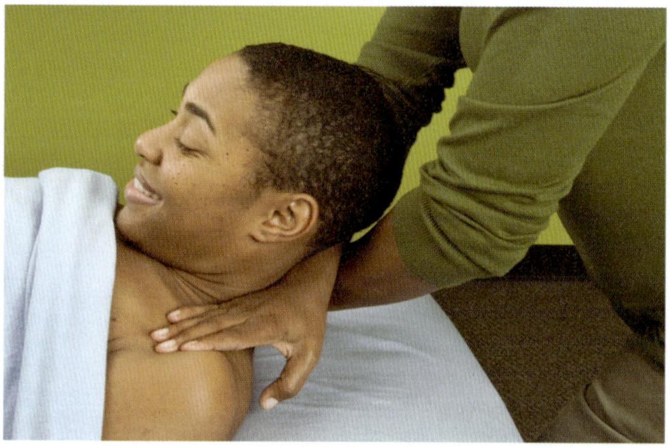

• 일상치료 5-22

6. 여러 손가락끝을 어깨 앞에 'X' 모양으로 대고, 머리가 치료사의 아래팔 위에 놓이도록 하면서 이들 근육을 분리해 신장시킨다. 치료대에 양쪽 어깨를 받치면서 머리를 가슴 쪽으로 들어올린다(일상치료 5-22).

어깨올림근 DVD VIDEO

1. 가로돌기 밑 그리고 가쪽으로 유지하면서 엄지 스트립핑으로 어깨올림근을 분리한다. 이 경우 항상 가로돌기 뒷면에 시행하며, 가쪽면으로는 하지 않고, 어깨뼈 위각 부위의 닿는곳을 향해 시행한다. 어깨올림근은 목 뒤가쪽면의 등세모근과 목갈비근 사이에 위치한다. 닿는곳은 엎드린 자세에서 시행하는 것이 좋다.

2. 가로마찰법과 통증유발점 압박법을 C1에서 C4 가로돌기 뒤의 이는곳에 시행한다.

3. 뒤통수뼈 능선 밑에서 여러 손가락끝을 이용해 안쪽으로 이완하고 머리뼈를 당기며, 양쪽을 동시에 시행한다(일상치료 5-23).

주의: 대개 뒷목 양쪽의 시행 후 이를 치료한다. 고리뼈를 여러 손가락끝으로 걸지 않도록 한다. 이렇게 하면 고리뼈가 앞으로 돌출할 수 있으며 환자에게 바람직하지 못하다.

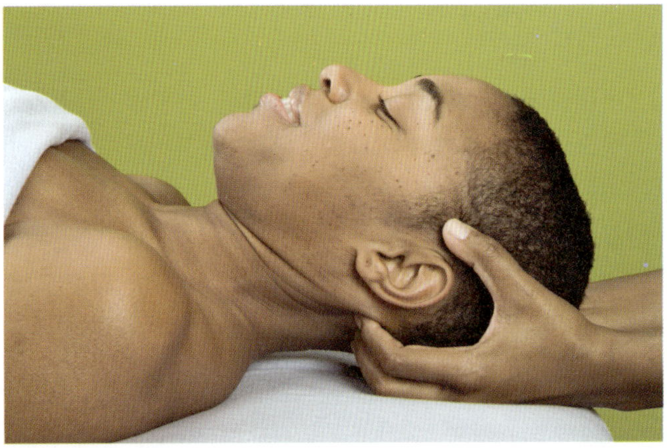

• 일상치료 5-23

목빗근 DVD VIDEO

가볍게 윤활제를 처치한다.

1. 목빗근에 대해 먼쪽 부착부위로부터 꼭지돌기 방향으로 엄지와 손가락 압을 이용해 당기면서 가온시킨다. 동시에 양쪽을 가온시키되 한쪽씩 번갈아 당기면 머리가 양쪽 옆으로 흔들리게 된다. 이렇게 가볍게 시행하여 환자가 아주 편안하게 느껴야 한다. 치료하는 쪽으로 머리를 조금 돌려 근육힘살을 느슨하게 한다. 일부 견해로는 이렇게 함으로써 이곳에 가해지는 압으로부터 멀어지는 방향으로 목동맥을 돌리게 된다(일상치료 5-24).

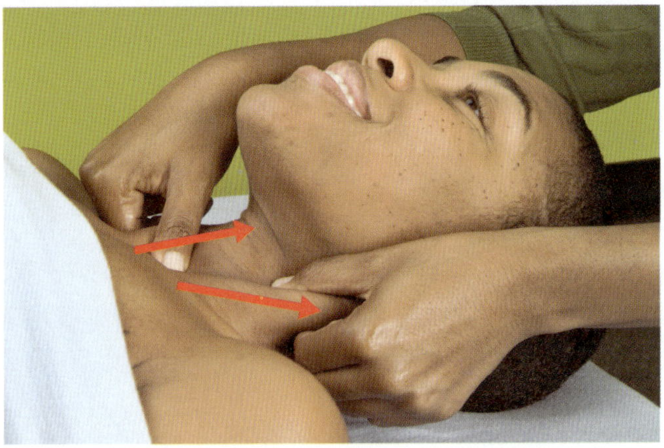

• 일상치료 5-24

2. 집게촉진을 이용해 분리하고 유지해 근막이완을 시키며 꼭지돌기로부터 복장뼈-빗장뼈 쪽으로 점진적으로 시행한다. 빗장뼈 갈래는 대개 더 긴장되어 있기 때문에 움켜잡기 더 어려울 수 있다. 빗장뼈 부착부위 바로 위에서 여러 손가락과 엄지 사이로 움켜잡고 두 갈래가 만나는 곳을 향해 점진적으로 위쪽 방향으로 한다(일상치료 5-25).

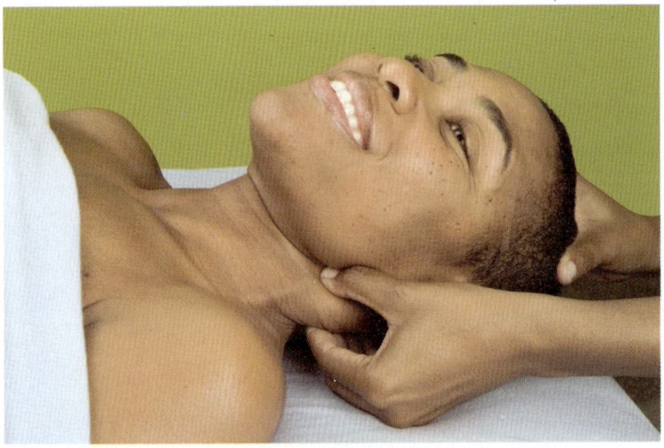

• 일상치료 5-25

3. 치료하는 쪽으로부터 멀어지는 방향으로 머리를 돌린다. 가로마찰법과 세로마찰법을 꼭지돌기 닿는곳 전체에 시행한다. 여기에는 머리널판근과 머리가장긴근 부착부위가 해당된다. 큰 부위이며 세밀하게 시행해야만 한다. 머리를 다시 똑바른 자세로 옮긴다.

4. 빗장뼈와 복장뼈 이는곳 부착부에 마찰한다.

목갈비근 DVD VIDEO

1. 아랫방향 활주 스트로크, 손가락끝 마찰법, 직접가압법으로 가온시키고 이완시킨다. 앞목갈비근, 중간목갈비근, 뒤목갈비근 등 3개 근육을 모두 분리한다. 앞목갈비근은 목빗근 복장뼈 갈래 밑에 위치한다. 중간목갈비근은 그 가쪽이고, 뒤목갈비근은 빗장뼈 갈래 가쪽 밑이다(일상치료 5-26).

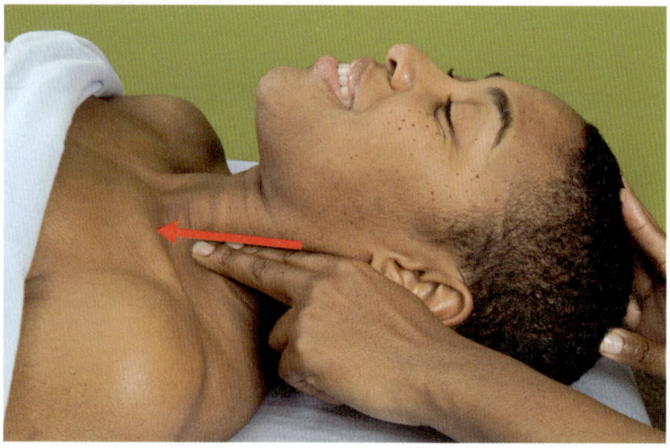

• 일상치료 5-26

2. 머리를 같은쪽으로 돌리고 동시에 손가락 스트로크를 하면 아랫방향 손가락 스트로크를 통해 빗장뼈 뒤 부착부위에 쉽게 접근할 수 있다(일상치료 5-27). 머리를 반대 쪽으로 돌리면서 가쪽 굽힘 방향으로 신장시키고, 아울러 갈비뼈 부착부위를 밑으로 고정한다(일상치료 5-28).

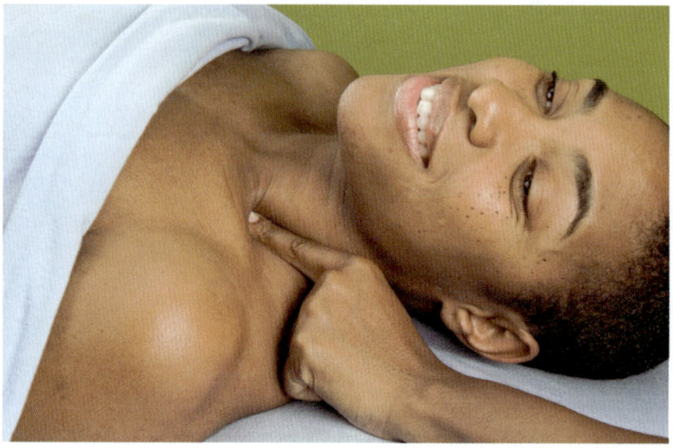

• 일상치료 5-27

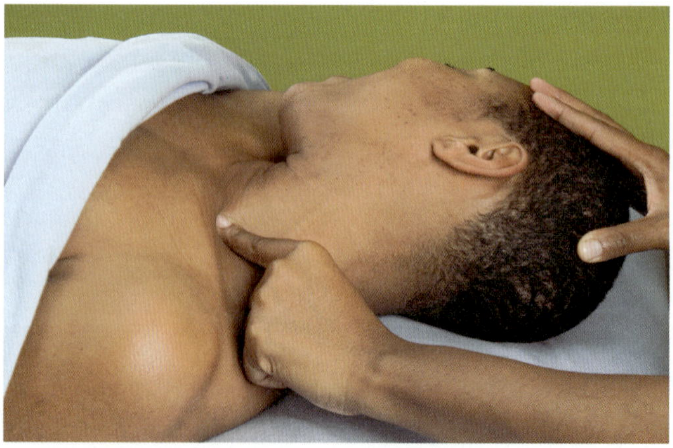

• 일상치료 5-28

3. 근육힘살 쪽으로 그리고 척추 부착부위를 따라 더 깊게 엄지 스트로크와 마찰법을 시행한다. 그러면서 필요에 따라 통증유발점 압박법을 시행한다. 가쪽 굽힘과 반대 쪽으로의 돌림을 통해 신장시킨다(일상치료 5-29).

4. 이 기법을 반대 쪽에 반복한다. 운동범위를 다시 점검한다.

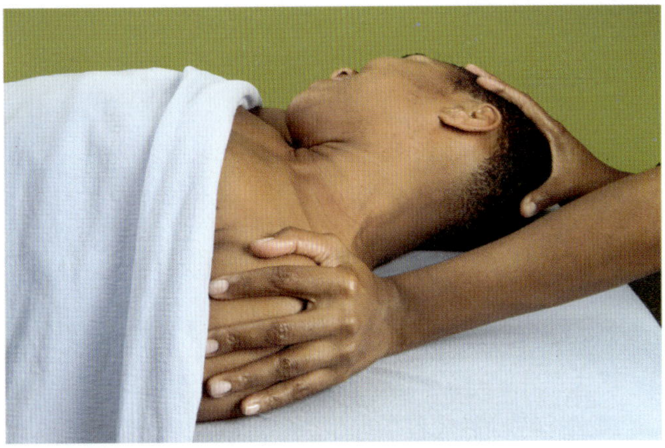

• 일상치료 5-29

목뿔위근육, 앞 뒤통수밑 근육, 긴머리근, 긴목근 DVD VIDEO

머리를 향해 치료대 측면에 선다.

1. 아래쪽 손을 이용해 목뿔뼈를 안정화한다. 치료사의 가까운 쪽에 시행하게 된다. 치료사가 치료하는 쪽과 반대 쪽의 뼈 가쪽면에 아래쪽 손 집게손가락을 대어 목뿔뼈를 안정화한다(일상치료 5-30).

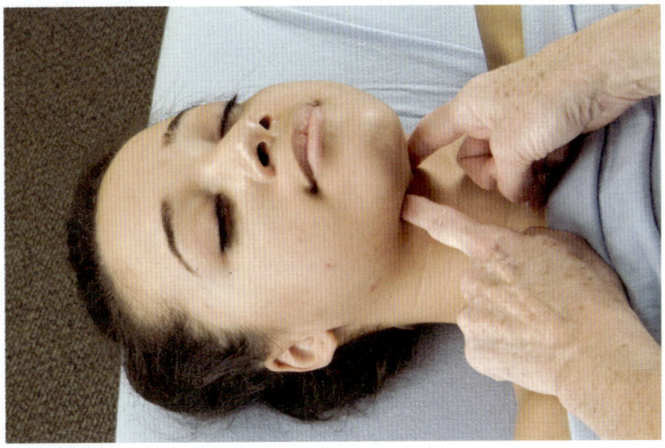

• 일상치료 5-30

2. 다른 쪽 손 집게손가락으로 안쪽으로부터 가쪽으로의 마찰법을 목뿔뼈 윗면을 따라 시행함으로써 목뿔위근 부착부위를 조절한다(일상치료 5-30).

3. 아래쪽 손으로 치료하는 쪽으로부터 멀어지는 쪽으로 목뿔뼈, 식도, 기관을 이동시킨다. 치료사 가까운 쪽에 시행하게 된다. 이를 쉽게 시행하는 방법은 엄지 길이 방향의 편평한 면을 활용하는 것이며 치료 중 표면 피부가 신장되지 않도록 먼저 여분의 피부를 움직인다. 먼저 엄지를 이용해 목뿔뼈와 갑상연골을 조금 들어올리고 나서 가쪽으로 이동시킨다. 유연성 관에 해당하며 쉽게 움직일 것이다. 염발음이 들린다면 이동시키기 전에 충분히 들어올리지 않은 것이다(일상치료 5-31).

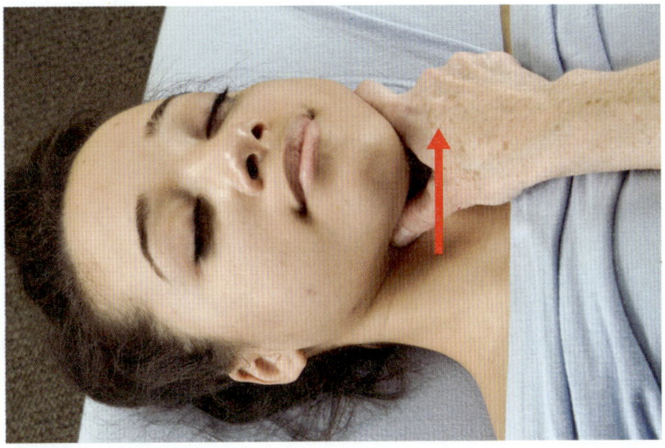

• 일상치료 5-31

4. 위쪽 집게손가락을 턱과 턱뼈각 중간에 두고 45° 로 환자의 코를 가리키도록 한다. 편안하게 가능한 범위에서 최대한 뒤통수 쪽으로 가깝게 민다. 환자의 코 방향과 동시에 아래 방향 치료대 쪽으로 비스듬히 압을 가해 앞머리곧은근을 조절하고 긴머리근 이는곳을 조절한다(일상치료 5-32).

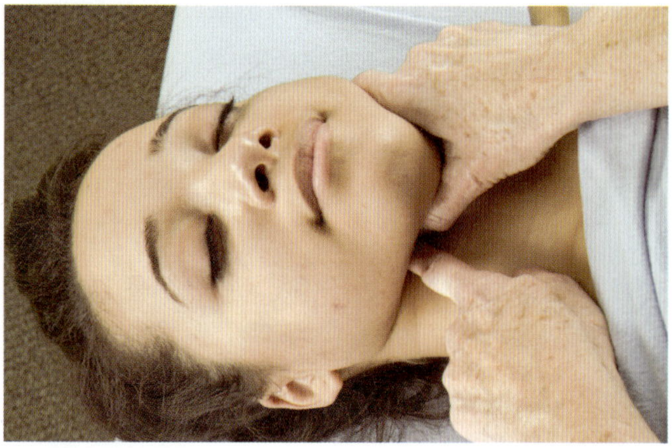

• 일상치료 5-32

5. 약 2.5cm 폭만큼 안쪽으로부터 가쪽으로 오직 빗자루로 쓸어내리듯이 앞머리곧은근과 긴머리근에 마찰법을 시행한다. 이제 통증유발점 압박법을 시행한다.

6. 치료사가 자신의 손가락 측면에 가쪽 머리곧은근 접촉을 유지하면서 환자에게 머리를 치료사 쪽으로 조금 돌리도록 한다. 치료사의 손가락을 해당 지점 쪽으로 이동시킨다(일상치료 5-33).

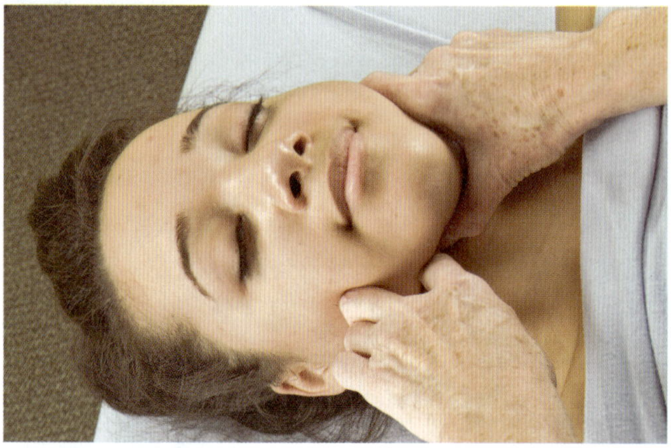

• 일상치료 5-33

7. 마찰법과 통증유발점 압박법을 시행한다.

8. 이제 다시 안쪽으로부터 가쪽으로, 뒤쪽으로 마찰을 시작하며 앞목을 따라 아래 방향으로 시행한다. 긴목근과 긴머리근 마찰은 목 중간선으로부터 바깥쪽으로 가로돌기 넘어로 시행한다(일상치료 5-34).

9. 도중에 관찰되는 모든 통증유발점에 대해 통증유발점 압박법을 시행한다(일상치료 5-34).

주의: 복장뼈 인근에서 기침반사를 자극하지 않도록 유의한다. 또한 가로돌기의 날카로운 면이나 뼈돌기에 압박을 가하지 않도록 유의한다. 손가락 밑에서 맥박이 분명하게 느껴지면 맥박을 누르지 않도록 손가락 위치를 옮긴다.

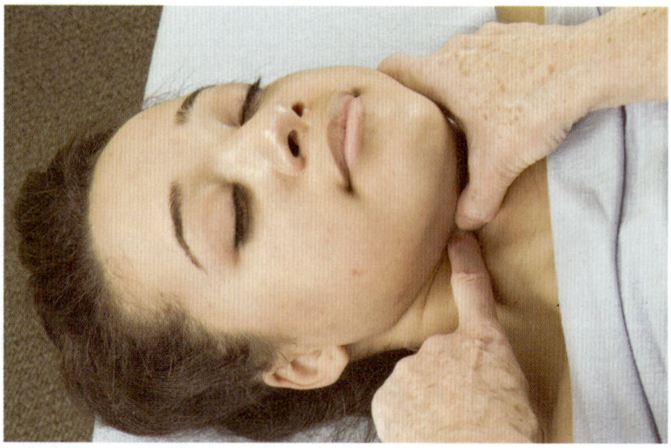

• 일상치료 5-34

10. 다른 쪽 목에 시행한 후, 치료대 머리 쪽에 앉아 뒤통수 둥근천장법을 하고 이어서 부드럽게 견인해 마무리한다.

깨물근

머리를 보고 치료대 측면에 앉는다. 아래쪽 손에 외과 장갑을 낀다.

1. 치아 사이에 너클(knuckles)이 몇 개 들어가는지를 살펴 환자의 운동범위를 점검한다.

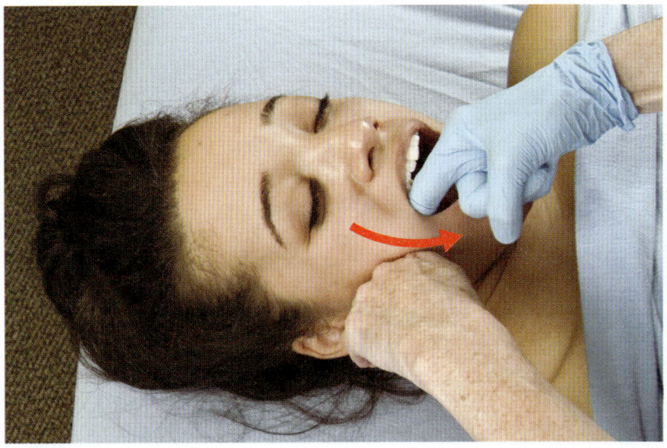

• 일상치료 5-35

2. 위쪽 손의 편평한 면으로 깨물근 위쪽 부분을 지지한다. 아래쪽 손 집게손가락으로 깨물근의 안쪽면 또는 속면에 대해 근육 스트립핑을 하며 위쪽 광대활로부터 아래쪽 아래턱뼈 쪽으로 진행한다(일상치료 5-35).

3. 환자에게 이를 악물도록 해서 깨물근 깊은 부분을 분리한다. 이렇게 하면 손가락이 꼭 끼면서 원래 위치로부터 이동되기도 한다. 환자에게 턱을 이완시키도록 하고 다시 근육섬유를 확인해 아래쪽 손의 집게손가락과 엄지손가락으로 집게압박법을 시행한다. 엄지손가락은 환자 뺨 바깥쪽에 위치하게 된다. 근육 전체 길이를 따라 세밀하게 시행한다.

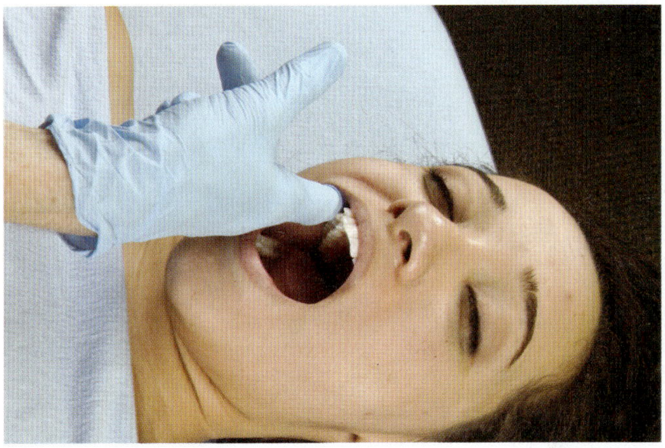

• 일상치료 5-36

4. 앞으로부터 뒤쪽으로 광대활 아래면을 따라 깨물근 부착부위에 근육 스트립핑을 한다. 모든 압통 부위나 통증유발점에 대해 통증유발점 압박법을 시행한다(일상치료 5-36).

안쪽 날개근 DVD VIDEO

머리를 보면서 치료대 측면에서 선다. 아래쪽 손에 외과 장갑을 낀다.

1. 환자에게 입을 최대한 크게 벌리도록 한다. 아래쪽 집게손가락을 위턱 큰어금니 안쪽면에 대고 손가락을 뒤쪽으로 활주시켜 위턱 큰어금니와 아래턱 큰어금니 사이에서 안쪽 날개근에 닿도록 한다(일상치료 5-37).

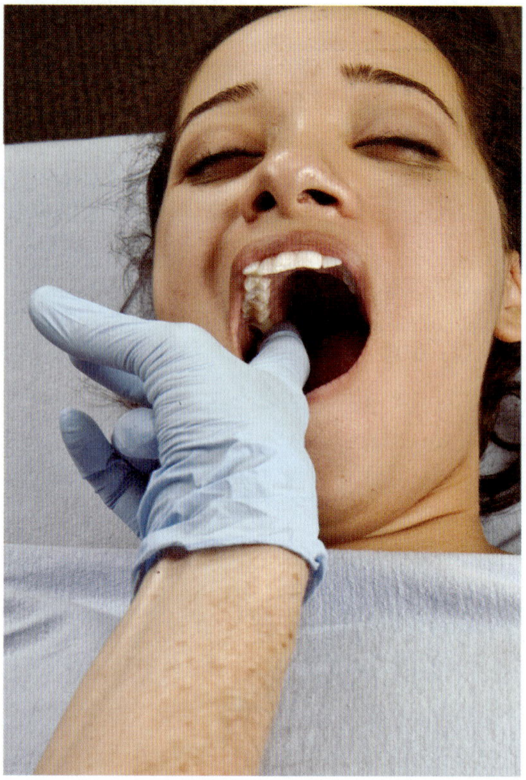

• 일상치료 5-37

---

2. 이제 손가락을 안쪽 날개근에서 위쪽으로 활주시켜 손가락이 입천장뼈와 가쪽 날개판 안쪽면에 닿도록 한다. 이곳의 이는곳을 몇 초간 눌러 근막이완이 일어나도록 한다.

---

3. 이제 손가락을 근육을 따라 밑으로 아래턱 큰어금니 방향으로(아래 뒤 방향) 활주시켜 아래턱뼈 안쪽면과 턱뼈각에 닿도록 한다. 이 과정을 몇 차례 반복하거나 환자가 견딜 수 있는 한 많이 반복한다.

가쪽 날개근 DVD VIDEO

머리를 보면서 치료대 측면에 선다. 아래쪽 손에 외과 장갑을 낀다.

1. 환자에게 아래턱뼈를 가쪽 즉, 치료사 쪽으로 움직여 가쪽 날개근을 촉진할 공간이 생기도록 한다.

---

2. 아래쪽 집게손가락으로 위턱 큰어금니 가쪽면을 따라 최대한 위쪽 뒤쪽으로 멀리 활주시킨다. 그곳에서 아주 부드럽게 마찰법을 시행한다. 마찰법을 하고 나서 해당 근육에 압을 가해 근막이완이 일어나도록 한다.

목뿔위근과 목뿔밑근 DVD VIDEO

머리를 보면서 치료대 측면에 선다. 아래쪽 손에 외과 장갑을 낀다.

1. 아래쪽 집게손가락으로 갈고리로 거는 동작을 활용해 반대 쪽 절반 혀의 윗면에 활주를 시행한다. 최대한 혀 뒤쪽에서 시작해 앞쪽으로 활주시킨다. 혀 뒤 거친능선 쪽에 닿도록 손가락을 뻗었다가 손가락을 구부려 혀 윗면을 누르고 혀끝 쪽으로 당긴다. 이 기법을 불편하지 않을 정도로 5~8회 시행한다.

2. 이제 같은 집게손가락을 동일한 식으로 활용하되 이번에는 혀 반대 쪽 가쪽면에 시행한다. 마찬가지로 불편하지 않을 정도로 5~8회 시행한다.

3. 이제 같은 집게손가락을 다시 동일한 식으로 활용하되 이번에는 혀 반대 쪽 아랫면에 시행한다. 앞에서와 마찬가지로 5~8회 시행한다.

4. 목뿔위근 아래턱뼈 이는곳을 치료할 때에는 장갑을 끼지 않은 위쪽 손 여러 손가락끝을 아래턱뼈 아랫면 중간선에 입 외부로부터 턱 밑에 대서 해당 조직을 지지한다. 아래쪽 집게손가락을 입 안쪽 주름띠 부위의 아래턱 중간선으로 넣는다. 양쪽 옆을 2.5cm 폭의 마찰 동작을 시행하면서 한편으로는 치료사의 바깥쪽 여러 손가락으로 목뿔위근을 압박한다. 혀 밑 중간선에서 시작하고 치료사가 서 있는 쪽의 가쪽 뒤쪽으로 이동한다. 점차 뒤로 턱뼈각을 향해 옮겨가며 하되 해당 조직이 부드러워질 때까지 해당 조직과 접촉을 유지한다. 이렇게 함으로써 목뿔위근 아래턱뼈 부착부위와 두힘살근의 양쪽 근육힘살에 시행한다(일상치료 5-38).

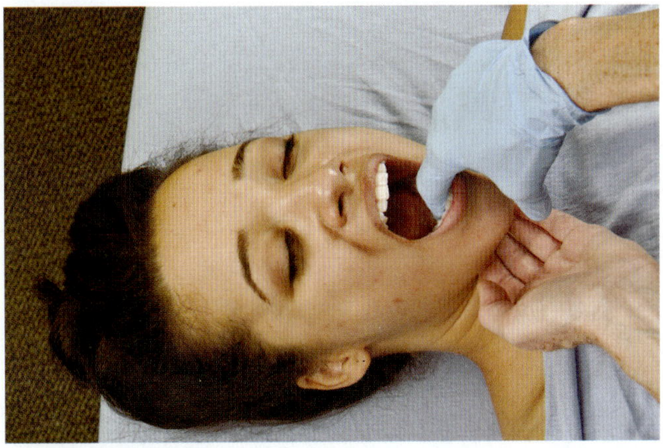

• 일상치료 5-38

5. 환자 반대 쪽에서 이 치료법을 반복한다.

6. 환자에게 너클을 활용해 운동범위를 점검해 보도록 한다. 환자가 위턱 치아와 아래턱 치아 사이에 너클을 더 많이 넣을 수 있는가?

증례연구 5-1

• Gary: 뒷목 통증, 현기증, 귀울림 환자

배경

Gary는 건강 수준을 높이 유지하기 위해 몇 년간 매주 스포츠 마사지 관리를 받은 환자였다. Gary는 일주일에 6일씩 덤벨과 기계를 이용해 격렬한 운동을 했다. 하루는 정기적 스포츠 마사지 예약시간에 왔는데 안색이 약간 창백하고 걸음이 느리고 조심스러웠다. 치료사가 이에 대해 묻자 남성이 대답하기를 이틀 전 일어날 때 매우 어지러웠고 움직일 때마다 구역질이 났다고 했다. 담당의사의 진료를 받고 약물처방을 받았으며 어지럼증과 구역질이 덜한 상태로 유지되었다.

치료

치료사는 앞목근육에 통증유발점이 생겨 어지럼증을 일으킬 수 있으며 어지럼증이 구역질을 일으킬 수 있다는 점을 설명했다. 남성은 그 날 평소의 마사지가 아니라, 목과 위쪽 어깨에 마사지를 받아보기로 동의했다.

위등세모근과 중간등세모근을 이완시키고 나서 치료사는 몇 분간 목 부위 척추뼈고리판 고랑 근육을 이완시켰고 이때 뒤쪽 뒤통수밑 근육에 초점을 두었다. 이 부위는 매우 긴장된 상태였으며 남성이 기계와 덤벨을 이용해 운동할 때 목을 긴장시켰다고 추정되었다. 남성의 운동방식에 대해 질문해 보니 남성은 아마도 그런 식으로 해 왔을 것이라고 동감했다.

남성은 바로누운자세를 취했고 치료사는 앞목 근육을 집중적으로 다루었다. 치료사는 더 표면쪽 근육에서 어지럼증 연관증상을 관찰했고 통증유발점을 이완시킬 수 있었다. 하지만 귀울림은 여전했다. 치료사는 이어서 목뿔뼈와 기관을 가쪽으로 이동시키고 깊은 근육을 특별하게 치료했다.

양쪽 C3에서 C5까지 부위의 더 안쪽 근육섬유를 촉진해서 통증유발점을 관찰했으며 이에 대해 남성은 얼음깨는 송곳으로 귀 속을 찌르는 듯한 느낌이라고 했다. 치료사는 첫 치료시간에 이들 통증유발점을 비교적 성공적으로 치료했다.

남성은 더 나아졌다고 했지만, 이후 2주동안 양쪽 귀에 귀울림 증상이 어느 정도 남아 있었다. 귀울림을 마저 치료하기 위해 다음 두 치료시간에는 평소의 마사지 관리와 앞목에 함께 시행했다.

남성은 3주동안 운동을 하지 않다가 귀울림이 완전히 해소되자마자 운동을 다시 했다. 치료사의 의견에 따라 몇 주간 개인지도를 신청해 목을 고정하고 움직이는 법에 유의하면서 운동 관련 신체역학을 올바로 활용하도록 도움을 받았다.

비평적 사고 문제

1. 통증유발점이 구역질과 귀울림을 일으킬 수 있다고 치료사가 생각하게 된 이유는?
2. 귀쪽으로 영향을 미치는 통증유발점을 찾으려면 어느 근육을 점검해 보겠는가?
3. 운동할 때 신체역학이 불량하면 어떻게 해서 앞목 근육에 통증유발점이 생기는가?
4. 뒷목 통증도 심했다면 앞목근육 치료가 도움이 될까? 그 이유는?
5. 개인지도를 받지 않는다면 목에 통증유발점이 다시 생기지 않으면서 Gary가 운동을 계속할 수 있을까?

증례연구 5-2

• Mark: 머리와 목 통증을 보이는 하키선수

배경

Mark는 하키 선수이다. 6살 때부터 하키를 했다. 5차례 뇌진탕을 겪었는데, 첫 번째는 15살 때 고등학교에서 하키를 하다가 일어났고, 다섯 번째는 프로 선수 4년차이자 마지막 해였던 때에 일어났다. 현재 Mark는 프로 졸업생 팀과 정기적으로 경기하고 지도한다.

고등학교 2학년 때 남성은 여러 척추 아탈구 상태라고 진단받았다. 이 상태를 개선시키는 데 도움이 되도록 강화운동을 했었다. 그 때에는 목 여기저기 다 아팠다. 운동을 꾸준히 실시했으며 여름 몇 달이 지나면서 상태를 호전시킬 수 있었고, 그 결과 하키를 계속할 수 있었다. 이제 일반적인 강화운동으로서 기계와 덤벨을 이용해 정기적으로 운동을 하기 시작했다.

49세에 남성은 뒷목과 머리가 항상 아픈 증상을 느꼈다. 업무차 여행을 많이 다녔으며 기내 휴대 짐과 함께 서류가 가득 찬 가방을 가지고 여러 공항을 다녀야 했고 비행기를 놓치지 않으려고 뛰는 경우도 많았다. 남성은 목 통증과 두통의 원인이 이것이라고 생각했다.

치료

남성은 집에 머물 때마다 신경근치료를 받기 시작했다. 담당 치료사는 엉덩뼈능선으로부터 위로 뒤통수와 꼭지돌기까지 표면부터 시행했다. 치료사는 또한 남성의 앞목 근육에 대해서도 같은 식으로 시행했다. 표면 조직이 부드러워지면 점차 깊은 조직층에 시행했다. 매회 치료시간마다 남성의 근막과 근육은 통합적 유연성을 회복했으며 통증유발점이 사라졌다.

셋째 치료시간 시기에 남성은 다시 잠을 자기 시작했지만, 여전히 밤중에 자주 깨고, 아직 머리와 목에 통증을 느끼지만 정도가 약하다고 했다. 다섯째 치료시간 시기에 남성은 밤에 잠을 깨는 일이 없었으며 두통도 없었다. 여섯째 치료시간 시기에 남성은 목 통증이 없다고 했다.

비평적 사고 문제

1. 치료사가 남성의 머리와 목 통증에 대해 허리 근육을 치료한 이유는 무엇인가?
2. 허리 근육 중 구체적으로 어느 근육에 대한 치료가 중요하겠는가?
3. 표면 근육에 대해 시행하고 나서 더 깊은 근육 쪽으로 진행하는 것이 중요한 이유는?
4. 뒤통수와 꼭지돌기에서 치료에 중요한 근육은 무엇인가?
5. 두통의 일반적인 원인이 되는 근육은 무엇인가?
6. 앞목근육과 뒷목근육에 대해 함께 치료하는 것이 중요한가? 이유는 무엇인가?

▶ 복습문제

단답형 문제

1. 채찍질손상에서 연조직이 어떻게 망가지는가?
2. 기운목(사경, torticollis)이라는 질환에 대해 설명하라.
3. 눈확위신경 포착을 일으킬 수 있는 근육은?
4. 턱관절 장애-기능이상의 원인은?
5. Eagle 증후군의 경우, 나타날 수 있는 증상은?

선택형 문제

6. 목 근육 중 뒤통수뼈 능선 또는 꼭지돌기에 부착되는 근육은?
   A. 위등세모근, 큰뒤머리곧은근, 작은뒤머리곧은근, 머리반가시근, 목널판근
   B. 목빗근, 앞머리곧은근, 위머리빗근, 위등세모근
   C. 위머리빗근, 아랫머리빗근, 목빗근, 머리널판근
   D. 위 모든 항목이 해당됨

7. 목 돌림 동작이 가장 많이 일어나는 관절은?
   A. C2~C3
   B. C5~C6
   C. C6~T1
   D. 위 어느 항목도 해당되지 않음

8. 팔신경얼기는 어느 두 근육 사이에서 나오는가?
   A. 앞목갈비근과 중간목갈비근
   B. 뒤목갈비근과 작은가슴근
   C. 큰가슴근과 작은가슴근
   D. 중간목갈비근과 뒤목갈비근

9. 눈과 이마 쪽으로 연관감각을 발생시키는 목 근육은?
   A. 머리널판근, 아래등세모근, 어깨올림근
   B. 어깨올림근, 목갈비근, 중근등세모근
   C. 위등세모근, 목빗근, 뒤통수밑근육
   D. 위 모든 항목이 해당됨

10. 목뼈와 나란히 지나는 근육덩이의 대부분을 이루는 근육은?
    A. 머리반가시근
    B. 어깨올림근
    C. 머리널판근
    D. 위 어느 항목도 해당되지 않음

참/거짓 문제

11. 목빗근 복장뼈 분지는 다른 분지에 비해 대개 더 긴장된 상태이다.
12. Travell과 Simons은 널판근에 대해 '경직목 근육' 이라고 했다.
13. 머리널판근 통증유발점은 '머리천장 두통(dome headache)' 을 일으킬 수 있다.
14. 머리덮개널힘줄은 뒤통수근과 이마근 모두의 부착부위이다.
15. 어깨를 이용해 전화를 귀에 고정하면, 어깨올림근 통증유발점을 활성화할 수 있다.

짝짓기

a. 양쪽	d. 귀울림	g. Eagle 증후군
b. 같은쪽	e. 감각저하	h. 녹내장
c. 한쪽	f. 이상감각	i. 척추뼈고리판 고랑

16. 촉각에 대해 민감성이 둔함

17. 붓돌기가 연장되어 몇몇 근육에 기계적 자극을 일으키는 질환

18. 신체 같은 쪽에 관련됨.

19. 가시돌기와 가로돌기 사이 부위

20. 귓속에 소리가 울림

참고문헌 (References)

1. Menachem A, Kaplan O, Dekel S. Levator scapulae syndrome: an anatomic-clinical study. *Bull Hosp Joint Dis*. 1993;53(1):21–24.
2. Sola AE, Rodenberger ML, Gettys BB. Incidence of hypersensitive areas in posterior shoulder muscles. *Am J Phys Med Rehabil*. 1955;34:585–590.
3. Sola AE, Kuitert JH. Myofascial trigger point pain in the neck and shoulder girdle. *Northwest Med*. 1955;54:980–984.
4. Jaeger B. Are "cervicogenic" headaches due to myofascial pain and cervical spine dysfunction? *Cephalalgia*. 1989;9:157–164.

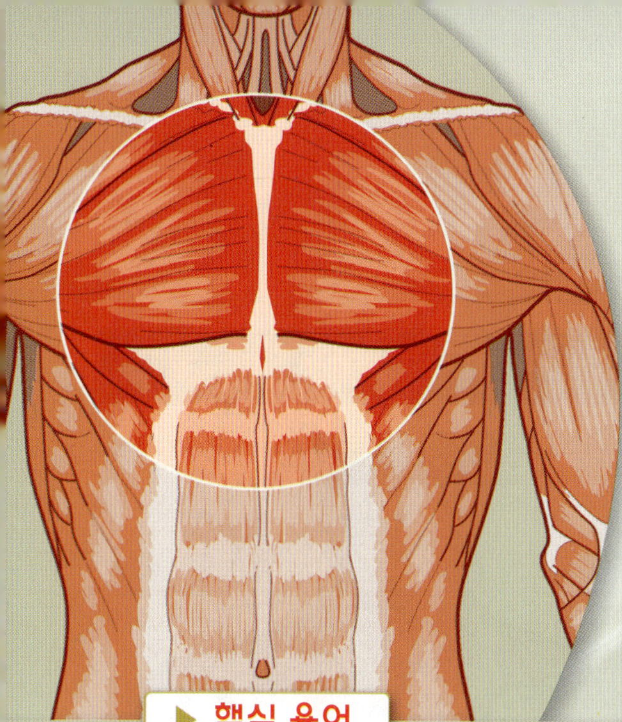

위 몸통
UPPER TORSO 6

▶ 핵심 용어

핵심용어 중에 이 부위에서 보이는 흔한 질환이 포함되어 있다.

유착관절낭염 또는 굳은어깨(adhesive capsulitis, frozen shoulder): 앞과 아래 오목위팔관절낭의 염증으로 관절낭이 단축되고 비후됨

두힘살근 힘줄염(bicipital tendinitis): 위팔두갈래근 긴갈래 힘줄의 염증

과다수축(hypercontraction): 근육섬유 속 수축요소가 정상 범위를 넘어 수축하는 상태

과다척주뒤굽음증(hyperkyphosis): 척주의 정상적 뒤곡선 증가

충돌증후군(impingement syndrome): 부리어깨봉우리 활과 몸쪽 위팔뼈 사이의 공간 부족으로 인해 이곳에서 연조직이 압박됨

척주뒤굽음(kyphosis): 척주의 정상적인, 뒤쪽 굽이. 과도하면 병리적인 상태를 나타냄

가쪽 골반경사(lateral pelvic tilt): 다리이음뼈 근육불균형으로 인해 한쪽 엉덩관절이 높고 다른 쪽 엉덩관절이 낮음

근신장 단위(myotatic unit): 공통된 척수반사 반응 때문에 하나의 단위로 묶이는 일군의 작용근과 대항근

신경통(neuralgia): 신경을 따라 발생하는 중증 통증

돌림근띠 힘줄염(rotator cuff tendinitis): 가시위근 힘줄 그리고 일부 경우에는 가시아래근, 작은원근, 어깨밑근 힘줄 등의 염증

척주옆굽음증(scoliosis): 척주의 비정상적 가쪽, 돌림 만곡

작은 한쪽 골반(small hemipelvis): 골반 한쪽이 다른 쪽보다 작은 상태

어깨세모근밑윤활낭염(subdeltoid bursitis): 어깨세모근밑 주머니 염증

아탈구(subluxation, 불완전탈구): 관절이 부분적으로 어긋남

가슴문증후군(thoracic outlet syndrome): 빗장뼈와 첫째 갈비뼈 사이의 공간이 부족하고 아울러 작은가슴근이 만성적으로 단축되어 팔신경얼기가 압박되는 질환

기운목(torticollis, 사경): 목 경직과 함께 목 한쪽 근육의 조임 증상이며 이로 인해 대개 만성 가쪽 굽힘과 비틀림이 머리에 생김

위등세모근, 중간등세모근 긴장(upper and/or midtrapezius strain): 머리내밈 자세와 둥근 어깨 그리고 아마도 허탈 가슴이 원인임

● 위 몸통 부위에 대한 개요 (Overview of the Upper Torso Region)

본 장에서는 위 몸통 부분 앞과 뒤의 근육에 대해 살펴보며 어깨와 돌림근띠, 위 등, 가슴 부위가 해당된다. 해부학적으로 어느 부분을 다루든지 해당 부분 외의 부위에서 연관증상을 관찰하면, 통증유발점이 연관증상을 나타내는 근육이나 부위에 대해서도 다루어야 한다는 점을 잊지 않도록 한다. 이때의 목표는 모든 활동성, 잠복성, 연합 통증유발점을 찾아 비활성화하는 것이다.

뒤 어깨-윗등 부위 (Posterior Shoulder/Upper Back Area)

위 몸통 중 첫 번째 부분은 뒤어깨와 등 부위 근육이다.

등세모근: 옷걸이 (Trapezius: The Coat Hanger)

전체적으로 보면, 등세모근은 등쪽 뒤어깨 부위에 다이아몬드 모양을 이루며 위등세모근은 옷걸이 모양이어서 Travell과 Simons가 이렇게 별칭을 붙였다(그림 6-1).

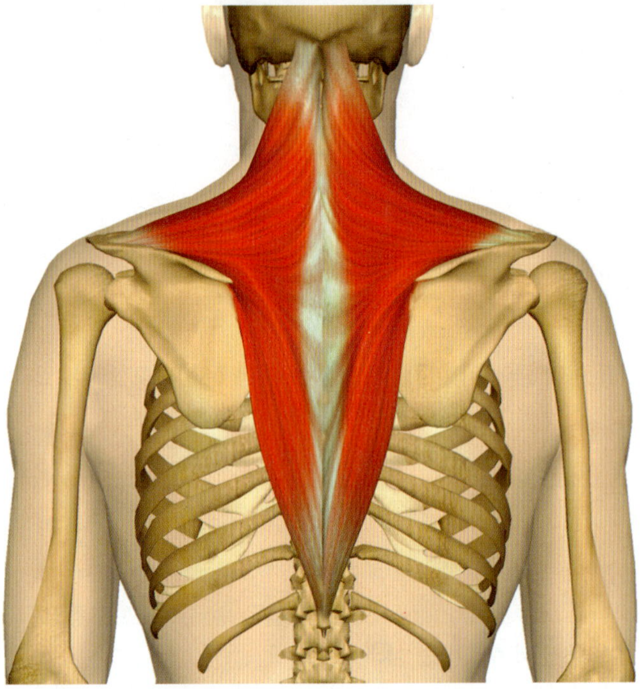

● **그림 6-1** 등세모근의 부착부위(Reprinted with permission from *Life Art*, Lippincott Williams & Wilkins).

이는곳

- 뒤통수의 안쪽 위목덜미선
- C1~T12의 목덜미인대/가시돌기

닿는곳

- 가쪽 1/3 빗장뼈
- 어깨뼈봉우리
- 어깨뼈가시

작용

- 어깨뼈 올림(위, 중간)
- 어깨뼈 뒤당김-모음(전체 근육)
- 어깨뼈 내림(아래)
- 어깨뼈 위쪽 돌림(전체 근육)
- 머리, 목, 등 폄(전체 근육)

통증유발점과 연관구역

Travell과 Simons에 의하면, 등세모근에서 통증유발점(TP)이 흔히 관찰되는 부위는 일곱이다. TP1과 TP2는 위등세모근에 위치한다. 아래등세모근에는 TP3과 TP4가 있으며 중간등세모근에는 TP5, TP6, TP7이 있다.

TP1은 같은 쪽 관자 두통과 지속적 반대 쪽 목 통증과 연관되는 경우가 많다. 때로는 턱뼈각을 따라 감각이 느껴지기도 한다. 목 신경뿌리병증이나 **비정형 얼굴신경통(neuralgia)** 즉, 신경을 따라 나타나는 심한 통증이라고 잘못 진단되기도 한다. 머리와 목을 반대 쪽을 향해 거의 완전히 능동적으로 돌리면, 이곳 위쪽 부분만 동작하면서 감각이 느껴질 것이다. 이 부분의 통증유발점이 활동성이고 어깨올림근과 목널판근도 문제되는 경우, 급성 목 경직이 생기기도 한다. 이로 인해 머리를 같은 쪽으로 돌리며 위등세모근을 신장시키는 기능이 제한된다. TP1과 TP2가 함께 활성화되면 어깨뼈봉우리에 놓이는 것이 아니라, 목 각과 목 뒤쪽 등세모근 부위에 놓이는 외투와 같은 무거운 옷을 입을 때 그 무게를 견디지 못하곤 한다.

TP3과 TP4는 어깨뼈위, 어깨뼈사이, 어깨뼈봉우리, 그리고 목 부위까지 감각변화를 일으킨다. 하지만 목 동작은 거의 제한되지 않는다. TP3은 다른 여러 통증유발점이 제거된 후, 목과 등 부위에 지속적 통증을 일으키는 경우가 많다. TP3 통증유발점은 목과 등 여러 근육의 핵심 위성 통증유발점이기도 하다.

TP5는 어깨뼈사이 작열감과 연관되는 경우가 많고, 반면 TP6은 어깨뼈봉우리를 가로질러 연관감각을 방사하는 경우가 많으며 그 결과 끈으로 큰 가방을 어깨에 메거나 무거운 외투를 걸칠 때, 그 압력을 어깨가 견디지 못하게 된다. TP7은 위팔 앞가쪽 그리고 경우에 따라 대퇴부의 소름돋은 피부와 연관된다. Travell과 Simons에 따르면, 누군가 칠판을 손톱으로 긁을 때 '오한이 척주를 따라 위아래로 지나는 것' 처럼 느껴지기도 한다(그림 6-2

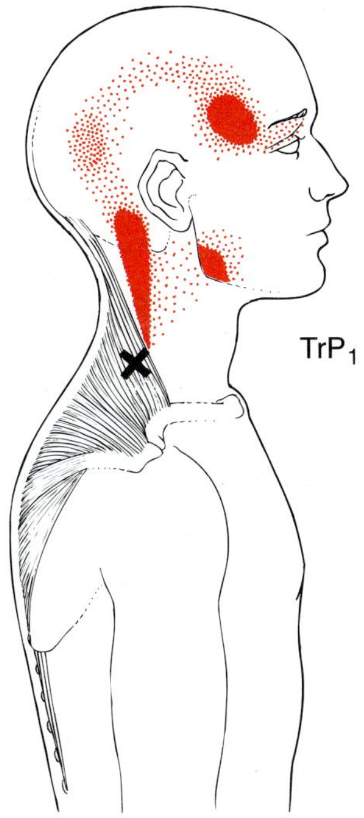

• **그림 6-2** 등세모근 통증유발점과 연관구역(Reprinted with permission from Simons DG, Travell JG, Simons LS. *Upper Half of Body. 2nd ed. Baltimore: Lippincott Williams & Wilkins, 1999, Travell & Simons' Myofascial Pain and Dysfunction: The Trigger Point Manual;* 1권. 279쪽 그림 6.1).

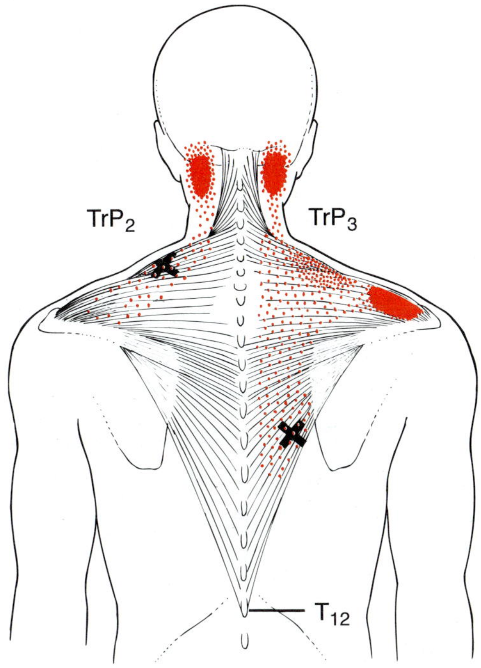

• **그림 6-3** 등세모근 통증유발점과 연관구역(Reprinted with permission from Simons DG, Travell JG, Simons LS. *Upper Half of Body. 2nd ed. Baltimore: Lippincott Williams & Wilkins, 1999, Travell & Simons' Myofascial Pain and Dysfunction: The Trigger Point Manual;* 1권 280쪽 그림 6.2).

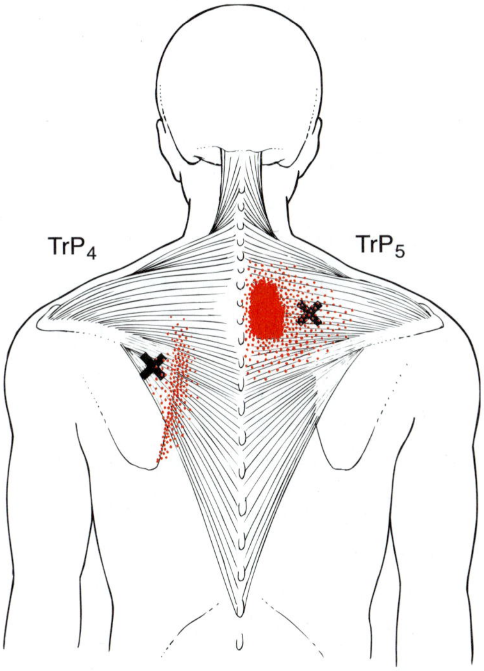

• **그림 6-4** 등세모근 통증유발점과 연관구역(Reprinted with permission from Simons DG, Travell JG, Simons LS. *Upper Half of Body. 2nd ed. Baltimore: Lippincott Williams & Wilkins, 1999, Travell & Simons' Myofascial Pain and Dysfunction: The Trigger Point Manual;* 1권 281쪽 그림 6.3).

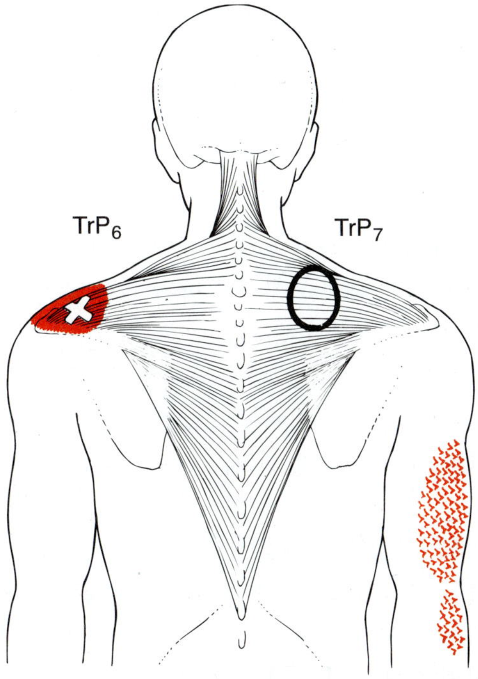

• **그림 6-5** 등세모근 통증유발점과 연관구역(Reprinted with permission from Simons DG, Travell JG, Simons LS. *Upper Half of Body. 2nd ed. Baltimore: Lippincott Williams & Wilkins, 1999, Travell & Simons' Myofascial Pain and Dysfunction: The Trigger Point Manual;*1권 281쪽 그림 6.4).

에서 그림 6-5).

통증유발점 활성화

통증유발점은 등세모근 모든 부위에 대한 갑작스런 외상으로 활성화될 수 있다. 어떤 식으로든 낙상을 입은 경우 또는 자동차사고에서 채찍질손상을 받은 경우가 해당된다.

위등세모근의 경우, 단족 또는 작은 **편측골반(hemi pelvic)**과 같은 신체 비대칭으로 인한 어깨이음구조 경사로 목 안정화 기능이 과부하 상태에 놓이는 경우가 많다. 단족일 때에는 **가쪽 골반경사(lateral pelvic tilt)**가 나타나게 되며 이로 인해 척주가 가쪽으로 곡선을 이루고(척주옆굽음증) 양쪽 어깨가 기울어져 한쪽이 쳐지게 된다. 이제 위등세모근이 작용해서 머리와 목을 수직으로 유지하고, 양쪽 눈을 수평으로 유지해야 하고(바로서기 반사) 이어서 이로 인해 등세모근 위쪽 부분에 과부하가 초래된다. 위등세모근은 불명확해 보이는 다른 과부하 상황때문에 긴장손상을 받기도 한다. 옷과 장신구의 압 때문에 이러한 미세외상이 생길 수 있으며 예를 들면, 가슴이 크고, 그 무게를 지지하는 브래지어 끈이 너무 좁고 조이는 경우, 무거운 가방을 어깨끈으로 한쪽에 메는 경우, 배낭이나 무거운 외투 등이 해당된다.

중간등세모근 역시 팔을 위로 앞으로 오랫동안 들고 있을 때 과부하된다. 이 자세를 유지하면 큰가슴근 역시 과부하되며 이로 인해 생긴 잠복성 통증유발점 때문에 이들 근육섬유가 단축되고, 어깨뼈를 앞으로 당기게 된다. 대항근 중간등세모근 섬유 역시 어깨뼈 내밈 지속 상태에 대해 반대작용을 하기 위해 과부하를 해야 한다(둥근 어깨). 이렇게 심하게 과부하를 받은 결과 중간등세모근에 통증성 통증유발점이 생긴다.

아래등세모근 섬유는 앉아서 책상에 팔꿈치를 대고 턱을 받치거나 앉은 자세에서 앞으로 손을 뻗으면서 지속적인 굽힘자세를 취할 때 긴장손상을 받는다.

스트레스인자와 지속인자

- 불안이나 감정적 고통에서 생기는 습관적 어깨올림 자세
- 어깨와 귀 사이에 전화를 받치기
- 잠을 자거나 할 때처럼 고정된 자세에서 머리를 한쪽으로 돌림
- 바이올린 연주
- 운전대 위쪽에 두 손을 두고 운전함
- 머리내밈자세
- 너무 높은 책상에서 글을 씀
- 추운 날씨 때문에 등을 구부림
- 허탈 가슴과 내민 어깨
- 척주뒤굽음, 척주옆굽음 상태

주의사항

- 등세모근 아래 부분은 대개 매우 얇기 때문에 어깨뼈 밑쪽 부분은 감지하지 못할 수 있다.
- 아래팔을 연장법으로 치료할 때에는 환자가 불편하지 않도록 어깨뼈 바로 안쪽의 아래 부분 등세모근을 '튀기지' 않도록 한다.
- 아래 등세모근은 어깨뼈 바로 안쪽 수준에서 유착으로 고정되는 경향을 보인다.
- 위쪽의 닿는곳에 시행할 때에는 팔신경얼기를 피하도록 주의한다.

마사지 시 고려사항

- 닿는곳 지점은 압통과 섬유성 변화 누적이 흔히 일어나는 지점이다.
- 유착이 흔히 일어나는 근육에 해당한다. 어깨뼈 수준의 아래 부분 근육을 효과적으로 치료하려면, 집게쥐기 방법으로 등세모근을 기저 조직으로부터 떼어 들어올린다.
- 위팔뼈 앞면을 덧베개로 받치면, 근육이 단축되고 조직이완을 하기 더 좋아진다.
- 목 부위 위등세모근 위쪽 섬유의 가쪽 모서리를 반드시 확인한다.
- 등세모근 중간 부위는 대개 섬유성이 매우 심하며 가로마찰법과 함께 압박법으로 검사해야 한다.
- 이 부위의 근육이 광범위하게 층을 이루기 때문에 근막 치료가 효과적일 수 있다.
- 이 근육은 긴장두통의 경우, 가장 해당되는 근육이다.
- 수영을 하면 위등세모근의 스트레스를 감소시키는데 도움이 될 수 있다.
- 활주스퀴즈(gliding squeeze)와 손가락끝을 이용해 등세모근 윗부분을 풀면 매우 효과적이다.
- 위쪽 섬유와 중간 섬유 사이를 구별하는 법을 익힌다.
- 둥근 어깨와 머리 내밈 자세에서는 중간 섬유가 매우 두꺼워진다.
- 어깨뼈가시 쪽으로 마찰하면 효과적이다.

머리널판근과 목널판근: 머리뼈 속 통증 (Splenius Capitis and Splenius Cervicis:Ache Inside the Skull)

목널판근과 머리널판근 쌍은 양쪽에서 각각 'V' 모양을 이룬다(그림 6-6, 그림 6-7).

이는곳

머리널판근

- 목덜미인대
- C3~T3 가시돌기

목널판근

- 목덜미인대
- T3~T6 가시돌기

닿는곳

머리널판근

- 꼭지돌기
- 뒤통수뼈

목널판근

- C1~C3 가로돌기

작용(공동)

- 양쪽 작용 시 목 폄
- 한쪽 작용 시 같은 쪽으로의 머리 돌림

통증유발점과 연관구역

머리널판근 통증유발점으로부터의 연관감각은 같은 쪽 머리 맨위 쪽의 통증이다. 대개 두통이 나타나게 된다.

목널판근 통증유발점으로부터의 연관증상은 대개 같은 쪽 눈 뒤와 머리 속의 광범위한 통증이며 때때로 뒤통수 속으로도 통증을 보인다. 이곳은 아래쪽 통증유발점은 목 각 부위로 연관증상을 나타낸다(그림 6-8).

환자는 목, 머리, 눈 통증을 호소할 가능성이 높다. 또한 경직 목 증상을 호소하면서 머리와 목 돌림 동작의 제

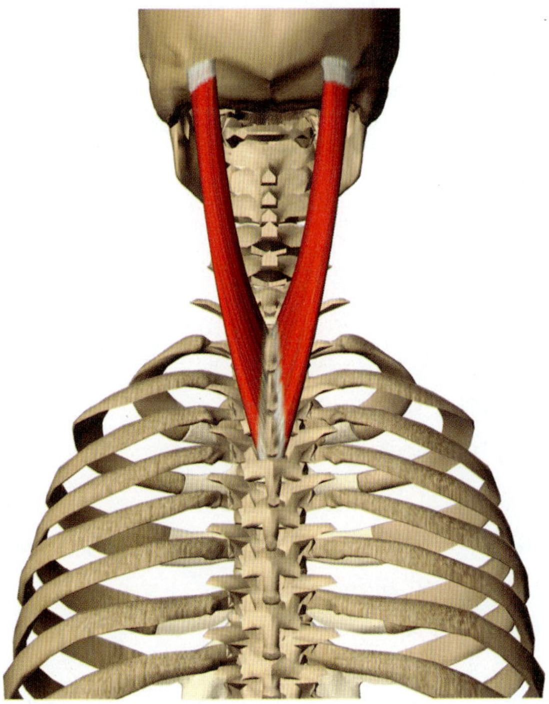

그림 6-6 머리널판근 부착부위(Reprinted with permission from *Life Art*, Lippincott Williams & Wilkins).

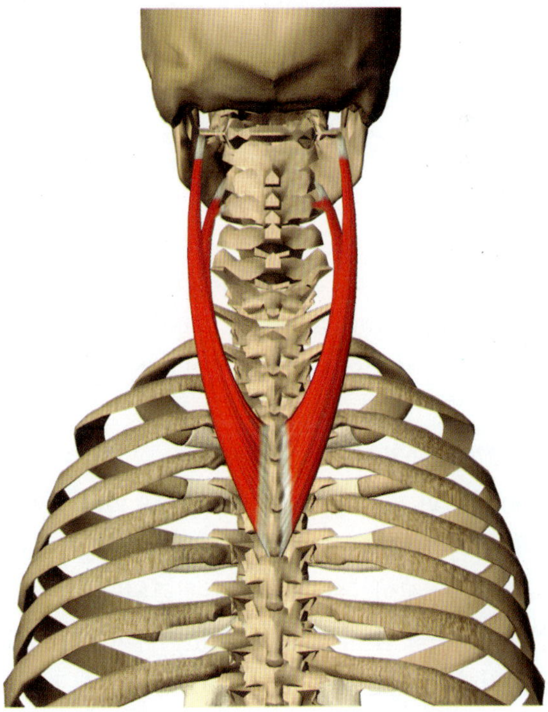

그림 6-7 목널판근 부착부위(Reprinted with permission from *Life Art*, Lippincott Williams & Wilkins).

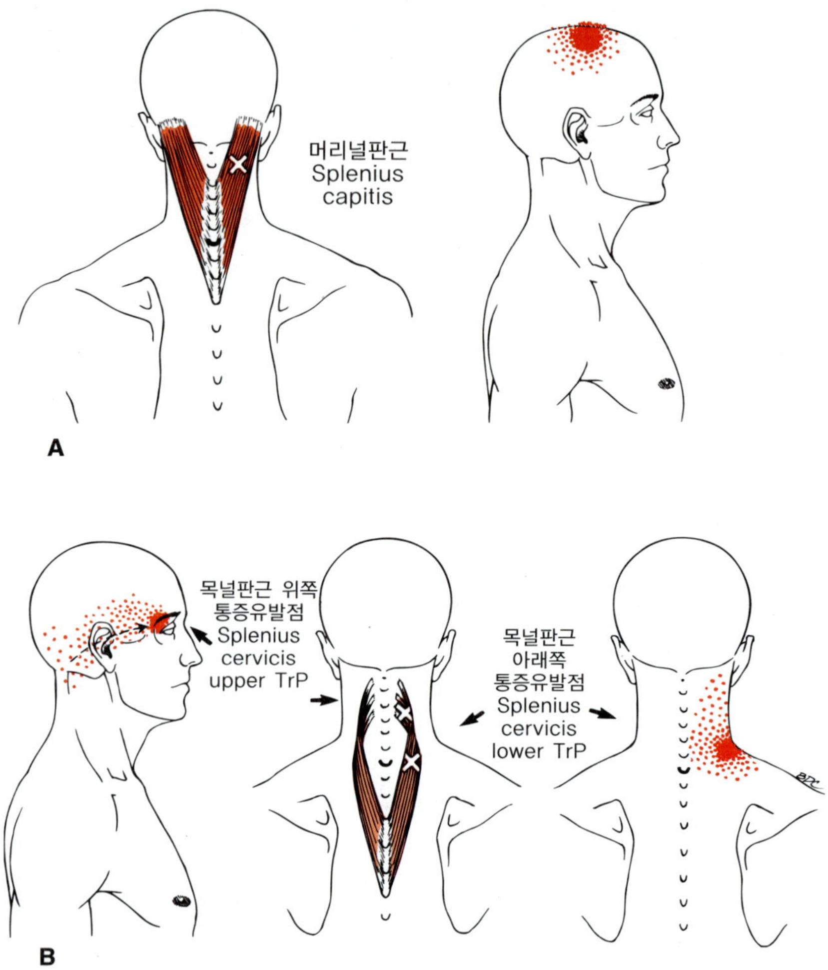

• **그림 6-8** 목널판근과 머리널판근 부착부위와 통증유발점(Reprinted with permission from Simons DG, Travell JG, Simons LS. *Upper Half of Body. 2nd ed. Baltimore: Lippincott Williams & Wilkins, 1999, Travell & Simons' Myofascial Pain and Dysfunction: The Trigger Point Manual;* 1권 433쪽 그림 15.1).

한을 나타내기도 한다. 눈 통증과 함께 흐린 시력을 호소하기도 한다. 원인이 되는 통증유발점을 비활성화하면 즉시 증상이 완전히 없어진다고 알려져 있다.

통증유발점 활성화

머리와 목의 폄 또는 돌림 과부하를 일으키는 자세 스트레스가 머리널판근과 목널판근 통증유발점을 일으키고 지속시킬 가능성이 높다. 심한 등척주뒤굽음증에 대한 보상작용으로 목 폄 자세에서 앉아있거나 머리를 뒤로 한 자세를 취하고, 어떤 악기를 연주하는 것 등이 그 예에 해당한다. 또한 머리를 한쪽으로 돌리고 앞으로 내민 채 책상에서 작업하면 통증유발점이 활성화될 수 있다.

스트레스인자와 지속인자

- 우세안을 활용해 글을 읽는 경우
- 목 부위에 닿는 차가운 공기
- '머리내밈 증후군' 과 연관된 행동
- 쌍안경으로 들새 관찰하기
- 머리와 목을 어색한 자세로 구부리고 수면 취하기
- 모든 종류의 채찍질손상
- 머리-목의 지나친 과신전
- 천정에 페인트칠하기
- 머리내밈자세에서 무거운 밧줄이나 호스 당기기 (그림 6-8B)

주의사항

- 이들 근육의 수동 신장 시에는 문제되는 경우 반대쪽으로 머리 돌림이 통증성 제한을 보일 수 있으므로 주의해야 한다.
- 앞쪽 머리 굽힘 제한이 나타날 수 있으므로 수동 신장 시에 주의해야 한다.

마사지 시 고려사항

- 머리천장 두통에 대해 파악하려 할 때 머리널판근을 간과하는 경우가 많다.
- 머리널판근은 목빗근, 긴머리근과 함께 공유하는 부착부위가 꼭지돌기이다.
- 꼭지돌기의 머리널판근 부착부위를 효과적으로 치료하려면, 해당 부위에 부착되는 3개 근육 모두에 영향을 미칠 만큼 강하게 조직을 이완하도록 정밀하게 마찰해야 한다.
- 가시돌기의 각 이는곳에 대한 마찰에 유의한다.
- 목널판근 문제를 겪는 환자는 경직 목 증상을 호소하는 경우가 많고, 돌림 동작이 제한되는 경우가 많다.
- 목널판근 연장법을 시행하면 머리내밈 증후군 증상을 완화하는 데 도움이 될 수 있다.
- 환자가 엎드린 자세를 취한 상태에서 뒷목 부위에서의 집게촉진을 통해 목널판근을 이완할 수 있다.

가시위근: 어깨세모근밑윤활낭염 (Supraspinatus: Subdeltoid Bursitis)

가시위근은 돌림근띠 관련 질환의 주요 요소이다(그림 6-9).

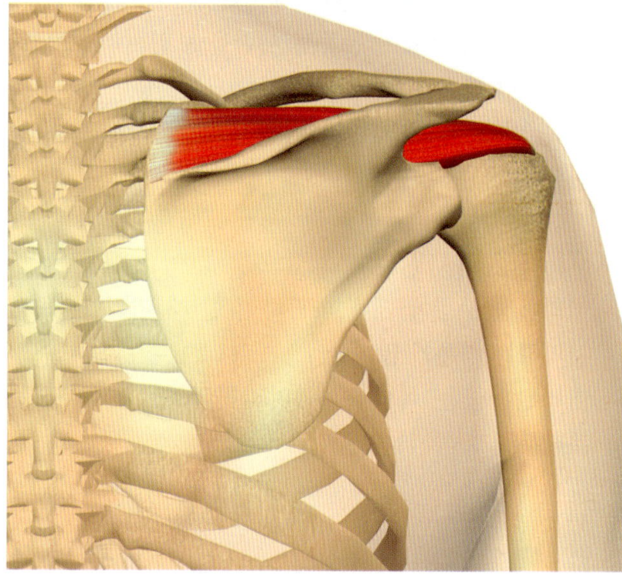

• 그림 6-9 가시위근 부착부위(Reprinted with permission from *Life Art*, Lippincott Williams & Wilkins).

이는곳

- 어깨뼈의 가시위 오목

닿는곳

- 위팔뼈 큰결절 윗면

작용

- 돌림근띠 기능: 관절오목 속 위팔뼈 머리 안정화
- 어깨관절에서 위팔뼈 벌림

통증유발점과 연관구역

전형적인 경우, 가시위근 힘살과 힘줄 닿는곳 지점 양쪽에 통증유발점이 존재한다. 통증유발점으로부터 나오는 연관감각은 대개 어깨의 세모근 중간 부위 깊은 곳의 통증으로 느껴지고 가쪽 팔과 아래팔을 따라 내려가기도 한다. 또한 위팔뼈 가쪽 위관절융기에 밀도 높은 통증이 나타나기도 하고 때로는 가쪽 손목 쪽으로도 나타난다.

이곳 통증유발점 환자는 어깨관절에서 팔 벌림동작 때 강하게 느껴질 수 있는 연관감각이 주요 호소증상일 것이다. 대부분 안정 시 둔한 통증으로 나타나게 된다. 다른 어깨 근육에 활동성 통증유발점이 없는데도 이곳의 통증유발점으로 인해 수면에 지장을 주는 심한 통증이 나타나는 경우는 드물다. 일반적으로 이곳 통증유발점이 심한 통증을 나타내는 경우는 드물다. 하지만 어깨 관절에서 염발음이 나타나기도 하며 통증유발점을 비활성화하면 사라진다. 통증유발점 환자는 머리로 팔을 뻗어 머리카락을 빗거나 양치질을 하거나 면도를 하기 힘들 수도 있다. 또한 테니스에서 서브를 넣을 때처럼 팔을 들어올려야 하는 스포츠 활동 시 어깨의 활동제한을 호소하게 된다(그림 6-10).

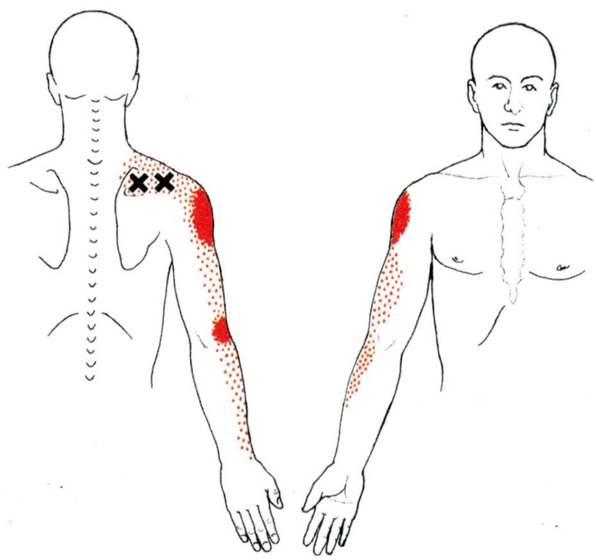

• 그림 6-10 가시위근 통증유발점과 연관구역(Reprinted with permission from Simons DG, Travell JG, Simons LS. *Upper Half of Body. 2nd ed. Baltimore: Lippincott Williams & Wilkins, 1999, Travell & Simons' Myofascial Pain and Dysfunction: The Trigger Point Manual;* 1권 539쪽 그림 21.1).

통증유발점 활성화

팔을 한쪽으로 내려뜨린 채 서류가방과 같은 무거운 물건을 옮길 때 또는 줄을 세게 당기려는 큰 개를 데리고 정기적으로 산책할 때 통증유발점이 활성화될 수 있다. 또한 팔을 펴고 어떤 물건을 어깨 높이 이상으로 들어올릴 때 또는 팔을 반복해서 지속적으로 들고 있어야 할 때에도 활성화될 수 있다.

스트레스인자와 지속인자

- 서류가방과 같은 무거운 물건을 옆으로 들고 무릎에 부딪치지 않도록 하면서 옮김
- 자동차의 앞자리에 앉아 뒤로 팔을 뻗어 뒷자리로부터 무거운 물건을 들어올림

주의사항

- 근육이 압에 대해 매우 압통이 심할 수 있으므로 가벼운 불편감이 생기는 것 이상으로 불필요한 압을 가하지 않는다.
- 압봉을 비틀지 않는다. 앞뒤 방향 동작만 활용한다.

마사지 시 고려사항

- 가시위근의 돌림근띠 문제가 어깨세모근 허혈통증이나 통증유발점이라고 잘못 진단될 수 있다. 어깨세모근밑윤활낭염과 비슷하다.
- 힘줄염이 아주 흔히 생기는 부위이다.
- 여러 다른 돌림근띠 근육과 협조해 어깨위팔 여러 근육의 균형 유지에서 역할을 하는 근육이 가시위근이라는 사실에 유의한다.

가시아래근: 어깨관절 통증 (Infraspinatus: Shoulder Joint Pain)

연관감각 도해를 보면 Travell과 Simons가 가시아래근을 "어깨관절 통증" 근육이라고 한 이유를 쉽게 알 수 있다(그림 6-11). 가시아래근과 작은원근은 작용이 거의 동일하다.

이는곳

- 어깨뼈 가시아래 오목의 안쪽 2/3

닿는곳

- 위팔뼈 큰결절 중간면

작용

- 돌림근띠 기능: 어깨뼈 관절오목 속 위팔뼈 머리 안정화
- 어깨관절에서 위팔뼈 가쪽 돌림과 폄
- 위팔뼈 수평 벌림

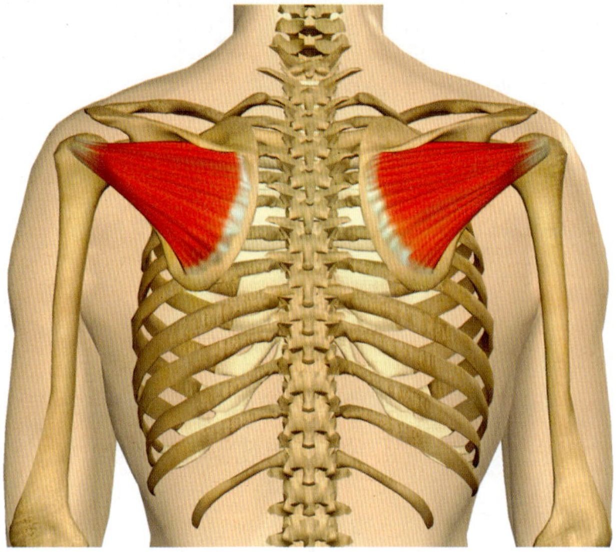

그림 6-11 가시아래근 부착부위(Reprinted with permission from *Life Art*, Lippincott Williams & Wilkins).

통증유발점과 연관구역

통증유발점은 대개 근육힘살 내에서 생긴다. 이곳의 통증유발점 환자는 대부분 어깨 앞쪽, 대개 관절 깊은 곳의 강한 통증을 호소한다. 또한 팔 앞가쪽면을 따라 가쪽 아래팔 쪽, 노쪽 손, 때로는 여러 손가락 쪽으로도 통증이 내려간다고 표현하기도 한다. 위쪽 뒷목 부위에서 연관감각이 느껴지는 경우도 있다. 통증유발점이 작은원근에도 존재하면 어깨 뒤쪽에도 연관감각이 나타날 수 있다(그림 6-12). 어깨관절이나 그 주위에서 느껴지는 통증감각은 주로 가시밑근으로부터 생기고, 가시위근 증상 그리고 때로는 어깨올림근 증상도 함께 나타난다.

가시밑근 통증유발점 환자는 바지 뒷주머니 쪽으로 손을 뻗거나 등 뒤에서 브래지어를 채우거나, 드레스 뒤쪽의 지퍼를 잠그거나, 외투 소매에 팔을 넣기 힘들어 하는 경우가 많다. 머리카락을 빗거나 양치질을 하기 힘들어 하기도 하며 테니스 선수의 경우, 통증감각으로 인해 타격 힘이 제약을 받는다. 이곳에 활동성 통증유발점이 있는 사람들은 어깨에 피로감이나 위약감을 느끼게 된다. 밤에 아픈 쪽이 밑으로 오도록 눕지 못할 수도 있다. 또한 아프지 않은 쪽이 밑으로 오도록 누운 경우, 수면 중에 위쪽 팔이 앞으로 떨어져 가시아래근이 신장된 자세에 놓이는 까닭에 통증이 나타나기도 한다.

통증유발점 활성화

가시아래근 통증유발점은 대개 급성 스트레스에 의해 또는 다중 과부하 스트레스에 의해 활성화되며 예를 들면, 무거운 물건을 들어올리려 팔을 자주 밖으로 뒤로 뻗는 경우가 해당된다. 가시아래근은 팔과 어깨의 대부분의 동작에서 강하게 작용할 가능성이 높으며 그렇기 때문에 급성 과부하로 인해 통증유발점이 생긴다. 대개 처음 외상을 받고 몇 시간 이내에 어깨 통증이 시작된다.

스트레스인자와 지속인자

- 자동차의 뒷좌석으로 팔을 뻗어 물건을 앞좌석 사이로 가져오는 경우
- 증상 쪽이 밑으로 가도록 잠을 자면 통증유발점을 압박하고 자극하게 된다.
- 증상이 없는 쪽이 밑으로 가도록 잠을 자도 통증유발점이 활성화되는데 팔이 앞으로 떨어져 가시아래근이 근육힘줄 이음부에서 과신장되기 때문이다.
- 계단에서 뒤쪽으로 잡아 평형을 유지하려는 경우
- 라켓 스포츠에서 공을 잘못 치는 경우

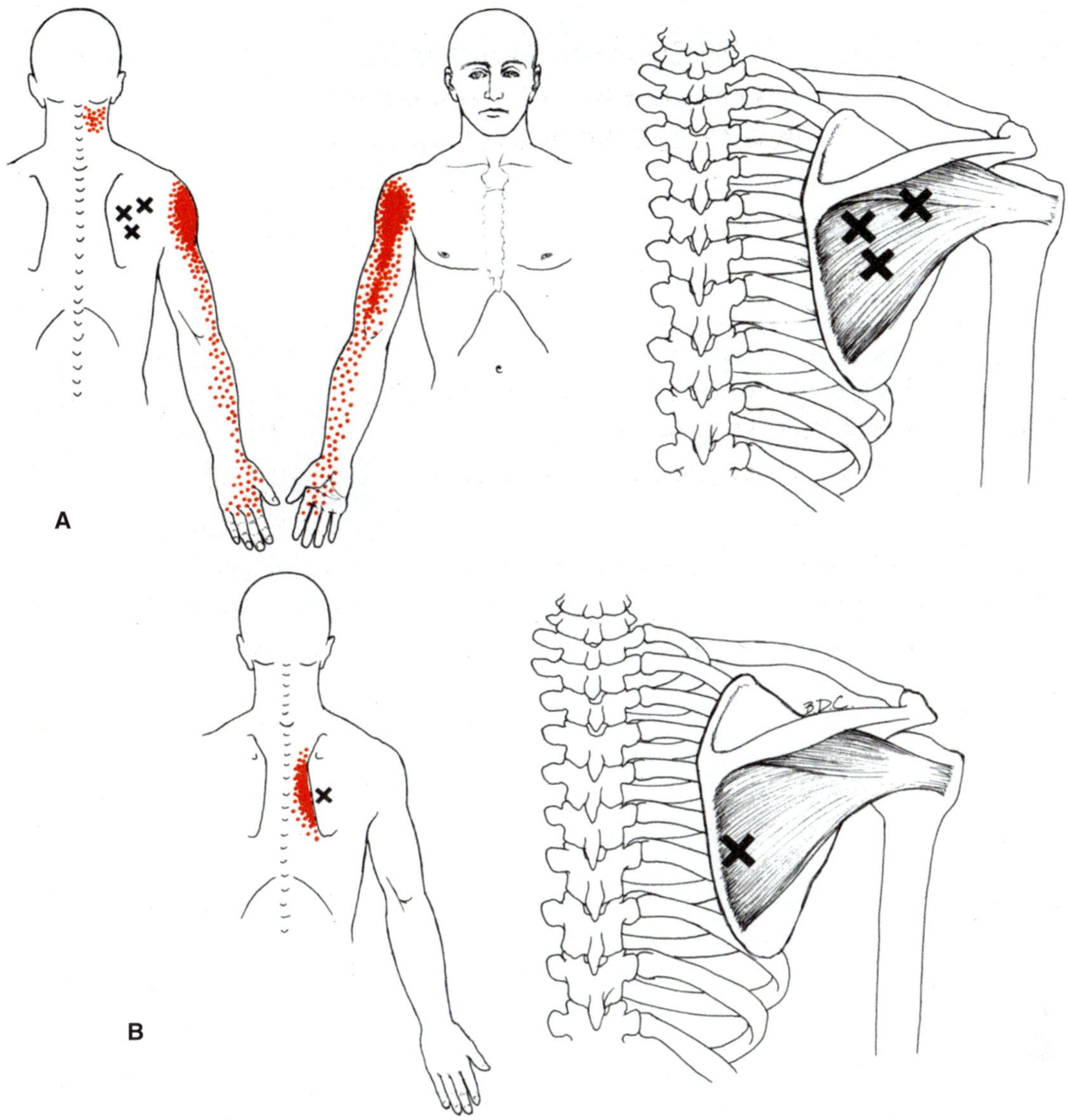

• 그림 6-12 가시아래근 통증유발점과 연관구역(Reprinted with permission from Simons DG, Travell JG, Simons LS. *Upper Half of Body. 2nd ed. Baltimore: Lippincott Williams & Wilkins, 1999, Travell & Simons' Myofascial Pain and Dysfunction: The Trigger Point Manual;* 1권 553쪽 그림 22.1).

- 스키 지팡이 과사용

주의사항

- 압통이 매우 심할 수 있다. 부드럽게 하고 순차적으로 가시아래근의 더 깊은 층으로 진행한다.
- 얇고 편평한 근육이며 중복되는 부분이 여럿 존재한다. 매우 많은 작용을 하며 통증유발점이 생기기 매우 쉽다.

마사지 시 고려사항

- 통증 형태의 통증유발점 감각이 어깨관절 깊은 곳에서 흔하게 느껴진다.
- 가시아래근이 문제되는 환자들은 어깨를 온전히 사용하기 힘들다고 느낀다.
- 모든 종류의 돌림근띠 손상에서는 가시아래근 쪽으로의 닿는곳을 검사해야 한다.
- 모든 종류의 어깨, 팔, 아래팔, 손통증 증후군에서는 가시아래근을 검사해야 한다.

작은원근: 은화 통증 (Teres Minor: The Silver Dollar Pain)

작은원근은 돌림근띠의 한 부분이며 작용이 가시아래근과 거의 동일하다. Travell과 Simons는 작은원근에 대해 가시아래근의 '동생'이라고 보았다. 주요 연관구역은 1달러 은화 크기이다(그림 6-13).

이는곳

- 겨드랑이 경계의 어깨뼈 등쪽면 위쪽 2/3

닿는곳

- 위팔뼈 큰결절 아랫면

작용

- 돌림근띠 기능: 어깨뼈 관절오목 속 위팔뼈 머리 안정화
- 위팔뼈 가쪽 돌림과 폄
- 위팔뼈 수평 벌림

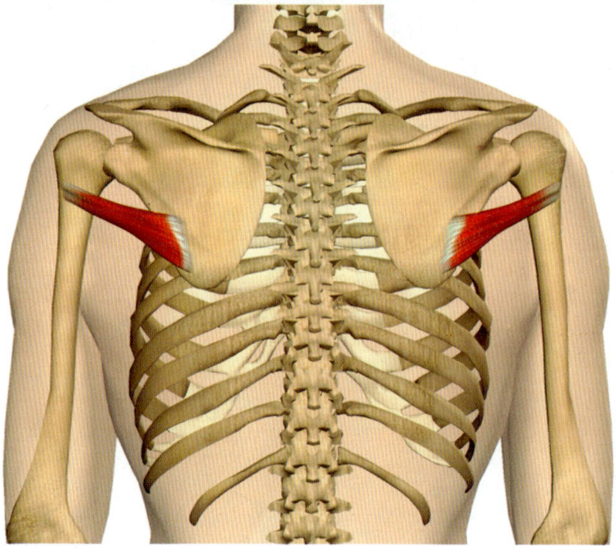

● 그림 6-13 작은원근 부착부위(Reprinted with permission from *Life Art*, Lippincott Williams & Wilkins).

통증유발점과 연관구역

통증유발점은 대개 근육힘줄 이음부 근처의 근육힘살 내에서 생긴다. 연관감각은 1달러 은화 크기 정도로 통증성 윤활낭처럼 느껴지며 뒤쪽 어깨세모근 부위가 주요 연관 증상 부위이다. 실제 통증유발점은 봉우리밑주머니에서 상당히 내려간 위치이지만, 예리하고 깊은 통증 때문에 윤활낭염처럼 느껴진다(그림 6-14).

작은원근 통증유발점 환자는 전형적인 경우 운동제한이 아니라, 어깨 뒤쪽 통증을 더 많이 호소한다. 어깨 앞쪽 속의 중증의 깊은 통증을 호소하는 경우에는 작은원근으로부터 나온 통증이 아니라, 가시아래근으로부터 나온 통증일 가능성이 높다. 작은원근 통증유발점으로 인해 넷째 다섯째 손가락에 무감각이나 저림 감각이 생기기도 하며 이 증상은 어깨높이 위나 뒤로 팔을 뻗을 때 악화된다.

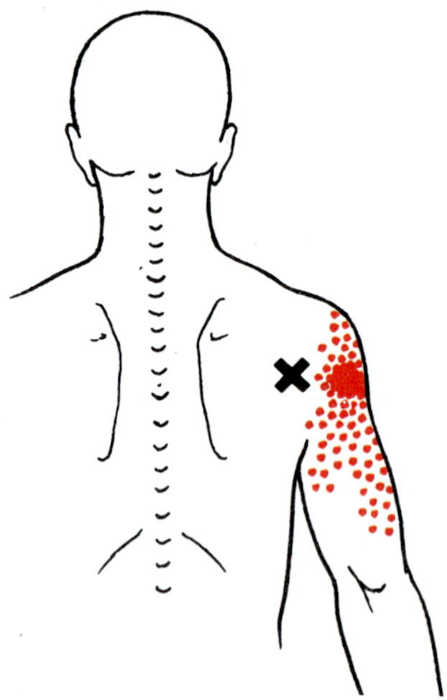

● 그림 6-14 작은원근 통증유발점과 연관구역(Reprinted with permission from Simons DG, Travell JG, Simons LS. *Upper Half of Body. 2nd ed. Baltimore: Lippincott Williams & Wilkins, 1999, Travell & Simons' Myofascial Pain and Dysfunction: The Trigger Point Manual;* 1권 565쪽 그림 23.1).

통증유발점 활성화

작은원근 문제는 대개 단일근육 증후군이 아니다. 이곳의 통증유발점은 가시아래근 통증유발점과 함께 활성화된다. 위쪽과 뒤쪽으로 팔을 뻗을 때의 근육 과부하가 원인이다.

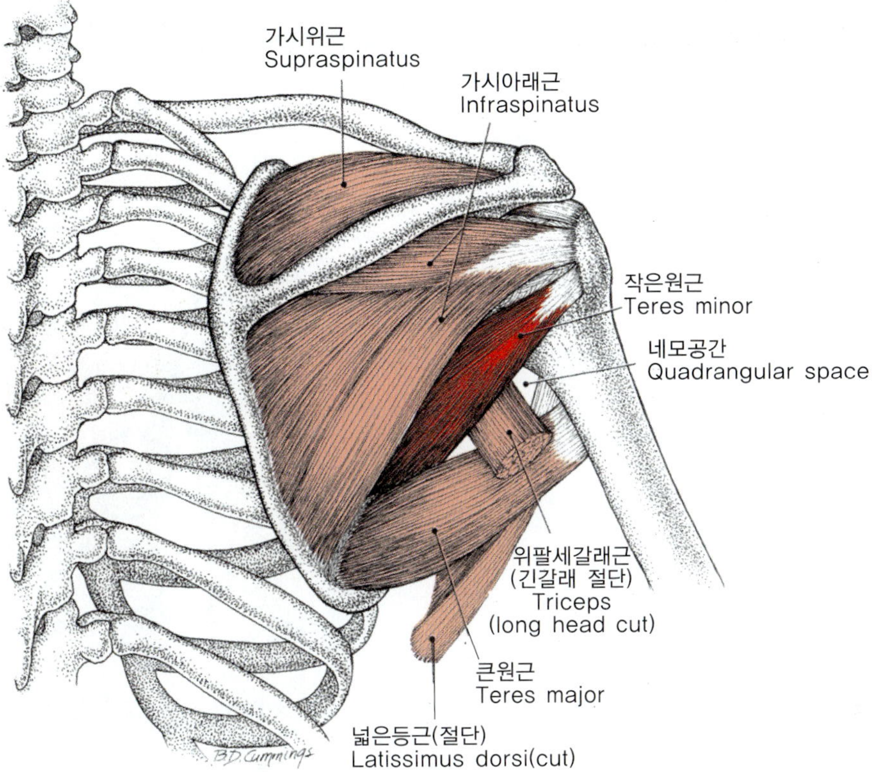

• **그림 6-15** 해부학적 어깨 구역(Reprinted with permission from Simons DG, Travell JG, Simons LS. *Upper Half of Body. 2nd ed. Baltimore: Lippincott Williams & Wilkins, 1999, Travell & Simons' Myofascial Pain and Dysfunction: The Trigger Point Manual;* 1권 568쪽 그림 23.3).

스트레스인자와 지속인자

- 자동차 사고 때 운전대를 단단히 잡는 경우
- 무거운 물건을 머리 위로 들어올리다가 균형을 잃는 경우
- 비좁은 곳에서 팔을 머리 위로 뻗고 작업하는 경우
- 배구 경기

주의사항

- 작은원근의 압통이 매우 심할 수 있으므로 어깨뼈 가쪽 모서리를 따라 부드럽게 압을 가한다.

마사지 시 고려사항

- 어깨 앞쪽 통증 환자는 가시아래근 통증유발점 가능성 때문일 가능성이 높다. 앞쪽 통증이 이완된 후에야 작은원근으로부터 어깨 뒤쪽으로 나오는 연관감각을 인식하게 된다.
- 치료사로서 작은원근이 가시아래근의 협동근이라고 보고, 한 쌍으로서 함께 치료하는 것이 좋을 수 있다.
- 모든 종류의 돌림근띠 손상에는 이곳 힘줄을 반드시 검사해야 한다(그림 6-15).

넓은등근: 악성 중간등 통증 (Latissimus Dorsi: Pernicious Midthoracic Backache)

넓은등근의 활동성 통증유발점은 가슴속 질병으로 인한 통증으로 혼동되는 경우가 많다(그림 6-16).

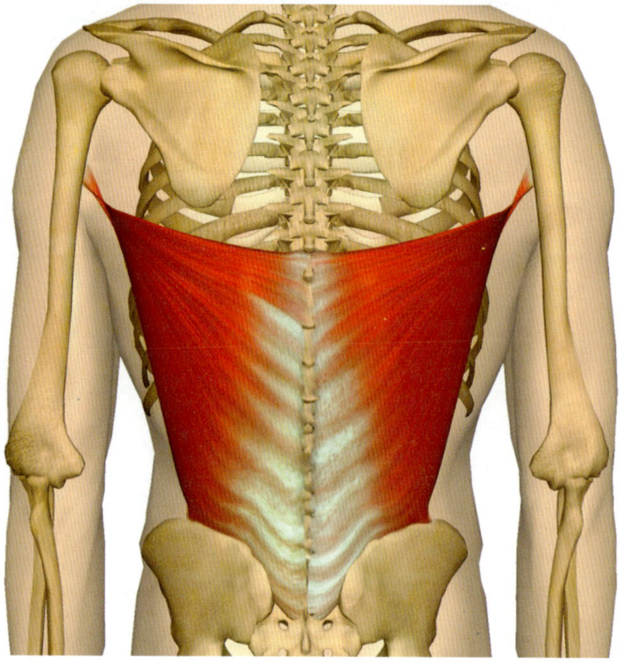

• **그림 6-16** 넓은등근 부착부위(Reprinted with permission from *Life Art,* Lippincott Williams & Wilkins).

이는곳

- 등허리널힘줄을 통해 아래쪽 6개 등뼈와 모든 허리뼈의 가시돌기
- 마지막 3~4개 갈비뼈
- 뒤엉덩능선
- 어깨뼈 아래 각

닿는곳

- 위팔뼈 두갈래근고랑

작용

- 어깨관절에서 팔의 벌림, 폄, 안쪽 돌림
- 어깨이음구조의 강제 내림

통증유발점과 연관구역

넓은등근 통증유발점은 대개 위쪽 근육힘살에 근육섬유가 큰원근 섬유 주위로 꼬이는 지점과 아래 근육힘살에 아래쪽 갈비뼈 부착부위에 위치한다. 연관현상은 중간등 통증 또는 어깨뼈 아래 각 부위가 지속적으로 아픈 증상으로 느껴지는 경우가 많다. 또한 어깨 뒤와 팔, 아래팔, 손, 반지손가락과 새끼손가락까지 안쪽면을 따라 연관감각이 나타나기도 한다. 아래 어깨뼈 부위 쪽을 향해 뒤로 손을 뻗기 어렵게 된다.

넓은등근의 핵심 통증유발점은 연관구역에 위치한 여러 근육의 위성통증유발점을 일으키는 원인이 될 수 있으며 예를 들면, 위팔세갈래근, 자쪽 손목굽힘근, 그리고 아래등세모근과 등엉덩갈비근이 해당된다. 아래쪽 통증유발점은 아래쪽 갈비뼈 부위 긴 섬유에 위치하며 어깨 앞쪽과 때로는 뒤쪽 엉덩뼈능선 부위에 연관감각을 일으킨다. 등허리널힘줄 쪽으로 향하는 근막 부착 부위의 통증유발점 때문이라고 하는 허리엉치 부위의 통증유발점 감각이 몇 차례 보고된 바 있다(그림 6-17).

넓은등근 통증유발점으로부터 생긴 연관통인 어깨뼈아래, 중간등 악성 통증은 신장이나 자세변화로 통증감각을 이완시키려 해도 극히 무반응성인 경우가 많다. 넓은등근은 아주 길고 느슨한 근육이기 때문에 내림 이외의 동작으로 인해 통증이 생기는 경우는 거의 없으며 급성 외상이나 과부하 때문에 통증유발점이 활성화될 가능성은 크지 않다. 몸에서 멀어지는 쪽으로 위로 팔을 뻗어 어떤 크고 거북한 것을 조작하려 하다가 통증이 나타나게 된다. 넓은등근 통증유발점으로부터 생기는 대부분의 연관감각은 동작 시 느껴지지 않고 안정 시에만 느껴진다. 이러한 통증 환자는 통증의 근원인 통증유발점이 아니라, 연관증상 부위에 대해 여러 가지 의학 검사와 치료를 받았던 경우가 많다.

통증유발점 활성화

내림 그리고 팔 폄 동작에 의해 과부하가 가해지는 경우가 아니라, 앞쪽 위쪽으로 팔을 뻗어 넓은등근이 신장될 때 통증유발점이 활성화될 가능성이 높다. 브래지어가 가슴을 조여 넓은등근 통증유발점이 활성화될 가능성도 있다.

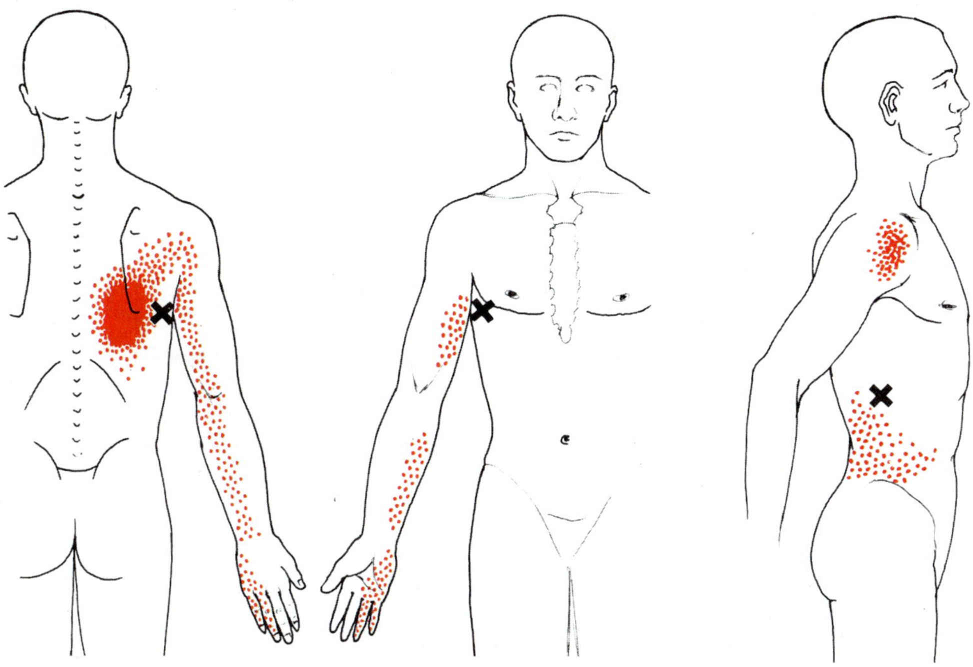

• **그림 6-17** 넓은등근 통증유발점과 연관구역(Reprinted with permission from Simons DG, Travell JG, Simons LS. *Upper Half of Body. 2nd ed. Baltimore: Lippincott Williams & Wilkins, 1999, Travell & Simons' Myofascial Pain and Dysfunction: The Trigger Point Manual;* 1권 573쪽 그림 24.1).

스트레스인자와 지속인자

- 반복해서 앞쪽 위쪽으로 팔을 뻗어 거북하게 큰 대상물을 조작하거나 무언가를 밑으로 당기는 경우
- 머리 위로 무거운 중량을 당기며 운동하는 경우
- 야구에서 공 던지기
- 그네나 밧줄에 매달리기
- 무거운 사슬톱으로 어깨 높이에서 몇 시간 동안 작업하기
- 정원손질할 때 잡초를 흙으로부터 비틀어 뽑기 위해 반복적으로 밑으로 누르기
- 수영 때 접영 동작으로 치기

주의사항

- 넓은등근 덩이와 큰원근에 대해 집게압박법을 할 때에는 겨드랑이 바로 가쪽 다발 전체를 움켜잡도록 주의한다. 다발 모서리에 대해서만 압을 가하면 환자가 매우 불편하게 된다.
- 갈비뼈를 가로지르는 근육힘살이 가쪽 모서리에서 밑으로 유착된 경우가 많다.

마사지 시 고려사항

- 넓은등근의 통증유발점을 확인하려면 어깨이음구조 강제내림 동작 또는 반복적 폄-벌림 복합동작이 일어나는 활동을 조심스럽게 분석해야 한다.
- 넓은등근과 큰원근이 겨드랑이 가쪽 모서리를 형성한다.
- 집게압박은 매우 효과적인 기법이다. 치료사의 손목을 과신전시키지 않도록 주의한다.
- 환자가 옆으로 누운자세를 취하면, 치료사의 넓은등근 치료 시 생역학적으로 더 양호한 상태가 된다.

큰원근: 넓은등근과 쌍둥이 (Teres Major: Twin to Latissimus Dorsi)

큰원근, 넓은등근, 위팔세갈래근 긴갈래 등은 팔 폄과 안쪽 돌림 동작에서 **근신장 단위(myotatic unit)**로서 작용한다. 근신장 단위는 동일한 척수반사 반응을 공유하기 때문에 하나의 단위로서 기능하는 작용근과 대항근 군이다. 이들 여러 근육에서는 통증유발점이 함께 생기는 경우가 흔하다(그림 6-18).

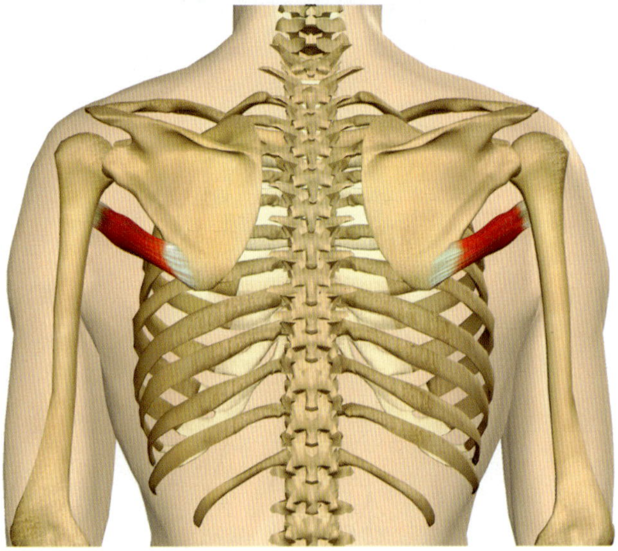

그림 6-18 큰원근 부착부위(Reprinted with permission from *Life Art*, Lippincott Williams & Wilkins).

이는곳

- 어깨뼈 아래 각, 등쪽면

닿는곳

- 위팔 두갈래근고랑(부분적으로 넓은등근 닿는곳과 합쳐짐)

작용

- 팔 모음, 안쪽 돌림, 폄 동작

통증유발점과 연관구역

큰원근 통증유발점에는 압통이 없는 경우가 많다. 뒤쪽 어깨세모근 부위와 위팔세갈래근 긴갈래 쪽의 감각변화가 연관증상에 해당한다. 경우에 따라 뒤쪽 아래팔의 감각변화가 나타나기도 한다. 일반적으로 통증유발점은 중간 근육힘살과 이는곳 쪽에 생기는 양상을 보인다. 마지막 통증유발점은 근육힘줄 이음부에 위치할 수 있다. 통증유발점 증상은 안정 시가 아니라, 동작 시에 느껴질 가능성이 많다(그림 6-19). 머리 위로 팔을 뻗을 때 통증을 느낄 수 있으며 그리고 이에 대해 의식하지 못한 채 약간의 활동제한에 대해 보상작용을 보일 수 있다.

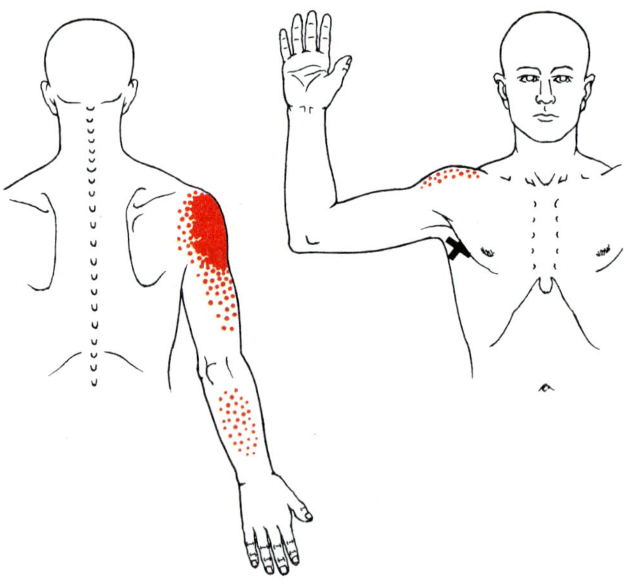

그림 6-19 큰원근 통증유발점과 연관구역(Reprinted with permission from Simons DG, Travell JG, Simons LS. *Upper Half of Body. 2nd ed. Baltimore: Lippincott Williams & Wilkins, 1999, Travell & Simons' Myofascial Pain and Dysfunction: The Trigger Point Manual;* 1권 588쪽 그림 25.1).

통증유발점 활성화

- 동력 조타장치가 없는 자동차나 트랙터를 운전하는 경우
- 테니스에서 서브를 넣을 때처럼 지나치게 오버헤드로 그리고 포워드로 팔을 뻗는 경우

스트레스인자와 지속인자

- 수영 때 접영 동작으로 치기

주의사항

- 큰원근을 다룰 때에는 집게압박법을 써야 한다. 넓은등근에 대한 집게 기법을 포함한다. 넓은등근과 큰원근을 함께 압박할 때에는 압통이 극심할 수 있으므로 부드럽게 한다.

마사지 시 고려사항

- 집게압박법을 할 때 보면 큰원근은 넓은등근 속에 위치하는 듯이 느껴진다.
- 큰원근을 분리하려면 먼저 어깨뼈 아래 각에서 시작해 어깨뼈 가쪽 모서리를 빠져나와 몸쪽에서 먼쪽 방향으로 훑는다.

앞톱니근: 옆구리 격통 근육 (Serratus Anterior: Stitch in the Side Muscle)

앞톱니근은 통증유발점이 활성화되면 호흡곤란 또는 숨을 깊이 쉬면 아픈 증상을 유발하기 때문에 '옆구리 격통 근육'이라고 알려져 있다.

이는곳

- 1번에서 8번 또는 9번까지 갈비뼈

닿는곳

- 어깨뼈 위 각의 뒷면
- 어깨뼈의 척추뼈 모서리 뒷면
- 어깨뼈 아래 각의 뒷면

작용

- 어깨뼈 위쪽 돌림과 내밈
- 어깨뼈를 갈비뼈에 대해 안정화시킴, 어깨뼈가 '날개처럼 들리지' 않도록 함.
- 어깨뼈 올림 보조

통증유발점과 연관구역

앞톱니근 통증유발점으로 인해 가슴통증이 나타날 수 있다. 심한 경우 안정 시에도 통증감각이 나타날 수 있다. 가벼운 통증유발점의 경우, 달리기에서의 '옆구리 격통' 감각이 나타날 수 있다. 바깥빗근이 갈비뼈에서의 앞톱니근 아래 부위 섬유와 상호교차하고 측면에 더 아래쪽으로 비슷한 연관증상을 나타내는 통증유발점도 생길 수 있다. 이 상태의 환자는 한번 씩 달리기를 멈추고, 깊은 숨을 몇 차례 들이마셔야 할 수 있다. 또한 밤에 문제된 쪽이 밑으로 오는 자세로는 편안히 눕지 못할 수 있다. 이 통증유발점은 심근경색증으로 인한 왼쪽 통증에서 역할을 하기도 한다. 어깨 운동범위를 검사해도 이 통증유발점이 악화되는 경우는 드물다(그림 6-20).

통증유발점 활성화

지나친 운동이나 심한 기침으로 인한 근육긴장으로 통증유발점이 활성화될 수 있다.

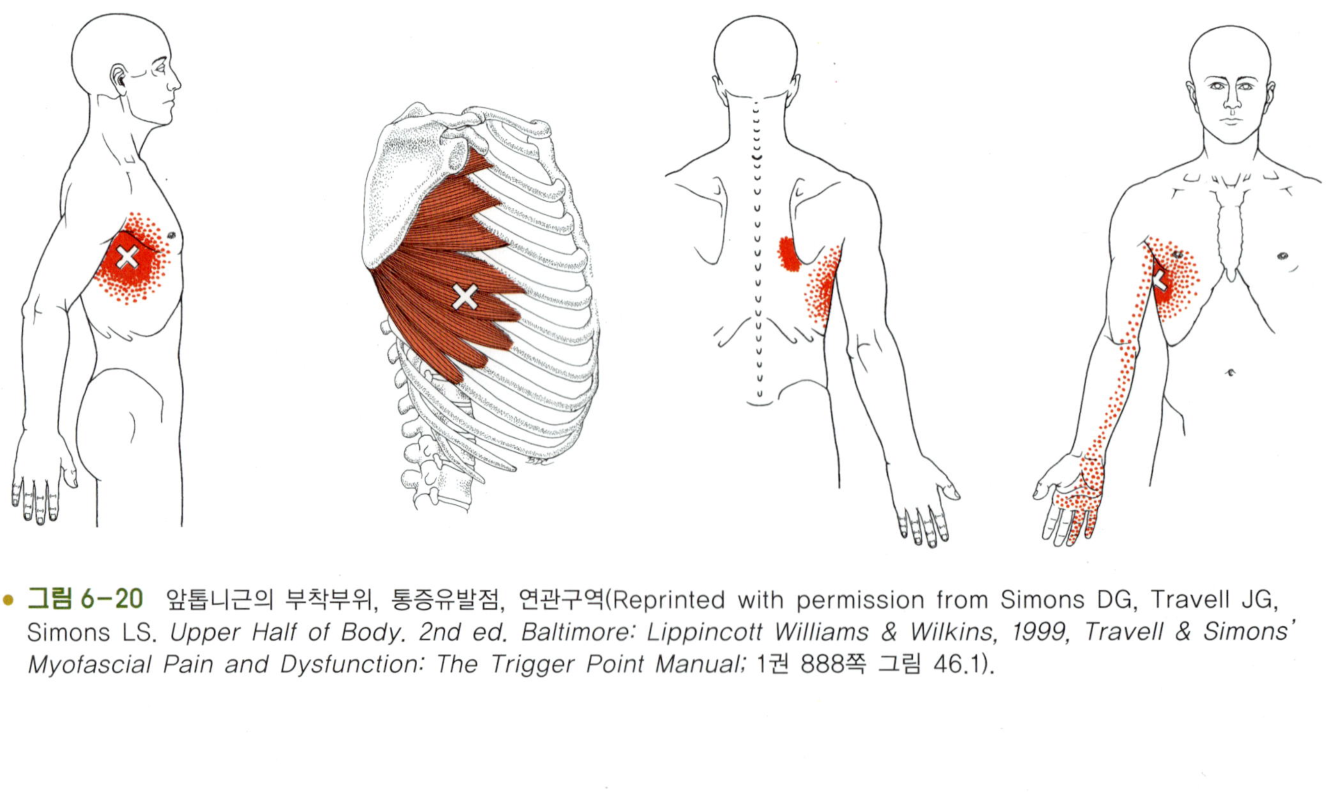

그림 6-20 앞톱니근의 부착부위, 통증유발점, 연관구역(Reprinted with permission from Simons DG, Travell JG, Simons LS. *Upper Half of Body. 2nd ed. Baltimore: Lippincott Williams & Wilkins, 1999, Travell & Simons' Myofascial Pain and Dysfunction: The Trigger Point Manual;* 1권 888쪽 그림 46.1).

스트레스인자와 지속인자

- 과도한 달리기, 엎드려 팔굽혀펴기, 기타 운동
- 머리 위로 무거운 중량 들어올리기
- 흡연, 천식, 기관지염, 오염 등으로 인한 허파 자극과 심한 기침

주의사항

- 앞톱니근은 시행할 때 대개 작열감이 생기므로 부드럽게 시행한다.
- 환자의 어깨뼈가 밑으로 유착된 듯 보이면 앞톱니근에 대해 더욱 세밀히 시행할 수 있도록 이완시키는 방향으로 치료하는 것이 중요하다.

마사지 시 고려사항

- 앞톱니근 위약으로 인해 날개어깨뼈 현상이 나타나게 된다.
- Travell과 Simons에 따르면, 앞톱니근에 대해 '흡연자 근육' 이라고도 부른다.
- 큰가슴근으로 가려지기 때문에 제1~제3 갈비뼈에 대한 부착부위에서 앞톱니근의 위쪽 작은 부분만 촉진 가능하다.
- 밤에 한쪽으로 옆으로 누워 자는 경우처럼 앞톱니근에 지속적으로 압이 가해지면, 이로 인해 잠에서 깰 때 급성 통증이 생길 수 있다.
- 통증유발점, **과수축(hypercontraction)**, 허혈 등으로 인한 호흡 문제를 지닌 환자의 경우, 옆구리 격통 증상을 나타낼 수 있으며 말할 때 보통의 문장을 끝마치기 전에 멈추어서 숨을 쉬어야 할 수 있다.

큰마름근, 작은마름근: 표면 등 통증과 둥근 어깨 근육
(Rhomboids, Major and Minor: Superficial Backache and Round Shoulder Muscles)

마름근은 압통을 보이는 경우가 많으며 대항근인 큰가슴근, 작은가슴근과의 불균형으로 인해 장기간 신장된 자세로 유지되어야 하는 까닭이다. 가슴근은 마름근보다 훨씬 강하며 만성적인 둥근 어깨 자세를 일으키며 마름근을 과신장시킨다(그림 6-21).

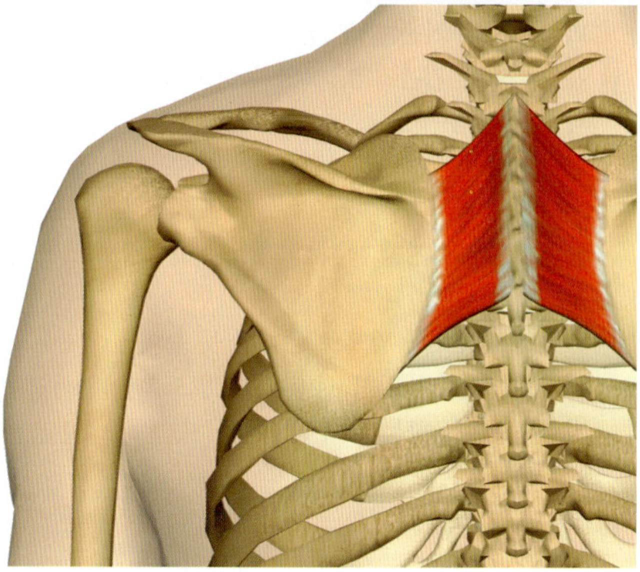

• **그림 6-21** 큰마름근과 작은마름근 부착부위(Reprinted with permission from *Life Art*, Lippincott Williams & Wilkins).

이는곳

- C7~T5 가시돌기

닿는곳

- 어깨뼈 척추뼈 모서리에 어깨뼈가시뿌리로부터 아래 각에 이르는 부위

작용

- 어깨뼈 뒤당김(모음)
- 어깨뼈 아래쪽 돌림
- 어깨뼈 올림
- 어깨뼈를 뒤당김 자세로 안정화함으로써 팔의 강제 모음과 폄 동작을 보조

통증유발점과 연관구역

여타 어깨이음구조 근육에 비해 마름근에서는 통증유발점이 드물게 생긴다. 대개 유발감각은 어깨뼈 척추뼈 모서리를 따라 그리고 양쪽 어깨뼈 사이 척추옆 근육 부위에 집중적으로 나타난다. 또한 가시위 부위를 넘어 퍼지기도 한다. 어깨올림근의 증상에서 목 부위 증상을 뺀 양상과 비슷하다. 대개 안정 시의 표면 통증을 호소하지만, 일상적인 동작으로는 영향을 받지 않는다. 마름근 통증유발점때문에 어깨뼈 동작 시 퉁김 그리고 염발음이 생길 수 있다(그림 6-22).

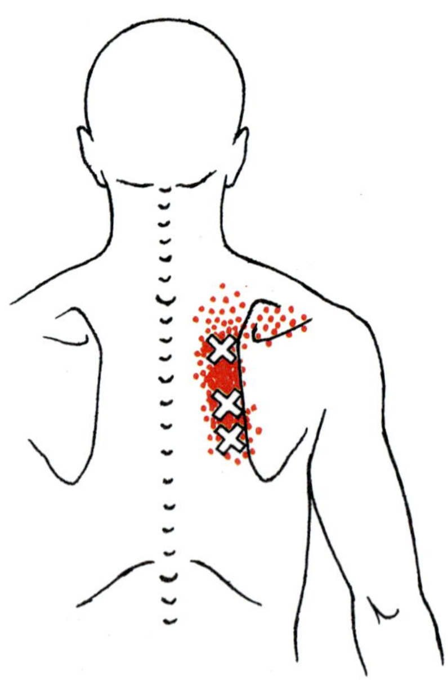

• **그림 6-22** 큰마름근과 작은마름근 통증유발점과 연관구역(Reprinted with permission from Simons DG, Travell JG, Simons LS. *Upper Half of Body. 2nd ed. Baltimore: Lippincott Williams & Wilkins, 1999, Travell & Simons' Myofascial Pain and Dysfunction: The Trigger Point Manual;* 1권 614쪽 그림 27.1).

통증유발점 활성화

강력한 큰가슴근은 어깨를 앞으로 당기고 상대적으로 약한 마름근을 과신장시킨다. 활성화되기 쉬운 경우는 팔을 90° 이상 굽힘 또는 벌림 상태로 오랫동안 고정하거나 앞으로 기울인 채 둥근 어깨 자세에서 작업하고 한쪽으로 옆으로 누운자세로 자면서 해당 섬유를 단축시키는 경우 등이다.

스트레스인자와 지속인자

- 한쪽으로 옆으로 누운자세로, 그쪽 근육이 단축된 자세에서 자는 경우
- 천정에 페인트칠하기
- 바느질 또는 보통 글씨쓰기의 경우처럼 앞으로 기울여 작업하기
- 윗등 부위의 척주옆굽음증이 있고, 오목한 쪽이 오랫동안 신장됨

주의사항

- 마름근은 비교적 얇은 근육이며 등세모근 하나보다 깊은 두 번째 근육층에 위치한다. 마름근을 지나 더 깊은 층 속으로까지 압을 가하지 않도록 주의한다.

마사지 시 고려사항

- 큰마름근보다 작은마름근이 더 긴장되고 통증이 심한 경우가 많다.
- 마름근, 아래등세모근, 어깨올림근 등에 의해 어깨뼈가시뿌리 부위에 공통 생역학 스트레스 지점이 생긴다.
- 과사용증후군이나 만성 둥근어깨 환자에서 마름근과 아래등세모근이 서로 부착되는 경우가 많다.
- 섬유근통이 진단된 경우, 마름근을 검사해야 한다.
- 연관감각을 어깨갈비 증후군으로 오진할 수 있다.

어깨세모근: 둔한 연기자 (Deltoid: A Dull Actor)

어깨세모근 중간부위에는 근육섬유가 복잡하게 엇갈려 짜여 있고, 앞쪽과 뒤쪽 부분에는 단순한 방추모양 섬유가 위치한다(그림 6-23)

이는곳

- 앞: 빗장뼈 가쪽 1/3
- 중간: 어깨봉우리
- 뒤: 어깨뼈가시 가쪽 2/3의 아랫면

닿는곳

- 위팔뼈의 어깨세모근 결절

작용

- 앞: 팔 앞쪽 굽힘, 팔 수평모음, 위팔 안쪽 돌림 보조
- 중간: 위팔벌림
- 뒤: 팔폄, 위팔 가쪽 돌림 보조

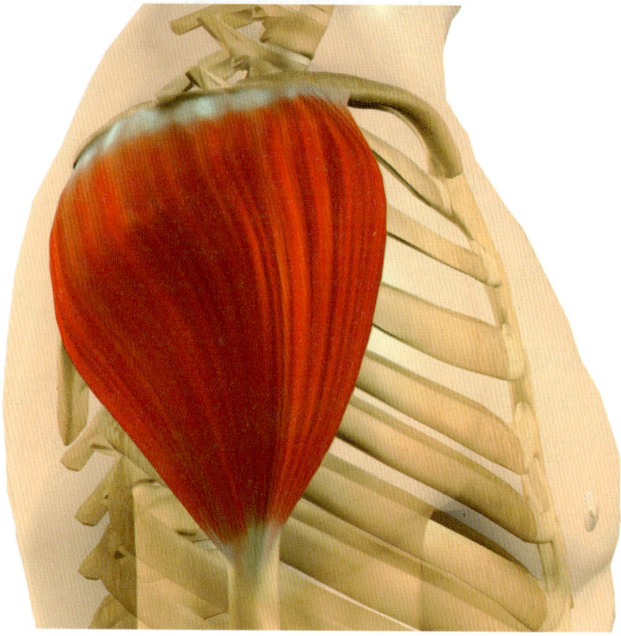

그림 6-23 어깨세모근 부착부위(Reprinted with permission from *Life Art*, Lippincott Williams & Wilkins).

통증유발점과 연관구역

어깨세모근의 세 부분에는 통증유발점이 많이 존재한다. 어깨세모근에 여러 통증유발점이 들어찰 수 있다. 연관

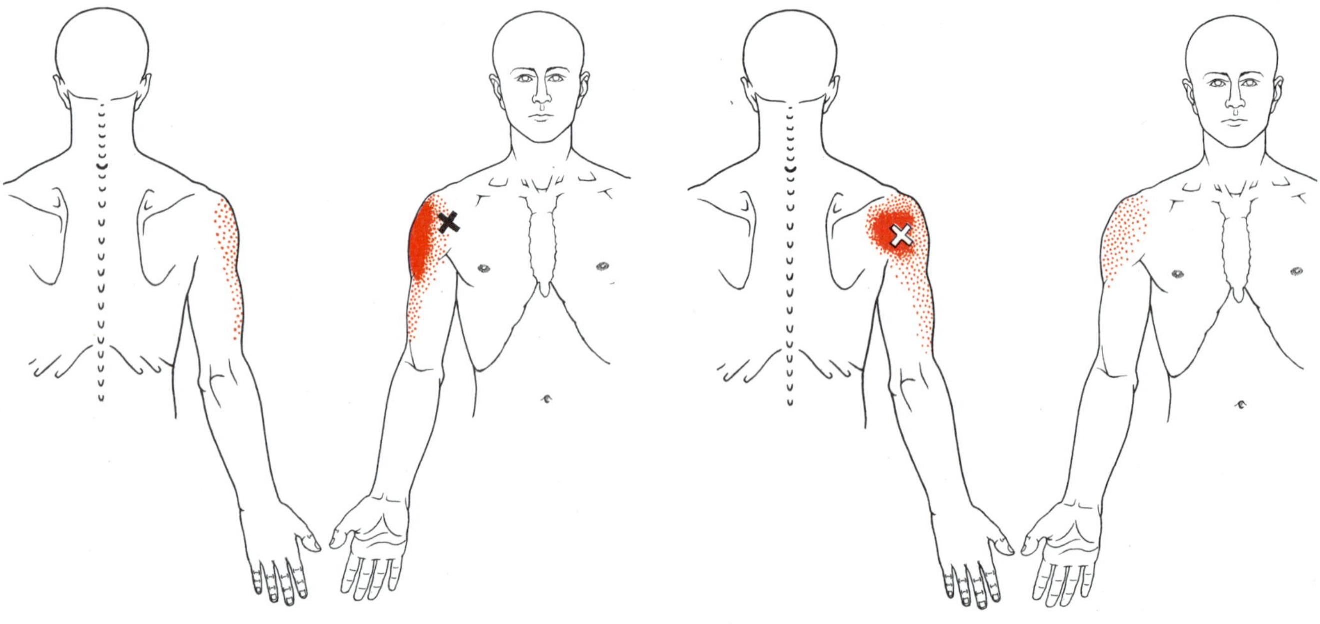

그림 6-24 어깨세모근 통증유발점과 연관구역(Reprinted with permission from Simons DG, Travell JG, Simons LS. *Upper Half of Body. 2nd ed. Baltimore: Lippincott Williams & Wilkins, 1999, Travell & Simons' Myofascial Pain and Dysfunction: The Trigger Point Manual;* 1권 624쪽 그림 28.1).

증상은 주로 실제 통증유발점 주변에 생기며 짧은 거리만큼 떨어진 곳에 나타나기도 한다. 뒤쪽과 중간 부분에 주로 감각이 느껴지며 앞, 중간, 뒤쪽 부분 그리고 가쪽 위팔과 팔꿈치 바로 위 부분으로 감각이 퍼지게 된다(그림 6-24).

동작 시 통증이 나타나고 때로는 안정 시에도 나타난다. 통증감각이 향하는 곳은 어깨세모근 자체 속이다. 어깨세모근에 통증유발점이 여러 개인 경우 근력이 극심하게 손상되고, 어깨 관절 벌림동작이 90°에도 미치지 못할 가능성이 있다. 이 환자는 팔 벌림동작 시 '걸림' 증상이 나타나기도 한다.

통증유발점 활성화

어깨세모근은 기저의 위팔뼈에 대해 강한 충격을 받을 가능성이 높다. 소총 사격 시 반복적으로 되튀면서 또는 넘어지지 않으려고 난간 쪽으로 손을 뻗으면서 앞쪽 부분이 외상을 입을 수 있다. 오랫동안 어깨높이의 상자 속으로 우편물을 분류하거나 어깨 높이의 무거운 동력 도구를 사용하는 활동으로 과부하될 수 있다.

뒤쪽 부분은 오랫동안 스키 지팡이를 사용하거나 중량을 이용해 운동할 때 쉽게 과부하된다. 뒤쪽 부분은 약물을 근육내 주사하는 지점이기도 하다. 잠복성 통증유발점 속에 바늘이 닿으면 활성화될 가능성이 있다. 활동에 의해 대개 앞쪽 부분만 통증유발점이 생기지는 않으며 다른 여러 근육의 통증유발점과 연관되어 생긴다.

중간부분은 과부하에 대해 다른 두 부분에 비해 상대적으로 덜 취약하다. 하지만 격동적 팔 벌림 동작이 반복되면 통증유발점이 생기게 된다. 또한 가시아래근 핵심 통증유발점으로 인한 위성통증유발점이 이곳에 생기곤 한다.

어떤 종류의 손상 또는 스포츠활동 시 충격손상이 어깨세모근에 가해지면 증상이 나타날 수 있다. 어깨 동작 시 통증 그리고 아마 안정 시 통증까지 호소하게 된다. 팔을 수평 자세까지 들어올리기 힘들어 하며 팔을 입 쪽으로 가져오기도 힘들어 한다.

스트레스인자와 지속인자

- 비타민 B, 페니실린, 인플러엔자 백신 등의 근육내 주사
- 오랫동안 들고 있을 때의 머리위 반복 긴장손상
- 너무 높은 곳에 놓인 키보드 키입력
- 두 팔을 운전대 맨위에 놓고 운전하기
- 자유형 수영

주의사항

- 어깨세모근 밑에 경화된 곳이 여럿 느껴질 수 있다. 다른 여러 근육의 부착부위일 가능성이 있다. 압통을 보이면, 어깨세모근을 통해 중등도 압을 가하는 방법을 이러한 여러 부착부위에 시행한다.
- 위팔뼈 큰결절 근처의 어깨세모근밑 주머니가 염증 상태일 수 있고 실제 윤활낭염을 일으킬 수 있다.

마사지 시 고려사항

- 어깨세모근의 세 부분 중 어느 부분에라도 통증유발점이 생기면 어깨봉우리밑부위로 연관통증감각을 일으킬 수 있으며 통증유발점이 간과될 수 있다. Travell과 Simons에 따르면, 이 증상을 어깨세모근밑 윤활낭염으로 오진하는 경우가 많다. 어깨세모근밑 윤활낭염에 준해 치료한다면 윤활낭에 주사 처치를 하게 되고 치료결과가 불량하게 된다.
- 세모근거친면 쪽으로 부착되는 힘줄이 허혈 상태일 수 있다.
- 팔 굽힘 시 통증은 앞쪽 섬유 속 통증유발점을 가리킬 수 있다.
- 운동범위가 제한되지만 무통성인 경우, 환자가 앉은 자세에서 팔을 머리 위로 놓고, 마사지 치료대 위에 앞으로 기댄 채 어깨세모근에 시행할 수 있다.
- 다른 여러 근육이 어깨세모근 속으로 연관감각을 나타내곤 한다.

위뒤톱니근: 잠복성 깊은 윗등 통증 (Serratus Posterior Superior: Cryptic, Deep, Upper Back Pain)

위뒤톱니근은 어깨뼈 윗부분 밑의 깊은 통증처럼 심한 통증성 연관증상을 일으키는 괴로운 통증유발점 때문에 '잠복성 깊은 윗등 통증' 이라 한다.

이는곳

- C7에서 T2 또는 T3에 이르는 가시돌기

닿는곳

- 제2~제5 갈비뼈의 위 모서리

작용

- 제2~제5 갈비뼈 올림을 통한 들숨 보조

통증유발점과 연관구역

위뒤톱니근 통증유발점으로부터의 연관감각은 통증유발점 바로 주위와 어깨세모근 뒷부분, 팔꿈치, 팔목 앞쪽과 뒤쪽, 손 노쪽 등에 강하게 나타난다. 가슴 속으로 그리고 강렬한 연관증상 부위 사이 부위로 퍼지기도 한다. 환자는 안정 시 지속적인 깊은 통증을 호소하며 손을 뻗어 물건을 들어올릴 때 또는 아픈 쪽이 밑으로 가도록 옆으로 누울 때 심해진다고 한다.

환자는 어깨뼈 윗부분 밑이 통증부위라고 지목하곤 한다. 또한 어깨세모근 뒤모서리 부위와 위팔세갈래근 긴갈래를 따라 강한 통증감각을 느끼고, 손에 무감각을 느끼곤 한다.

통증유발점 활성화

이곳 통증유발점은 기침(폐렴, 천식, 만성 폐공기증), 역설호흡(리듬에 어긋나게 가로막과 복근을 수축시킴) 등으로 인한 가슴호흡노력 과부하로 활성화된다.

스트레스인자와 지속인자

- 만성 또는 지속성 호흡
- 역설호흡
- 흡연
- 책상이나 치료대가 너무 높은 곳에서 글을 쓰기
- 척주옆굽음증

주의사항

- 위뒤톱니근 표면의 마름근을 먼저 해결하고 나서 위뒤톱니근에 시행한다.

마사지 시 고려사항

- 닿는곳에 촉진하려면 어깨뼈를 벌림 상태로 놓아야 한다.
- 갈비뼈 사이가 아니라, 갈비뼈에 대해 직접 시행하도록 유의한다.

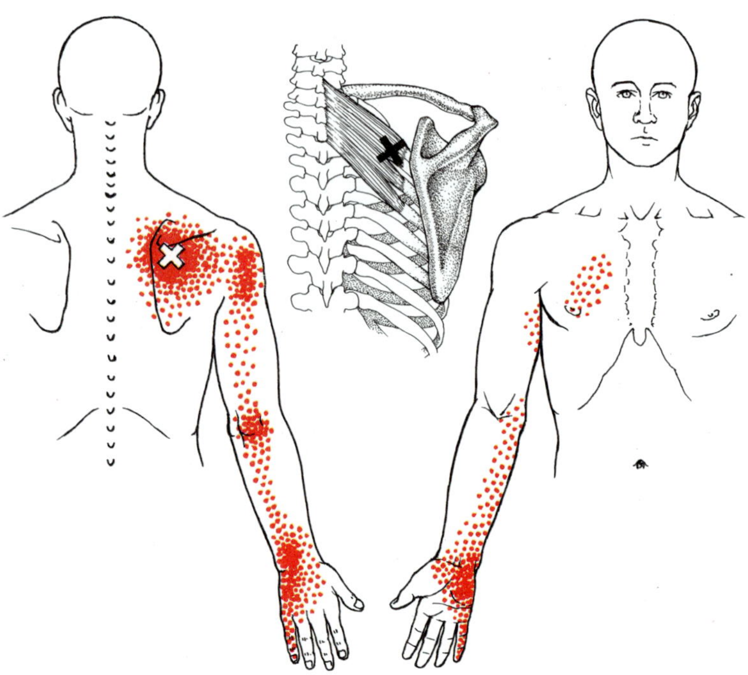

● **그림 6-25** 위뒤톱니근 부착부위, 통증유발점, 연관구역(Reprinted with permission from Simons DG, Travell JG, Simons LS. *Upper Half of Body. 2nd ed. Baltimore: Lippincott Williams & Wilkins, 1999, Travell & Simons' Myofascial Pain and Dysfunction: The Trigger Point Manual;* 1권 901쪽 그림 47.1).

등허리 척추옆근육: 요통
(Thoraclolumbar paraspinals: lumbago)

전체적으로 등허리 척추옆근육이라고 하는 이들 여러 근육은 얕은 근육과 깊은 근육으로 나눌 수 있다. 모두 척추뼈고리판 고랑 내에서 관찰된다.

표면근육: 척추세움근

표면 척추옆근육은 얕은, 세로방향의 긴섬유 근육군이다. 가시근, 가장긴근, 엉덩갈비근 등이다. 표면 근육군에 해당하는 이들 세 근육 중 등가장긴근과 등엉덩갈비근이 통증유발점이 생길 가능성이 가장 높다. 척주세움근이 과다수축되면 가슴 부위 과다척주뒤굽음증이라 하는 굽은등 상태가 되며, 반면 한쪽만 과다수축되면 척주옆굽음증만 초래된다.

가시근 (Spinalis)

척주세움근 중 가장 안쪽에 위치한다(그림 6-26).

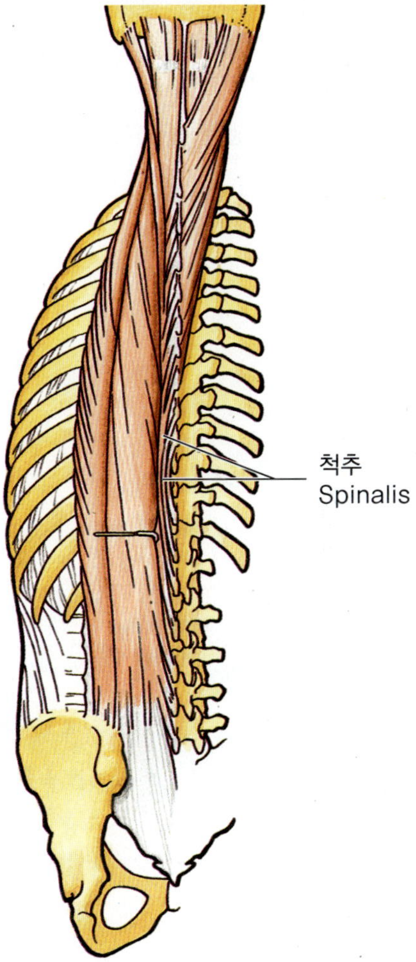

• 그림 6-26 가시근 부착부위(Reprinted with permission from Moore KL, Agur A. *Essential Clinical Anatomy*. 2nd ed. Philadelphia, PA: Lippincott Williams & Wilkins; 2002).

이는곳

- 목덜미인대
- C7, T11에서 L2에 이르는 가시돌기

닿는곳

- T4에서 T8, C2 가시돌기

작용

- 척주 폄(양쪽)
- 척주 가쪽 굽힘(한쪽)
- 척주 돌림(한쪽)

통증유발점과 연관구역

Travell과 Simons가 가시근에 대해 통증유발점이 얕게 위치하는 곳이라고 언급하지는 않았으나, 다른 여러 저자는 여러 통증유발점을 언급하고 또한 근육 전체 길이를 따라 어느 지점에든 나타날 수 있다고도 했다. 가시근 통증유발점에서 생기는 감각증상을 보이는 환자는 등을 움직일 때마다 통증이 나타난다고 호소할 가능성이 높다.

통증유발점 활성화

가시근과 같은 긴등근육에서는 무거운 어떤 것을 들어올릴 때 등 굽힘과 비틀림이 동시에 일어나는 빠르고 어색한 동작을 하는 것과 같은 경우의 외상이나 갑작스런 과부하로 인해 통증유발점이 활성화된다. 또한 반복적 긴장손상처럼 반복적인 미세외상에 의해 활성화될 수 있다.

스트레스인자와 지속인자

- 머리내밈 증후군 또는 지나친 목 과신전
- 폐경후 목척주뒤굽음증(Dowager's hump), C7과 T1 척추뼈 돌출
- 목척주옆굽음증

주의사항

- 척주옆굽음증 또는 '돌림척주옆굽음증' 환자의 경우 특별한 받침-지지 기구가 필요할 수 있다.
- 위의 경우에는 오랫동안 엎드린 자세를 유지하기 불편할 수 있다.
- 팔꿈치로 깊게 에플루라지하는 경우, 깊은 압을 가하면서 돌림 동작은 하지 않는데, 얕은 근막에 회전력을 유발해 멍이 생길 우려 때문이다.
- 날카로운 부분이므로 팔꿈치로 가시돌기를 밀치지 않도록 유의한다. 여기에 부착되는 가시사이근육과 가시끝인대에 외상을 가하지 않도록 한다.
- 팔꿈치로 깊게 에플루라지하는 경우, 엉치뼈 부위의 날카로운 뼈 돌출부분 표면 조직에 외상을 가할 수 있기 때문에 아래 방향으로 이동하다가 엉치뼈에서 멈추도록 유의한다.

마사지 시 고려사항

- 척주세움근은 선 자세에서 몸통-척추 굽힘근으로써 작용한다. 편심수축에 해당한다.
- 치료 후 척주세움근 위약과 피로 소견을 관찰하게 되는 경우가 드물지 않다.
- 환자 추적관리 때 강화 기법을 빠뜨리지 않는 것이 좋은 방법이다.

가장긴근 (Longissimus)

표면 척추옆 근육 3개 중 안쪽 위치의 가장긴근은 통증유발점이 가장 발생하기 쉬운 두 근육 중 하나이다. 통증유발점 위와 아래 양쪽에 연관감각이 생기게 된다. 이곳 가장긴근이 척추옆 근육 중 근육섬유가 가장 길다. 이 근육이 어떤 부위에서는 상당히 얇지만, 다른 어떤 부위에서는 5cm 정도로 두껍다(그림 6-27).

이는곳

- 등허리 널힘줄을 거쳐 엉치뼈와 엉덩뼈능선
- L1에서 L5, T1에서 T5 가로돌기
- C5에서 C7 관절돌기

닿는곳

- C2에서 C6, T1에서 T12 가로돌기
- 제4~제12 갈비뼈
- 꼭지돌기

작용

- 척주 폄(양쪽)
- 척주 가쪽 굽힘(한쪽)
- 척주 돌림(한쪽)

통증유발점과 연관구역

대개 T10 또는 T11의 아래쪽 등 부위에서 통증유발점이 관찰된다. 이곳의 통증유발점으로 인해 허리와 볼기에 만성 통증이 생길 수 있다. 이 증상이 요통으로 진단되는 경우가 많다. 이런 증상이 한쪽에서 시작되었다가 치료를 하지 않고 지나면서 양쪽 근육이 모두 문제되어 양쪽성으로 되는 경우가 많다(그림 6-28). 이곳의 통증유발점 환자는 의자에서 일어나기 또는 계단 오르기와 같은 척주 동작의 제한을 호소할 가능성이 높다.

통증유발점 활성화

가장긴근이 갑자기 과부하를 받는 모든 경우에 통증유발점이 활성화될 수 있다. 특정 활동이나 외상 사건의 경우일 수 있다. 또한 일정 기간동안의 반복적 동작으로 가장긴근 통증유발점이 활성화될 수 있다. 등 굽힘과 비틀림의 동시동작과 같은 어떤 거북하고 빠른 동작 특히, 근육이 피로하거나 냉각된 상태에서는 더욱 통증유발점이 활성화될 가능성이 크다.

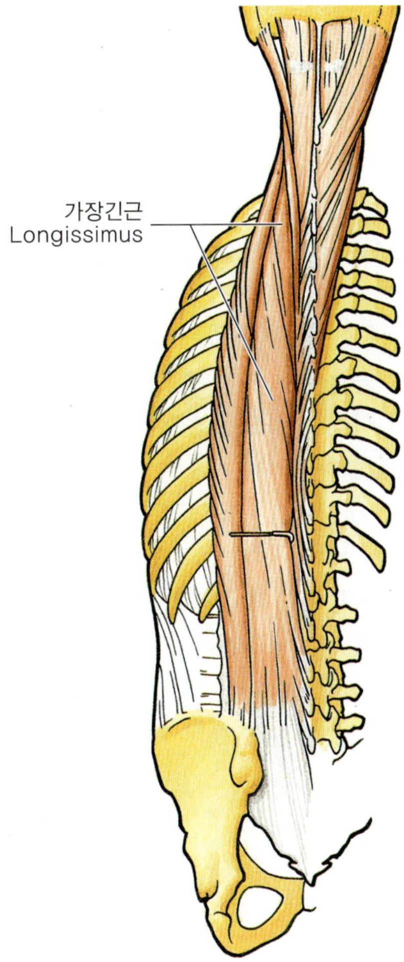

• **그림 6-27** 가장긴근 부착부위(Reprinted with permission from Moore KL, Agur A. *Essential Clinical Anatomy*. 2nd ed. Philadelphia, PA: Lippincott Willams & Wilkins; 2002).

스트레스인자와 지속인자

- 과다척주앞굽음증과 과다척주뒤굽음증이며, 이로 인해 피로와 허혈이 생긴다.
- 비틀면서 동시에 들어올리기. 직원이 먼저 물건 쪽을 보지 않은 채 바닥으로부터 물건을 들어올리다가 직업손상이 종종 발생한다.

주의사항

- 깊은 가로마찰을 할 때 근육을 가로질러 튀기지 않도록 한다.
- 팔꿈치로 깊게 에플루라지하는 경우, 깊은 압을 가하면서 돌리면, 얕은 근막에 회전력을 유발해 멍이 생길 수 있으므로 삼간다.
- 날카로운 부분이므로 팔꿈치로 가시돌기를 밀치지 않도록 유의한다. 여기에 부착되는 가시사이근육과 가시끝인대에 외상을 가하지 않도록 한다.
- 팔꿈치로 깊게 에플루라지하는 경우, 엉치뼈 부위의 날카로운 뼈 돌출부분 표면 조직에 외상을 가할 수 있기 때문에 아래 방향으로 이동하다가 엉치뼈에서 멈추도록 유의한다.

마사지 시 고려사항

- 가장긴근과 다른 여러 척주세움근은 세로마찰에 반응을 잘 보이며 세로마찰법은 근육섬유를 연장시키는 데 도움이 된다.

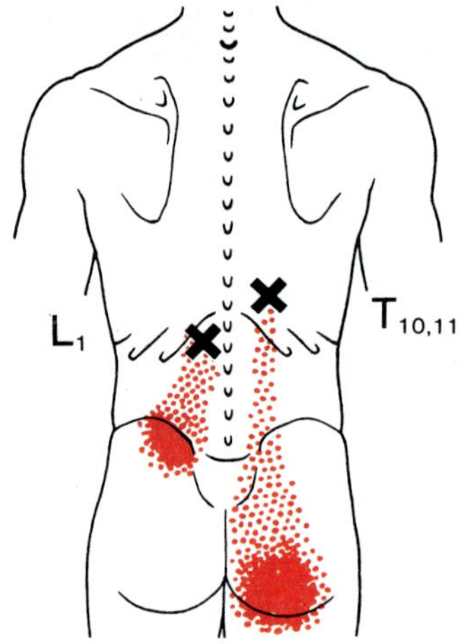

그림 6-28 가장긴근 통증유발점과 연관구역(Reprinted with permission from Simons DG, Travell JG, Simons LS. *Upper Half of Body. 2nd ed. Baltimore: Lippincott Williams & Wilkins, 1999, Travell & Simons' Myofascial Pain and Dysfunction: The Trigger Point Manual;* 1권 915쪽 그림 48.1D).

엉덩갈비근 (Iliocostalis)

엉덩갈비근은 얕은 척추옆근육 중 가장 가쪽에 해당한다. 이 근육은 어떤 부위에서는 5cm만큼 두껍기도 하고 다른 어떤 부위에서는 매우 얇기도 하다(그림 6-29).

이는곳

- 등허리 널힘줄을 거쳐 엉치뼈와 엉덩뼈능선
- 제3~제12 갈비뼈 뒤쪽 갈비뼈각 부위

닿는곳

- 제1~제12 갈비뼈 윗면 갈비뼈각 부위
- C4에서 C7 가로돌기

작용

- 척주 폄(양쪽)
- 척주 가쪽 굽힘(한쪽)
- 척주 돌림(한쪽)

통증유발점과 연관구역

위쪽 등 부위의 등가장긴근을 따라 어깨뼈중간 부위 통증유발점이 나타날 수 있고, 대개 약 T11 부위의 아래쪽 등 부위에 다른 통증유발점이 위치한다. 두 통증유발점 모두 통증유발점보다 조금 아래 더욱 가쪽 지점으로 강렬한 연관증상을 나타낸다. 또한 위쪽 통증유발점의 경우, 그 위아래로 퍼지는 감각이 어깨뼈 안쪽 모서리로부터 가시돌기 쪽으로 그리고 몸통을 거쳐 가슴 속에 나타나게 된다. 아래쪽 통증유발점의 경우 퍼지는 감각이 어깨뼈 위, 어깨뼈 표면, 어깨뼈 밑으로 뒤엉덩뼈능선 쪽까지 이어서 나타난다(그림 6-30). 가장긴근의 경우와 마찬가지로 주요 호소증상은 척주 동작이 제한된다.

통증유발점 활성화

엉덩갈비근이 갑자기 과부하를 받는 모든 경우에 통증유발점이 활성화될 수 있다. 특정 활동이나 외상 사건의 경우일 수 있다. 또한 일정 기간 동안의 반복적 동작으로 엉덩갈비근 통증유발점이 활성화될 수 있다. 등 굽힘과 비틀림의 동시동작과 같은 어떤 거북한 동작 특히, 근육이 피로하거나 냉각된 상태에서는 더욱 통증유발점이 활성화될 가능성이 크다.

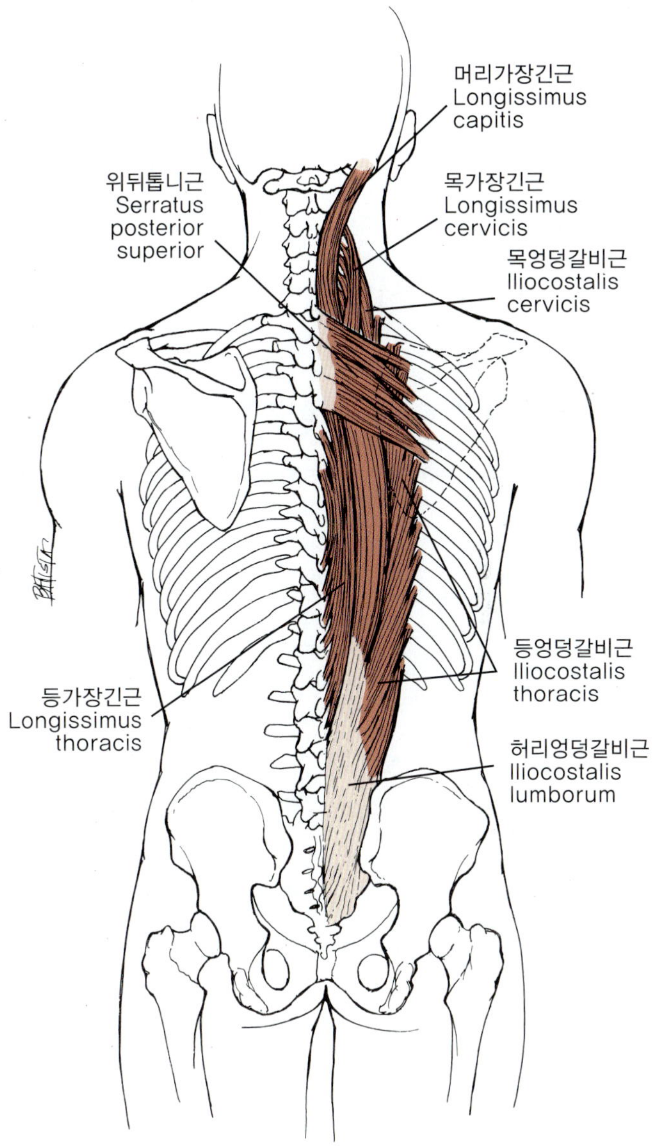

• **그림 6-29** 엉덩갈비근 부착부위(Reprinted with permission from Hendrickson T. *Massage for Orthopedic Conditions*. Baltimore, MD: Lippincott Williams & Wilkins; 2003; 그림 4-46).

스트레스인자와 지속인자

- 측면 굽힘 자세로 기울인 후 먼저 똑바로 펴지 않은 채 급하게 앞쪽 굽힘 자세로 비트는 경우
- 지지구조가 없는 의자나 자동차 좌석에 오랫동안 앉는 경우

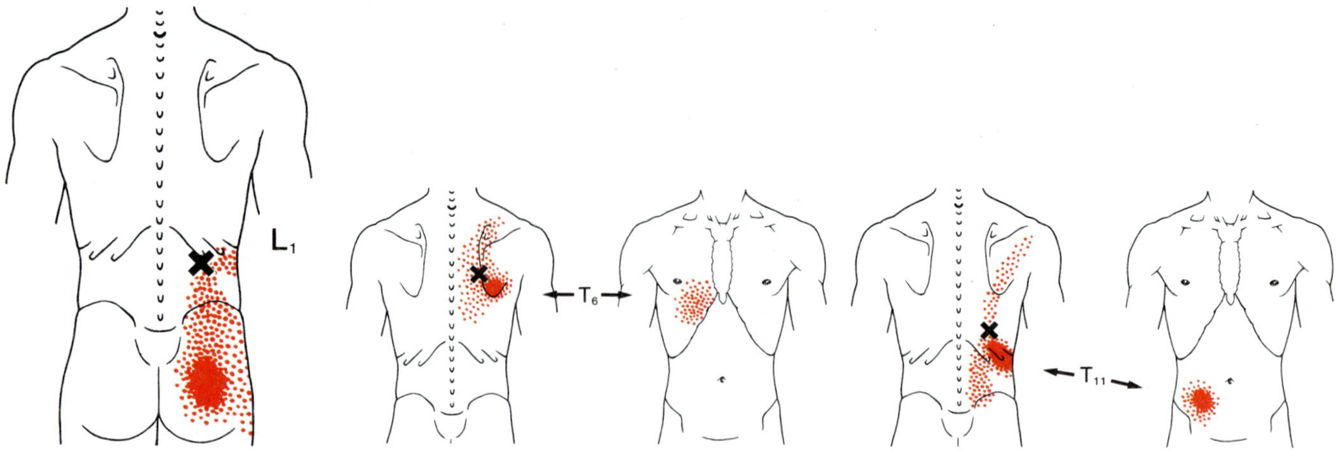

• **그림 6-30** 엉덩갈비근 통증유발점과 연관구역(Reprinted with permission from Simons DG, Travell JG, Simons LS. *Upper Half of Body. 2nd ed. Baltimore: Lippincott Williams & Wilkins, 1999, Travell & Simons' Myofascial Pain and Dysfunction: The Trigger Point Manual;* 1권 915쪽 그림 48.1).

- 채찍질손상, 이로 인해 엉덩갈비근에 긴장손상이 발생할 수 있다.

주의사항

- 치료에 반응을 보이지 않는 만성 통증이라면 다른 구조적 문제를 가리키는 것일 수 있다.
- 만성 상태인 경우, 엉덩갈비근을 처음 압박할 때 불편하게 느끼기도 한다. 이곳은 모든 종류의 비틀림 동작을 시행할 때에 주의한다.
- 날카로운 부분이므로 팔꿈치로 가시돌기를 밀치지 않도록 유의한다. 여기에 부착되는 가시사이근육과 가시끝인대에 외상을 가하지 않도록 한다.
- 팔꿈치로 깊게 에플루라지하는 경우, 엉치뼈 부위의 날카로운 뼈 돌출부분 표면 조직에 외상을 가할 수 있기 때문에 아래 방향으로 이동하다가 엉치뼈에서 멈추도록 유의한다.
- 팔꿈치로 깊게 에플루라지하는 경우, 깊은 압을 가하면서 돌리면 얕은 근막에 회전력을 유발해 멍이 생길 수 있으므로 삼간다.

마사지 시 고려사항

- 아래쪽 갈비뼈 부착부위는 통증이 흔히 나타나는 부위이며 특히 척주앞굽음 곡선이 큰 사람의 경우 더욱 흔하다.

깊은 척추옆 근육: 요통

깊은 척추옆 근육은 반가시근, 뭇갈래근, 돌림근 등이 해당된다. 이러한 여러 깊은 척추옆 근육은 "가로돌기가시 근육군"이라고도 한다. 이러한 여러 깊은 척추옆 근육에서는 깊은 위치의 섬유일수록 점차 더 짧고 더 가로 방향으로 놓이며 또한 척주 폄근이 아니라, 척주 돌림근에 가까워진다.

반가시근 (Semispinalis)

반가시근은 해부학적으로 깊은 척추옆 근육 중 가장 바깥쪽의 가장 얕은 근육으로 분류된다. 연관감각양상은 가장긴근섬유에 대응되는 것으로 보인다(그림 6-31).

이는곳

- C7~T10 가로돌기
- C4~C6 관절돌기

닿는곳

- C2~-T4 가시돌기, 3~6개 척추뼈에 걸침
- 뒤통수

작용

- 척주 폄(양쪽)
- 반대 쪽으로의 척주 돌림(한쪽)
- 주로 큰척주운동이 아니라, 척추뼈 사이의 미세조정

통증유발점과 연관구역

Travell과 Simons에 따르면, 근육 전체 길이 중 어느 곳에든 통증유발점이 생길 수 있고, 어디에든 연관증상이 나타날 수 있다. 흔히 호소하는 통증이 반가시근 통증유발점으로 인해 생길 수 있다. 반가시근 통증유발점은 정체불명의 요통을 일으키는 가장 흔한 원인이다.

통증유발점 활성화

등 부위의 더 표면 쪽 여러 근육과 마찬가지로 반가시근 통증유발점은 외상성 사건이나 지속적 또는 반복적 동작이 일정 기간에 걸쳐 일어날 때처럼 갑작스런 과부하에 의해 활성화될 수 있다. 또한 근육이 피로한 상태에서 등 비틀림, 들어올림, 굽힘이 동시에 일어나는 모든 종류의 빠르고 거북한 동작은 통증유발점을 활성화할 가능성이 더욱 크다.

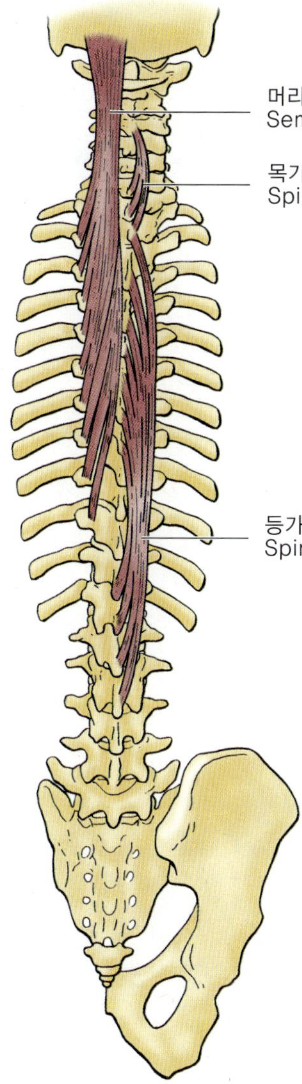

그림 6-31 반가시근 부착부위(Reprinted with permission from Hendrickson T. *Massage for Orthopedic Conditions*. Baltimore, MD: Lippincott Williams & Wilkins; 2003; 그림 4.40A).

스트레스인자와 지속인자

- 척주옆굽음증
- 몸통이 비틀린 채 한쪽 발로 앉는 경우와 같은 만성 고정 또는 비틀림 양상
- 앞쪽 골반경사(골반 굽힘 과다)
- 척추뼈 아탈구

주의사항

- 마찰법 시행 시 조직을 후벼내지 않도록 한다.

마사지 시 고려사항

- 깊은 가로마찰법을 가시돌기 가쪽면에 시행한다.
- 반가시근은 세로 아래팔 연장법을 단계적으로 깊게 시행할 때 좋은 반응을 보인다.
- 먼쪽으로부터 몸쪽으로 또는 반대 순서로 아래팔을 이용해 반가시근을 연장시킬 수 있다.
- 만성적 긴장 또는 통증 상태의 섬유는 전선이나 작은 선처럼 느껴지기도 한다.

뭇갈래근 (Multifidus)

뭇갈래근은 깊은 척추옆 근육 중 중간층에 해당한다 (그림 6-32).

이는곳

- C4에서 L5까지의 가로돌기

닿는곳

- 2~4개 척추뼈에 걸치며 각 이는곳 지점 위쪽의 각 척추뼈 가시돌기

작용

- 척주 폄(양쪽)
- 반대 쪽으로의 척주 돌림(한쪽)

통증유발점과 연관구역

대개 T4와 T5 가까운 가시돌기 옆 어깨뼈 안쪽에 통증유발점이 존재한다. 일반적으로 먼 곳으로 감각이 퍼지지는 않고, 통증유발점 주위에 강렬한 연관증상을 보인다 (그림 6-33). 뭇갈래근 통증유발점 환자는 척주 깊은 곳의 지속적 통증 감각을 느끼곤 한다. 허리 부위에서는 한쪽 또는 양쪽 뭇갈래근이 팽창되어 보이기도 한다. Travell과 Simons에 따르면, 근육이 아니라 척주에서 통증감각이 시작된 듯이 느끼며 자세를 바꾸어도 거의 경감되지 않는다.

통증유발점 활성화

등 부위의 더 표면 쪽 여러 근육과 마찬가지로 반가시근 통증유발점은 외상성 사건이나 지속적 또는 반복적 동작이 일정 기간에 걸쳐 일어날 때, 갑작스런 과부하에 의해 활성화될 수 있다. 또한 근육이 피로한 상태에서 등 비틀림, 들어올림, 굽힘이 동시에 일어나는 모든 종류의 빠르고 거북한 동작은 통증유발점을 활성화할 가능성이 더욱 크다.

스트레스인자와 지속인자

- 척주옆굽음증
- 몸통이 비틀린 채 한쪽 발로 앉는 것과 같은 만성자세
- 앞쪽 골반경사(골반 굽힘 과다)
- 척추뼈 아탈구

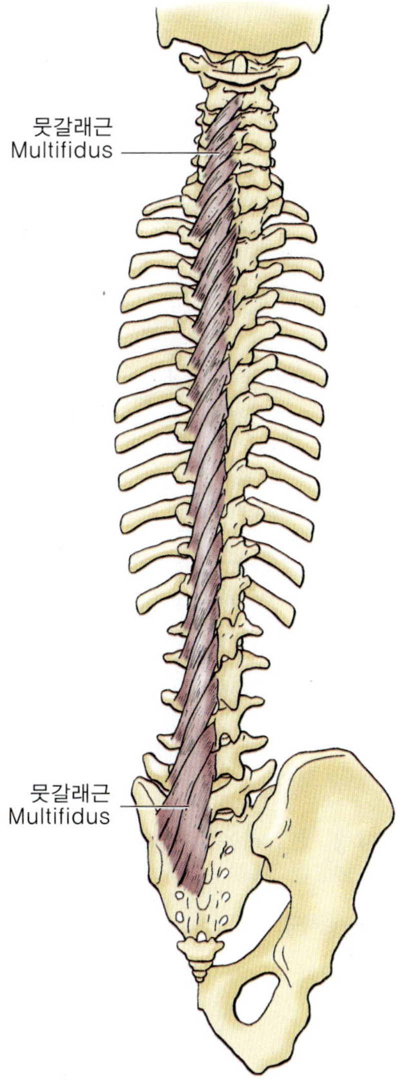

그림 6-32 뭇갈래근 부착부위(Reprinted with permission from Hendrickson T. *Massage for Orthopedic Conditions*. Baltimore, MD: Lippincott Williams & Wilkins; 2003; 그림 4.40B).

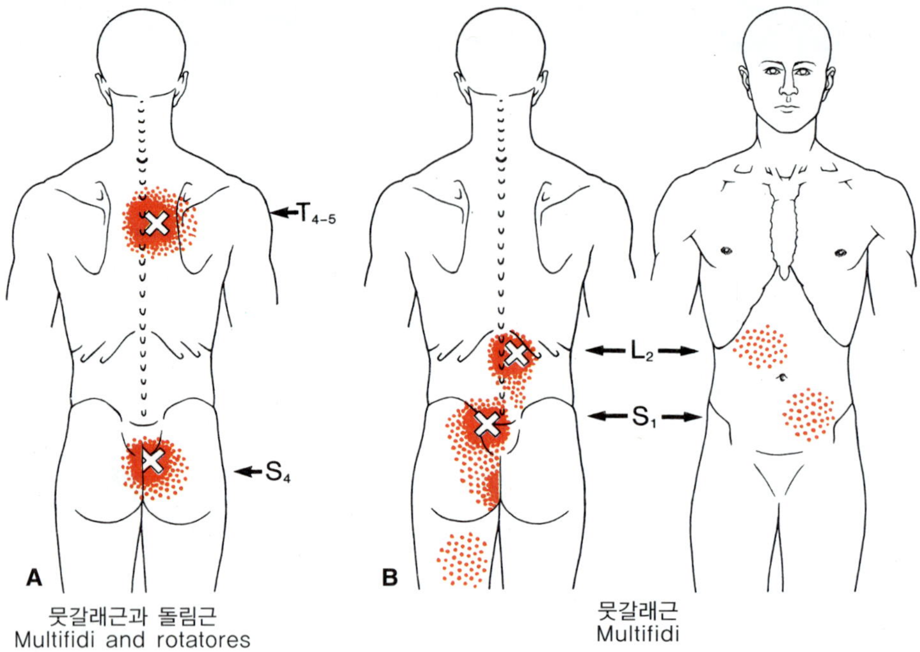

• **그림 6-33** 뭇갈래근 통증유발점과 연관구역(Reprinted with permission from Simons DG, Travell JG, Simons LS. *Upper Half of Body. 2nd ed. Baltimore: Lippincott Williams & Wilkins, 1999, Travell & Simons' Myofascial Pain and Dysfunction: The Trigger Point Manual;* 1권 917쪽 그림 48.2).

주의사항

- 마찰법 시행 시 조직을 후벼내지 않도록 한다.

마사지 시 고려사항

- 깊은 가로마찰법을 가시돌기 가쪽면에 시행한다.

- 한쪽 척추뼈고리판 고랑 조직의 수축은 척주옆굽음증 요인이 될 수 있다. 양쪽이 수축되면 과다척주앞굽음증 곡선의 요인이 될 수 있다. 작은 국소 부위가 수축되면, 척추뼈의 고립 **아탈구(subluxations)**–관절의 부분탈구를 일으킬 수 있다.

돌림근 (Rotatores)

돌림근은 깊은 척추옆 근육 중 가장 깊은 층에 해당한다(그림 6-34).

이는곳

- C1을 제외한 척추뼈 가로돌기

닿는곳

- 이는곳 위쪽 척추뼈 가시돌기

작용

- 척주 폄(양쪽)
- 척주 돌림(한쪽)

통증유발점과 연관구역

대개 T4에서 T5 부위 주위 가시돌기 옆 어깨뼈 안쪽에 통증유발점이 존재한다. 먼 곳으로 감각이 많이 퍼지지 않고 통증유발점 주위에 강렬한 연관증상을 보인다. 대개 중간선 부위의 통증과 압통으로 느끼게 된다(그림 6-35).

뭇갈래근 통증유발점 환자는 척주 깊은 곳의 지속적 통증 감각을 느끼곤 한다. 허리 부위에서는 한쪽 또는 양쪽 뭇갈래근이 팽창되어 보이기도 한다. 근육이 아니라 척주에서 통증감각이 시작된 듯이 보이며 자세를 바꾸어도 거의 경감되지 않는다.

통증유발점 활성화

등 부위의 더 표면 쪽 여러 근육과 마찬가지로 돌림근 통증유발점은 외상성 사건이나 지속적 또는 반복적 동작이 일정 기간에 걸쳐 일어날 때, 갑작스런 과부하에 의해 활성화될 수 있다. 또한 근육이 피로한 상태에서 등 비틀림, 들어올림, 굽힘이 동시에 일어나는 모든 종류의 빠르고 거북한 동작은 통증유발점을 활성화할 가능성이 더욱 크다.

스트레스인자와 지속인자

- 척주옆굽음증
- 몸통이 비틀린 채 한쪽 발로 앉는 경우와 같은 만성 고정 또는 비틀림 양상

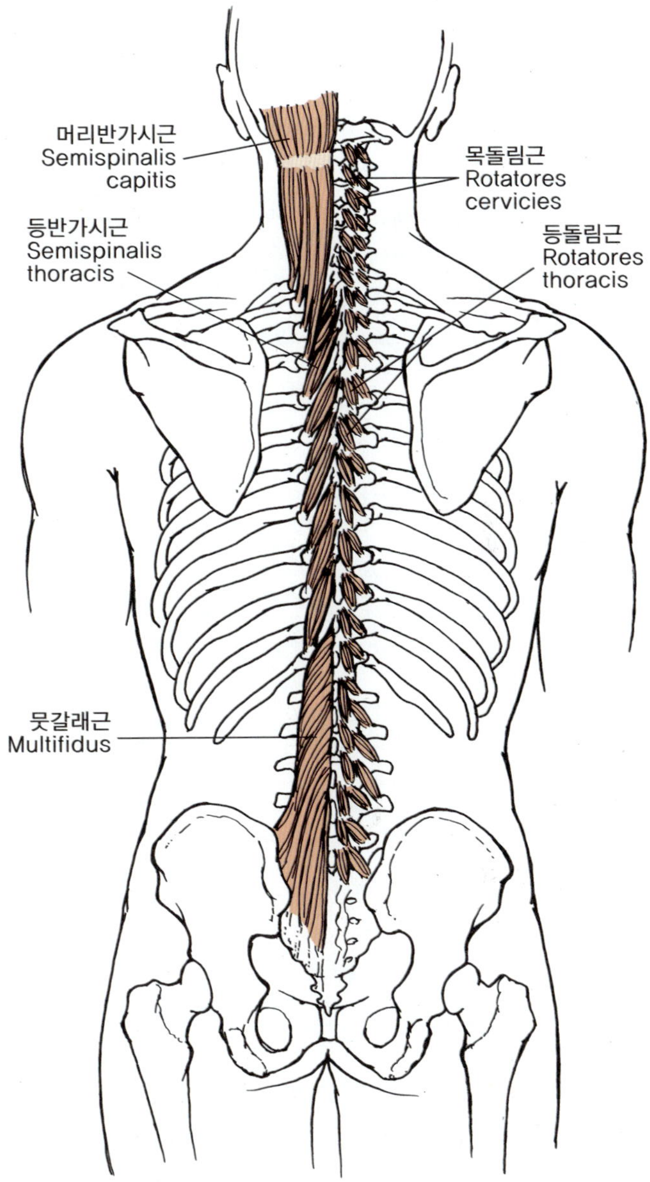

그림 6-34 돌림근 부착부위(Reprinted with permission from Oatic CA. Kinesiology. Baltimore, MD: Lippincott Williams & Wilkins; 2004; 그림 30-8).

주의사항

- 마찰법 시행 시 조직을 후벼내지 않도록 한다.

마사지 시 고려사항

- 깊은 가로마찰법을 가시돌기 가쪽면에 시행한다.
- 한쪽 척추뼈고리판 고랑 조직의 수축은 척주옆굽음증 요인이 될 수 있다. 양쪽이 수축되면 과다척주앞굽음증 곡선의 요인이 될 수 있다. 작은 국소 부위가 수축되면, 척추뼈의 고립 아탈구 즉, 관절의 부분탈구를 일으킬 수 있다.

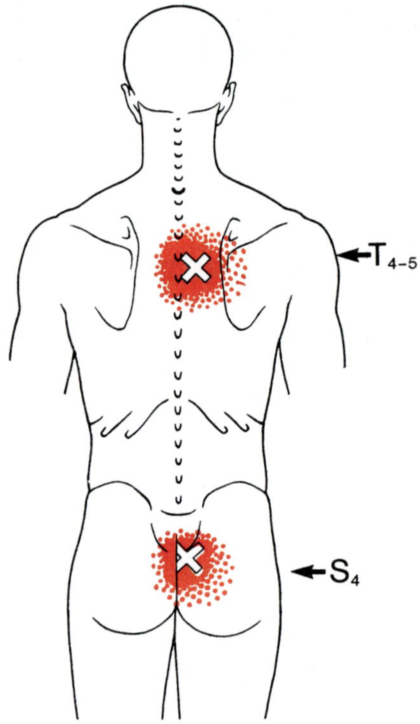

• **그림 6-35** 돌림근 통증유발점과 연관구역(Reprinted with permission from Simons DG, Travell JG, Simons LS. *Upper Half of Body. 2nd ed. Baltimore: Lippincott Williams & Wilkins, 1999, Travell & Simons' Myofascial Pain and Dysfunction: The Trigger Point Manual;* 1권 917쪽 그림 48.2A).

앞 어깨-가슴 부위 (Anterior Shoulder/Chest Area)

위 몸통 중 이 부분은 앞쪽 어깨와 가슴 부위 근육이 해당된다.

복장근: 복장밑 이상 통증 (Sternalis: Anomalous Substernal Ache)

복장근은 위치, 대칭성, 길이, 덩이, 부착, 신경지배 등에서 변화가 많다. 양쪽으로 존재하기도 하지만, 한쪽만 존재하는 경우가 더 많아 즉, 한쪽이 없기도 하다. 20명 중 1명 꼴로 존재한다고 알려졌다. 양쪽에 존재하는 경우 복장뼈를 가로질러 붙는다. 13개 연구에서 조사된 10,200명의 신체에서 복장근이 관찰되는 경우는 1.7%에서 14.3%였다.[1] 이들 연구에 따르면, 복장근이 복장뼈 표면에 6.3mm 정도 두께를 보이기도 한다. 본 교재에서는 일반적인 부착부위에 따른다.

이는곳

- 복장뼈
- 큰가슴근 또는 목빗근 표면의 근막, 그 결과 아마도 이들 근육이 이어지는 구조가 됨.

닿는곳

- 제3~제7 갈비연골
- 큰가슴근을 덮는 근막
- 아마도 배곧은근집

작용

- 해당되는 뼈대 운동은 없다.
- 복장근이 수축하는 이유는 수수께끼이다.

통증유발점과 연관구역

통증유발점은 복장중간 수준의 중간선 왼쪽에서 가장 많이 관찰되며 다른 통증유발점 하나가 아래쪽 부착부위 가까운 힘살 부위에 위치할 가능성이 있다. 연관감각은 복장뼈 대부분을 덮으며 강하게 느껴지고, 퍼지는 감각이 빗장뼈 바로 아래 가슴을 가로지르고, 팔 앞안쪽면을

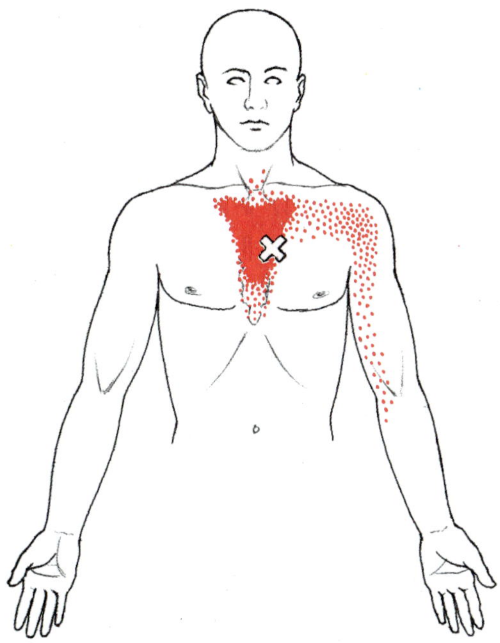

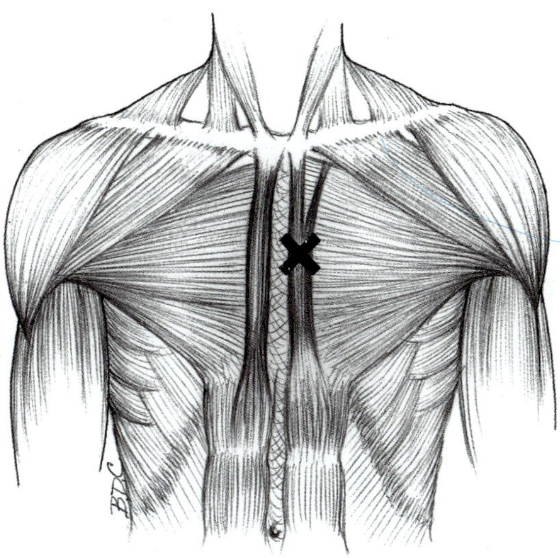

● 그림 6-36 복장근 부착부위와 통증유발점(Reprinted with permission from Simons DG, Travell JG, Simons LS. *Upper Half of Body. 2nd ed. Baltimore: Lippincott Williams & Wilkins, 1999, Travell & Simons' Myofascial Pain and Dysfunction: The Trigger Point Manual;* 1권 858쪽 그림 44.1).

따라 내려가 팔꿈치까지 나타날 수 있다(그림 6-36). 복장근 통증유발점 활성화로 인해 느껴지는 감각은 강하고 깊은 복장뼈 통증처럼 느껴질 가능성이 많다. 때로는 복장뼈 표면의 아픔도 호소한다.

통증유발점 활성화

급성 심근경색증이나 협심증 때 활성화될 수 있으며 통증유발점을 활성화시킨 문제 이후, 오랫동안 지속될 가능성이 있다. 목빗근 통증유발점의 연관구역으로부터 위성통증유발점으로서 생기기도 한다. 또한 갈비복장 부위에 대한 직접 외상의 결과 통증유발점이 활성화되기도 한다.

스트레스인자와 지속인자

- 머리내밈 자세
- 둥근 어깨
- 심한 정도의 불안상태 지속

주의사항

- 담당의사의 치료가 끝난 환자인지 확인하고 환자가 이 사실을 글로 확인해주도록 한다.
- 통증유발점을 누를 때 이전에 경험했던 심근경색증이나 협심증과 비슷한 통증이 생길 수 있다고 환자에게 알린다.

마사지 시 고려사항

- 복장근이 실제 운동을 담당하지는 않으므로 통증유발점의 근원으로서 간과되는 경우가 많다.

큰가슴근: 불량자세와 심근경색증 근육 (Pectoralis Major: The Poor Posture and Heart Attack Muscle)

큰가슴근은 손에 카드를 들고 배열하는 것처럼 근육섬유가 여러 층 겹치는 매우 복잡한 해부학 구조에 해당한다. 큰가슴근은 관절 3개 즉, 복장빗장관절, 봉우리빗장관절, 오목위팔관절 등에 큰 영향을 미친다. 큰가슴근은 빗장, 복장, 갈비, 배 부분 등 4개 부분으로 나뉜다. 겹치는 여러 근육섬유가 서로 둘러겹치면서 닿는곳 쪽으로 향해 가므로 근육힘줄 이음부가 매우 두껍다. 해부학자들이 큰가슴근의 배 부분을 빠뜨리는 경우가 많은데 아마도 배 부분 큰가슴근이 어떤 사람들에서는 발달하지 않기 때문으로 보인다. 큰가슴근의 부착부에 대해 여러 해부학자들 사이에 의견이 다른 점이 상당하지만, 아래 내용에 대해서는 대부분 동의한다(그림 6-37, 6-38).

이는곳

- 빗장뼈 갈래: 빗장뼈 안쪽 절반
- 복장뼈 갈래: 복장뼈
- 갈비뼈 갈래: 2~6번 또는 7번 갈비연골
- 복부: 바깥빗근 널힘줄, 때로는 배곧은근도 해당됨

닿는곳

- 위팔뼈 큰결절 능선의 두갈래근고랑 가쪽선 부위(이곳에 배쪽과 등쪽 두 개의 층이 구별됨)

작용

- 위팔 모음, 수평모음, 안쪽 돌림
- 어깨 내밈 보조
- 위팔 굽힘(위쪽 섬유, 특히, 빗장뼈 갈래)
- 어깨이음구조 내림(아래쪽 섬유)
- 올림 자세로부터의 위팔 폄(복장뼈, 갈비뼈, 배갈래)

통증유발점과 연관구역

큰가슴근 근육힘살 속 어느 곳에서나 통증유발점이 생길 수 있으며 5개 특정 부위에서 생길 가능성이 높고, 이들 부위는 각각 명확한 연관증상 양상을 보인다. 이들 통증유발점으로부터 생긴 감각은 대개 한쪽에 연관증상을 보이며 가슴과 유방 영역의 복장밑 부위에 국소화되어 아래로 팔 자쪽면을 따라 넷째 손가락과 다섯째 손가락으로 퍼지기도 한다. 갈비뼈 구역에 통증유발점이 나타날 수 있으며 체성내장 특성에 해당한다. 정확한 위치는 제6 갈비뼈 수준의 안쪽 오른쪽면이다. Travell과 Simons에 따르면, 특정 통증유발점을 비활성화시킴으로써 심장부정맥 삽화가 종료되기도 한다. 왼쪽의 통증유발점의 일부 또는 전부로부터 연관감각으로서 생기는 통증양상은 허혈심장질환 통증으로 오판하기 쉽다(그림 6-39, 6-40).

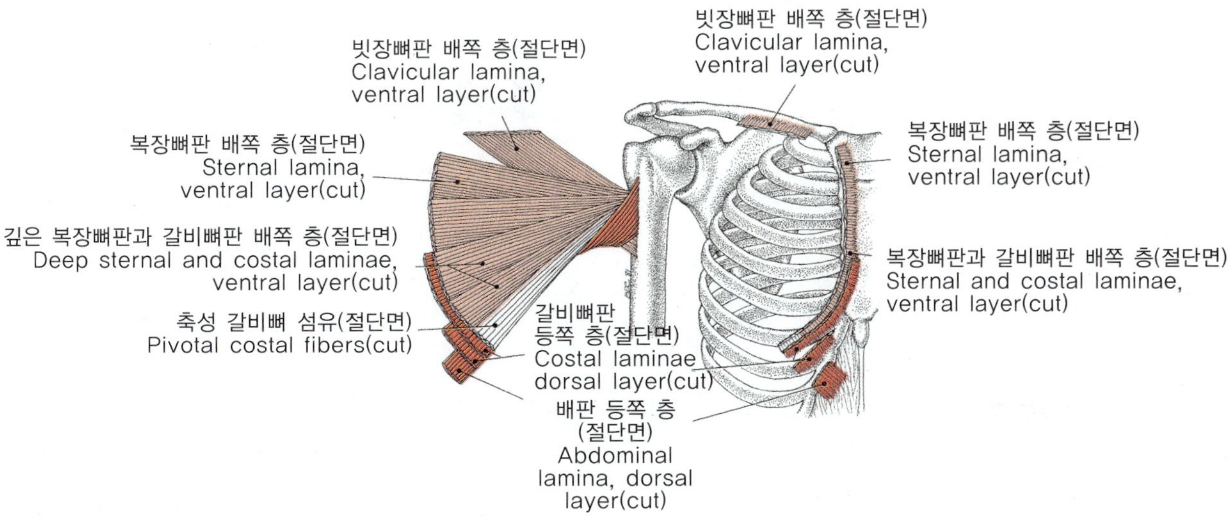

그림 6-37 큰가슴근 닿는곳의 두꺼운 여러 층(Reprinted with permission from Simons DG, Travell JG, Simons LS. *Upper Half of Body. 2nd ed. Baltimore: Lippincott Williams & Wilkins, 1999, Travell & Simons' Myofascial Pain and Dysfunction: The Trigger Point Manual;* 1권 825쪽 그림 42.5C).

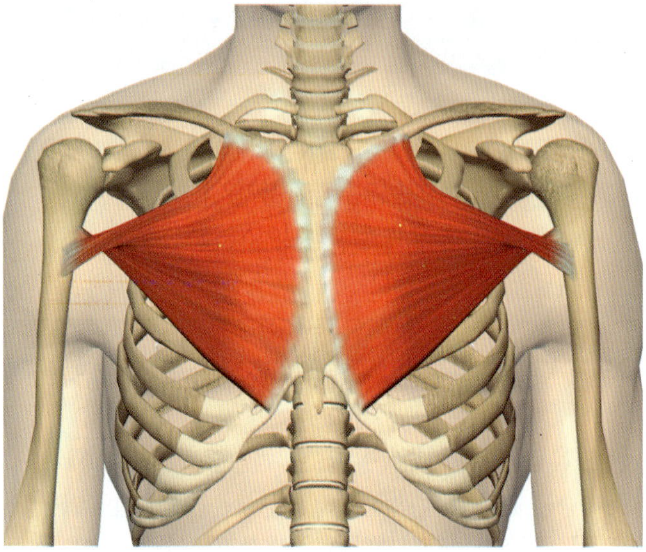

• **그림 6-38** 큰가슴근 부착부위(Reprinted with permission from *Life Art*, Lippincott Williams & Wilkins).

근육섬유 단축으로 인해 어깨이음구조 내밈 상태에 이른 환자는 중간등세모근과 마름근 부위의 이차성 어깨뼈 사이 등통증을 인식하고, 또한 큰가슴근 통증유발점으로부터의 연관감각을 똑같이 인식할 가능성이 많다. 앞쪽 어깨와 빗장밑 부위 통증과 벌림, 특히 수평 벌림 동작제한 증상을 호소하게 된다. 가슴조임 느낌과 함께 감각이 팔 자쪽면을 따라 손 속으로 내려갈 수 있다. 왼쪽의 경우 안정 시 또는 활동 시 흉통이 심할 수 있다. 이로 인해 수면이 방해를 받기까지 한다. 유두가 과민해지고 유방 부위에 광범위하게 통증이 나타나 브래지어나 셔츠를 입기 어려울 수도 있다.

통증유발점 활성화

통증유발점을 활성화하는 모든 종류의 자세나 활동을 교정하지 않는다면, 이로 인해 통증유발점이 지속화된다. 일반적으로 둥근어깨 자세에 의해 통증유발점이 활성화되며 둥근어깨 자세로 근육섬유가 지속적으로 단축되기 때문이다. 흥미롭게도 큰가슴근 근육섬유의 만성적 단축으로 인해 이 자세가 초래될 수 있다. 통증유발점은 제거하지 않는다면 스스로 지속화된다. 큰가슴근에 '불량 자세와 심근경색증 근육'이라는 표지가 붙었는지 그 이유를 알 수 있을 것이다.

스트레스인자와 지속인자

- 컴퓨터 작업, 쓰기, 읽기 때 오랫동안 앉아있는 경우
- 내밈-둥근 어깨, 머리내밈 증후군, 허탈 가슴(내려앉은 가슴) 등의 구부정한 자세로 서는 경우

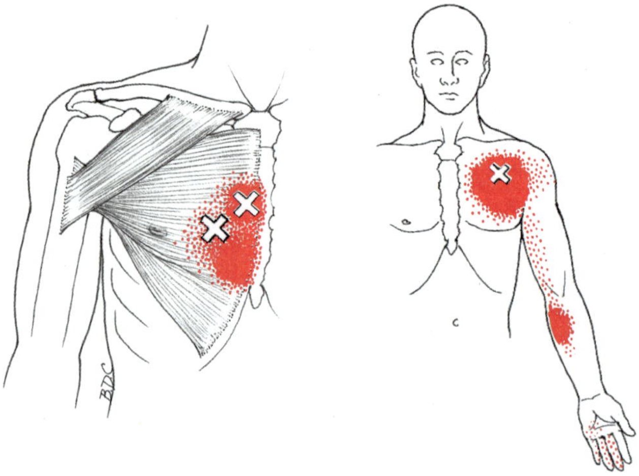

• **그림 6-39** 큰가슴근 통증유발점과 연관구역(Reprinted with permission from Simons DG, Travell JG, Simons LS. *Upper Half of Body. 2nd ed. Baltimore: Lippincott Williams & Wilkins, 1999, Travell & Simons' Myofascial Pain and Dysfunction: The Trigger Point Manual;* 1권 820, 822쪽 그림 42.1B, 42.2).

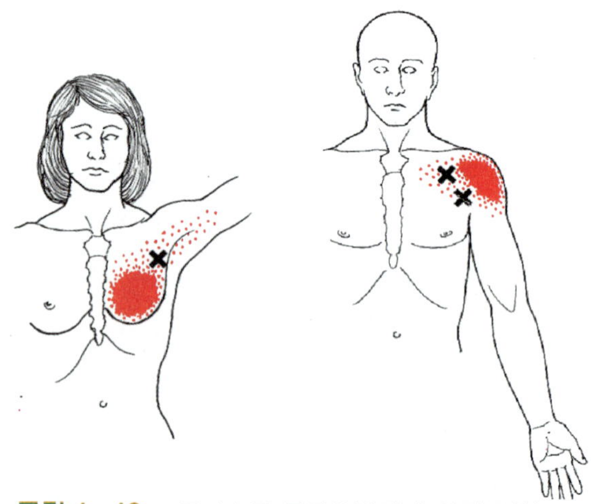

• **그림 6-40** 큰가슴근 통증유발점과 연관구역(Reprinted with permission from Simons DG, Travell JG, Simons LS. *Upper Half of Body. 2nd ed. Baltimore: Lippincott Williams & Wilkins, 1999, Travell & Simons' Myofascial Pain and Dysfunction: The Trigger Point Manual;* 1권 820, 822쪽 그림 42.1B, 42.2).

- 팔을 앞으로 뻗은 채 무거운 물건을 들기
- 굽힘 자세에서 무거운 물건을 지속적으로 들기(사슬톱을 쓸 때)
- 팔을 모음 자세에서 고정함(팔걸이로 팔을 고정함)
- 팔 모음동작 과사용(수동 가지치기 재단기를 쓸 때)
- 심한 불안 상태가 지속되거나 피로한 근육섬유가 찬 공기에 노출되는 것(수영 후 그늘에 앉아 물 말리기)
- 급성 심근경색증을 겪음
- 큰가슴근을 강화하려고 중량 기계를 사용하거나 팔굽혀펴기 같은 운동을 지나치게 하는 경우

주의사항

- 큰가슴근은 체성내장 효과를 보일 수 있으며 오른쪽 통증유발점은 안쪽, 갈비뼈 부분의 경우만 해당한다.
- Travell과 Simons에 따르면, 앞서 언급한 통증유발점을 제거함으로써 심장부정맥 삽화가 종료되기도 한다.
- 위의 두 가지 주의사항을 고려해 자신의 임상 범위 내에서 치료를 하고 그렇지 못한 경우, 환자를 의사에게 의뢰하거나 필요하면 응급실로 의뢰한다.
- 큰가슴근을 진찰하거나 치료할 때 유방조직 쪽으로 압박하거나 침습하지 않도록 주의한다.

마사지 시 고려사항

- 환자는 간헐적 흉통, 가슴조임, 수면장애, 유방조직 민감성 등을 보일 수 있다.
- 이러한 환자는 의사에게 의뢰해 심장병 징후가 없는지 확인하는 것이 좋다.
- 복장뼈 부분과 갈비뼈 부분 통증유발점은 가슴조직의 림프순환 장애, 부기, 통증 등을 유발한다고 언급되어 왔다. Travell과 Simons에 따르면, 이들 통증유발점을 치료함으로써 대개 압통과 부기가 빠르게 경감된다.
- 치료사가 환자 측면에 무릎을 꿇고 손과 손목 역학이 잘 활용되도록 하여 근육힘줄 이음부에 대해 집게압박법을 시행하면 좋다(이렇게 하면, 근육조직과 수평면상에 손목과 손이 위치하게 된다).

작은가슴근: 신경혈관 포착근육 (Pectoralis Minor: Neurovascular Entrapper)

작은가슴근에 통증유발점이 생기면, 긴장섬유에 의해 팔신경얼기와 겨드랑동맥이 포착될 가능성이 크며 이 경우 목신경뿌리병증과 증상이 비슷할 수 있다.

이는곳

- 갈비연골 인근의 앞쪽 제3~제5 갈비뼈

닿는곳

- 부리돌기

작용

- 어깨뼈 내밈
- 어깨뼈 내림
- 어깨뼈 아래쪽 돌림
- 강제들숨 보조

통증유발점과 연관구역

대개 근육힘살에 두 개의 통증유발점이 관찰된다. 앞쪽 어깨세모근 부위가 연관증상이 가장 강하다. 통증유발점과 같은 쪽 가슴 전체로 증상이 퍼질 수 있고, 팔 전체의 안쪽면을 따라 내려가 앞쪽으로 셋째에서 다섯째 손가락까지 가기도 한다. Travell과 Simons에 따르면, 왼쪽 통증유발점은 심장허혈 즉, 협심증과 비슷한 연관감각을 보일 수 있으며 이것은 큰가슴근의 경우과 마찬가지이다(그림 6-41). 주요 호소증상은 큰가슴근의 경우와 비슷하다. 앞쪽 위쪽으로 팔을 뻗기 또는 어깨 높이에서 뒤로 팔을 뻗기가 힘들 수 있다.

통증유발점 활성화

큰가슴근의 경우와 마찬가지로 통증유발점을 활성화하는 모든 자세 그리고 교정되지 않은 모든 자세는 통증유발점을 지속화하기도 한다. 작은가슴근 통증유발점은 심근경색증 통증 부위에 해당하는 위치이기 때문에 위성통증유발점으로서 활성화되기도 하며 또는 목갈비근이나 큰가슴근 통증유발점의 위성통증유발점으로서 활성화되기도 한다.

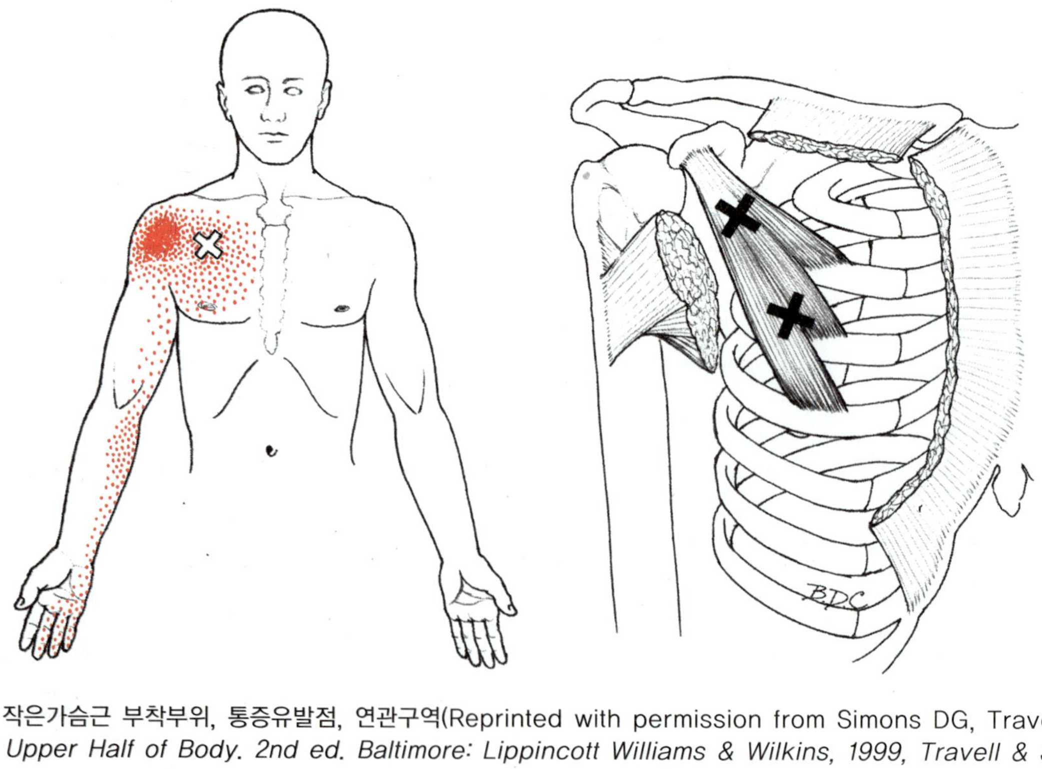

그림 6-41 작은가슴근 부착부위, 통증유발점, 연관구역(Reprinted with permission from Simons DG, Travell JG, Simons LS. *Upper Half of Body. 2nd ed. Baltimore: Lippincott Williams & Wilkins, 1999, Travell & Simons' Myofascial Pain and Dysfunction: The Trigger Point Manual;* 1권 845쪽 그림 43.1).

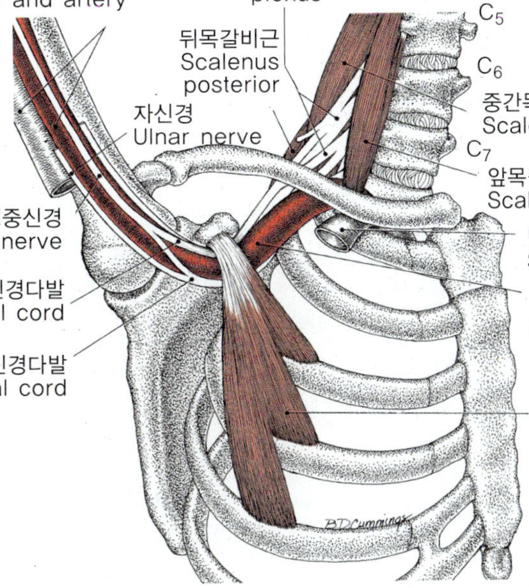

• **그림 6-42** 작은가슴근으로 포착될 수 있는 여러 구조물(Reprinted with permission from Simons DG, Travell JG, Simons LS. *Upper Half of Body. 2nd ed. Baltimore: Lippincott Williams & Wilkins, 1999, Travell & Simons' Myofascial Pain and Dysfunction: The Trigger Point Manual;* 1권 850쪽 그림 43.4B).

스트레스인자와 지속인자

- 위가슴 갈비뼈 골절과 같은 외상
- 채찍질손상
- 심한 기침
- 목발을 이용한 보행
- 무거운 배낭을 지고 끈을 조여 오랫동안 압박받는 경우
- 허탈 가슴, 호흡 문제, 장시간 동안의 힘찬 들숨
- 과다척주뒤굽음증, 불량하게 앉는 습관, 의자 설계 불량, 근육 불균형, 일반적인 불량한 자세
- 수면 시 또는 천정에 페인트칠하는 경우 등에서 팔을 머리 위로 오랫동안 들어올린 자세

주의사항

- 팔신경얼기, 겨드랑동맥, 빗장밑정맥 등이 모두 작은가슴근 밑 깊은 곳을 지난다.
- 작은가슴근은 어깨를 앞으로 당기기 때문에 상반신 자세비틀림의 주요 요인이다(그림 6-42).

마사지 시 고려사항

- 바로누운자세의 환자에게 시행할 때 편안하게 하려면 근육을 느슨하게 하고, 마찰 쓸기 방향이 신체 축에 수직 방향이 되도록 한다.
- 작은가슴근은 우리 사회의 구부정한 자세 양상 때문에 대개 압통을 보인다.
- 작은가슴근 환자는 신경혈관 다발의 포착으로 인해 무감각, 저림, 기타 여러 가지 신경혈관 증상을 호소할 수 있다.
- 증상이 가슴문증후군의 경우와 비슷하게 된다.
- 작은가슴근으로 접근하는 다른 방법은 옆으로 누운 자세이다. 이 자세에서는 유방조직과 큰가슴근이 안쪽으로 이동해 작은가슴근이 더 표면 쪽으로 노출된다.
- 모든 종류의 어깨 문제에서는 부리돌기 쪽으로 부착되는 3개 힘줄(작은가슴근, 부리위팔근, 위팔두갈래근의 짧은갈래)의 위쪽 5cm를 세밀하게 진찰해야 한다.

빗장밑근: 불량자세와 심근경색증 (Subclavius: Poor Posture and Heart Attack)

빗장밑근은 빗장뼈 밑, 첫째 갈비뼈 위에 위치한다(그림 6-43).

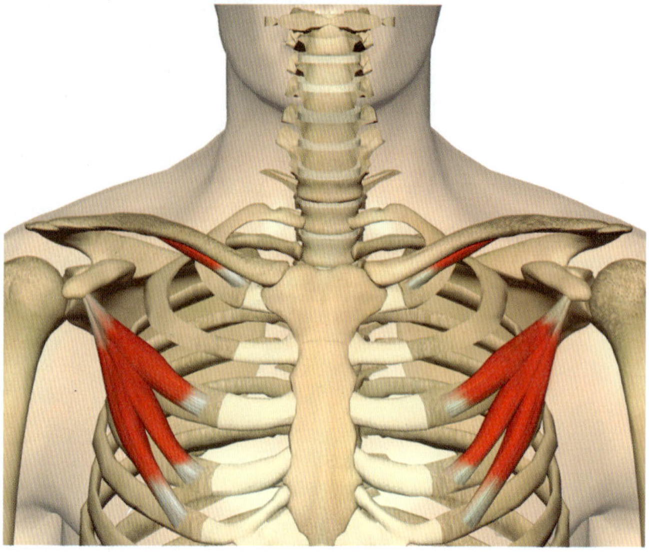

● **그림 6-43** 빗장밑근 부착부위, 작은가슴근도 보인다 (Reprinted with permission from *Life Art*, Lippincott Williams & Wilkins).

이는곳

- 첫째 갈비뼈와 해당 갈비연골 이음부

닿는곳

- 빗장뼈 아래면 고랑

작용

- 어깨 내밈을 간접적으로 보조
- 어깨 동작 중 빗장뼈를 제1 갈비뼈에 안정화함
- 빗장뼈 내림

통증유발점과 연관구역

통증유발점은 복장뼈 끝 근육힘살에 생기곤 하며 연관감각은 빗장뼈 밑 가슴을 가로질러 앞쪽 위팔과 가쪽 아래팔로 내려가고 엄지와 집게손가락, 가운데손가락 앞면과 뒷면 속으로 여파가 나타난다(그림 6-44). 빗장밑근 통증유발점 환자는 가슴문증후군이나 손목굴증후군과 비슷한 감각을 호소하기도 한다.

통증유발점 활성화

- 어깨 비대칭으로 인한 급성 또는 만성 과부하

스트레스인자와 지속인자

- 넘어짐 그리고 양팔을 뻗어 버팀

주의사항

- 빗장밑근에 시행하기 전에 빗장뼈 골절이 없는지 확인한다.
- 빗장밑근이 만성적으로 단축되면 포착과 가슴문증후군 여러 증상을 일으키거나 그 요인이 될 수 있다.

마사지 시 고려사항

- 빗장밑근 속으로 빗장뼈 아래면을 위쪽으로 밀 때에는 빗장뼈 윗면을 안정화한 상태에서 하도록 주의한다.

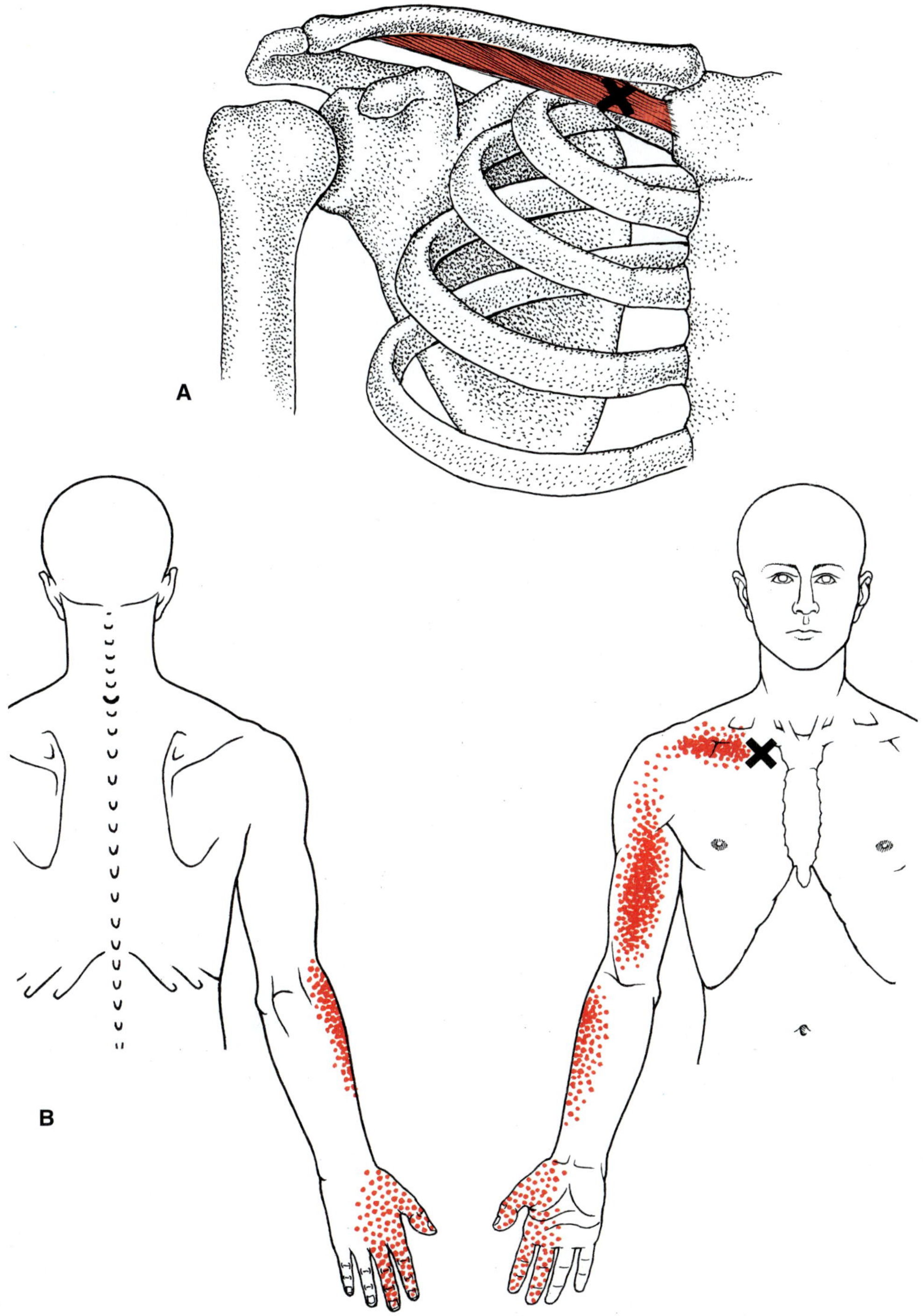

• **그림 6-44** 빗장밑근 통증유발점과 연관구역(Reprinted with permission from Simons DG, Travell JG, Simons LS. *Upper Half of Body. 2nd ed. Baltimore: Lippincott Williams & Wilkins, 1999, Travell & Simons' Myofascial Pain and Dysfunction: The Trigger Point Manual;* 1권 823쪽 그림 42.3).

어깨밑근: 굳은어깨 근육 (Subscapularis: The Frozen Shoulder Muscle)

어깨밑근 통증유발점이 굳은어깨 증후군의 열쇠가 되는 경우가 많다.

이는곳

- 어깨뼈의 어깨뼈밑 오목(어깨뼈 앞면)

닿는곳

- 위팔뼈 작은결절
- 아랫면 관절낭 속으로 혼합되어 들어감

작용

- 돌림근띠 기능: 위팔뼈 머리를 관절오목 속으로 안정시킴
- 위팔뼈 안쪽 돌림
- 위팔뼈 벌림 보조

통증유발점과 연관구역

근육힘살과 근육힘줄 이음부에 통증유발점이 나타난다. 연관증상이 가장 강하게 나타나는 부위는 오목위팔관절 뒤와 손목 뒤이다. 전체 손목을 덮는 부위, 어깨뼈를 가로지르는 부위, 어깨세모근 쪽, 그리고 위팔 안쪽면을 따라 내려가는 부위 등에 연관감각이 퍼지기도 한다(그림 6-45).

어깨밑근 통증유발점 환자는 위팔 벌림과 가쪽 돌림 동작의 진행성 통증성 제한 증상을 호소할 수 있다. 어깨높이에서 뒤로 팔을 뻗을 수가 없고, 그래서 공을 던질 수 없게 된다. 안정 시와 동작 시 모두 통증을 보일 수 있으며 반대 쪽 겨드랑이 쪽으로 가로질러 팔을 뻗을 수 없다.

통증유발점 활성화

- 일상적이지 않은 강제 안쪽 돌림 동작 반복(야구에서 공던지기나 자유형 수영)
- 강한 모음동작을 동반하는 반복적이고 강제적인 머리 위로 들어올림 동작(아이를 머리 위로 들어올렸다가 두 다리 사이로 내렸다 하기)
- 뒤로 넘어지면서 뒤로 팔을 뻗어 버틸 때의 외상으로 생긴 갑작스런 과부하
- 어깨관절 탈구
- 몸쪽 위팔 골절
- 어깨관절낭 열상
- 모음, 안쪽 돌림 위치에서의 어깨관절 장기간 고정(앞쪽으로 구부정한 자세로 글씨쓰기)

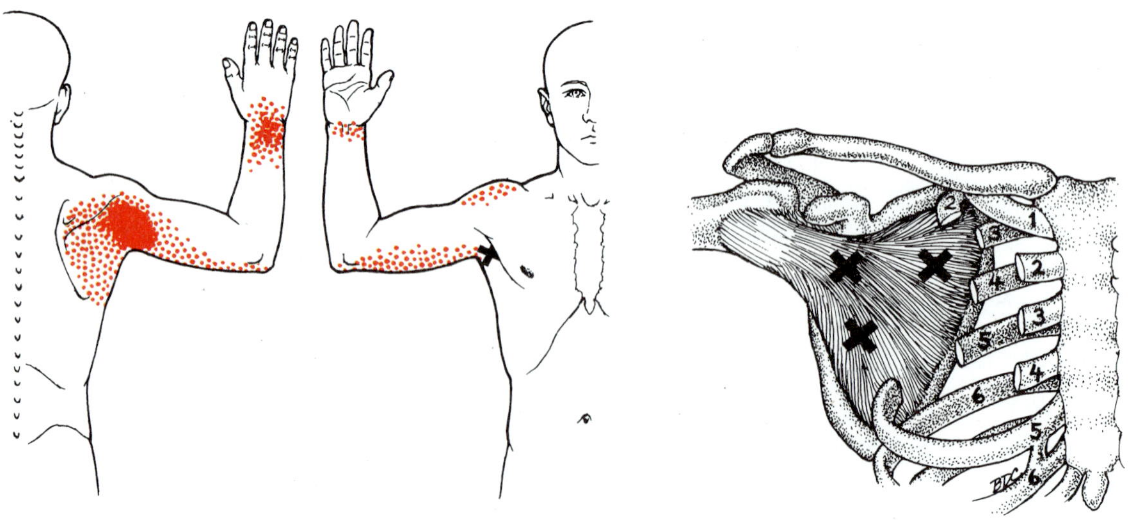

• **그림 6-45** 어깨밑근 부착부위, 통증유발점과 연관구역(Reprinted with permission from Simons DG, Travell JG, Simons LS. *Upper Half of Body. 2nd ed. Baltimore: Lippincott Williams & Wilkins, 1999, Travell & Simons' Myofascial Pain and Dysfunction: The Trigger Point Manual;* 1권 598쪽 그림 26.1).

스트레스인자와 지속인자

- 반복적 또는 만성 힘줄염
- 자동차 뒤쪽 좌석으로 손을 뻗어 무거운 물건을 들어올리기
- 오랫동안 팔을 머리 위로 들어올리고 있어야 하는 경우(잘못된 자세로 잠자기 또는 천정에 페인트칠하기)
- 팔의 수평 벌림 자세에서 강제 안쪽 돌림 동작 (테니스 경기 또는 역도)

주의사항

- 뒤쪽 어깨뼈 쪽으로 압박법을 시행하면 어깨밑근에 영향을 주게 된다.

마사지 시 고려사항

- 어깨밑근 만성수축은 굳은어깨 증후군(유착관절낭염)과 증상이 비슷할 수 있다. '굳은어깨' 진단을 받은 모든 사람에 대해 이 부분을 항상 확인해야 한다.
- 어깨밑근 힘줄의 위치를 확인할 때 작은 결절을 뼈 기준점으로 삼는다.
- 넓게 빗자루로 쓸어내리듯이(sweep) 힘줄에 마찰법을 시행한다.
- 어깨밑근 힘살은 겨드랑이를 통해 직접 접촉할 수 있다.

상반신의 신경근치료
(Upper Torso Neuromuscular Therapy Routine)

치료사가 염두에 두어야 할 사항으로서 본 장의 앞쪽에 제시된 특정 질환이나 손상에 대해 시행할 때, 다음 내용을 전체적으로 활용하거나, 일부만 선별적으로 활용할 수 있다. 예를 들어, 돌림근띠 손상에 대해 시행할 때에는 등세모근이 가시위근보다 표면에 해당하므로 등세모근에 대해 먼저 시행하는 것이 좋다고 생각될 것이다. 이어서 4개의 돌림근띠 근육과 힘줄 쪽으로 이동해 시행할 수 있다. 또한 어깨세모근과 경우에 따라 큰원근, 넓은등근 등에 대해 시행하며 이곳에 보상성 문제가 없도록 하는 것도 중요할 것이다.

주의: 달리 명기되지 않은 경우, 여기 일상치료에 대해 환자는 엎드린 자세를 취해야 하며 얼굴받침을 사용하는 것이 좋다. 천을 두고 페트리사지하거나 압박을 해서 어깨이음구조를 가온하고 느슨하게 한다. 비디오 아이콘은 교재의 페이지에 동영상 클립이 수록되었다는 표시이다.

위등세모근과 중간등세모근 DVD VIDEO

윤활제가 필요치 않다. 치료대 측면에 선다.

1. 피부굴리기를 8개 방향으로 치료한다. 가시아래근과 등세모근 표면 피부에 대해 집게촉진법으로 처음에는 엄지와 검지 사이로 피부를 굴리면서 피부를 진찰하는 것처럼 시작한다. 8개 방향은 위, 아래, 가쪽, 안쪽, 가쪽에서 안쪽으로 비스듬하게 위쪽 방향으로 그리고 아래쪽 방향으로, 안쪽에서 가쪽으로 비스듬하게 위쪽 방향과 아래 방향으로 등을 말한다.

---

2. 먼저 위등세모근, 이어서 중간등세모근을 고정해 지속압박을 직접 가하는 집게촉진법을 이용한다. 이를 세밀하게 시행하고 이어서 마찰법을 중간등세모근에 시행한다.

---

3. 손가락끝과 엄지를 활용해 위등세모근 '이완'을 안쪽으로부터 가쪽으로 시행한다(일상치료 6-1)

   주의: 환자의 팔을 얼굴받침 위에 머리 위로 놓아 위등세모근섬유를 비활성화하는 것이 도움이 될 수 있다.

주의: 어깨이음구조 전체에 윤활제를 소량 처치한다.

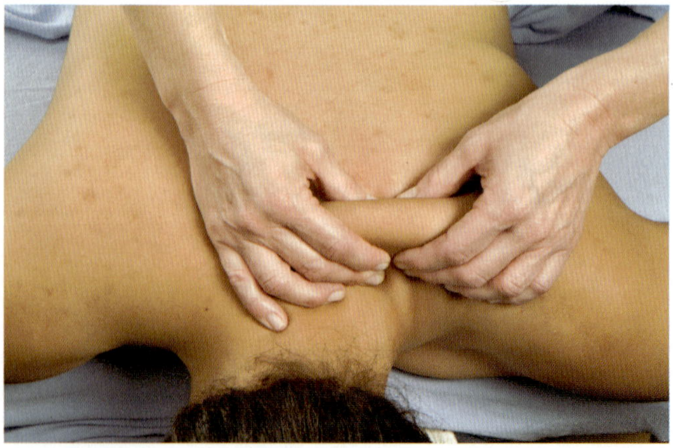

• 일상치료 6-1(Routine 6-1)

4. 가쪽으로부터 안쪽으로 위등세모근에 대해 활주스퀴즈를 시행한다. 상당한 압을 가하면서 엄지와 다른 여러 손가락 사이로 균등한 압축을 가한다.

   주의: 치료대 머리 쪽으로 이동한다.

---

5. '목 굽은 곳' 으로부터 어깨봉우리 닿는곳 쪽으로 척추뼈고리판 고랑을 늘려주며, 깊게 에플루라지한다. 또한 어깨뼈 가시 부위의 등세모근 닿는곳을 마찰해서 분리한다. 또한 이들 부착부위에 압봉을 쓰기도 한다.

   주의: 이 단계에서 통증유발점이 보이면, 직접 통증유발점 치료법과 적절한 압박법을 모두 시행한다.

가시위근 DVD VIDEO

치료대 머리 쪽에 선다.

1. 가시위 오목 부위의 조직을 분리해 엄지손가락으로 늘려주며, 깊은 에플루라지를 근육 이는곳으로부터 닿는곳 쪽으로 즉, 안쪽부터 가쪽으로 시행한다.

---

2. 엄지손가락으로 가로마찰법으로 근육힘살을 분리한다. 위등세모근을 지나 가시위근에 영향을 미쳐야 하므로 아주 깊게 스트로크해야 한다.

---

3. 관찰되는 모든 긴장섬유나 통증유발점에 대해 통증유발점 직접압박법을 시행한다(일상치료 6-2).

---

4. 빗장뼈와 어깨뼈가시 사이 부위에서 압봉을 이용해 최대한 가쪽으로 가시위근에 대해 시행한다(일상치료 6-3). 압봉의 빗각은 수평 상태이어야 한다.

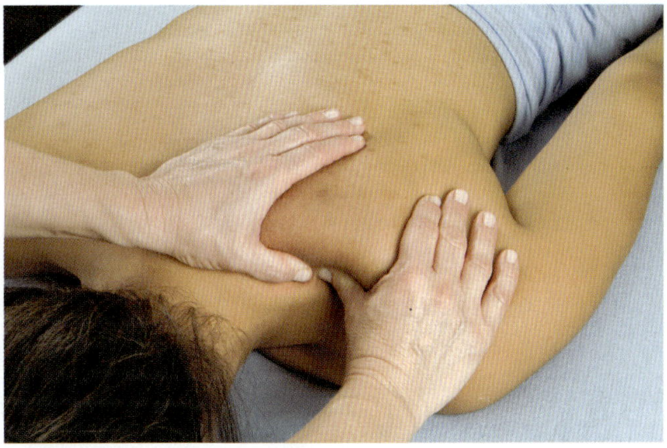

• 일상치료 6-2

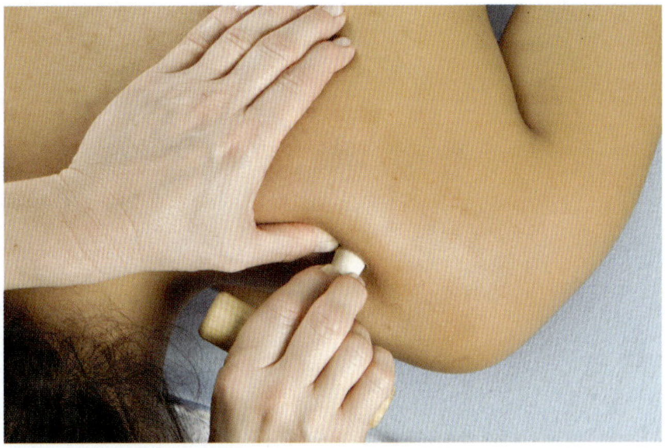

• 일상치료 6-3

어깨올림근

치료대 측면에 선다.

1. 목 굽은 곳 부위로부터 목 C4 부착부위 바로 밑쪽으로 늘려주며, 깊게 에플루라지 엄지 스트로크, 가로마찰법을 시행한다. 이를 세밀하게 시행한다(일상치료 6-4).

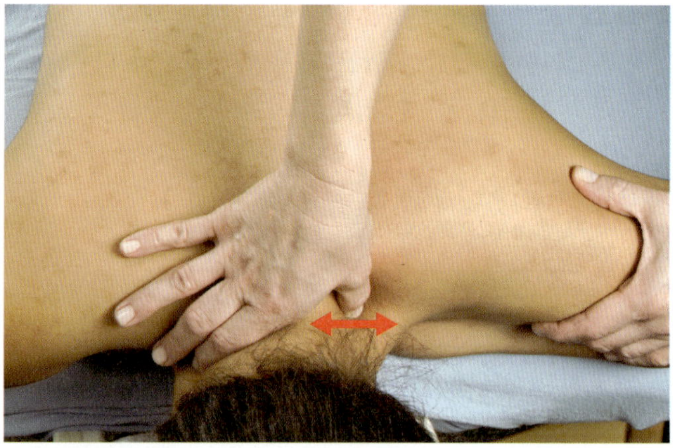

• 일상치료 6-4

주의: 치료대 머리 쪽으로 이동한다.

2. 어깨뼈의 척추뼈 모서리 부위 근육 닿는곳에 시행하며 어깨뼈가시뿌리 부분으로부터 시작해 위로 이동하고 이어서 가쪽으로 위각 주위 부위로 간다. 필요하면 압봉을 사용한다.

---

3. 환자의 팔을 뒤쪽 허리에 놓아 근육에 접근하기 용이하도록 한 후, 어깨뼈 위각 앞쪽 표면에 시행한다. 양손 엄지손가락을 활용해 등세모근을 통과해 누를 만큼 충분히 깊게 시행하고, 이어서 앞쪽으로 이동하며 어깨뼈 위각 쪽으로 간다. 끝나면 팔을 치료대 쪽으로 되돌린다(일상치료 6-5).

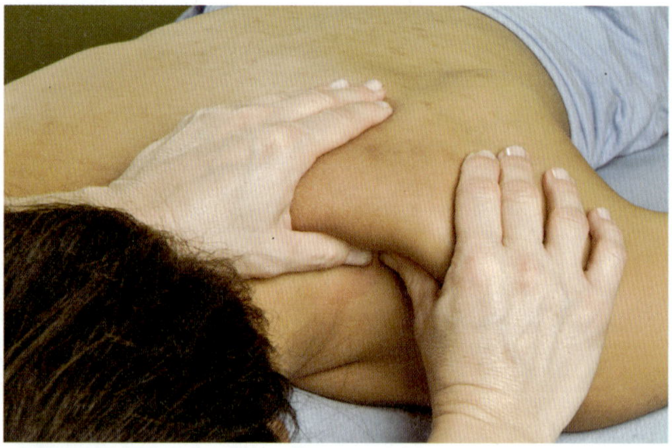

• 일상치료 6-5

---

4. 부드러운 마찰과 통증유발점 압박법을 C1에서 C4까지 가로돌기 뒤쪽 이는곳에 시행한다. 마찰법을 가로돌기 가쪽면이 아니라, 뒷면에 대해 하도록 주의한다(그림 6-6).

---

5. 끝으로 목 각 부위의 어깨올림근 근육힘살 속으로 아래팔 압박을 한다. 안쪽으로 기대면서 체중을 이용해 신장시키고, 이어서 끝으로 느리고 깊은 에플루라지를 어깨뼈의 척추뼈 모서리를 따라 시행한다.

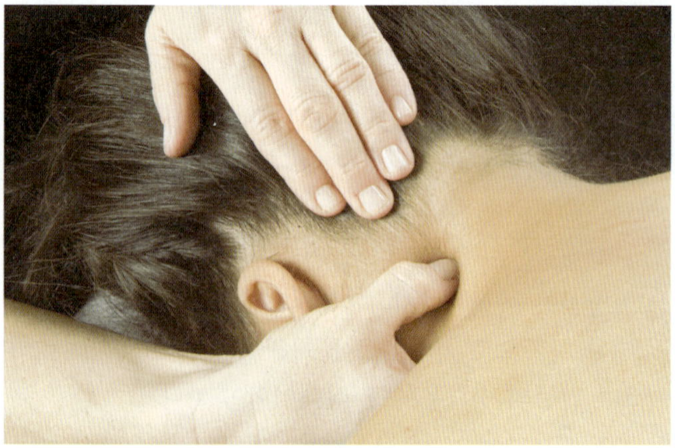

• 일상치료 6-6

중간등세모근, 아래등세모근, 마름근, 위뒤톱니근, 머리널판근, 목널판근, 위척추옆근

치료대 측면에 선다.

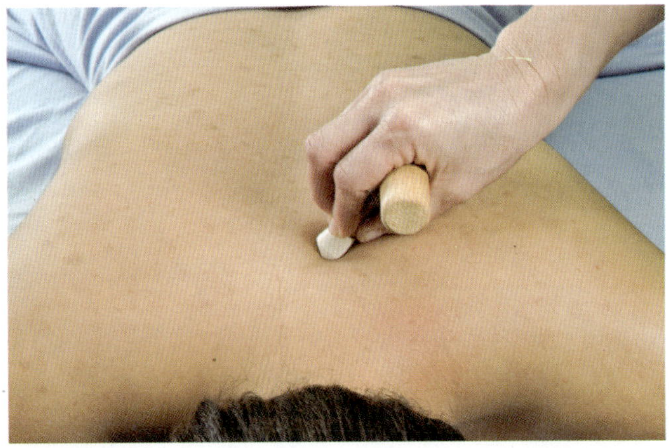

일상치료 6-7

1. 어깨뼈의 척추뼈 모서리 부분과 아래등세모근, 특히 T12 부위로부터 어깨뼈 위가쪽으로 늘려주며, 깊게 에플루라지 엄지 스트로크로 가온시킨다(일상치료 6-7). 이렇게 하면 해당 부위를 충혈시킴으로써 근육 여러 층이 효과적으로 가온된다

주의: 치료대 머리 쪽에서 시작하고 필요에 따라 위치를 바꾼다.

2. 이곳 근육의 각 층에 효과를 나타내도록 적절한 압을 가하며, 여러 가시돌기와 어깨뼈 사이 부위에 양손 엄지 손가락으로 근육 스트립핑을 위 여러 근육의 섬유 방향을 따라 시행한다. T1으로부터 T12까지 얕은 곳으로부터 깊은 곳까지 각 근육섬유의 방향을 따라 시행한다.

3. C7으로부터 T12까지 45°로 가시돌기 가쪽면에 압봉으로 시행한다. 측면으로부터 측면으로 그리고 다음에는 밑으로 치료대 쪽으로 펴낸다(일상치료 6-8).

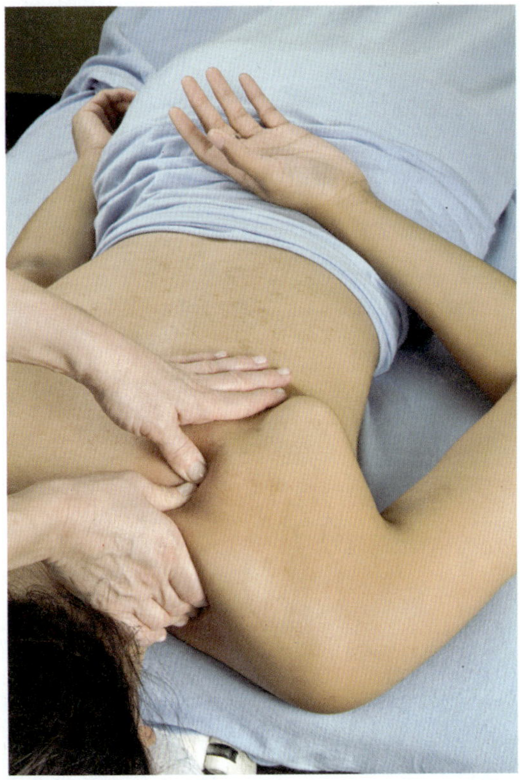

일상치료 6-8

4. 등세모근, 마름근, 다음에는 위쪽 여러 세움근의 이는 곳과 닿는곳을 비롯한 모든 부분에 가로마찰법과 세로마찰법을 세밀하게 시행한다.

5. C7에서 T3에 이르는 가시돌기 부위의 위뒤톱니근에 대해 가로마찰법과 통증유발점 압박법을 필요에 따라 활용하며 분리한다.

주의: 치료대 머리 쪽으로 이동한다. 환자의 손은 허리에 두며 작은 받침을 위팔뼈 머리 부위 밑에 둔다.

6. 가시돌기로부터 어깨뼈 안쪽 모서리 밑까지 최대한 멀리 엄지 스트립핑하며, 갈비뼈 표면의 위뒤톱니근에 대해 최대한 특별하게 시행한다.

7. 제2~제5 갈비뼈 부위의, 어깨뼈 안쪽 모서리 밑 부착부에 대해 마찰법을 시행한다.

주의: 치료대 측면으로 이동한다. 환자의 손은 허리에 대고 작은 받침은 제거한다.

8. 손가락끝 가로마찰법으로 어깨뼈 중간 수준의 아래등세모근 가쪽 모서리를 분리한다(일상치료 6-9). 아래등세모근 가쪽 모서리는 어깨뼈가시로부터 아래안쪽으로 T12 가시돌기를 향해 비스듬히 위치한다. 양손을 이용해 잡아 압박하고(집게압박) 조직 변화를 기다린다. 마찬가지로 어깨뼈 중간 수준 위치에 해당한다. 윤활제 때문에 너무 미끄러운 경우, 접촉이 더 잘 되도록 티슈나 천을 활용한다.

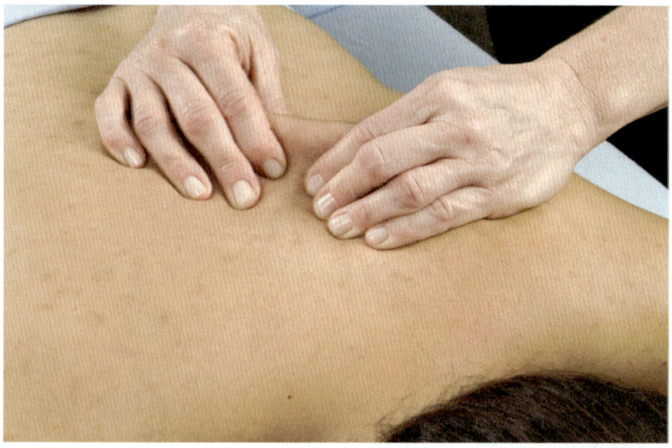

일상치료 6-9

주의: 치료대 머리의 측면으로 이동한다. 환자의 팔을 옮겨 치료대 위에 놓는다.

9. 아래팔을 이용한 느린 에플루라지를 중간등세모근과 아래등세모근, 마름근, 위쪽 여러 척추옆근육, 위뒤톱니근, 널판근 등을 목 각 부위로부터 T12까지 깊게 늘려주며 시행한다. 스트로크 때 한 번은 세움근을 따라 밑으로 곧게 하고, 두 번째에는 어깨뼈 바로 안쪽으로 시행한다(일상치료 6-10).

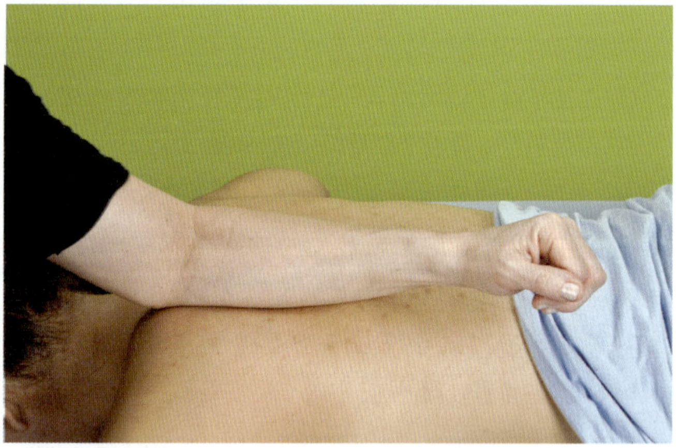

일상치료 6-10

가시아래근 DVD VIDEO

압박법을 이용해 돌림근띠 전체 부위를 가온시킨다. 치료대 측면에 선다. 환자의 팔은 치료대 바깥으로 늘어뜨린다. 윤활제를 처치한다.

1. 처음에는 어는곳으로부터 닿는곳으로 엄지 스트립핑하여 가시아래근을 가온시킨다. 가시아래근의 각 다발에 대해 적절한 방향으로 시행하도록 주의한다.

2. 가시아래근 근육힘살에 대해 깊게 엄지 스트로크로 해당 섬유를 늘리기 시작한다. 마찰법으로 긴장섬유를 모두 분리하고 직접 통증유발점 압박법을 시행한다.

주의: 치료대 머리 쪽으로 이동한다.

3. 이번에는 이는곳으로부터 닿는곳 쪽으로 어깨뼈 표면에 양손 엄지손가락으로 가로마찰법과 근육 스트립핑을 한다(일상치료 6-11). 통증유발점이 관찰되면 모두 직접 통증유발점 압박법을 시행한다. 통증유발점은 가시아래근 수평 섬유에서 흔히 관찰된다.

   주의: 치료대 측면 쪽으로 이동한다.

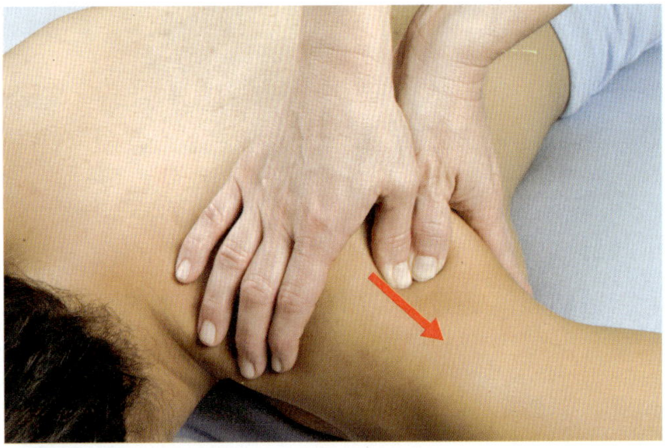

• 일상치료 6-11

---

4. 압봉을 이용해 어깨뼈가시 밑의 긴장띠를 분리한다. 이곳 부위는 45°로 시행하면 더 잘 접근할 수 있다(일상치료 6-12).

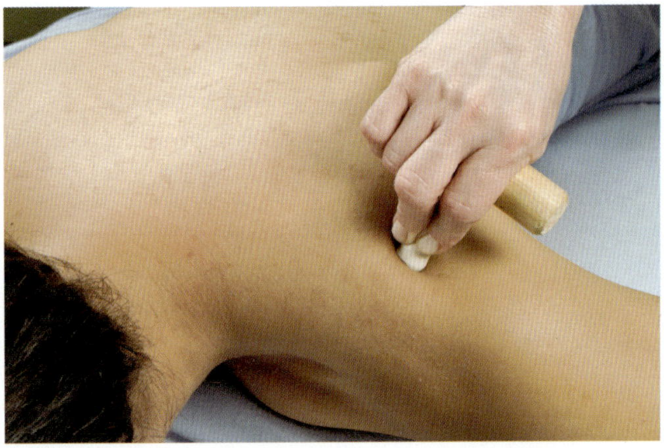

• 일상치료 6-12

작은원근

치료대 측면에 선다. 환자의 팔은 치료대 바깥으로 늘어뜨린다.

1. 어깨관절을 향해 이는곳으로부터 닿는곳으로의 엄지 활주 기법을 활용해 가온시킨다.

---

2. 가로마찰법과 세로마찰법으로 어깨뼈 겨드랑이 모서리를 따라 작은원근을 분리한다. 해당 부위에 마찰법을 시행할 때에는 양손 엄지손가락을 서로에게 향하고 엄지손가락끝 바닥면이 어깨뼈 가쪽 모서리에 닿도록 하면 좋다(일상치료 6-13). 작은원근은 어깨뼈 겨드랑이 모서리 중간 지점으로부터 조금 내려간 곳에서 시작해 위팔뼈 큰결절 뒷면의 닿는곳 쪽으로 이어지는 긴장된 끈처럼 느껴진다.

   주의: 작은원근이 심하게 긴장되고 민감할 수 있으므로 이곳은 아주 부드럽게 시행한다.

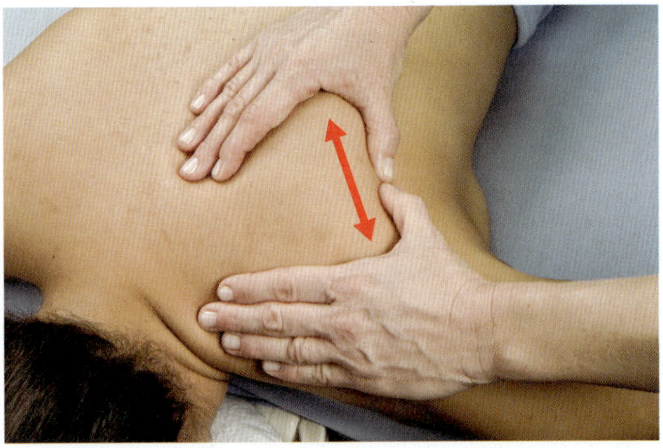

• 일상치료 6-13

---

3. 긴장된 부위나 통증유발점은 모두 분리해 직접 통증유발점 압박법을 시행한다.

넓은등근 DVD VIDEO

치료대 머리 쪽에 서며 필요에 따라 위치를 바꾼다. 환자의 팔은 치료대 바깥으로 늘어뜨린다. 윤활제를 처치한다.

1. 어깨뼈와 유방 사이 부위에서 아래 방향으로 손바닥을 벌려 스트로크하면서 근육힘살을 가온시킨다(일상치료 6-14). 이어서 가쪽 여러 갈비뼈에 걸쳐 위치한 근육힘살을 페트리사지한다.

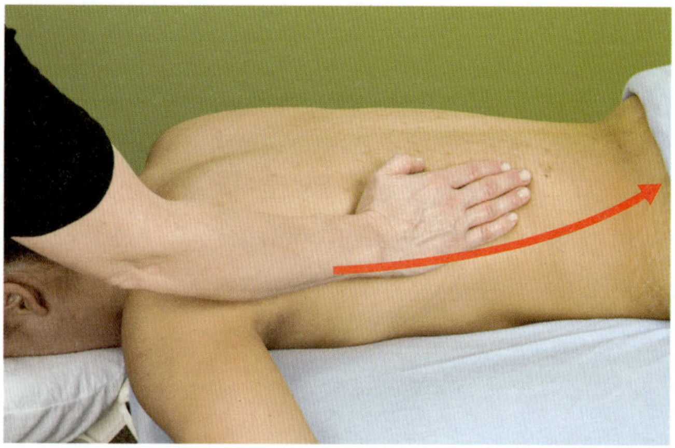

• 일상치료 6-14

2. 집게쥐기법으로 넓은등근에서 관찰되는 긴장띠를 분리한다. 조직 변화가 나타날 때까지 지속적 압을 가한다(일상치료 6-15).

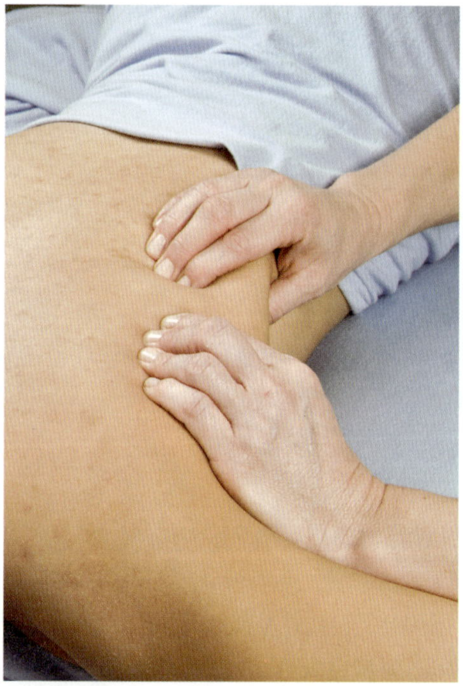

• 일상치료 6-15

3. 능선 위치의 이는곳을 향해 손바닥으로 늘리면서 깊게 시행한다. 엉덩뼈 능선을 향해 손바닥으로 에플루라지하면서 환자의 팔을 머리 쪽으로 당겨 넓은등근을 수동 신장시킨다(일상치료 6-16).

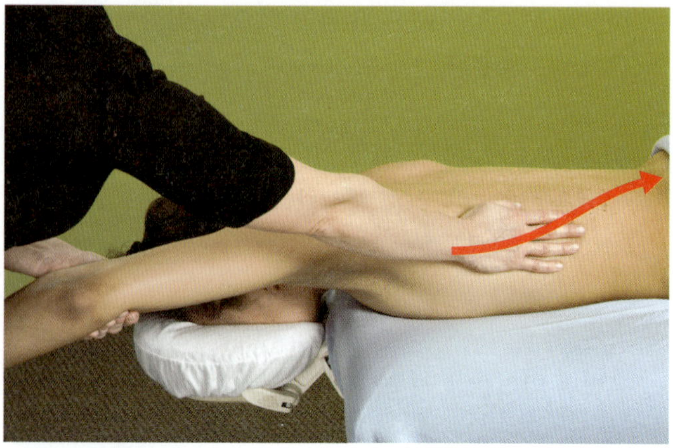

• 일상치료 6-16

4. 치료사의 바깥쪽 아래팔로 닿는곳으로부터 이는곳 쪽으로 넓은 아래팔 연장법을 시행한다. 넓은등근은 여러 갈비뼈 바로 위의 표면근육이므로 이곳에서는 부드럽게 시행한다(일상치료 6-17).

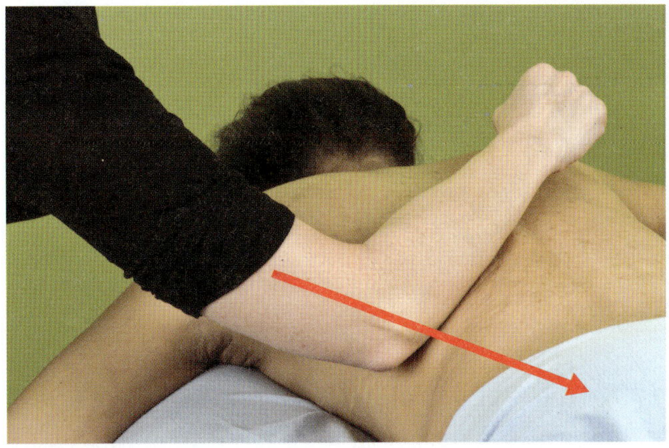

• 일상치료 6-17

큰원근 DVD VIDEO

치료대 측면에 선다. 환자의 팔은 치료대 바깥으로 늘어뜨린다.

1. 어깨뼈 아래 각 뒷면에서 이는(originating) 큰원근 섬유를 확인한다. 확인한 후에는 근육힘살에 가로마찰법을 시행한다(일상치료 6-18).

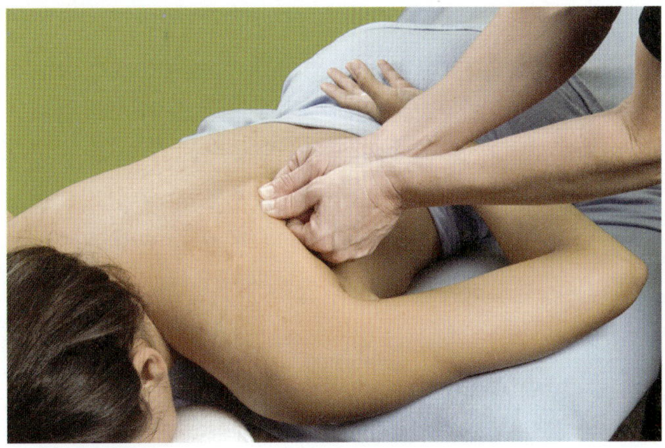

• 일상치료 6-18

2. 어깨뼈 겨드랑이 모서리로부터 멀어져가는 근육을 따라 닿는곳을 향해 이동하면서 계속해서 마찰을 시행한다. 큰원근 긴장도에 따라 닿는곳에 가까워질수록 촉진하기 힘들어지기도 한다.

3. 이제 두 손을 뻗어 넓은등근 모서리의 밑과 주위에 놓고, 엄지손가락-기타 손가락 집게압박법으로 근육을 분리한다(일상치료 6-19). 조직이 변화될 때까지 지속적으로 압박하며 고정한다. 또한 환자가 능동적으로 수영동작을 할 때의 이러한 집게압박법을 이용해 가동술을 시행하기도 한다. 마지막 문장이 잘 이해되지 않는다면 다시 읽고 의미를 분명히 파악해보기 바란다.

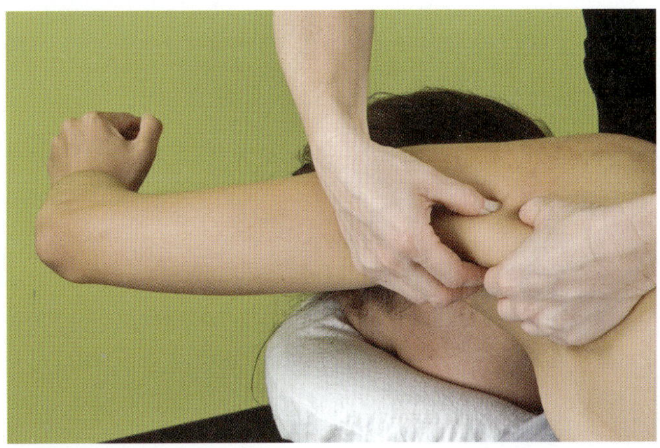

• 일상치료 6-19

앞톱니근

치료대 측면에 선다. 환자의 팔은 치료대 바깥으로 늘어뜨린다.

1. 유방과 어깨뼈 겨드랑이 모서리 사이 부위에서 손바닥과 손가락끝 마찰법으로 가온시킨다.

2. 손가락끝바닥면을 이용한 손가락끝 가로마찰법으로 갈비뼈에 바짝 붙여 앞톱니근 각 갈래를 분리한다(일상치료 6-20). 넓은등근 앞에서 바로 갈비뼈 표면 위로 시행한다. **극히 민감할 수 있으므로 부드럽게 시행한다.**

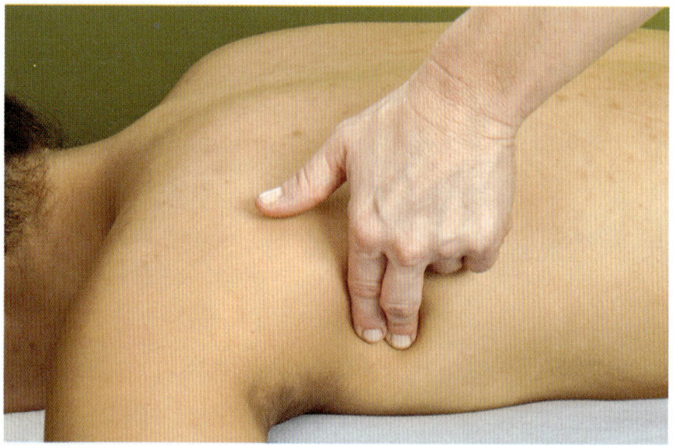

• 일상치료 6-20

3. 환자의 손을 허리에 올려 어깨뼈 아래각을 올리고, 치료사의 안쪽 손의 엄지와 여러 손가락 사이에 앞톱니근 다발을 쥔다. 힘줄 다발은 어깨뼈 아래각밑 즉, '깊은 곳'에 위치하게 된다. 지속적인 압을 가해 고정하면서 엄지와 여러 손가락 사이의 해당 조직을 조직에 변화가 나타나 부드러워질 때까지 압박한다(일상치료 6-21).

4. 겨드랑이 모서리로부터 여러 손가락으로 어깨뼈 밑으로 앞톱니근 위쪽 부분에 접촉해 시행한다. 마찰법을 활용하고 이어서 조직에 변화가 나타날 때까지 지속적 압을 가한다.

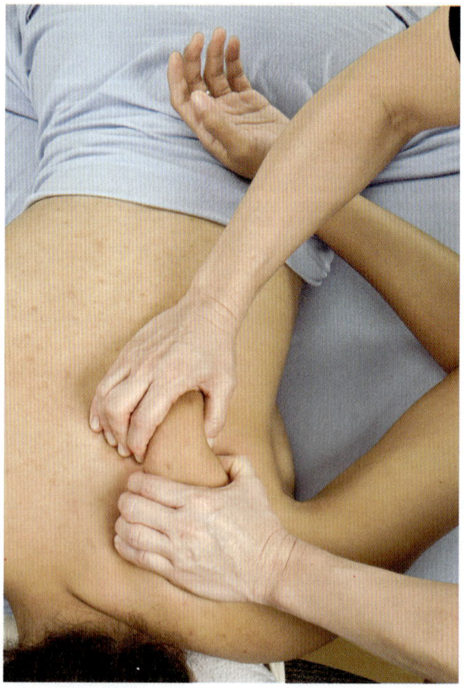

• 일상치료 6-21

어깨세모근

치료대 측면에 서고 필요에 따라 위치를 바꾼다. 윤활제를 처치한다.

1. 환자의 팔 위치를 머리 위로 옮겨 얼굴받침에 놓아 어깨세모근 전체에 접근되도록 한다. 어깨세모근 전체를 페트리사지로 가온시킨다. 이때 세밀하게 시행하면서 3개의 근육다발을 각각 가온시킨다.

2. 어깨뼈가시로부터 닿는곳을 향해 뒤쪽 어깨세모근을 따라 활주 엄지 에플루라지를 한다. 뒤어깨세모근은 어깨관절을 가로질러 세모근거친면 쪽으로 간다. 또한 활주 엄지 에플루라지를 중간 근육다발과 앞쪽 근육다발에 이는곳으로부터 닿는곳으로 시행한다.

---

3. 압봉을 활용해 어깨뼈가시 아랫면을 따라 뒤쪽 어깨세모근 이는곳에 시행한다. 압봉의 빗각 머리를 수직으로 놓고, 이를 이용해 마찰한다(일상치료 6-22).

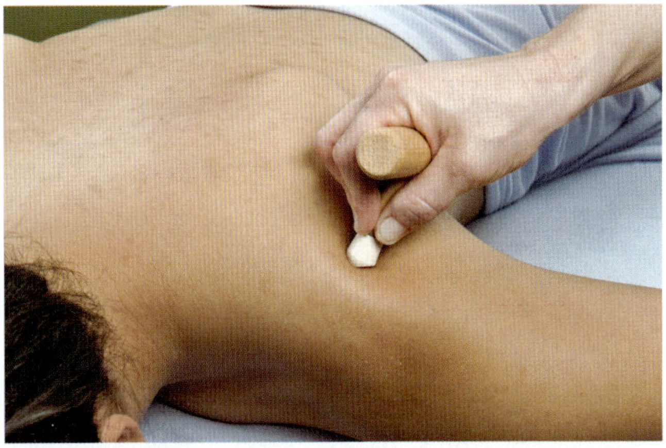

• 일상치료 6-22

---

4. 계속해서 압봉을 활용해 어깨뼈봉우리와 빗장뼈 부위의 중간어깨세모근과 앞어깨세모근 이는곳에 시행한다. 마찬가지로 압봉의 빗각이 수직이 되도록 잡고 뼈에 바짝 붙여 부착 부위에 마찰법을 시행한다.

---

5. 페트리사지를 활용해 어깨세모근 3개 다발을 각각 분리한다. 혹시 긴장띠나 통증유발점이 근육에서 관찰되면 집게압박, 가로마찰, 통증유발점 압박 등의 방법을 시행한다. 시간을 들여서 세밀하게 시행한다.

주의: 환자 팔꿈치 위치에 어깨를 보고 서며 필요에 따라 위치를 바꾼다.

---

6. 근육 스트립핑을 다시 시행하되 이번에는 전체 근육의 닿는곳으로부터 이는곳 쪽으로 한다. 이제 세모근거친면의 닿는곳에 마찰법을 시행한다.

SIT 힘줄

치료대 측면에 선다. 환자의 팔은 측면 치료대 위에 둔다.

1. SIT 근육의 힘줄에 대해 촉진하고 마찰한다. 먼저 봉우리빗장 관절의 위치를 확인하고, 위팔뼈 머리쪽으로 건너간다. 큰결절 윗면에 위치하게 된다. 이곳은 가시위근 닿는곳이다. 신체와 동일한 축을 유지하면서 아래로 약 2.5cm 정도 이동해서 가시아래근 닿는곳 위치를 확인한다. 어깨뼈가시 바로 밑에 바깥쪽으로 큰결절 표면에 해당할 것이다. 이곳에 마찰법을 시행한다. 아래로 2.5cm 정도 이동해 큰결절 표면에서 작은원근 닿는곳을 확인한다. 이어서 마찰을 시행한다(일상치료 6-23에서 6-25).

   주의: 환자에게 몸을 돌려 치료대 위에 바로누운 자세를 취하도록 한다.

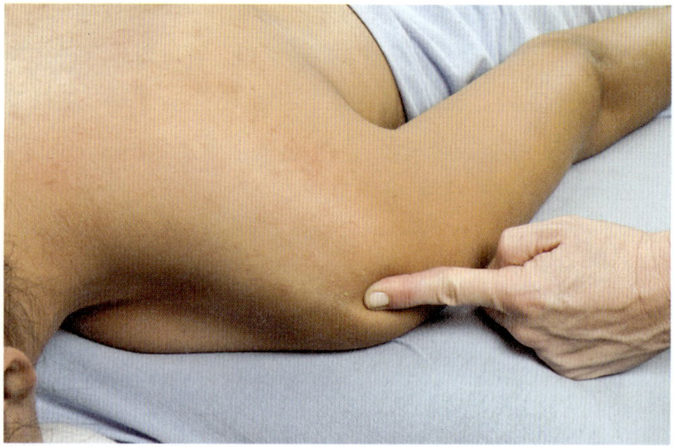

• 일상치료 6-23

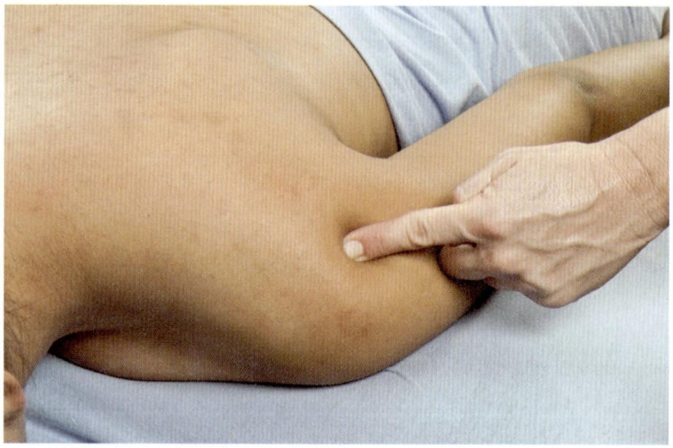

• 일상치료 6-24

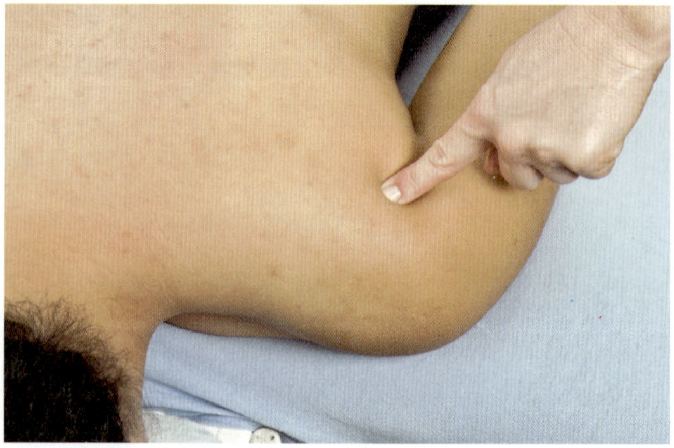

• 일상치료 6-25

복장근 DVD VIDEO

치료대 머리 쪽에 선다. 이제 환자는 바로 누운자세를 취한다.

1. 손가락끝 바닥면을 이용해 복장근의 근막이완을 한다. 필요하면 천 표면을 통해 시행하기도 한다(일상치료 6-26). 위에서 시작해 아래 방향으로 천천히 이동하면서 조직이 이완되도록 한다. 일종의 근막이완법을 시행한다.

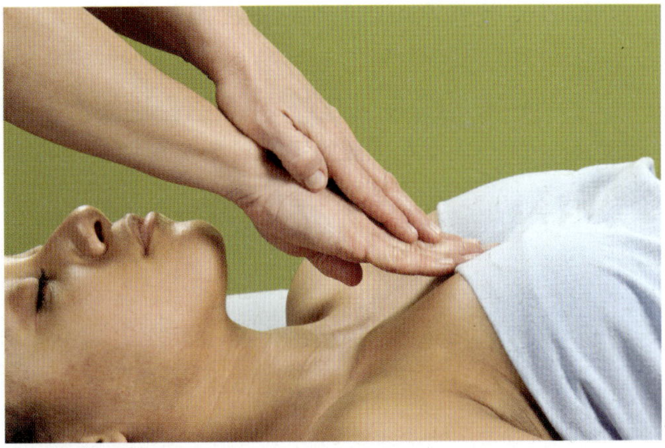

• 일상치료 6-26

주의: 치료대 측면에 서며 필요에 따라 다른 쪽 측면으로 바꾼다.

2. 계속해서 손가락끝 바닥면을 활용해 복장뼈 전체 부위에 대해 깊은 가로마찰법을 시행한다. 마찬가지로 필요하면 천 표면을 통해 시행하기도 한다.

큰가슴근, 넓은등근과 큰원근 닿는곳 DVD VIDEO

치료대 측면에 환자의 머리 쪽에 선다. 이제 환자는 바로 누운 자세를 취한다.

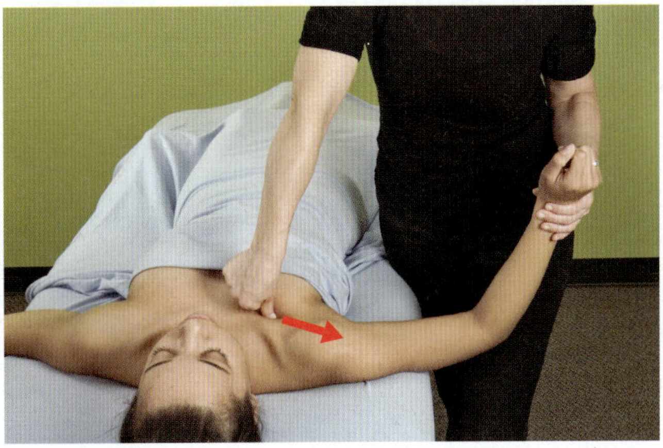

• 일상치료 6-27

1. 근육힘살에 대해 압박하면서 가온시키고, 이완시키고, 아울러 어깨관절에서 위팔을 수동 운동시킨다.

주의: 윤활제를 처치한다.

2. 안쪽 손을 활용해 빗장뼈와 위쪽 복장뼈 위치의 이는곳으로부터 두갈래근고랑 위치의 닿는곳 쪽으로 근육힘살 전체에 엄지활주법을 시행한다(일상치료 6-27).

3. 빗장뼈, 복장뼈, 갈비뼈를 따라 여러 이는곳 그리고 근육힘살 부위에 손가락끝으로 원형마찰법을 시행한다. 가로마찰법으로 긴장섬유를 분리하고, 이어서 직접 통증유발점 압박법을 한다. 이때 필요하면 천 위로 시행할 수 있다.

4. 팔을 가쪽 돌림 위치로 45°에 놓고 계속해서 두갈래근 고랑 위치의 힘줄을 따라 닿는곳 안쪽으로 엄지 활주법을 시행한다. 힘줄에 엄지 가로마찰법을 시행한다. 이렇게 시행할 때에 어깨세모근은 위로 밀어 치료 위치로부터 젖혀져야 한다(일상치료 6-28).

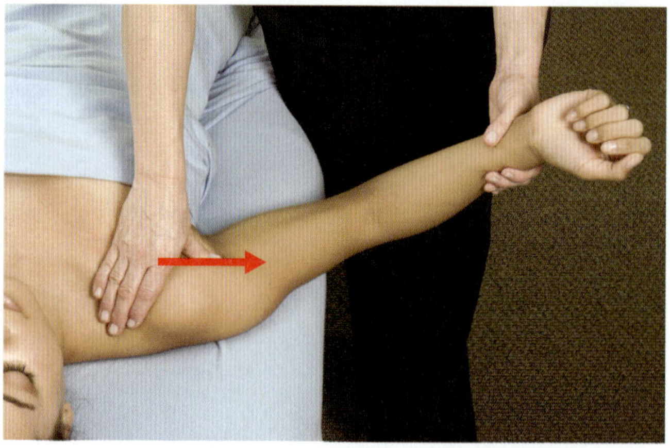

일상치료 6-28

5. 두갈래근 고랑을 따라 대략 엄지손가락 폭 만큼 먼쪽으로 이동해 큰원근과 넓은등근 닿는곳에 마찰을 시행한다.

6. 큰가슴근 힘살과 근육힘줄 이음부를 엄지와 여러 손가락 사이에 잡아 분리한다. 지속적 압을 가해 긴장섬유를 이완시킨다. 근육힘살을 잡은 채 어깨관절에서 팔을 능동운동하면, 긴장을 이완시키고 경감하는 데 매우 효과적일 수 있다. 환자는 마치 머리 위로 손을 올려 오케스트라를 지휘하는 것처럼 어깨관절에서 동작을 하게 된다(일상치료 6-29).

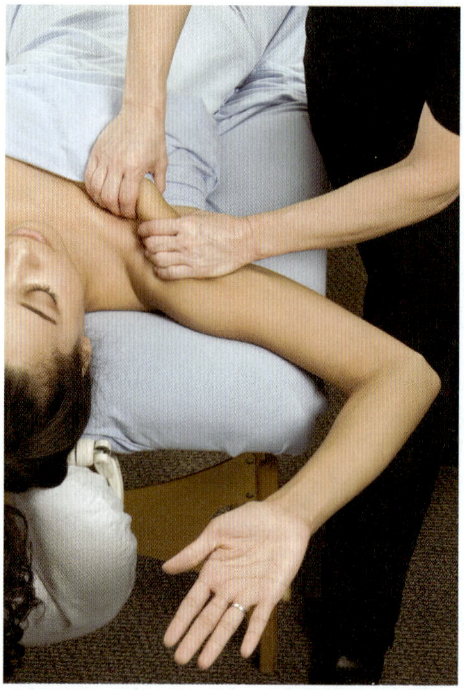

일상치료 6-29

7. 빗장뼈밑 근육 속으로 더 압박을 가하고 아울러 어깨관절에서 위팔을 수동 운동시키면서 끝마친다.

작은가슴근

치료대 머리 쪽에 선다. 환자는 팔을 측면에 뒤침 상태로 놓는다.

1. 손가락끝이 큰가슴근을 지나 가라앉도록 하여 작은가슴근 섬유를 확인한다. 부리돌기 바로 밑 대략 5cm 위치의 힘줄에서 가장 쉽게 분리된다.

2. 처음에는 근육힘살에 대해 가로마찰법 그리고 세로마찰법을 부드럽게 시행한다(일상치료 6-30). 닿는곳으로부터 이는곳 즉, 제3~제5 갈비뼈 바로 표면 위치까지 시간을 들여 세밀하게 시행한다.

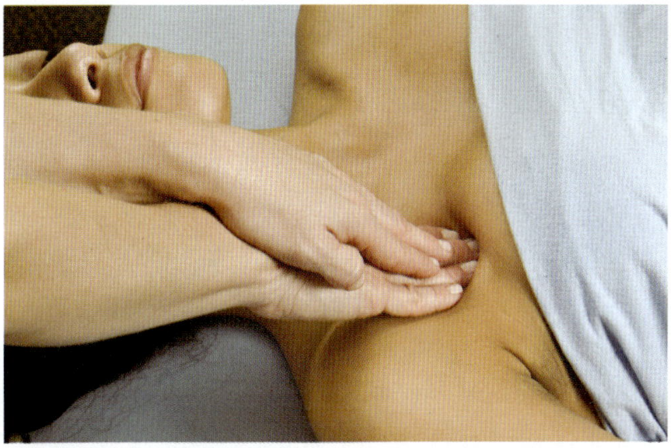

• 일상치료 6-30

빗장밑근

치료대 머리 쪽에 선다.

1. 한쪽 엄지손가락끝 바닥면으로 빗장뼈 윗면을 지지한다(일상치료 6-31).

2. 빗장뼈 아랫면을 따라 안쪽으로부터 가쪽으로 다른 쪽 손의 1개 손가락끝 바닥면으로 가로마찰법과 세로마찰법을 시행한다.

3. 통증유발점이 관찰되면 지속적으로 통증유발점 압박법으로 고정해 비활성화시킨다.

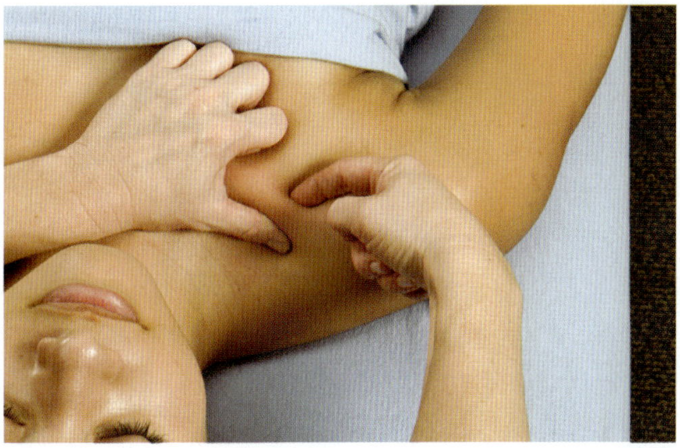

• 일상치료 6-31

어깨밑근: 힘줄 닿는곳

치료대 측면에 선다.

1. 바깥쪽 손의 1개 손가락으로 작은 결절 위치를 확인한다. 환자 위팔의 안쪽 돌림 그리고 가쪽 돌림 동작 때 움직이는 것을 살펴 정확한 위치를 확정한다. 능동운동 또는 수동운동으로 실시할 수 있다(일상치료 6-32).

   주의: 위팔뼈가 중립위치에 놓이면 작은 결절은 위팔뼈 머리의 앞면 바로 표면에 위치한다(환자 팔의 가쪽 모서리가 천정을 향하는 자세일 때 중립위치가 된다). 힘줄 위치를 확인하는 다른 방법은 위팔두갈래근 힘줄의 긴갈래와 짧은갈래 사이 중간 정도에 대해 촉진하는 것이다.

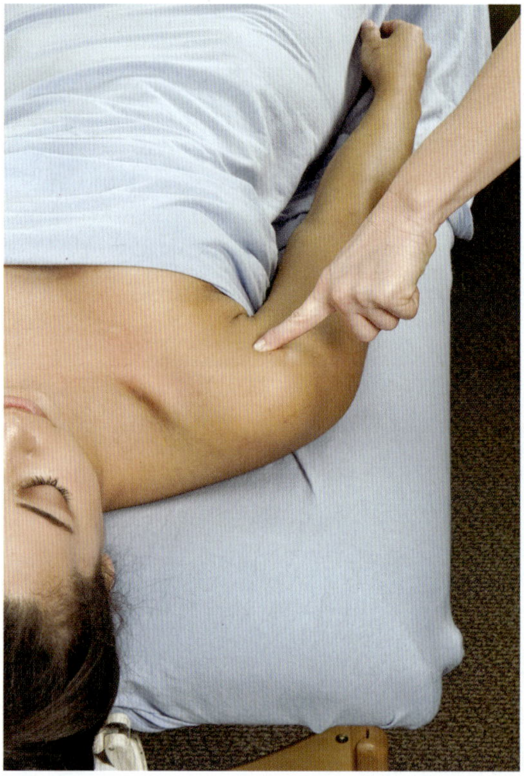

• 일상치료 6-32

2. 엄지손가락을 바로 안쪽으로 1.2~1.9cm 정도 이동해서 힘줄에 대해 가로마찰법을 시행한다. 이때 마찰은 위아래 방향으로 한다. 마찰을 할 때에는 약 2.5cm 정도로 아주 넓게 빗자루로 쓸어내리듯이 시행한다. 이곳은 부드럽고 편평한 표면처럼 느껴진다. 이 방법을 세밀하게 시행한다(일상치료 6-33).

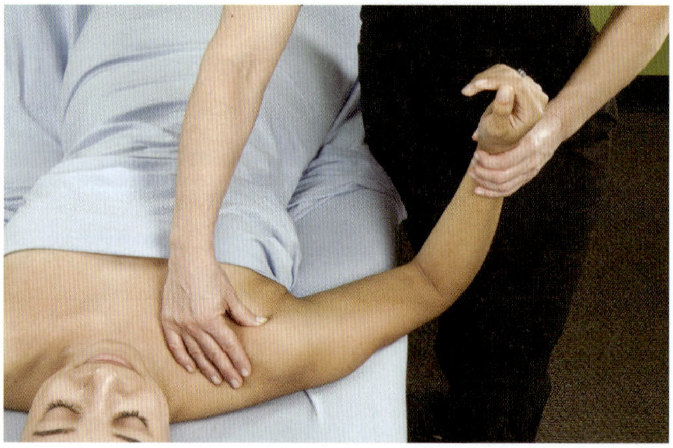

• 일상치료 6-33

어깨밑근: 근육힘살

치료대 측면에 선다.

1. 환자의 팔을 측면 바깥쪽으로 잡고 바깥쪽 손의 여러 손가락끝으로 어깨뼈 겨드랑이 모서리를 부드럽게 촉진한다. 이곳에서 긴장섬유처럼 관찰되는 것이 넓은등근이며 큰원근이다. 매우 민감하므로 이들 근육-힘줄을 통해 어깨뼈 겨드랑이 모서리를 압박하지 않도록 한다(일상치료 6-34).

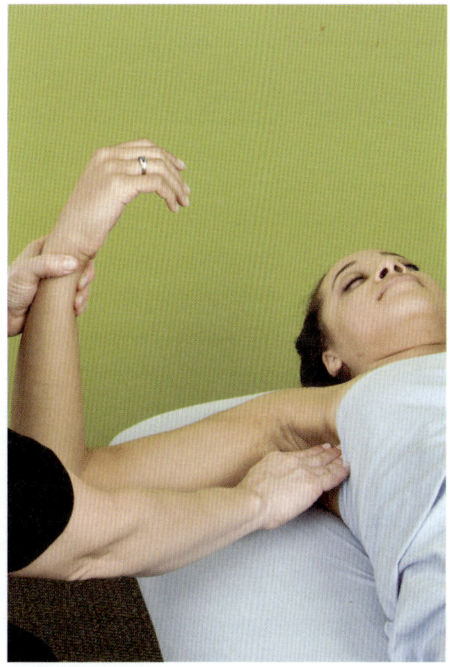

• 일상치료 6-34

2. 이제 여러 손가락끝을 더 안쪽 겨드랑이 속에 놓은 후 해당 지점에 아주 부드럽게 압을 가한다. 환자의 팔을 위-안쪽으로 들어 가슴 넘어 내밈 위치로 한다(일상치료 6-35).

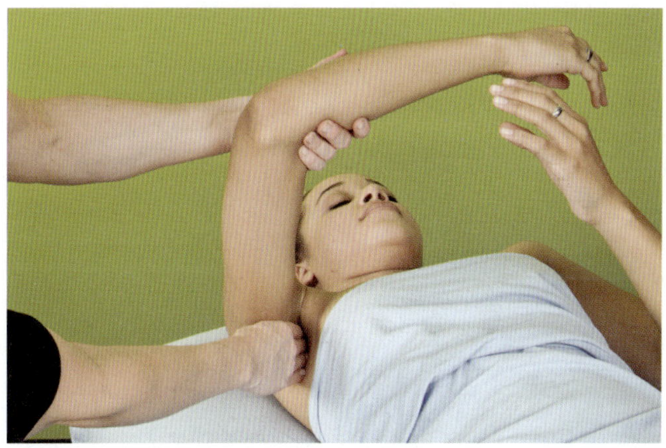

• 일상치료 6-35

3. 환자에게 다른 쪽 손으로 손목을 지지하도록 한다. 이제 치료사의 다른 쪽 손을 환자의 몸 밑으로 뻗어 어깨뼈 안쪽 모서리를 잡고 가쪽 방향으로 당긴다. 이렇게 하면 어깨뼈 벌림 상태가 되며 어깨뼈밑오목에 더 많이 접촉하게 된다(일상치료 6-36).

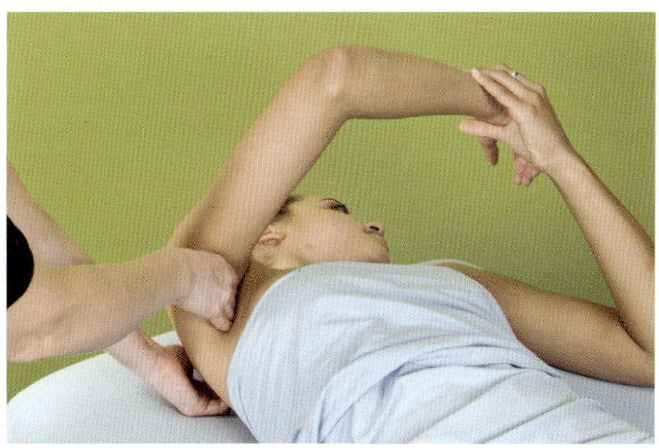

• 일상치료 6-36

4. 처음에는 어깨밑근 힘살에 부드럽게 압을 가하고, 근육힘살에 최대한 많이 접촉하며 지속적인 압을 가해 근막이완법을 시행한다.

5. 부드러워진 후에는 부드럽게 가로마찰법과 세로마찰법을 모든 긴장 섬유에 시행한다. 지속적으로 통증유발점 압박을 가해 통증유발점을 비활성화하도록 한다.

6. 수동 운동으로 어깨관절과 어깨뼈에 대해 어느 정도의 가동술을 시행하며 마무리한다.

증례연구 6-1

• Bill : 하키 선수의 어깨 손상

배경

Bill은 33세, 183cm, 95kg의 퇴역한 프로 하키 선수이며 현역선수 시절 어깨에 여러 차례 손상을 입은 바 있다. Bill은 왼쪽에 오목테두리 손상을, 오른쪽 어깨에 위팔두갈래근 긴갈래 열상, 다발성 탈구와 분리 등을 입었다. 이후 남자는 어깨 운동범위가 매우 작은 상태가 되었다. 운동범위를 회복하고 흉터조직을 제거하며 통증을 조절하기 위해 여러 차례 수술을 받았다. 또한 수술 후에 물리치료와 일반적인 마사지 치료도 받았으나, 결과는 이런 경우도 저런 경우도 있었다. 이런 식으로 치료를 받으며 여러 해가 지난 후 남자는 신경근치료사를 찾아 왔다.

비평적 사고 문제

1. 자신이 Bill 담당 신경근치료사라면 무엇을 치료의 첫째 목표로 하겠는가?
2. 어느 부위와 어느 근육에 대해 치료하겠는가?
3. 치료 시 어떤 스트로크를 활용할 것이며 그 이유는?
4. Bill의 어깨를 치료 시 병력상 손상과 수술을 감안해서 어떤 점을 특히 주의하겠는가?

▶ 복습문제

단답형 문제

1. 등뼈가시돌기 가쪽면에 시행하는 의미는 무엇인가? 이때의 치료 대상은 무엇인가?

2. 위팔뼈 두갈래근고랑 위치에 닿게 되는 근육 3개의 명칭은?

3. 어깨뼈 아래쪽 돌림에 관계되는 4개 근육을 열거하라.

4. 어깨뼈 아래각 부위에 부착되는 2개 근육은?

5. 두통은 등세모근 어느 부분의 연관증상인 경우가 가장 흔한가?

선택형 문제

6. 어깨 굽힘 동작과 수평 모음 동작에서 모두 활동하는 2개 근육은?
   A. 작은가슴근과 위등세모근
   B. 큰원근과 큰가슴근
   C. 큰가슴근과 앞어깨세모근
   D. 빗장밑근과 작은가슴근

7. Travell과 Simons이 '흡연자 근육'이라고 부른 근육은?
   A. 앞톱니근
   B. 큰가슴근
   C. 작은가슴근
   D. 등세모근

8. 넓은등근을 여러 가시돌기와 엉치뼈에 부착시킨다고 하는 구조물은?
   A. 엉덩허리인대
   B. 경사 근막
   C. 손바닥널힘줄
   D. 등허리널힘줄

9. 돌림근띠 근육 4개는?
   A. 가시아래근, 큰원근, 가시위근, 어깨밑근
   B. 어깨세모근, 큰원근, 작은원근, 넓은등근
   C. 가시위근, 가시아래근, 작은원근, 어깨밑근
   D. 큰가슴근, 작은가슴근, 작은원근, 어깨밑근

10. 심장부정맥 삽화가 실제로 없어지기도 하는 것은 어떤 근육의 통증유발점을 제거했을 때인가?
    A. 작은가슴근
    B. 큰가슴근
    C. 앞어깨세모근
    D. 빗장밑근

참/거짓 문제

11. 척주옆굽음증: 척주의 가쪽 곡선. 'C' 모양 또는 'S' 모양 곡선.

12. 위등세모근, 어깨올림근, 앞톱니근은 모두 어깨 올림 동작을 일으킨다.

13. 어깨뼈의 척추뼈 모서리 안쪽 통증이 보이면 마름근, 중간등세모근, 어깨올림근의 허혈과 통증유발점을 의미할 수 있다.

14. 앞톱니근 아래쪽 부착부위는 배곧은근 부착부위와 상호교차된다.

15. 위뒤톱니근 통증유발점에 대해 촉진을 하려면 먼저 어깨뼈를 벌림 상태로 해야 한다.

짝짓기

a. 가시근	d. 엉덩갈비근	g. 큰원근
b. 돌림근	e. 작은원근	h. 큰가슴근
c. 뭇갈래근	f. 작은가슴근	i. SIT 근육

16. 가장 안쪽의 척주세움근은?

17. 깊은 척추옆 근육 중 가장 깊은 위치의 근육은?

18. 돌림근띠 근육은?

19. 위팔뼈 두갈래근고랑에 닿게 되는 근육은?

20. 위팔뼈 큰결절이 공통 부착부위에 해당되는 근육들은?

참고문헌 (References)

1. Eisler P. Die Musckeln des Stammes. Jena, Germany: Gustav Fischer Verlag; 1912:470–475; Figs. 70, 72.

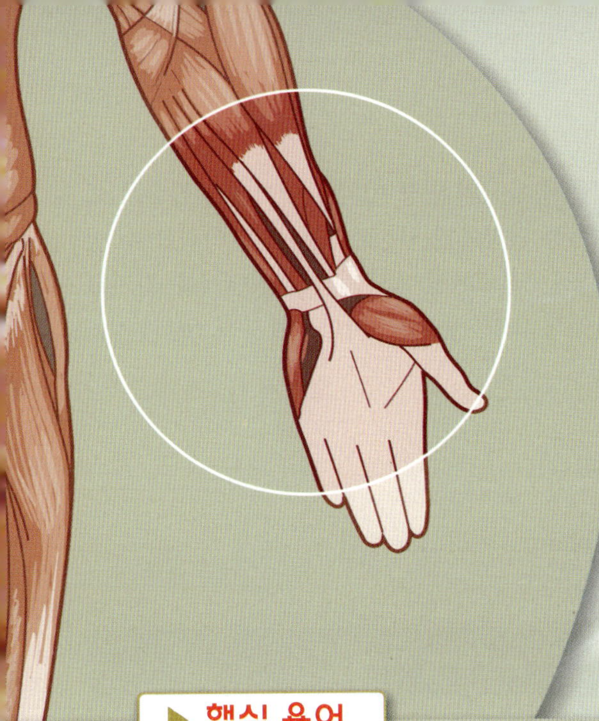

팔, 손목, 손 ARM, WRIST, AND HAND 7

▶ 핵심 용어

핵심용어 중에 이 부위에서 보이는 흔한 질환이 포함되어 있다.

이례적인(anomalous): 예외적 또는 비정상.

널힘줄 조직(aponeurotic tissue): 널힘줄 기원의 조직. 섬유판 결합조직이며 근육을 뼈나 기타 조직에 부착시키는 역할을 함

두힘살근 힘줄염(bicipital tendinitis): 위팔두갈래근 긴갈래 힘줄의 염증

손목굴증후군(carpal tunnel syndrome): 손목에서 정중신경이 압박되어 손목과 손의 통증과 엄지, 검지, 가운데, 반지손가락의 무감각 그리고 엄지두덩 근육의 위축과 위약 등의 증상을 나타내는 질환

선천성(congenital): 출생 이전부터 또는 출생 때부터 존재함

뒤퓌트랑 구축(Dupuytren contracture): 손바닥널힘줄 구축으로 반지손가락과 새끼손가락에 손바닥 쪽으로의 굽힘변형이 생기고 펴지지 않음

근전도검사(electromyographic test, EMG): 전기자극을 이용해 근육수축을 그래프로 기록함

수수께끼의(enigmatic): 이해하기 어려운

자신경 또는 정중신경 포착(entrapment of either the ulnar or the median nerve): 연조직이 각 신경을 눌러 신경뿌리 증상을 유발함

위관절융기염(epicondylitis): 위팔뼈 위관절융기와 주변 조직의 염증

방추근육(fusiform muscle): 양쪽 끝에서 가늘어지는 방추모양 근육

헤베르덴결절(Heberden's nodes): 관절염으로 확인되는 경우가 많다. 연조직이 확장되고 때로 부분적으로 뼈인 결절이 먼쪽 손가락사이관절의 끝마디뼈 안쪽이나 바깥쪽의 등쪽면에 위치함

새끼두덩(hypothenar eminence): 근육조직의 융기된 살로서 제5 손허리뼈로부터 안쪽 손목뼈를 덮음

주요 가락열(main ray): 가운데손가락 또는 가운데발가락

근육힘줄 이음부(musculotendinous junction): 근육과 힘줄이 만나는 곳

협동근(synergistic muscle): 함께 작용해서 특정 운동을 수행하는 근육

엄지두덩(thenar eminence): 엄지 기저 먼쪽의 첫째 손허리뼈를 덮는 근육조직의 살이 많은 융기

가슴문증후군(thoracic outlet syndrome): 목이나 겨드랑이에서 신경과 혈관이 압박을 받는 것으로 인한 복합적 상태이며, 가슴문압박증후군이라고도 함

방아쇠손가락(trigger finger, trigger thumb): 손가락의 굽힘 또는 폄 동작이 일시적으로 정지되지만, 결국 격동과 함께 동작이 완료됨. 대개 염증성 힘줄집 내부에 집형성 힘줄이 위치할 때 관찰됨

● 팔, 손목, 손 부위에 대한 개요 (Overview of the Arm, Wrist, and Hand Region)

본 장에서는 팔과 손 부분 근육에 대해 위팔 부위에서 시작해 아래팔, 손까지 살펴보려 한다. 팔 앞쪽 부분과 뒤쪽 부분을 모두 살펴본다. 다른 경우에도 그렇듯이 이곳에서 우리의 목적은 활동성, 잠복성, 연관 통증유발점을 모두 찾아 비활성화시키는 것이다.

이 부위 신체를 다룰 때 흔히 보이는 질환의 원인은 대개 기계적 과부하와 반복긴장손상이다. 각 환자의 의학적 병력을 세심하게 고려하며 또한 아직 진단되지 않은 잠재적 질환의 증상에 대해 유의해야 한다. 질환 진단이 마사지 치료사의 역할은 아니더라도, 주요 질환의 잠재적 증상을 인식해서 자신의 임상 범위를 벗어나는 질환이 의심되는 경우에는 환자를 일차진료 의사에게 의뢰할 수 있어야 한다. 또한 필요하면 담당의사의 진단서를 가지고 오도록 환자에게 요청하는 것이 바람직할 수도 있다.

위팔(상완) [Upper Arm(Brachium)]

팔 부위에서 먼저 살펴보는 부분은 위팔 여러 근육이다. 이곳은 '상완(brachium)' 이라고도 한다.

위팔두갈래근: 세 관절가동 (Biceps Brachii: A Three-Jointed Motor)

위팔두갈래근은 위팔뼈 앞쪽 가장 표면의 근육이다. 해부학적 이상은 드물게 존재하며 예외적이거나 비정상적 소견에 해당한다. 인구의 1% 미만에서는 셋째 갈래가 부리돌기에 부착되어 있다(그림 7-1).

이는곳

- 짧은갈래: 어깨뼈 부리돌기
- 긴갈래: 어깨뼈 관절오목위 결절이며 힘줄이 위팔뼈 결절사이고랑(두갈래근고랑)에 놓임

닿는곳

- 노뼈거친면

작용

- 아래팔 뒤침 상태에서 팔꿈치 부위를 힘차게 굽힘
- 팔 가쪽 돌림 상태에서 어깨 벌림 보조
- 팔꿈치 굽힘 상태에서 아래팔을 강하게 뒤침
- 어깨 굽힘을 약하게 보조
- 긴갈래는 손에 무거운 중량을 들 때 위팔뼈 머리가 관절오목 속 위치에 유지되도록 도움
- 짧은갈래는 팔 수평모음 동작을 보조함

통증유발점과 연관구역

위팔두갈래근의 근육힘살 두 개 각각에서 대개 통증유발점이 관찰된다. 연관감각은 긴갈래 힘줄과 닿는곳에서 가장 강하게 느껴진다. 연관감각이 확산되어 이들 두 지점 사이에, 그리고 어깨뼈 위모서리를 가로질러 여파가 나타나기도 한다(그림 7-2).

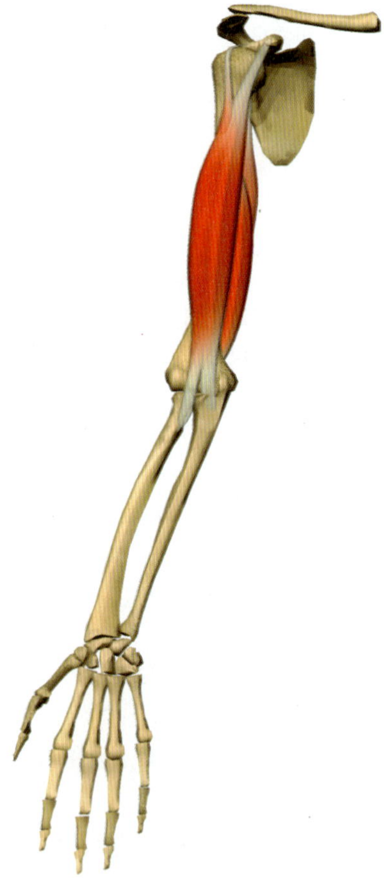

그림 7-1 위팔두갈래근 부착부위. 짧은갈래: 어깨뼈 부리돌기. 긴갈래: 어깨뼈 관절오목위 결절이며 힘줄이 위팔뼈 결절사이고랑(두갈래근고랑)에 놓임. 두 갈래 모두: 노뼈거친면(Reprinted with permission from *Life Art*, Lippincott Williams & Wilkins).

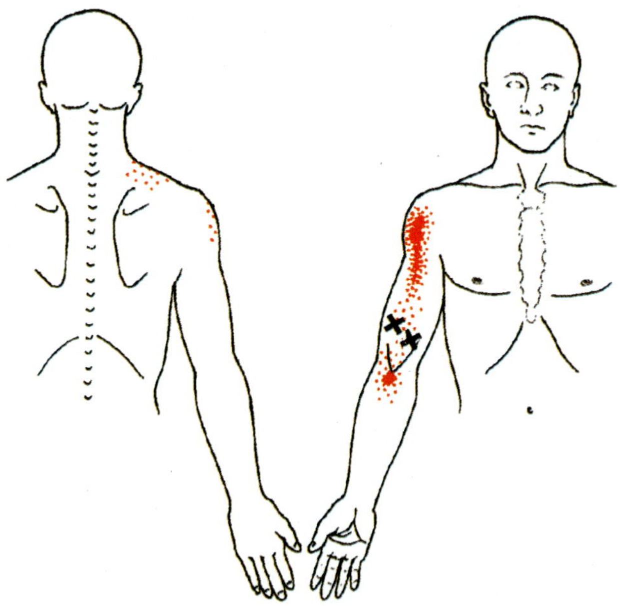

• **그림 7-2** 위팔두갈래근의 통증유발점과 연관구역. 통증유발점은 대개 닿는곳 가까운 근육힘살 속에 나타나며 강렬한 연관감각이 닿는곳 그리고 이는곳 지점의 긴 힘줄에 나타난다. 이들 두 지점 사이로 연관감각이 퍼지기도 한다 (Reprinted with permission from *Medi Clip*, Lippincott Williams & Wilkins).

이 환자는 전형적으로 어깨관절 깊은 곳의 통증이 아니라 어깨 표면 앞쪽 통증을 호소한다. 팔을 어깨 높이보다 위로 올리면서 굽힘 벌림 동작을 할 때 대개 이 증상을 느낀다. 두갈래근 긴갈래 힘줄에 광범위한 아픔, 압통과 염증을 느낄 수 있는데, **두힘살근 힘줄염(bicipital tendinitis)**이라고 하는 질환이다.

환자가 팔 벌림동작 중 어깨에 갑작스런 통증성 걸림 증상을 보인다면, 의사에게 보내 긴갈래 힘줄을 점검해 어깨봉우리와 관절오목 테두리 사이에서 긴갈래 힘줄이 눌리지 않았는지 확인을 받아야 한다. 이 질환은 외과 수술로 처치해야 한다.

통증유발점 활성화

근육이 과도한 스트레스를 받는 것이 이곳에 통증유발점이 생기기 쉽게 만드는 요인이다. 위성통증유발점이 가시아래근 핵심통증유발점으로부터 생길 수 있다. Travell과 Simons가 인용하는 한 연구에 따르면,[1] 바로누운 자세 환자에서 두갈래근이 신장된 자세로 오랫동안 유지함으로써 위팔두갈래근 통증유발점이 활성화되었다. 이 환자의 **난해하고** 당황스러운 통증은 깊은 마사지와 수동신장법으로 비활성화되었다.

스트레스인자와 지속인자

- 테니스나 라켓볼에서의 강한 백핸드 타격, 팔꿈치 곧게 펴짐 그리고 아래팔 뒤침 상태에서 공에 톱스핀을 가하려 하면서 침.
- 나사돌리개(드라이버)를 쓰거나 빡빡한 문손잡이를 돌리는 것처럼 익숙치 않은 뒤침 동작을 힘줘 반복함.
- 손과 팔 뒤침 상태에서 무거운 물건을 들어올림.
- 지속적인 팔꿈치 굽힘 과부하(바이올린이나 기타 연주, 전동식 가지치기용 재단기 사용 등)

주의사항

- 매우 압통이 심할 수 있으므로 먼저 긴갈래 힘줄에 부드럽게 시행한다.

마사지 시 고려사항

- 긴갈래 힘줄에 시행하기 좋은 자세는 치료사의 손을 환자의 어깨에 놓고 엄지손가락은 결절사이고랑을 지나 몸쪽으로부터 먼쪽으로 내려가면서 길게 스트로크하는 자세이다.
- 긴갈래 힘줄은 결절사이고랑으로부터 밖으로 빠져나온 위치이상 상태일 수 있으며 이 경우 매우 아프다.
- 근육 전체에 시행할 수 있도록 전체 팔 뒤침 상태에 놓아야 한다는 점에 유의한다.

부리위팔근: 숨바꼭질 (Coracobrachialis: Hide and Go Seek)

부리위팔근 통증유발점은 주로 위팔세갈래근 긴갈래, 위팔두갈래근 짧은갈래, 앞어깨세모근 등으로부터 생긴 위성 통증유발점이기 때문에 찾아내는 데 대부분의 근육 경우보다 많은 기술이 필요하다.

이는곳

- 어깨뼈 부리돌기 끝(힘줄이 이곳에서 위팔두갈래근 짧은갈래 힘줄과 합침)

닿는곳

- 위팔뼈 안쪽면 몸통 중간점

작용

- 오목위팔관절에서 팔 굽힘과 모음
- 팔 가쪽 돌림과 안쪽 돌림 자세로부터 중립자세로 되돌리는 동작의 보조

통증유발점과 연관구역

통증유발점은 대개 이는곳 쪽 **근육힘줄이음부(musculotendons junction)** 바로 밑의 몸쪽 근육힘살에서 관찰되며 먼쪽으로는 근육힘살 중간 위치에서도 관찰된다. 근육힘줄이음부는 근육과 힘줄이 만나는 곳이다.

연관감각이 앞어깨세모근 부위 그리고 팔 뒷면을 따라 내려가면서 집중적으로 위팔세갈래근, 아래팔 등쪽, 손등 부위에 나타난다. 대개 팔꿈치와 손목 구역은 건너뛴다. 이들 통증유발점의 활동성이 매우 높으면 연관감각이 더 크거나 더 강력하다. 이 감각은 안정 시에도 지속될 가능성이 있다(그림 7-3).

이 부위의 통증유발점 환자가 우선 호소하는 증상은 팔 통증이며 대개 어깨 앞쪽과 팔 뒤쪽에 나타난다. 몸 뒤쪽과 허리를 지나 팔을 뻗을 때 통증이 나타난다고 말하는 경우가 많다. 이러한 동작에서는 강한 안쪽 돌림과 함께 폄 동작이 일어나므로 부리위팔근에 부하가 가해진다.

통증유발점 활성화

부리위팔근 통증유발점은 대개 연관된 **협동근(synergetic muscle)** 즉, 위팔두갈래근 짧은갈래와 큰가슴근 활동성 통증유발점에 대해 이차적으로 생긴다. 협동근은 협력해서 특정 운동을 수행하는 근육이다.

스트레스인자와 지속인자

- 협동근의 통증유발점
- 걸이를 착용해야 하는 경우처럼 팔 모음 상태를 지속하는 경우

주의사항

- 신경과 림프조직 때문에 이곳에 시행하기 전에 통증유발점을 분리하고 확인하는 것이 중요하다.

마사지 시 고려사항

- 협동근 통증유발점을 제거한 후 부리위팔근 통증유발점이 의심되면, 환자에게 손목 뒤쪽을 허리에 대고 반대 쪽을 향해 가로질러 문지르는 등 마찰 검사로 해서 확인하도록 한다.

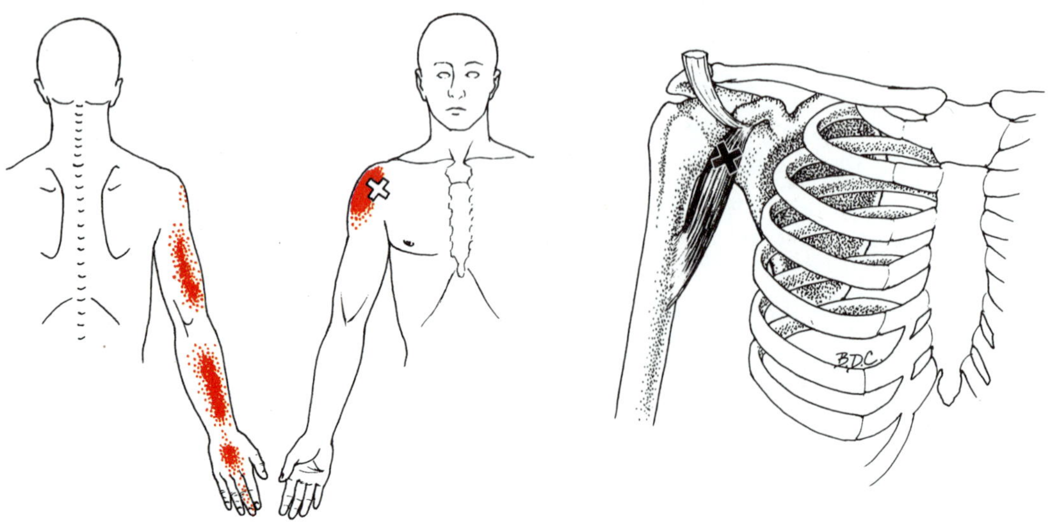

그림 7-3 부리위팔근의 해부학적 부착부위, 통증유발점, 연관구역 (Reprinted with permission from Simons DG, Travell JG, Simons LS. *Upper Half of Body. 2nd ed. Baltimore: Lippincott Williams & Wilkins, 1999, Travell & Simons' Myofascial Pain and Dysfunction: The Trigger Point Manual;* 1권 639쪽 그림 29.1).

위팔근: 일꾼 팔꿈치 굽힘근 (Brachialis: Workhorse Elbow Flexor)

위팔근은 흥미롭게도 주요 연관구역이 통증유발점으로부터 매우 멀다(그림 7-4).

이는곳

- 위팔뼈 앞쪽 몸통 먼쪽 절반

닿는곳

- 자뼈 몸쪽 끝 갈고리돌기, 위팔두갈래근의 노뼈 닿는곳 깊은 곳으로 지남.

작용

- 팔꿈치 굽힘

통증유발점과 연관구역

통증유발점은 근육힘살 속, 근육중간 부위의 긴장띠를 따라 대개 관찰된다.

주요 연관구역은 통증유발점으로부터 상당히 먼쪽에 위치하며 엄지손가락 기저부를 강하게 감싼다. 감각이 앞쪽 위팔과 앞쪽 팔꿈치 부위로도 어느 정도 퍼질 수 있다.

통증유발점 활성화

대부분 무거운 물건을 들 때의 스트레스 과부하로 인해 이곳 통증유발점이 활성화된다. 위팔두갈래근과 손뒤침근 통증유발점 활성화 이후에 특히, **위관절융기염(epicondylitis)** 환자의 경우 이곳 통증유발점이 생기는 경우가 많다. 위관절융기염은 위팔뼈 위관절융기나 주위조직의 염증이다(그림 7-5)

스트레스인자와 지속인자

- 오랫동안 전동공구 사용하기
- 식료품 운반
- 기타나 바이올린 줄에 대해 손가락 쓰는 방법
- 근육 가쪽 모서리에서 노신경 포착
- 오랫동안 팔에 테이프를 감거나 걸이를 사용해 몸 측면에 고정함

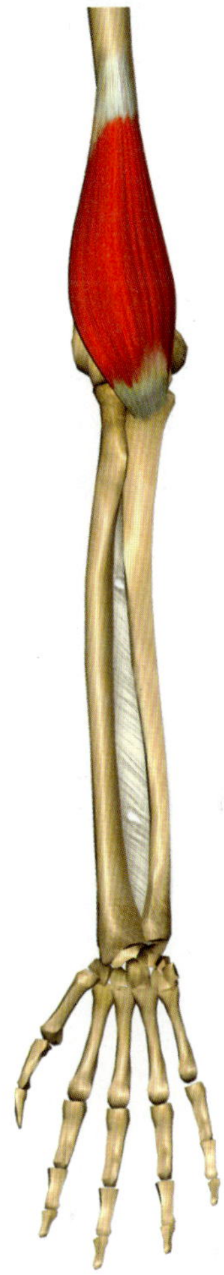

• **그림 7-4** 위팔근 부착부위. 위팔뼈 앞쪽 몸통의 먼쪽 절반, 자뼈 갈고리돌기(Reprinted with permission from *Life Art*, Lippincott Williams & Wilkins).

주의사항

- 팔 안쪽의 근육 깊은 곳에 위치한 정중신경으로부터 거리를 유지하도록 주의한다.
- 노신경 포착이 일어나면, 엄지손가락 등쪽과 갈퀴막 부위에 무감각 증상이 나타날 가능성이 크다.

마사지 시 고려사항

- 가쪽 모서리가 대개 안쪽 모서리보다 압통이 심하고 통증유발점이 더 많이 생긴다.
- 집게압박은 근육힘살 긴장 해소에 효과적인 기법이다.
- 엄지손가락 기저부의 연관감각은 안정 시에 그리고 엄지손가락 활동 시에 느껴진다.
- 위팔근은 가장 강한 팔꿈치 굽힘근이며 일꾼처럼 일을 가장 많이 수행하기 때문에 대개 압통이 심하다.

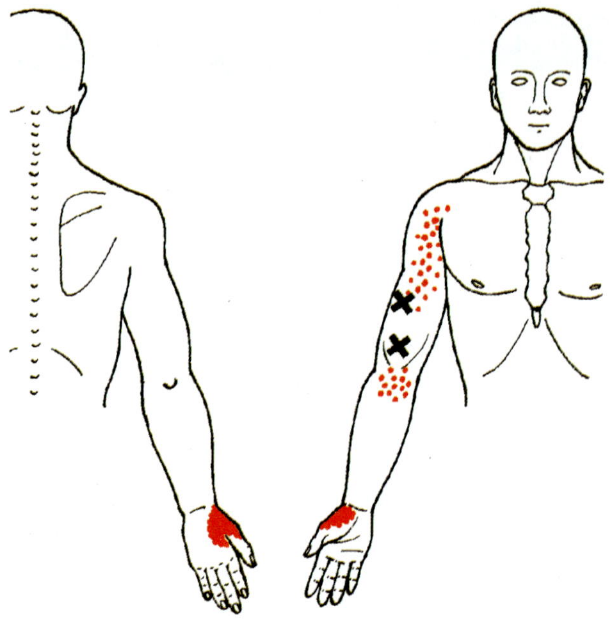

그림 7-5 위팔근 통증유발점과 연관구역. 통증유발점은 근육힘살 속 어디든 생기며 엄지손가락 앞면과 뒷면의 기저부 쪽으로 강렬한 연관증상을 일으키고, 닿는곳 지점에 그리고 앞쪽 위팔부위로도 연관증상의 여파가 나타난다 (Reprinted with permission from *Medi Clip*, Lippincott Williams & Wilkins).

위팔세갈래근: 머리 셋 괴물 (Triceps Brachil: Three-Headed Monster)

위팔세갈래근 통증유발점은 간과하는 경우가 흔하다. 상당한 기능이상의 원인이 될 수 있다(그림 7-6).

이는곳

- 긴갈래: 어깨뼈 관절오목아래 결절
- 안쪽 갈래: 위팔뼈 뒤쪽, 나선고랑에 위치한 노신경보다 안쪽 먼쪽
- 가쪽 갈래: 위팔뼈 뒤쪽, 나선고랑에 위치한 노신경보다 가쪽 몸쪽

닿는곳

- 자뼈 팔꿈치머리의 온힘줄

작용

- 근육 모든 부분이 팔꿈치관절에서 아래팔 폄 작용을 담당함. 하지만 안쪽 갈래가 대부분의 작용을 맡음.
- 어깨관절에서 팔에 대해 긴갈래는 모음 동작, 그리고 어느 정도 폄 동작.

통증유발점과 연관구역

근육의 갈래마다 각각 명확한 통증유발점과 연관구역이 존재한다. 대부분의 통증유발점은 대개 근육힘살에서 관찰된다. 또한 팔꿈치머리보다 몸쪽 힘줄에서도 흔히 관찰된다.

긴갈래 통증유발점의 연관증상은 위쪽 어깨뼈 부위의 가쪽과 뒤어깨세모근 그리고 가쪽 팔꿈치 구역에 강하게 나타난다. 연관감각이 넘치는 증상이 목 각과 어깨로부터 팔 뒤쪽으로 쭉 내려와 손목까지 나타나기도 한다.

안쪽 갈래에는 대개 통증유발점 부위가 두 곳이며 강렬한 연관증상이 팔꿈치 가쪽과 앞안쪽에 나타나고, 연관증상이 이들 두 지점 위와 밑에 나타나며 또한 안쪽 2개 손가락의 앞쪽면에 나타날 가능성도 있다.

가쪽 갈래 통증유발점은 대개 강렬한 연관증상을 그 주위에 일으키며 강렬한 연관증상부위 주위로 뒤쪽 아래팔과 안쪽 두 손가락 뒷면에 여파가 나타나기도 한다.

온힘줄 내부에 통증유발점이 생기기도 하며 이 통증유발점으로부터 팔꿈치 뒤쪽에 강렬한 연관증상이 나타난다(그림 7-7에서 7-9).

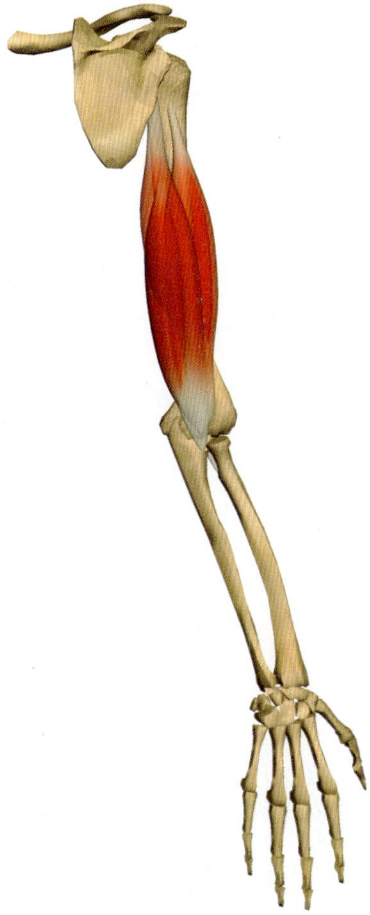

• **그림 7-6** 위팔세갈래근 부착부위. 긴갈래: 어깨뼈 관절오목아래 결절. 가쪽 갈래: 위팔뼈 뒤쪽, 나선고랑 위. 안쪽 갈래: 위팔뼈 뒤쪽, 나선고랑 아래. 모든 갈래: 자뼈 팔꿈치머리(Reprinted with permission from *Life Art*, Lippincott Williams & Wilkins).

위팔세갈래근 통증유발점 환자는 뒤쪽 어깨와 위팔 부위에 위치를 알기 어려운 모호한 통증을 호소할 가능성이 크다. 환자가 팔꿈치를 조금 구부려 보상작용을 일으키기 때문에 운동제한은 없을 가능성이 높다. 환자가 팔꿈치를 몸 측면으로부터 떨어지도록 들어서 몸에 대한 접촉을 피하는 것이 관찰되기도 하는데, 안쪽 위관절융기가 매우 민감하기 때문이다.

환자는 라켓 스포츠나 골프의 경우처럼 강한 팔꿈치 폄 동작을 할 때 통증이 나타난다고 호소하는 경우가 더 많

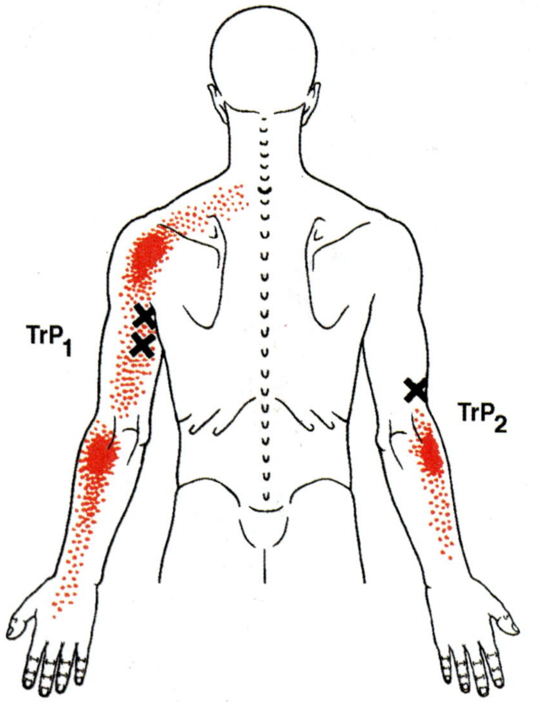

• **그림 7-7** 위팔세갈래근 통증유발점과 연관구역 1번과 2번. 1번 통증유발점은 긴갈래 근육힘살 위치이며 뒤어깨세모근과 위팔뼈 가쪽 관절융기 쪽으로 강렬한 연관증상을 나타낸다. 목 기저부로부터 어깨를 넘어 위팔과 아래팔 뒤쪽으로도 여파가 내려간다. 2번 통증유발점은 안쪽 갈래 아래쪽 근육힘살에 생기며 위팔뼈 가쪽 관절융기 쪽으로 강렬한 연관증상을 나타내고 가쪽 뒤 아래팔 부위로 여파가 내려간다(Reprinted with permission from *Medi Clip*, Lippincott Williams & Wilkins).

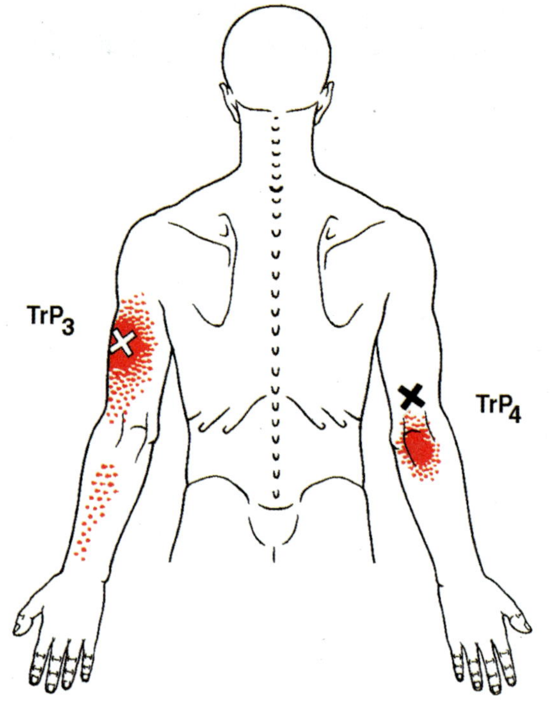

• **그림 7-8** 위팔세갈래근 통증유발점과 연관구역 3번과 4번. 3번 통증유발점은 안쪽 갈래 근육힘살 위쪽 부분에 생기며 그 주위에 강렬한 연관증상을 나타낸다. 연관감각의 여파가 연관증상 부위에 강렬하게 주위에 나타나며 뒤쪽 아래팔로 내려가 반지손가락과 새끼손가락 뒤쪽으로 발생하기도 한다. 4번 통증유발점은 닿는곳 위쪽의 길고 치밀한 힘줄 내부에 생기며 팔꿈치머리 부위로 강렬한 연관증상을 나타낸다(Reprinted with permission from *Medi Clip*, Lippincott Williams & Wilkins).

다. 아마도 치료를 하지 않는다면 환자에게 안쪽 또는 가쪽 위관절융기염이 심각하게 나타날 가능성이 있다.

통증유발점 활성화

위팔세갈래근 통증유발점은 과사용으로 인한 과부하 때문에 생길 가능성이 크다.

스트레스인자와 지속인자

- 목발이나 지팡이를 너무 긴 것을 사용함
- 위팔뼈가 짧은 해부학적 변이 상태
- 스포츠활동 중 근육 긴장손상
- 팔굽혀펴기를 너무 많이 함
- 혼잡한 도로에서 수동변속기로 자동차 운전을 하면서 계속 변속을 해야 하는 경우
- 가느다란 바늘로 작업하면서 팔꿈치 받침을 사용하지 않음
- 골프나 테니스와 같은 스포츠활동으로 인한 근육긴장 특히, 라켓이나 채를 휘두르는 방식이 좋지 않은 경우
- 팔꿈치 받침을 사용하지 않고 오랫동안 팔꿈치 폄 상태인 경우
- 머리 위 팔굽혀펴기 및 벤치프레스

주의사항

- 위팔세갈래근에 시행 시에는 세갈래근과 위팔두갈래근 사이 가쪽 위팔뼈 부분이 아니라, 근육 부위에 시행하도록 주의한다.
- 비교적 큰 근육이며 위팔뼈 뒤쪽의 유일한 근육이므로

이곳에 대해 시행 시 세밀하게 시행한다.

마사지 시 고려사항

- 위팔세갈래근에 시행 시 이상적인 환자 자세는 엎드린자세에서 팔꿈치를 굽혀 치료대 측면에 두는 것이다.
- 만성 돌림근띠 문제의 경우, 위팔세갈래근 긴갈래 어깨뼈 부착부위를 확인해야 한다.
- 위팔세갈래근 통증유발점을 간과하는 경우가 많다.
- 이곳의 통증유발점은 통증 외에 근육긴장 상승과 기능이상을 일으킨다.

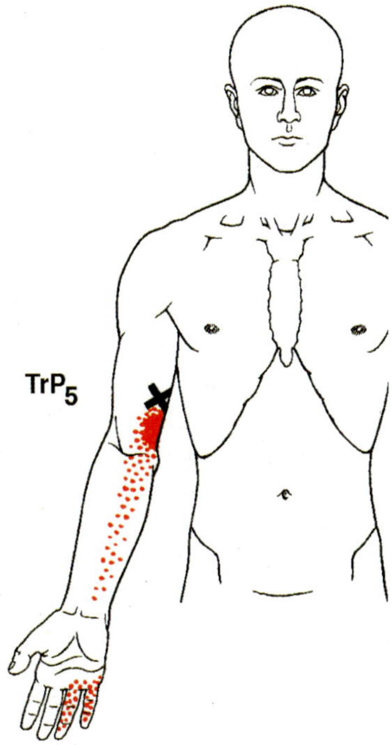

그림 7-9 위팔세갈래근 통증유발점과 연관구역 5번. 5번 통증유발점은 까다로운 통증유발점이며 안쪽 갈래 앞면 근육힘살에 생긴다. 강렬한 연관증상을 실제 통증유발점 밑으로 위팔뼈 앞면에 나타내며 앞쪽 아래팔을 따라 내려가 반지손가락과 새끼손가락 앞면 부위까지 여파가 나타난다 (Reprinted with permission from *Medi Clip*, Lippincott Williams & Wilkins).

아래팔 (Forearm)

아래팔 부위는 앞쪽과 뒤쪽 면에 굽힘근, 폄근, 뒤침근, 엎침근 등이 해당한다.

위팔노근: 통증성이고 약한 꽉쥐기 (Brachioradialis: Painful Week Grip)

위팔노근에서는 통증유발점이 노쪽 손 폄근과 관련해서 생길 가능성이 크다(그림 7-10).

이는곳

- 위팔뼈 관절융기위능선

닿는곳

- 노뼈 붓돌기

작용

위팔노근의 기능을 혼동하는 경우가 많다. 한때에는 위팔노근의 일차 작용이 아래팔 뒤침이라 생각해서 위팔노근을 긴손뒤침근이라고 부르기도 했다. Travell과 Simons이 언급한 Duchenne이라는 연구자의 연구에 따르면,[2] 위팔노근은 팔꿈치 굽힘작용에 가장 깊이 관련된다는 점이 분명히 밝혀졌다. 또한 위팔노근에 의해 아래팔이 뒤침 또는 엎침 위치로부터 중립위치로 복귀한다는 점도 밝혀졌다. 대부분의 해부학자들에 따르면, 위팔노근은 뒤침근이 아니라 엎침근으로서 작용한다.

- 팔꿈치 굽힘(강한 보조근육 작용)
- 아래팔을 엎침 또는 뒤침 위치로부터 중립위치로 되돌림(다른 모든 아래팔 동작에 대해 약한 보조근육 작용)

통증유발점과 연관구역

통증유발점은 근육힘살 내부에 생기며 대개 팔꿈치보다 먼쪽에 해당한다. 연관감각은 가쪽 위관절융기와 엄지손가락 기저부 갈퀴막 부위에서 강하게 느껴진다. 연관감각 여파가 근육 전체 길이를 따라 느껴지기도 한다(그림 7-11).

이들 통증유발점의 증상은 노쪽 폄근 증상과 항상 일치한다. 이곳 통증유발점 환자들은 운동제한, 위약, 통증과 같은 기능이상을 호소할 가능성이 크다. 통증이 주요 호

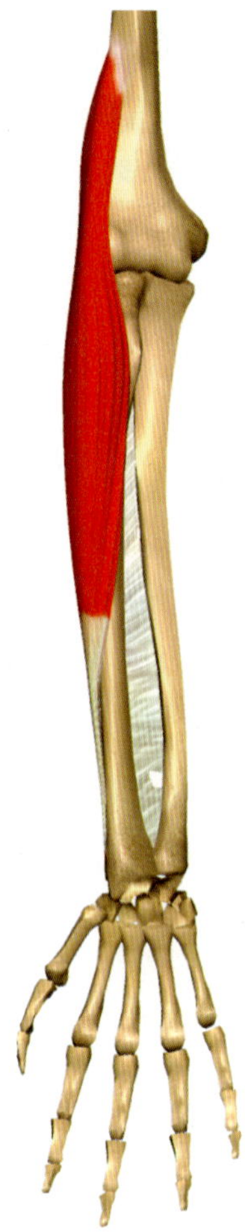

• **그림 7-10** 위팔노근 부착부위. 위팔뼈의 가쪽 관절융기위능선, 노뼈 붓돌기(Reprinted with permission from *Life Art*, Lippincott Williams & Wilkins).

소증상일 가능성이 가장 크다.

통증유발점 활성화

주로 이들 통증유발점은 손 꽉쥐기를 반복적으로 강하게 하는 것에 의해 활성화된다. 움켜잡는 대상이 클수록 손이 자쪽으로 더 크게 편위되기 때문에 기계적 과부하를 받을 가능성이 더 크다.

스트레스인자와 지속인자

- 라켓 스포츠를 할 때처럼 꽉쥐기와 비틀기, 동시동작을 지나치게 하는 경우
- 큰 물체 움켜잡기를 자주 함

주의사항

- 위팔노근 집게잡기를 할 때에는 위팔노근보다 깊은 곳에 위치한 긴노쪽 손목폄근이나 짧은노쪽 손목폄근이 아니라, 위팔노근에 주로 압이 가해지도록 주의한다.
- 위팔노근에 대해 세밀하게 시행하기 위해서는 위팔뼈의 관절융기위능선 부위의 몸쪽부터 마찰을 시작한다.

마사지 시 고려사항

- 테니스 팔꿈치-위관절융기염 관련 여러 근육 중 하나이다.
- 위팔노근은 긴노쪽 손목폄근보다 작다. 긴노쪽 손목폄근 바로 위에 위치하며, 이들 두 근육 중 어느 근육 통증유발점으로부터 연관감각이 나오는지 감별하기가 대개 어렵다.

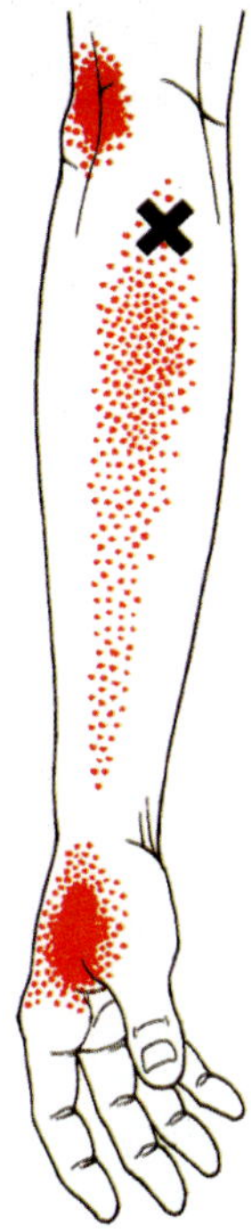

그림 7-11 위팔노근 통증유발점과 연관구역. 통증유발점은 근육힘살 내부에 생기며 대개 팔꿈치 밑에 해당하고, 강렬한 연관감각이 위팔뼈 가쪽 관절융기와 엄지손가락 갈퀴막 부위에 생기고 여파가 가쪽 노뼈를 따라 내려간다 (Reprinted with permission from *Medi Clip*, Lippincott Williams & Wilkins).

뒤침근: 테니스팔꿈치 (Supinator: Tennis Elbow)

테니스팔꿈치는 실제로는 가쪽 위관절융기염이다. 테니스팔꿈치는 대개 뒤침근과 폄근군의 통증유발점으로 시작한다. 예전에 여러 해부학자가 위팔노근을 긴손뒤침근이라 부를 때에 뒤침근은 짧은손뒤침근으로 불렸다(그림 7-12, 7-13).

이는곳

- 자뼈 등쪽면
- 노자관절 가쪽 그리고 배쪽 인대
- 위팔자관절 앞관절주머니

닿는곳

- 노뼈 몸쪽 1/3, 가쪽으로부터 안쪽으로 싸고 나서 부착됨

작용

- 아래팔 뒤침

통증유발점과 연관구역

통증유발점은 항상 근육힘살 내에 대개 노뼈 위 앞면에 생긴다. 연관증상의 여파는 거의 없다. 대개 매우 강렬한 감각이 위팔뼈 가쪽 위관절융기 앞뒤면에 나타나며 또한 엄지손가락과 집게손가락 갈퀴막 공간에 나타난다(그림 7-14).

활동성 통증유발점 환자는 둔하고 지속적인 통증을 가쪽 위관절융기나 엄지손가락 갈퀴막 등쪽면 또는 두 곳 모두에서 호소하는 경우가 많다. 이때의 통증은 팔꿈치를 쓴 후 안정 시에 느낄 가능성이 크다. Travell과 Simons에 따르면, 경험상 가쪽 위관절융기 통증과 압통을 보이

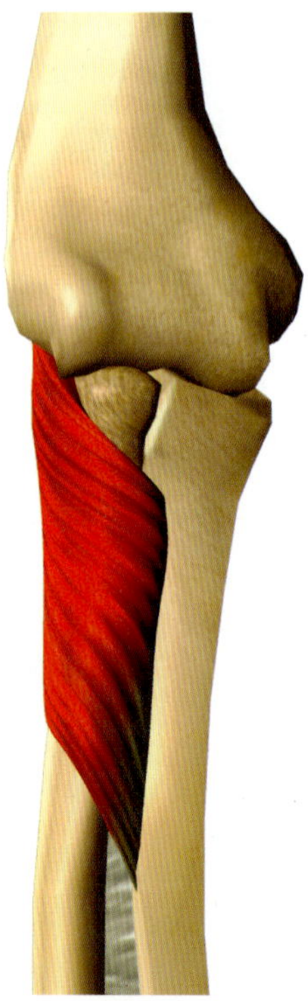

그림 7-12 뒤침근 부착부위, 앞면영상. 노뼈 몸쪽 1/3, 가쪽으로부터 안쪽으로 싸고 나서 부착됨. 닿는곳 지점이다(Reprinted with permission from *Life Art*, Lippincott Williams & Wilkins).

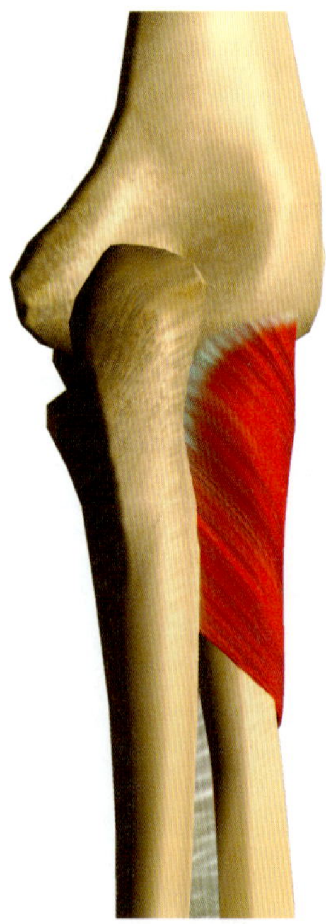

그림 7-13 뒤침근 부착부위, 뒷면영상. 자뼈 등쪽면, 노자관절의 가쪽 그리고 배쪽 인대, 위팔자관절 앞관절주머니. 모두 이는곳 지점에 해당한다(Reprinted with permission from *Life Art*, Lippincott Williams & Wilkins).

는 사람 중 거의 모두는 뒤침근에 활동성 통증유발점이 존재하며, 이것이 요인으로 작용하는 가장 흔한 사례는 테니스 팔꿈치 통증이다.

통증유발점 활성화

라켓 스포츠 선수가 팔꿈치를 완전히 편 상태에서 공이 중심에서 떨어진 곳에 잘못 맞아 라켓이 비틀릴 때 통증유발점이 생기고 활성화되며, 이것은 백핸드 타격에서 흔히 일어난다. 팔꿈치 최대 폄 상태이기 때문에 이런 동작에서 뒤침근이 긴장된다. 이 경우 추가적으로 가해지는 힘에 저항하도록 보조하는 역할을 위팔두갈래근이 할 수 없다. 예상치 못했던 엎침에 저항하거나 극심하게 강한 뒤침 동작을 하는 경우, 이것이 원인이 되어 통증유발점이 활성화되기도 한다.

Travell과 Simons은 서류가방 팔꿈치, 손잡이 팔꿈치, 개 산책자 팔꿈치와 같은 용어도 사용했다. 이러한 여러 명칭에는 모두 과도한 즉, 강제적인, 반복적인, 또는 지속적인 아래팔 뒤침 동작 특히, 팔꿈치를 곧게 편 상태에서의 동작을 나타낸다. 또한 아래팔 엎침 상태에서의 팔꿈치 강제 굽힘 동작일 수 있다. 서류가방 팔꿈치는 손으로 서류가방을 들고 있다가 책상에 올려놓는 동작을 하루 종일 반복하다가 생긴다. 또한 팔꿈치를 곧게 편 채 무거운 서류가방이나 여행가방을 들고 다니는 것만으로도 뒤침근이 지속적으로 안정화 작용을 해야 하기 때문에 통증유발점이 활성화될 수 있다.

스트레스인자와 지속인자

- 스트레스 과부하(위에서 설명한 내용과 같은)
- 단단한 단지를 열거나 나사돌리개를 쓸 때 손목만 사용하는 경우
- 뻑뻑한 문 손잡이를 돌림
- 세탁할 때 젖은 옷을 쥐어짬
- 꼼꼼하게 다림질함
- 개줄을 당기는 큰 개를 산책시킴
- 길게 줄 서있는 여러 사람들과 악수함
- 잎새 갈퀴질 또는 벽 닦기

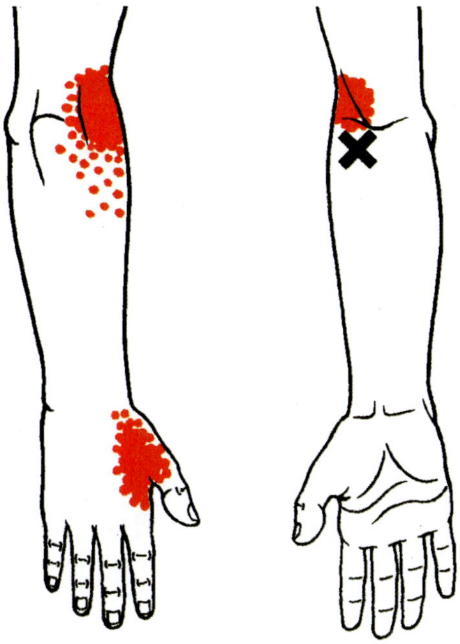

• **그림 7-14** 뒤침근 유발점과 연관구역. 근육힘살 통증유발점은 대개 노뼈 뒤가쪽 모서리에 생기며 강렬한 연관증상이 가쪽 위관절융기의 앞면과 뒷면 그리고 엄지손가락과 뒤쪽 갈퀴막에 나타난다(Reprinted with permission from *Medi Clip*, Lippincott Williams & Wilkins).

주의사항

- 노신경 포착의 가능성이 있고, 이로 인해 통증유발점이 활성화될 수 있다.

마사지 시 고려사항

- 뒤침근에 대해 접근하려면 환자가 팔꿈치를 굽히고 아래팔 중립 위치일 때가 가장 양호하다.
- 위팔노근과 노쪽 손목폄근을 부드럽게 한 후, 뒤침근에 대해 시행하는 것이 중요하다.

폄근군 (Extensor group: Painful Weak Grip)

이 근육은 "통증성이고 약한 꽉쥐기"라고 하며, 또한 위팔노근으로 불린다.

긴노쪽 손목폄근 (Extensor Carpi Radialis Longus)

긴노쪽 손목폄근은 힘줄이 매우 길며 전체 근육길이의 2/3에 이른다(그림 7-15). Travell과 Simons은 긴노쪽 폄근에 해부학적 변이가 빈번하다고 했다. Travell과 Simons에 따르면[3] 연구대상이었던 375건의 팔 중 30%에서 변이가 존재했다. 주로 손허리뼈에 대한 힘줄 부착부위의 수와 배열상 변이였다. 몇 개의 긴노쪽 손목폄근과 짧은 노쪽 손목폄근이 실제로는 하나로 융합되기도 한다.

이는곳

- 위팔뼈 가쪽 관절융기위능선의 먼쪽 1/3

닿는곳

- 뒷면 둘째 손허리뼈 기저부

작용

- 손목과 손가락 폄
- 손목 노쪽 굽힘(손목 벌림 또는 노쪽 편위라고도 함)

통증유발점과 연관구역

긴노쪽 손목폄근 통증유발점은 팔꿈치 아주 가까운 곳의 근육힘살에 생긴다. 연관감각이 통증유발점 주위에서 강하게 느껴지는 경우가 많으며 약간의 연관감각의 여파가 팔 뒤를 따라 내려가고 노쪽 손 뒷면이 더욱 뚜렷하다(그림 7-16).

환자가 호소하는 증상은 위팔노근과 거의 동일하다. 어느 근육에 의해 어떤 증상이 생겼는지 구분하기 어렵다. 주로 호소증상은 위약과 통증 형태의 기능이상이다. 통증이 주요 호소증상일 가능성이 크다.

통증유발점 활성화

긴노쪽 손목폄근 통증유발점은 손 꽉쥐기를 반복적으로 강하게 하는 것에 의해 활성화되는 경우가 가장 흔하다. 움켜잡는 대상이 클수록 긴노쪽 손목폄근에서 통증유발점이 생길 가능성이 크며 이것은 위팔노근의 경우와 같다.

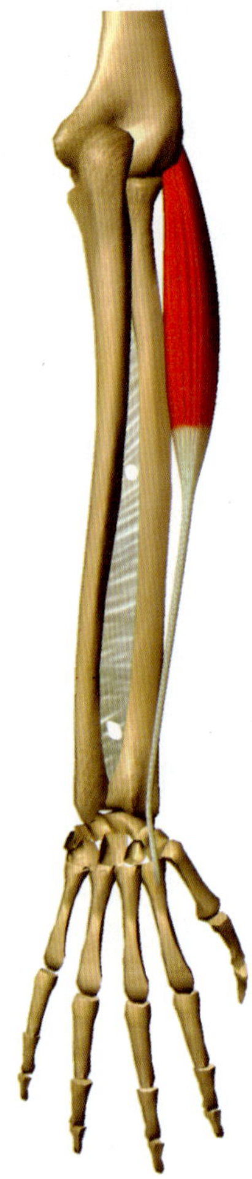

• **그림 7-15** 긴노쪽 손목폄근 부착부위. 뒷면 둘째 손허리뼈 기저부, 위팔뼈 가쪽 관절융기위능선의 먼쪽 1/3(Reprinted with permission from *Life Art*, Lippincott Williams & Wilkins).

스트레스인자와 지속인자

- 팔꿈치폄 상태에서 반복적이고 강제적인 손꽉쥐기
- 오랫동안 큰 대상물 움켜잡기
- 모종삽으로 뜰 가꾸기
- 던지기놀이
- 생역학 이상 즉, 손목 중립위치를 유지하지 못함

주의사항

- 손 폄근 통증유발점으로부터의 연관통증과 손목굴증후군이 혼동되므로 이 부위에서는 부드럽게 진행하는 것이 좋은데, 환자에게 두 가지 문제가 모두 존재할 수 있기 때문이다.

마사지 시 고려사항

- 폄근에서 비롯된 힘줄염을 '테니스 팔꿈치' 라고 부른다.
- 이곳의 통증유발점은 운동제한 또는 위약, 통증 형태의 기능이상을 일으킬 수 있다.
- 목갈비근과 가시위근 통증유발점으로부터 긴노쪽 손목폄근의 위성통증유발점이 생길 수 있다.

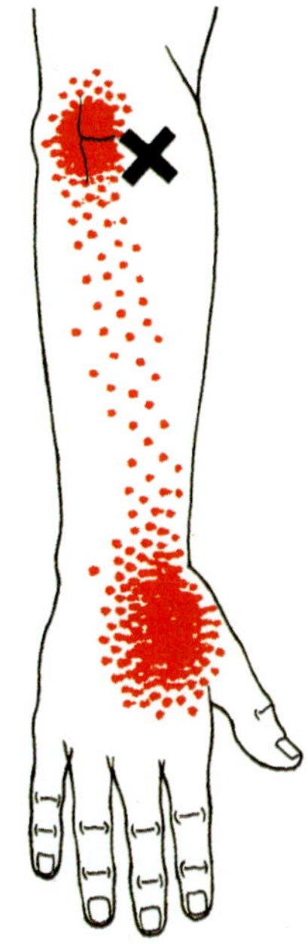

그림 7-16 긴노쪽 손목폄근 통증유발점과 연관구역. 통증유발점은 근육힘살에 생기며 주위에 강렬한 연관증상을 나타낸다. 상당한 정도의 뒤쪽 손에 그리고 강렬한 연관증상 부위 주위에 여파가 나타나고 이어서 뒤쪽 아래팔을 따라 내려가며 나타난다(Reprinted with permission from *Medi Clip*, Lippincott Williams & Wilkins).

짧은노쪽 손목폄근 (Extensor Carpi Radialis Brevis)

간혹 짧은노쪽 손목폄근의 해부학적 변이로 긴노쪽 손목폄근에 융합되기도 한다(그림 7-17).

이는곳

- 긴노쪽 손목폄근 힘살보다 깊은 곳에 위치한 공통폄근 힘줄을 거쳐 위팔뼈 가쪽 위관절융기

닿는곳

- 셋째 손허리뼈 기저부 뒷면

작용

- 손목과 손가락 폄
- 손목의 노쪽 굽힘(손목벌림 또는 노쪽 편위라고도 함)

통증유발점과 연관구역

짧은노쪽 손목폄근 통증유발점은 주로 근육힘살 내부 중간점에서 관찰된다. 연관감각이 손목 등쪽에서 강렬한 통증으로 느껴지고 일부 연관감각의 여파가 일차 연관구역 주위에서 느껴지기 때문에 통증유발점을 간과할 수 있다(그림 7-18).

이 통증유발점에 대해 환자가 호소하는 증상은 위팔노근과 거의 동일하다. 어느 근육에 의해 어떤 증상이 생겼는지 구분하기 어렵다. 주로 호소증상은 위약과 통증 형태의 기능이상이다. 통증이 주요 호소증상일 가능성이 크다.

통증유발점 활성화

짧은노쪽 손목폄근 통증유발점은 주로 손 꽉쥐기를 반복적으로 강하게 하는 것에 의해 활성화된다. 움켜잡는 대상이 클수록 짧은노쪽 손목폄근에서 통증유발점이 생길 가능성이 크며 이것은 위팔노근의 경우와 같다.

스트레스인자와 지속인자

- 팔꿈치폄 상태에서의 반복적이고 강제적인 손꽉쥐기
- 오랫동안 큰 대상물 움켜잡기
- 모종삽으로 뜰 가꾸기
- 던지기놀이
- 생역학 이상 즉, 손목 중립위치를 유지하지 못함

주의사항

- 짧은노쪽 손목폄근에 의해 노신경 일부가 포착될 수 있다.

마사지 시 고려사항

- 테니스 팔꿈치 질환에 가장 흔하게 관련되는 근육이다.

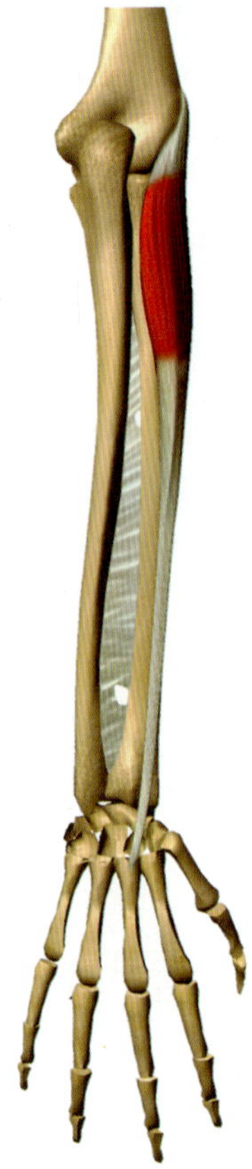

• 그림 7-17 짧은노쪽 손목폄근 부착부위. 셋째 손허리뼈 기저부 뒷면, 긴노쪽 손목폄근 힘살보다 깊은 곳에 위치한 공통폄근 힘줄을 거친 위팔뼈 가쪽 위관절융기(Reprinted with permission from *Life Art*, Lippincott Williams & Wilkins).

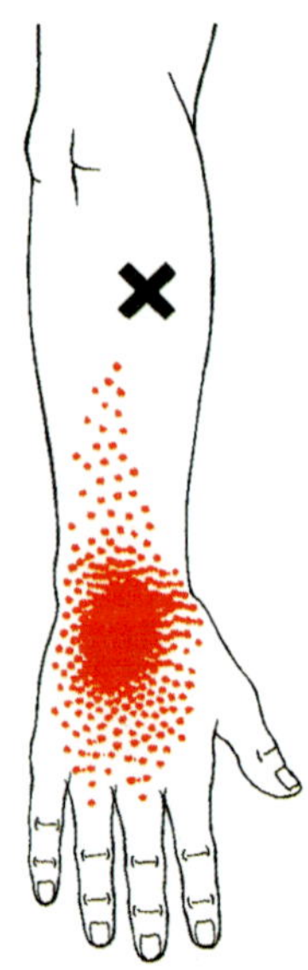

• 그림 7-18 짧은노쪽 손목폄근 통증유발점과 연관구역. 통증유발점이 대개 근육힘살 내부에서 관찰되고 강렬한 연관증상이 손 뒷면에 나타나며 그 주위에 여파가 나타난다(Reprinted with permission from *Medi Clip*, Lippincott Williams & Wilkins).

손가락폄근 (Extensor Digitorum)

손가락폄근의 여러 힘줄을 손 등쪽에서 결합시키는 경사 띠는 변이가 많으며 독립적 운동을 제한한다(그림 7-19).

이는곳

- 공통폄근힘줄을 거쳐 위팔뼈 가쪽 위관절융기

닿는곳

- 2~5번 손가락의 끝마디뼈 등쪽면

작용

- 2~5번 손가락의 모든 마디뼈 특히 몸쪽 마디뼈 폄
- 손목관절에서 손 폄
- 집게손가락, 반지손가락, 새끼손가락을 가운데손가락으로부터 멀어지는 방향으로 벌림 보조(가운데 손가락은 '주요 가락열' 이라고도 함)
- 꽉쥐기 동작 때 손가락폄근은 손의 뼈사이근 및 벌레근과 함께 작용한다.

통증유발점과 연관구역

손가락폄근 통증유발점은 위쪽 근육힘살에서 대개 관찰된다. 안쪽 또는 가쪽일 수 있다. 연관감각은 전형적인 경우, 가운데손가락과 반지손가락 위쪽 부분 그리고 위팔뼈 가쪽 위관절융기에서 강하게 느껴진다. 손목 앞가쪽 부위 그리고 실제 통증유발점과 가운데손가락과 반지손가락 사이 부위에 약간의 여파가 나타날 수 있다(그림 7-20, 7-21).

손가락폄근 통증유발점 환자는 테니스팔꿈치의 경우와 비슷한 통증 또는 손가락 관절염에서의 느낌과 비슷한 증상을 호소할 가능성이 크다

통증유발점 활성화

음악가(특히, 피아노 연주자), 목수, 기계정비사 등이 강제적이고 반복적으로 손가락 움직임을 과사용하는 것은 손가락폄근 통증유발점을 활성화하는 흔한 요인이다. Travell과 Simons은 아래팔 골절에 의한 활성화 증례 경험을 언급했다.

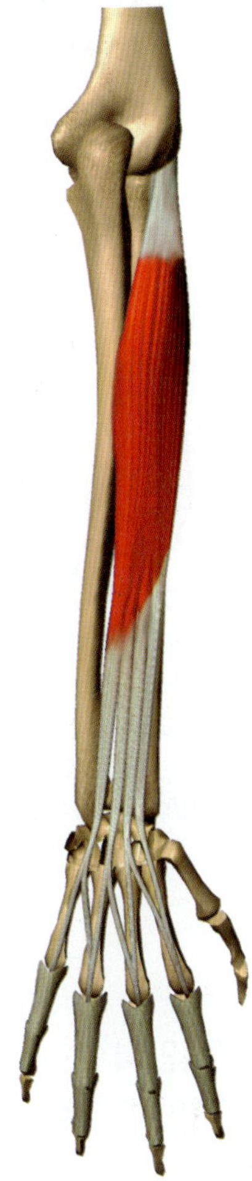

그림 7-19 손가락폄근 부착부위. 2번-5번 손가락의 끝마디뼈 등쪽면, 공통폄근힘줄을 거쳐 위팔뼈 가쪽 위관절융기(Reprinted with permission from *Life Art*, Lippincott Williams & Wilkins).

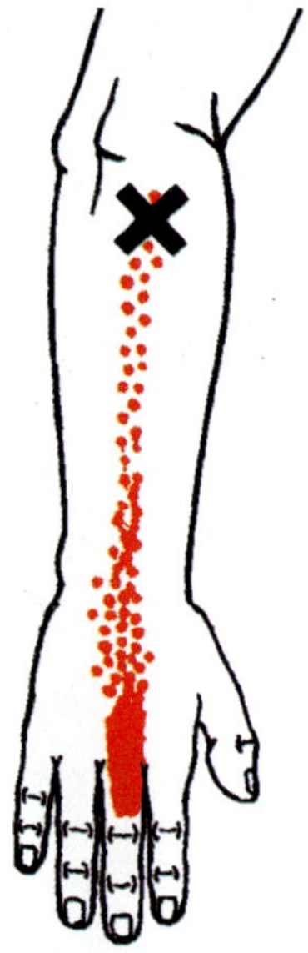

• **그림 7-20** 손가락폄근 통증유발점과 연관구역-가운데손가락. 통증유발점은 위쪽 근육힘살에서 대개 관찰되고, 매우 강렬한 연관증상이 가운데손가락 뒷면에 나타나며 실제 통증유발점과 강렬한 연관증상 부위 사이에 여파가 나타난다(Reprinted with permission from *Medi Clip*, Lippincott Williams & Wilkins).

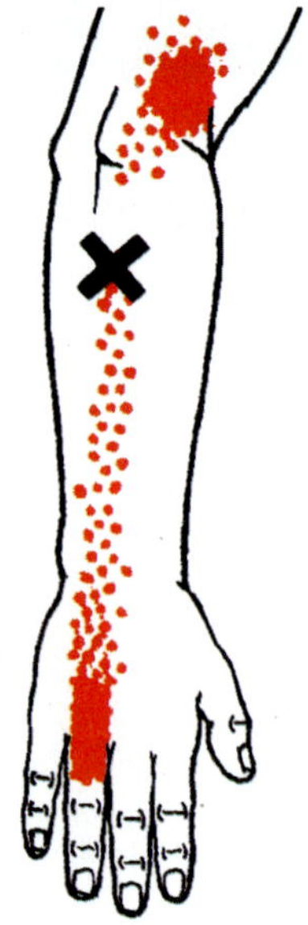

• **그림 7-21** 손가락폄근 통증유발점과 연관구역-반지손가락. 마찬가지로 통증유발점은 위쪽 근육힘살에서 관찰되고 강렬한 연관증상이 반지손가락에 나타난다. 또한 강렬한 연관증상이 팔꿈치 뒤가쪽 부위에 나타나고 강렬한 연관증상 부위 두 곳 사이에 여파가 나타날 수 있다(Reprinted with permission from *Medi Clip*, Lippincott Williams & Wilkins).

스트레스인자와 지속인자

- 반복적이고 강제적인 손 꽉쥐기
- 오랫동안 피아노 연주하기
- 던지기놀이
- 환자가 두 손과 손가락의 완전 굽힘 상태에서 수면을 취하면 손가락폄근이 과신장된다. Travell과 Simons에 따르면, 이것은 손목굴증후군이 생기도록 조장하는 요인이다.

주의사항

- 힘줄이 손허리손가락관절 부위의 지지대를 상실할 가능성이 있다. 이러한 변위는 외과수술로 복원해야 한다.

마사지 시 고려사항

- Travell과 Simons이 인용한 Hong의 연구[4)]에 따르면, 목갈비근 또는 위뒤톱니근의 핵심 통증유발점으로 인해 손가락폄근에 위성통증유발점이 유발될 수 있다.

자쪽 손목폄근 (Extensor Carpi Ulnaris)

Travell과 Simons에 따르면, 기타 손목폄근에 비해 자쪽 손목폄근에서 관찰되는 통증유발점은 더 적다(그림 7-22).

이는곳

- 공통폄근힘줄을 거쳐 가쪽 위관절융기

닿는곳

- 다섯째 손허리뼈 기저부 안쪽면

작용

- 손목과 손가락 폄
- 자쪽 굽힘(자쪽 편위 또는 손목 모음이라고도 함)

통증유발점과 연관구역

대개 자쪽 손목폄근 통증유발점은 대략 중간 지점 위치의 근육힘살에서 관찰된다. 연관감각은 안쪽 손목 부위의 뒷면에서 강하게 느껴진다(그림 7-23).

환자가 호소하는 증상은 위팔노근의 경우와 거의 동일하다. 어느 근육에 의해 어떤 증상이 생겼는지 구분하기 어렵다. 주로 호소증상은 위약과 통증 형태의 기능이상이다. 통증이 주요 호소증상일 가능성이 크다.

통증유발점 활성화

자쪽 손목폄근 통증유발점은 주로 손 꽉쥐기를 반복적으로 강하게 하는 것에 의해 활성화된다. 움켜잡는 대상이 클수록 자쪽 손목폄근에서 통증유발점이 생길 가능성이 크며 이것은 위팔노근의 경우와 같다.

스트레스인자와 지속인자

- 팔꿈치폄 상태에서의 반복적이고 강제적인 손꽉쥐기
- 오랫동안 큰 대상물 움켜잡기
- 모종삽으로 뜰 가꾸기
- 던지기놀이
- 생역학 이상, 즉 손목 중립위치를 유지하지 못함

주의사항

- 관절염 손목통증이 자쪽 손목폄근과 기타 여러 폄근으로부터 생긴 연관근막통증에 의해 악화될 수 있다.

마사지 시 고려사항

- 자쪽 손목폄근은 자쪽 손목굽힘근과 함께 강한 손목 모음 동작을 일으킨다.

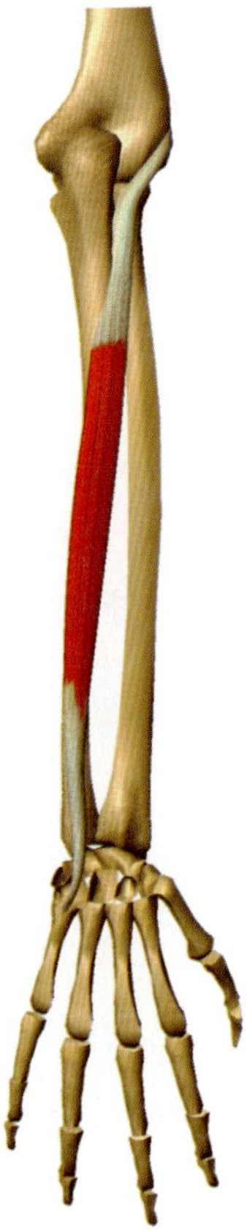

• **그림 7-22** 자쪽 손목폄근 부착부위. 다섯째 손허리뼈 기저부 안쪽면, 공통폄근힘줄을 거쳐 가쪽 위관절융기 (Reprinted with permission from *Life Art*, Lippincott Williams & Wilkins).

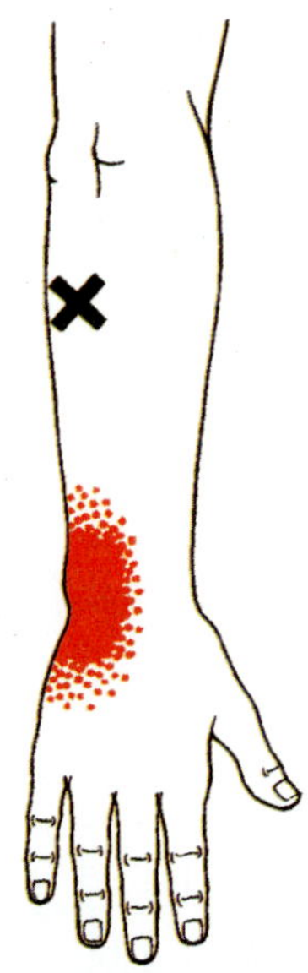

• **그림 7-23** 자쪽 손목폄근 통증유발점과 연관구역. 통증유발점은 대개 근육힘살 내부에 위치하며 강렬한 연관증상이 뒤가쪽 손목 부위에 나타나고 주위에 약간의 여파가 나타난다(Reprinted with permission from *Medi Clip*, Lippincott Williams & Wilkins).

팔꿈치근: 작은 조력자 (Anconeus: The little Helper)

팔꿈치근은 모든 집게손가락 운동에 의해 활성화되며 위팔자관절 안정화에서 역할을 한다는 점이 근전도상 확인되었다. 팔꿈치근에 대한 다른 근전도 검사에 따르면, 팔꿈치근은 아래팔 엎침과 뒤침 동작 시 뒤침근 그리고 위팔세갈래근 안쪽 갈래와 함께 작용해 팔꿈치관절을 안정화한다. 근전도 검사에서는 전기자극을 이용해 근육수축을 그림으로 기록한다.

팔꿈치근 근육섬유는 위팔세갈래근 안쪽 갈래가 연장된 부분으로 보인다. Travell과 Simons은 팔꿈치근에 대해 위팔세갈래근을 돕는 역할 때문에 '작은 조력자'라고 불렀다(그림 7-24).

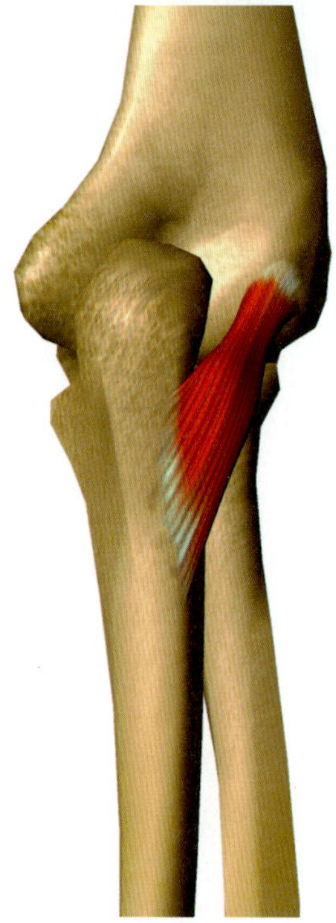

• **그림 7-24** 팔꿈치근 부착부위. 자뼈 몸통 등쪽, 팔꿈치머리 가쪽, 위팔뼈 가쪽 위관절융기(Reprinted with permission from *Life Art*, Lippincott Williams & Wilkins).

이는곳

- 위팔뼈 가쪽 위관절융기

닿는곳

- 팔꿈치머리 가쪽
- 자뼈 몸통 등쪽

작용

- 팔꿈치 폄(위팔세갈래근을 보조함)

통증유발점과 연관구역

팔꿈치근 통증유발점은 대개 자뼈 닿는곳 가까운 곳의 근육힘살에 위치한다. 연관감각은 대개 위팔뼈 가쪽 위관절융기 부위에 나타난다(그림 7-25).

팔꿈치근 통증유발점 환자는 팔꿈치 통증, 특히 라켓스포츠 때의 통증을 호소할 가능성이 크다.

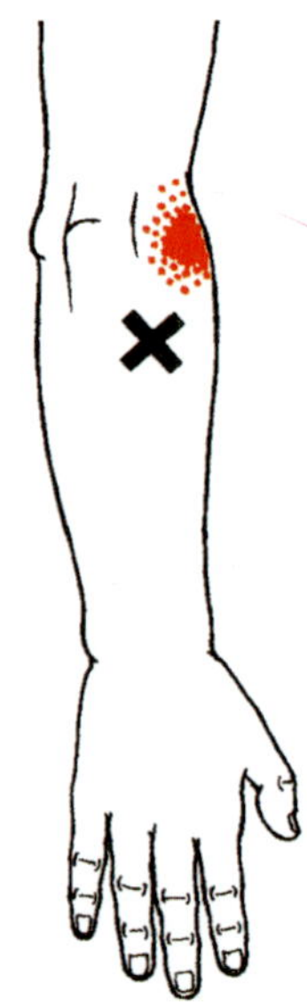

• **그림 7-25** 팔꿈치근 통증유발점과 연관구역. 통증유발점은 팔꿈치머리 바로 밑 근육힘살 내부에 위치하며 강렬한 연관증상이 가쪽 위관절융기에 나타난다(Reprinted with permission from *Medi Clip*, Lippincott Williams & Wilkins).

통증유발점 활성화

팔꿈치근 통증유발점은 과사용으로 생긴 과부하에 의해 활성화될 수 있다.

스트레스인자와 지속인자

- 목발이나 지팡이를 너무 긴 것을 사용함
- 위팔뼈가 짧은 해부학적 변이 상태
- 스포츠활동 중 근육 긴장손상
- 팔굽혀펴기를 너무 많이 함

- 혼잡한 도로에서 수동변속기로 자동차 운전을 하면서 계속 변속을 해야 하는 경우
- 가느다란 바늘로 작업하면서 팔꿈치 받침을 사용하지 않음
- 예를 들어, 무거운 망치를 쓰거나 엔진이 달린 장치를 작동시키면서 팔을 펴고 가슴 앞으로 유지하는 경우처럼 힘차게 반복적으로 팔꿈치 폄 동작을 하고 대개 갑작스런 충격이나 진동이 동반되는 경우

주의사항

- Travell과 Simons에 따르면, 이 근육의 **이상(anomalous)** 즉, 예외적이거나 비정상적 상태에 의해 자신경 압박신경병증이 일어난다고 보고된 바 있다.

마사지 시 고려사항

- 팔꿈치근은 매우 압통이 심하고 촉진 소견상 모래 같은 느낌이 들 수 있으며 부드럽게 시행해야 한다.
- 예를 들어, 굽힘-폄 또는 교대운동 뒤침-엎침 동작처럼 가동술을 시행하면서 팔꿈치근에 지속적 압을 가하면 매우 효과적으로 긴장띠를 이완시킬 수 있다.

굽힘근군: 통증경감과 방아쇠손가락 (Flexor group: lightening pain and trigger finger)

다음으로 앞쪽 아래팔 부위에서 우리가 검토할 근육은 일차적으로 아래팔과 손가락 굽힘 작용을 한다. 이곳의 통증유발점은 **자신경 또는 정중신경 포착(entrapments of the ulnar or the median)** 즉, 자신경이나 정중신경에 압박이 가해져 연조직 때문에 신경뿌리증상이 유발되는 질환을 일으킬 수 있다.

노쪽 손목굽힘근 (Flexor Carpi Radialis)

팔을 해부학적 위치에 놓았을 때 노쪽 손목굽힘근은 가장 가쪽 굽힘근이며 매우 얕은 곳에 위치한다(그림 7-26).

이는곳

- 공통굽힘근 힘줄을 거쳐 안쪽 위관절융기

닿는곳

- 둘째 셋째 손허리뼈 기저부

작용

- 손목관절에서 손 굽힘
- 손목 벌림 보조(노쪽 편위, 노쪽 굽힘이라고도 함)

통증유발점과 연관구역

노쪽 손목굽힘근 통증유발점은 전형적인 경우, 근육힘살 내부 대개 중간지점에 생긴다. 연관감각은 앞쪽 손목의 노쪽에서 매우 강하게 느껴지며 약간의 연관감각의 여파가 아래팔 중간 정도까지 올라가고 손목으로 퍼진다(그림 7-27).

노쪽 손목굽힘근 통증유발점 환자는 두꺼운 옷감을 자르거나 정원손질을 하거나 양철을 자르려고 가위나 전단기를 사용할 때 곤란함을 호소할 가능성이 있다. 또한 머리카락을 롤러로 말 때처럼 손가락을 세밀하게 움직이는 데 문제를 보일 수 있다. 환자가 **손목굴증후군(carpal tunnel syndrome)** 상태라면 팔 근육에 대한 치료만으로는 도움이 되지 않을 것이다. 손목굴증후군에서는 손목에서 정중신경의 압박으로 인해 손목과 손 통증 그리고 엄지손가락, 집게손가락, 가운데손가락, 반지손가락의 무감각, 엄지두덩 여러 근육의 위축과 위약 등의 증상을 보인다.

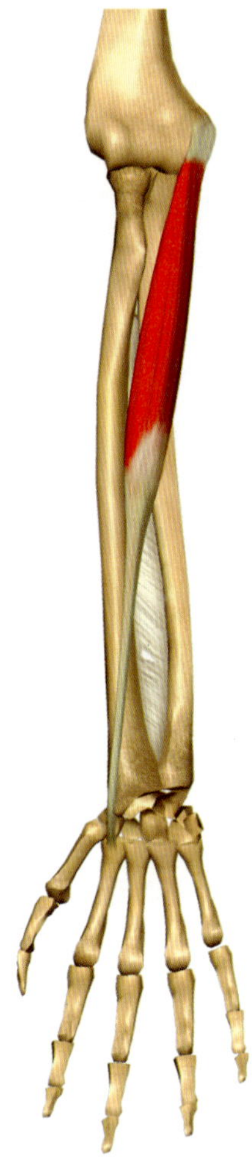

그림 7-26 노쪽 손목굽힘근 부착부위. 둘째 셋째 손허리뼈 기저부, 공통굽힘근 힘줄을 거쳐 안쪽 위관절융기 (Reprinted with permission from *Life Art*, Lippincott Williams & Wilkins).

통증유발점 활성화

노쪽 손목굽힘근 통증유발점은 급성 또는 만성적인 근육의 기계적 과부하가로 인해 활성화된다. 위성통증유발점이 작은가슴근의 핵심통증유발점으로부터 생길 수 있다. 오랫동안 대상물을 단단하게 꽉쥐는 경우, 기능적 과부하를 고려해야 한다.

스트레스인자와 지속인자

- 소형 기구를 사용하거나 스키 지팡이를 잡거나 운전대를 잡는 등의 동작을 오랫동안 하는 경우처럼 오랫동안 전체적으로 꽉쥐는 모든 상황
- 활동성 통증유발점을 교정하지 않는 것도 지속인자이다.

주의사항

- Travell과 Simons에 따르면, 아래팔 몸쪽 노쪽면에서 이는곳에 둘째 또는 셋째 손허리뼈 기저부에 닿게 되는 짧은노쪽 손목굽힘근의 이상 또는 비정상이 존재할 수 있다. 이 근육은 앞뼈사이신경 압박에 관계될 수 있다.

마사지 시 고려사항

- 노쪽 손목굽힘근 이는곳 힘줄염을 골퍼 팔꿈치라고 한다.
- **방아쇠손가락**이 이곳에서 생길 수 있다. 이 경우 손가락 굽힘 또는 폄 동작이 일시적으로 정지되었다가 결국 경련과 함께 완료된다.

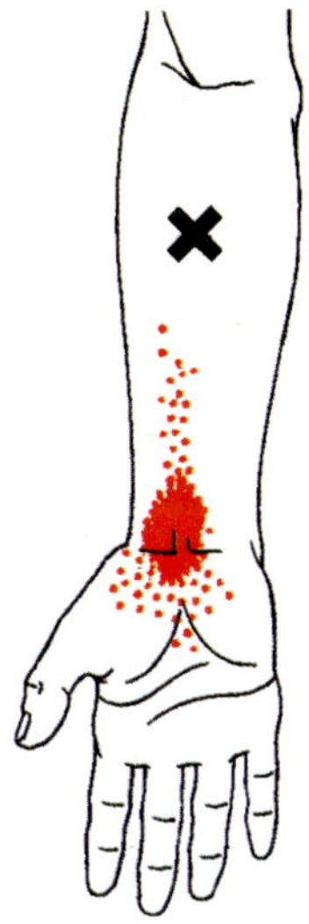

그림 7-27 노쪽 손목굽힘근 통증유발점과 연관구역. 근육힘살 내부 대개 아래팔을 따라 내려간 중간지점에 생기고 연관감각은 대개 앞쪽 손목에서 강렬하게 느껴지며 연관감각 강렬한 연관증상 부위 위아래에 약간의 여파가 나타난다 (Reprinted with permission from *Medi Clip*, Lippincott Williams & Wilkins).

자쪽 손목굽힘근 (Flexor Carpi Ulnaris)

자쪽 손목굽힘근은 해부학적 자세에서 아래팔의 가장 안쪽면에 위치한다(그림 7-28).

이는곳

- 위팔뼈 갈래: 공통굽힘근 힘줄을 거쳐 안쪽 위관절융기
- 자뼈 갈래: 자뼈 등쪽 모서리의 몸쪽 2/3와 팔꿈치머리의 안쪽 모서리

닿는곳

- 콩알뼈

작용

- 손목관절에서 손 굽힘
- 손목 벌림(자쪽 편위, 자쪽 굽힘이라고도 함)

통증유발점과 연관구역

노쪽 손목굽힘근의 경우처럼 자쪽 손목굽힘근 통증유발점은 근육힘살 내부에 위치하며 주요 연관구역은 앞쪽 손목의 자쪽면이고(매우 강렬한 연관증상), 약간의 여파가 손의 안쪽 손허리 부위 그리고 위로 아래팔 안쪽면에 나타난다(그림 7-29).

자쪽 손목굽힘근 통증유발점 증상은 노쪽 손목굽힘근 증상과 동일하다. 이곳 통증유발점 환자는 두꺼운 옷감을 자르거나, 정원손질을 하거나, 양철을 자르려고 가위나 전단기를 사용할 때, 곤란함을 호소할 가능성이 있다. 또한 머리카락을 롤러에 말 때처럼 손가락을 세밀하게 움직이는 데 문제를 보일 수 있다. **가슴문증후군(thoracic outlet syndrome)**이 있다면, 팔에 있는 근육으로만 작업할 뿐이며 충분하게 할 수 없다. **가슴문증후군** 또는 가슴문압박증후군은 목이나 겨드랑이에서 신경이나 혈관이 압박을 받아 생기는 복합적 질환이다.

통증유발점 활성화

자쪽 손목굽힘근 통증유발점 활성화는 노쪽 손목굽힘근에서의 통증유발점과 동일한 방식으로 활성화된다. 대개 이곳 통증유발점은 근육의 기능적 과부하가 급성 또는

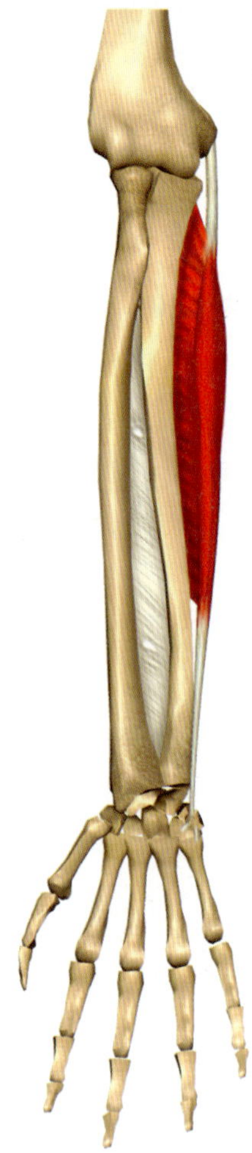

그림 7-28 자쪽 손목굽힘근 부착부위. 이는곳은 다음과 같다. 위팔뼈 갈래: 공통굽힘근 힘줄을 거쳐 안쪽 위관절융기. 자뼈 갈래: 자뼈 등쪽 모서리의 몸쪽 2/3와 팔꿈치머리의 안쪽 모서리. 닿는곳은 콩알뼈이다(Reprinted with permission from *Life Art*, Lippincott Williams & Wilkins).

만성적으로 가해진 결과 활성화된다. 위성통증유발점이 작은가슴근의 핵심통증유발점으로부터 생길 수 있다. 오랫동안 대상물을 단단하게 꽉쥐는 경우는 기능적 과부하를 고려해야 한다.

스트레스인자와 지속인자

- 소형 기구를 사용하거나 스키 지팡이를 잡거나 운전대를 잡는 등의 동작을 오랫동안 하는 경우처럼 오랫동안 전체적으로 꽉쥐는 모든 상황
- 활동성 통증유발점을 교정하지 않는 것도 지속인자이다.

주의사항

- 이곳 통증유발점으로 인해 자신경 포착이 일어날 수 있다.

마사지 시 고려사항

- 자쪽 손목굽힘근은 자쪽 손목폄근과 협동작용을 통해 손목 굽힘작용을 한다. 실제로 자쪽 손목폄근과 몸쪽 **널힘줄(aponeurotic)** 부착부위가 공통된다. **널힘줄 조직(aponeurotic tissue)**은 근육을 뼈나 기타 조직에 붙이는 역할을 담당하는 섬유판 결합조직인 건막의 조직이다.
- 자노쪽 손목굽힘근 이는곳 힘줄염을 골퍼 팔꿈치라고 한다.
- 방아쇠손가락이 이곳에서 생길 수 있다.

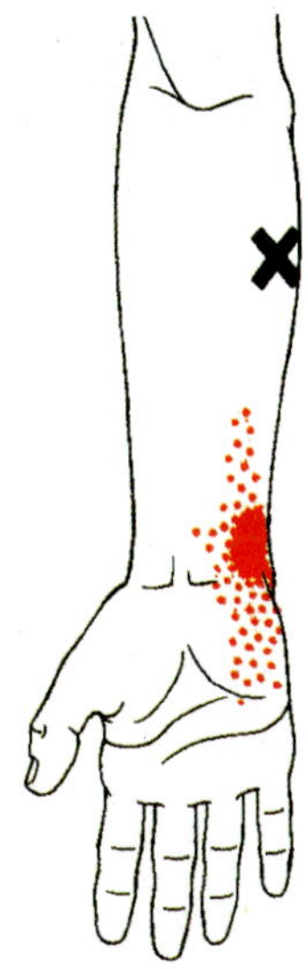

그림 7-29 자쪽 손목굽힘근 통증유발점과 연관구역. 통증유발점은 근육힘살 내부 아래팔을 따라 내려간 중간지점에 생기고 강렬한 연관감각 부위 위아래에 약간의 여파가 나타난다(Reprinted with permission from *Medi Clip*, Lippincott Williams & Wilkins).

얕은손가락굽힘근, 깊은손가락굽힘근 (Flexors Digitorum Superficialis and Profundus)

한 근육이 다른 근육보다 깊은 곳에 위치하는 이들 두 근육은 아래팔 굽힘근군을 구성한다(그림 7-30, 7-31).

이는곳

- 깊은손가락굽힘근: 자뼈 안쪽 등쪽면의 몸쪽 3/4, 자뼈 갈고리돌기 안쪽면, 뼈사이막 자쪽 절반
- 얕은손가락굽힘근 위팔뼈 갈래: 공통굽힘근 힘줄을 거쳐 안쪽 위관절융기
- 얕은손가락굽힘근 자뼈 갈래: 자뼈 갈고리돌기 안쪽면
- 얕은손가락굽힘근 노뼈 갈래: 노뼈 빗금

닿는곳

- 깊은손가락굽힘근: 안쪽 4개 손가락 끝마디뼈 기저부
- 얕은손가락굽힘근: 각 힘줄이 갈라져 깊은근 힘줄을 휘감고, 안쪽 4개 손가락 중간마디뼈 측면에 부착됨

작용

- 두 근육 모두: 손목관절에서 손 굽힘
- 깊은손가락굽힘근: 안쪽 4개 손가락 끝마디뼈 굽힘
- 얕은손가락굽힘근: 안쪽 4개 손가락 첫마디뼈, 중간마디뼈 굽힘

통증유발점과 연관구역

통증유발점은 대개 이곳 근육힘살 약간 몸쪽에 생기며 연관감각이 먼쪽에 나타난다. 노뼈 갈래의 통증유발점으로부터 강렬한 연관감각이 가운데손가락에 나타나고 손바닥에 여파로 나타나며 강렬하게 손가락까지 퍼진다. 위팔뼈 갈래의 통증유발점으로부터 생기는 강렬한 연관감각은 안쪽 2개 손가락에 나타나며 여파가 손바닥 자쪽면에 미치며 마찬가지로 강렬하게 손가락끝까지 퍼진다(그림 7-32).

이들 통증유발점의 증상도 다른 손가락 굽힘근의 증상과 동일하다. 이들 통증유발점 환자는 두꺼운 옷감을 자르거나 정원손질을 하거나, 양철을 자르려고 가위나 전단기를 사용할 때 곤란함을 호소할 가능성이 있다. 또한 머리카락을 롤러로 말 때처럼 손가락을 세밀하게 움직이는 데 문제를 보일 수 있다.

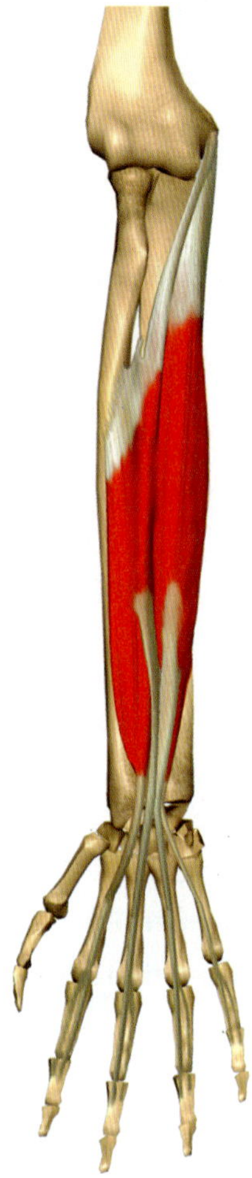

그림 7-30 얕은손가락굽힘근 부착부위. 이는곳은 다음과 같다. 자뼈 갈래: 자뼈 갈고리돌기 안쪽면. 위팔뼈 갈래: 공통굽힘근 힘줄을 거쳐 안쪽 위관절융기. 닿는곳될 때에는 각 힘줄이 갈라져 깊은근 힘줄을 휘감고 안쪽 4개 손가락 중간마디뼈 측면에 부착됨(Reprinted with permission from *Life Art*, Lippincott Williams & Wilkins).

통증유발점 활성화

이곳 근육의 통증유발점 활성화는 다른 손가락 굽힘근의 경우와 동일하다. 대개 이곳 통증유발점은 근육의 기능적 과부하가 급성 또는 만성적으로 가해진 결과 활성화된다. 위성통증유발점이 작은가슴근의 핵심통증유발점으로부터 생길 수 있다. 오랫동안 대상물을 단단하게 꽉쥐는 경우는 기능적 과부하를 고려해야 한다.

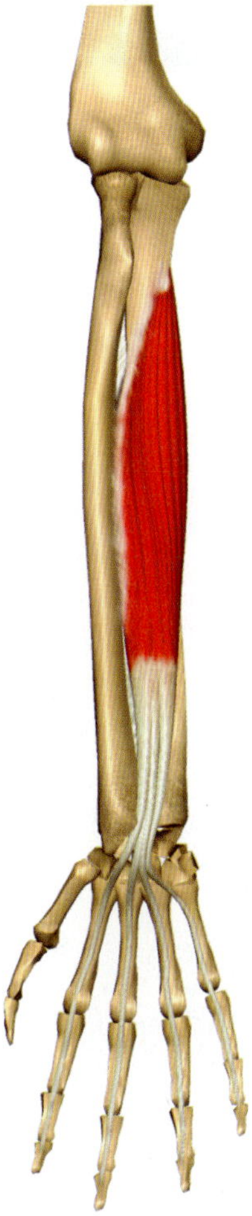

• **그림 7-31** 깊은손가락굽힘근 부착부위. 이는곳은 다음과 같다. 깊은손가락굽힘근: 자뼈 안쪽 등쪽면의 몸쪽 3/4, 자뼈 갈고리돌기 안쪽면, 뼈사이막 자쪽 절반, 닿는곳은 안쪽 4개 손가락 끝마디뼈 기저부이다(Reprinted with permission from *Life Art*, Lippincott Williams & Wilkins).

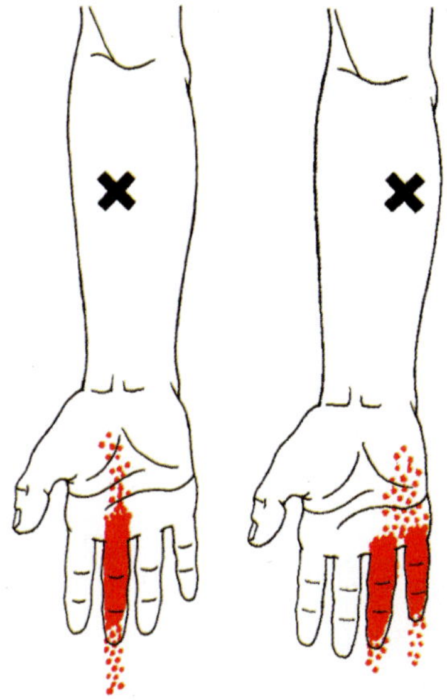

• **그림 7-32** 얕은손가락굽힘근과 깊은손가락굽힘근 통증유발점과 연관구역. 통증유발점은 대개 몸쪽 근육힘살 내부에 생기며 강렬한 연관증상이 가운데손가락, 반지손가락, 새끼손가락에 나타난다. 이들 손가락 위와 손가락끝까지 여파가 생길 수 있다. 이것은 환자가 손가락 끝에서 강렬한 통증이 일어나는 것을 느낄 수 있다는 뜻이다(Reprinted with permission from *Medi Clip*, Lippincott Williams & Wilkins).

스트레스인자와 지속인자

- 소형 기구를 사용하거나 스키 지팡이를 잡거나 운전대를 잡는 등의 동작을 오랫동안 하는 경우처럼 오랫동안 전체적으로 꽉쥐는 모든 상황
- 활동성 통증유발점을 교정하지 않는 것도 지속인자이다.

주의사항

- 통증유발점이 이들 두 근육 중 한 곳에라도 생기면 자신경 포착이 일어날 수 있다.
- 얕은근 통증유발점을 내버려두면 정중신경 역시 포착될 수 있다.

마사지 시 고려사항

- 이 근육의 이는곳 힘줄염을 골퍼 팔꿈치라고 한다.
- 방아쇠손가락이 이곳에서 생길 수 있다.

긴손바닥근 (Palmaris Longus)

긴손바닥근은 해부학적 부착부위와 위치상 변이가 크다. Travell과 Simons에 따르면, 긴손바닥근은 대개 **방추근육(fusiform muscle)**이며 근육힘살이 아래팔 몸쪽 절반 부위 중심에 위치한다. **방추근육**은 방추형이고 양쪽 끝으로 갈수록 가늘어지는 근육이다. 변이 형태는 양쪽성인 경우가 많은 **선천(congenital)**(출생 전 또는 출생시) 결손, 먼쪽에 위치한 근육힘살, 2개인 근육힘살, 근육힘살이 먼쪽에 위치하고 부착부위가 다양한 경우 등이 있다. 전체 결손은 코카서스 인종과 흑인의 경우 12.7 ~ 20.4%이지만, 아시아 민족의 경우 0.5 ~ 0.75%에 불과하다. 양쪽성 결손은 한쪽 결손보다 거의 두 배 정도 더 흔하다. 한쪽만 결손된 경우 왼쪽과 오른쪽에 일어날 가능성은 같다. 결손은 남성보다 여성에서, 흑인보다 백인에서 조금 더 흔하다. 결손 외의 이상은 약 9%의 사람들에서 나타난다.

긴손바닥근 힘줄은 폄근지지띠가 연장된 부분인 아래팔근막 바깥에 위치하는 유일한 근육이다. 굽힘근지지띠는 손허리뼈 바로 몸쪽 여러 손목뼈 사이에 위치하고 가로손목인대라고도 한다.

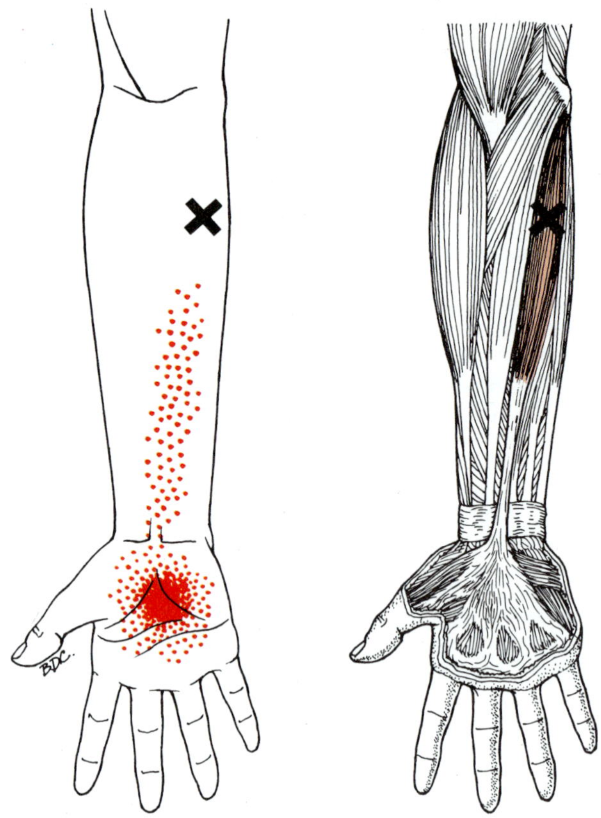

● **그림 7-33** 긴손바닥근 부착부위와 통증유발점 (Reprinted with permission from Simons DG, Travell JG, Simons LS. *Upper Half of Body.* 2nd ed. Baltimore: Lippincott Williams & Wilkins, 1999, *Travell & Simons' Myofascial Pain and Dysfunction: The Trigger Point Manual;* 1권, 744쪽 그림 37.1).

이는곳

- 공통굽힘근 힘줄을 거쳐 안쪽 위관절융기

닿는곳

- 손바닥 널힘줄
- 가로손목인대(굽힘근지지띠라고도 함)

작용

- 손목에서 손 굽힘
- 손바닥 근막을 긴장시킴
- 저항에 대항하는 손 엎침 보조
- 팔꿈치 굽힘 보조

통증유발점과 연관구역

통증유발점이 근육힘살 내부에서 일어나며 먼쪽으로 강렬한 연관증상이 손바닥에 나타나고, 강렬한 연관감각 부위 주위와 아래팔 중심 쪽으로 올라가며 여파가 나타난다 (그림 7-33).

이곳 통증유발점 환자는 손바닥 통증과 손바닥의 통증과 압통으로 인한 도구 사용상 어려움을 호소하는 경우가 많다. 또한 손바닥에 압통성 결절이 나타날 수도 있다. 진행된 증례에서는 **뒤퓌트랑 구축(Dupuytren contracture)**과 같은 손바닥 구축 또한 보이는데 즉, 손바닥 널힘줄 구축으로 인해 반지손가락과 새끼손가락이 손바닥 쪽으로 굽어 펌 동작이 불가능한 상태이다.

통증유발점 활성화

이곳의 통증유발점이 대개 위성통증유발점으로서 생기는

원인은 위팔세갈래근 먼쪽 안쪽 갈래의 핵심통증유발점이며 이로부터 나오는 연관감각이 긴손바닥근 부위에 나타난다. 직접적 외상으로 인해 긴손바닥근 통증유발점이 활성화될 수도 있다. 구축과 통증유발점이 관련된다는 실험자료는 없지만 Travell과 Simons에 따르면, 뒤퓌트랑 구축 환자들은 대개 긴손바닥근에 하나 또는 그 이상의 활동성 통증유발점이 나타난다.

스트레스인자와 지속인자

- 넘어지면서 손을 뻗어 짚음
- 소형 기구를 사용하거나 스키 지팡이를 잡거나 운전대를 잡는 등의 동작을 오랫동안 하는 경우처럼 오랫동안 전체적으로 꽉쥐는 모든 상황
- 라켓을 잡을 때 손잡이 끝을 손바닥에 대는 경우
- 지팡이를 짚으면서 각진 머리로 손바닥을 누르는 것
- 활동성 통증유발점을 교정하지 않는 것도 지속인자이다.

주의사항

- 해부학적 변이로 인해 정중신경 포착이 손목에서 일어날 수 있다.
- 해부학적 변이로 인해 자신경 포착이 손목 자쪽 굴 부위에서 일어날 수 있다.

마사지 시 고려사항

- 긴손바닥근 이는곳의 힘줄염을 골퍼 팔꿈치라고 한다.

원엎침근 (Pronator Teres)

원엎침근과 아래팔 굽힘근군의 이는곳이 공통되지만 손목이나 손가락에 대해 작용하는 근육이 아니다(그림 7-34).

이는곳

- 위팔뼈 갈래: 안쪽 위관절융기 몸쪽
- 자뼈 갈래: 자뼈 갈고리돌기 안쪽

닿는곳

- 아래팔 중간 지점의 노뼈 가쪽

작용

- 아래팔 엎침 보조
- 팔꿈치 굽힘 보조

통증유발점과 연관구역

원엎침근 통증유발점은 근육힘살에서 관찰되고 연관감각은 손목과 위로 아래팔 노쪽에 매우 강렬하게 나타난다. 손목 몸쪽으로 팔꿈치까지 그리고 앞쪽 엄지손가락에 상당한 정도의 연관감각의 여파가 나타난다(그림 7-35).

원엎침근 통증유발점 환자는 손에 동전을 담는 경우처럼 컵 모양 손의 뒤침동작을 하지 못한다. 이런 환자는 뒤침, 폄, 손을 컵 모양으로 하는 경우 등의 보상동작으로 인해 어깨 통증 역시 나타낼 가능성이 높다.

통증유발점 활성화

이곳의 통증유발점은 주로 손목이나 팔꿈치 골절에 의해 활성화될 수 있다. 또한 소형 기구를 사용하거나 스키 지팡이를 잡는 동작을 오랫동안 하는 경우와 같은 팔꿈치 굽힘 과사용에 의해 통증유발점이 활성화될 수 있다.

스트레스인자와 지속인자

- 오랫동안 나사를 풀려고 나사돌리개를 사용해 원엎침근에 과부하를 가하는 것

주의사항

- 정중신경이 원엎침근 두 이는곳 사이를 통해 아래팔로 진행하며 포착될 수 있다.

마사지 시 고려사항

- 네모엎침근이 아래팔 엎침 때 주동근이다.
- 원엎침근은 손목굽힘근이 아니다.

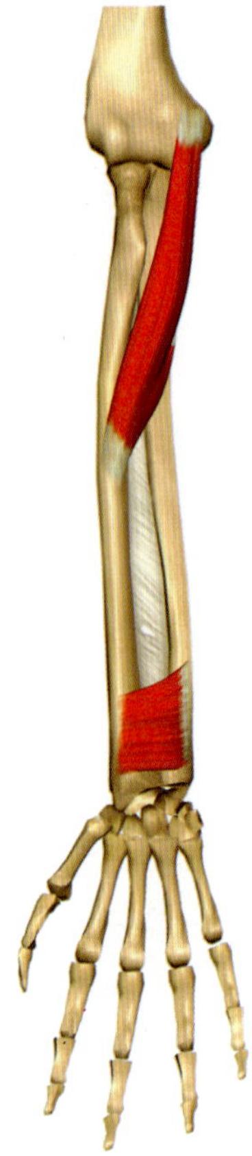

그림 7-34 원엎침근 부착부위. 이는곳은 다음과 같다. 위팔뼈 갈래: 안쪽 위관절융기 몸쪽. 자뼈 갈래: 자뼈 갈고리돌기 안쪽. 닿는곳은 아래팔 중간 지점의 노뼈 가쪽이다(Reprinted with permission from *Life Art*, Lippincott Williams & Wilkins).

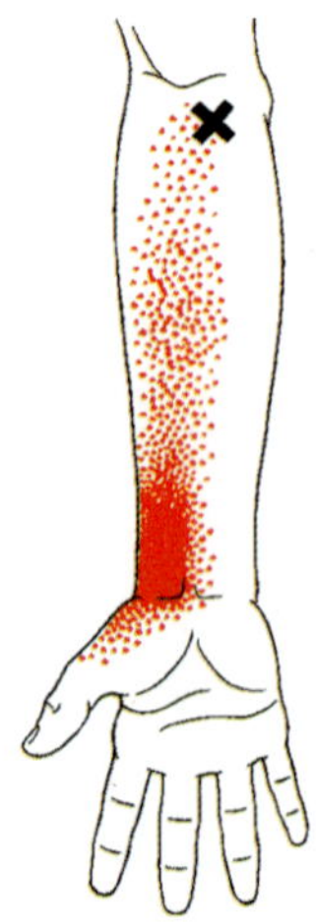

그림 7-35 원엎침근 통증유발점과 연관구역. 통증유발점은 이는곳 인근 근육힘살에서 관찰되고 강렬한 연관감각이 손목 바로 위의 앞쪽 아래팔 부위에 나타난다. 실제 통증유발점으로부터 아래팔을 따라 밑으로 그리고 엄지손가락 기저부 쪽에 약간의 여파가 나타난다(Reprinted with permission from *Medi Clip*, Lippincott Williams & Wilkins).

손목과 손 (Wrist and Hand)

물론 아래팔 근육의 긴 힘줄이 손에 부착된다. 이들 근육은 아래에 나오는 여러 손 근육과 함께 손과 손목에 작용해 손과 손목의 동작을 일으킨다.

엄지모음근과 엄지맞섬근: 잡초뽑기 엄지손가락 (Adductor and Opponens Pollicis: Weeder's Thumb)

이들 두 근육은 매우 통증이 심할 수 있다(그림 7-36).

이는곳

엄지모음근

- 빗갈래: 집게손가락과 가운데손가락의 손목손허리 부위
- 가로갈래: 셋째 손허리뼈 몸통

엄지맞섬근

- 큰마름뼈
- 굽힘근지지띠('가로손목인대' 라고도 함)

닿는곳

엄지모음근

- 엄지손가락 첫마디뼈 기저부

엄지맞섬근

- 첫째 손허리뼈 머리 가쪽면

작용

엄지모음근

- 집게손가락 방향으로의 엄지손가락 모음

엄지맞섬근

- 엄지손가락을 반지손가락끝 바닥면쪽으로 손바닥을 가로질러 움직임(맞섬 동작)

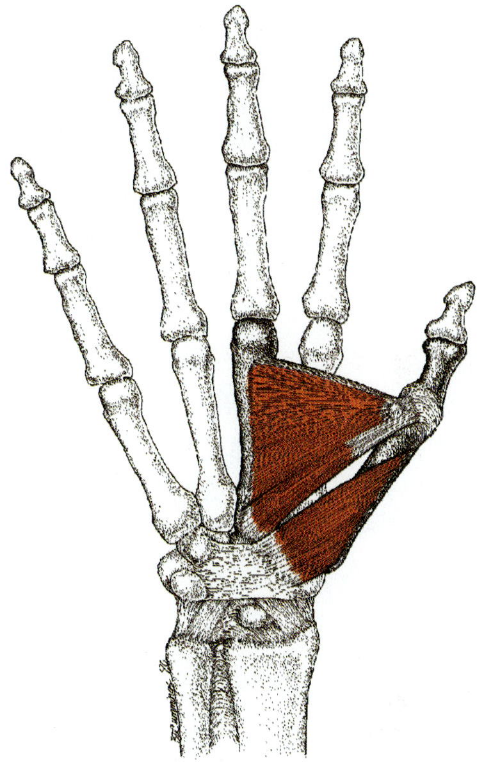

● **그림 7-36** 엄지모음근과 엄지맞섬근 부착부위. 엄지모음근 이는곳: 빗갈래-집게손가락과 가운데손가락의 손목손허리 부위. 가로갈래-셋째 손허리뼈 몸통. 닿는곳: 엄지손가락 첫마디뼈 기저부. 엄지맞섬근 이는곳: 큰마름뼈, 굽힘근지지띠(가로손목인대라고도 함). 닿는곳은 첫째 손허리뼈 머리 가쪽면이다(Reprinted with permission from *Medi Clip*, Lippincott Williams & Wilkins).

통증유발점과 연관구역

이들 두 근육의 통증유발점은 대개 근육힘살 내부에 생긴다. 모음근 통증유발점은 대개 닿는곳에 가깝지만, 맞섬근 통증유발점은 이는곳에 가깝게 관찰된다. 이들 두 지점으로부터의 연관증상은 매우 비슷하며 연관감각이 앞쪽 노쪽면 손목, 앞쪽 엄지손가락, **엄지두덩(thenar eminence)**, 그리고 뒤쪽으로 엄지손가락 기저부와 엄지손가락 자체 부위에 나타나고 약간의 여파가 나타난다. **엄지두덩**은 언덕처럼 살이 도톰한 근육조직이며 엄지손가락 기저부 몸쪽의 첫째 손허리뼈를 덮는다(그림 7-37, 7-38).

이곳 근육 통증유발점과 가장 관련이 깊은 증상은 통증이다. 이곳 통증유발점 환자들은 엄지손가락이 둔하고

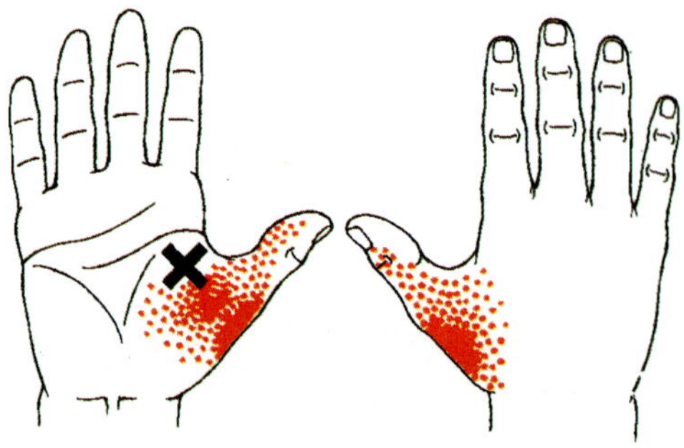

• **그림 7-37** 엄지모음근 통증유발점과 연관구역. 통증유발점은 대개 근육힘살 내부에 둘째 손허리뼈 바로 안쪽에 위치한다. 강렬한 연관증상이 엄지손가락 쪽에 기저부로부터 끝까지 앞면으로부터 뒷면까지 엄지손가락 전체를 덮는 양상으로 나타난다. 강렬한 연관증상 부위 주위에 약간의 여파가 나타날 수 있다(Reprinted with permission from *Medi Clip*, Lippincott Williams & Wilkins).

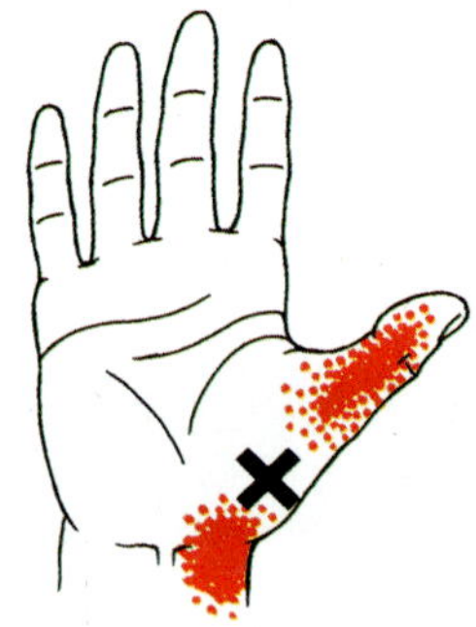

• **그림 7-38** 엄지맞섬근 통증유발점과 연관구역. 통증유발점은 엄지손가락 기저부 가까운 근육힘살 내부에 생기며 강렬한 연관증상이 앞가쪽 손목과 엄지손가락 앞면에 나타난다. 강렬한 연관증상 부위 두 곳 주위에 약간의 여파가 나타날 수 있다(Reprinted with permission from *Medi Clip*, Lippincott Williams & Wilkins).

펜을 잡기 힘들어서 필기 글씨를 알아볼 수 없을 정도라고 호소할 수도 있다. 또한 엄지손가락을 이용해 집게쥐기를 해야 하는 동작 때문에 옷에 단추를 채우거나 바느질을 하거나, 글씨 쓰고 그림 그리는 등의 세밀한 조작에 어려움을 겪을 수 있다.

통증유발점 활성화

통증유발점 활성화는 잘 뿌리내린 잡초를 뽑을 때처럼 오랫동안 엄지손가락으로 강하게 움켜잡기 때문에 대개 일어난다. 이 경우 잡초를 단단히 잡고 손목을 돌려 느슨하게 만들고 나서 당겨 땅으로부터 뽑아야 한다. 엄지손가락이 다른 여러 손가락과 맞서는 집게쥐기 동작을 하면서 지속적으로 긴장하는 다른 모든 경우에도 통증유발점이 활성화될 수 있다.

스트레스인자와 지속인자

- 미세한 붓을 쓰거나 바느질을 하거나 보통 필기를 하는 것처럼 엄지와 여러 손가락 사이에 작은 기구를 단단히 고정하고 작업하는 경우
- 손목 또는 손 뼈의 골절
- 잡초뽑기 엄지손가락 증후군(weeder' s thumb syndrome)

주의사항

- Travell과 Simons에 따르면, 이곳 엄지손가락 근육 통증유발점으로 생기는 증상을 흔히 잘못 판단해서 손목굴증후군, 드퀘르뱅 힘줄윤활막염(de Quervain' s tendosynovitis), 뼈관절염.
- 관절 기능이상이 이들 엄지 손가락 통증유발점과 강하게 관련될 수 있다.

마사지 시 고려사항

- 이전에 손, 손목 부위에 골절이 있었고 통증이 사라지지 않았다면, 통증유발점을 점검해 본다.
- 이곳은 압통이 심할 수 있으므로 주의해서 시행한다.

긴엄지굽힘근: 전격통증 (Flexor Pollicis Longus: Lightening Pain)

긴엄지굽힘근은 아래팔 노쪽 깊은 곳에 위치한다. 이 주동근의 정상적인 굽힘작용에는 다른 엄지손가락 근육 4개의 조화로운 활성이 필요하다(그림 7-39).

이는곳

- 노뼈
- 뼈사이막
- 위팔뼈(널힘줄 갈래)

닿는곳

- 엄지손가락 끝마디뼈 기저부

작용

- 엄지손가락 굽힘
- 첫째 손허리뼈 모음
- 손목에서 손의 굽힘과 벌림

통증유발점과 연관구역

손목 바로 위, 근육힘줄 이음부 근처, 근육의 먼쪽 끝 근처 근육힘살에서 통증유발점이 생길 수 있다. 연관증상 양상은 엄지두덩에 약간의 여파와 함께 엄지손가락 자체과 그 너머로 강렬한 감각이 나타나 엄지손가락 끝에서 통증이 더 증가하는 느낌이다(그림 7-40).

이곳 근육의 통증유발점 환자는 엄지손가락의 방아쇠손가락을 호소할 수 있으며 이 경우 대개 통증보다는 괴로운 양상이다. 컬 클립을 머리카락 속에 꽂는 것과 같은, 엄지손가락을 활용해 특정 활동을 할 수 없다는 것이 다른 전형적인 호소증상이다. 전체적으로 꽉쥐는 동작을 하는 능력이 손상되기 가장 쉽다.

통증유발점 활성화

이곳 통증유발점 활성화는 엄지손가락을 써서 강제적 흔들기, 비틀기, 당기기 등과 같은 동작을 하는 것 때문에 일어난다. 이로 인해 긴엄지굽힘근과 기타 엄지손가락 근육이 긴장된다.

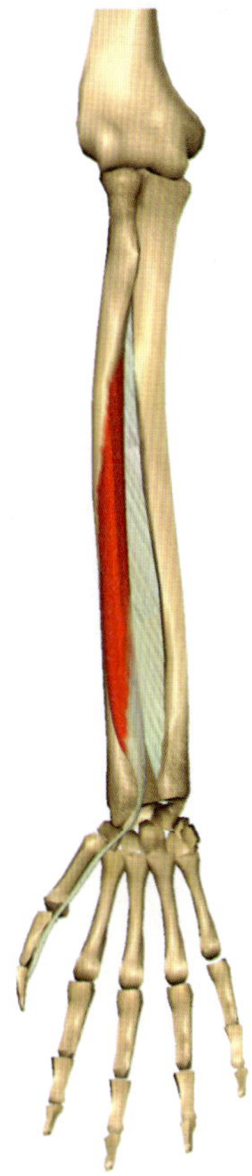

그림 7-39 긴엄지굽힘근 부착부위. 노뼈, 뼈사이막, 위팔뼈(널힘줄 갈래), 엄지손가락 끝마디뼈 기저부 등이다 (Reprinted with permission from *Life Art*, Lippincott Williams & Wilkins).

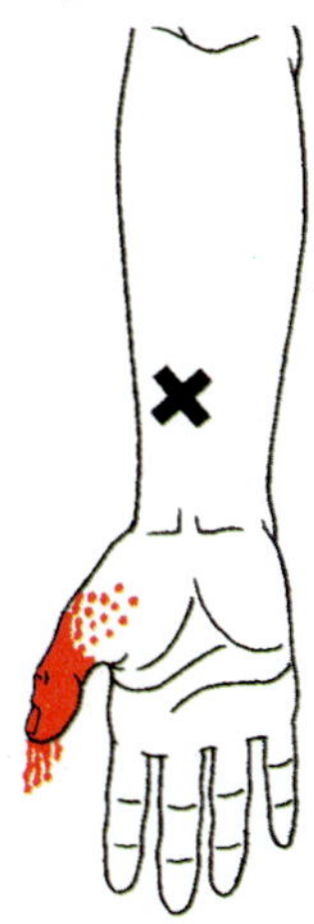

그림 7-40 긴엄지굽힘근 통증유발점과 연관구역. 통증유발점은 근육힘살 내부이며 이는곳으로부터 상당히 먼쪽에 강렬한 연관증상이 엄지 앞면에 나타나고 강렬한 연관증상 부위 위아래에 여파가 나타난다. 엄지손가락 넘어로 연관증상은 엄지손가락에 통증이 더 증가하는 느낌을 나타낸다 (Reprinted with permission from *Medi Clip*, Lippincott Williams & Wilkins).

스트레스인자와 지속인자

- 스키 지팡이를 오랫동안 사용하기
- 손잡이가 작은 망치나 기타 도구 사용하기
- 오랫동안 잡초뽑기
- 운전대를 오랫동안 꽉쥐기

주의사항

- 이는곳이 얕은손가락굽힘근보다 깊은 곳에 위치하므로 얕은 근육에 먼저 시행하지 않고는 치료받기 어려울 수 있다.

마사지 시 고려사항

- 이 부위는 대개 압통이 심하므로 주의해서 시행한다.
- 다른 여러 엄지손가락 근육들이 협조적인 하나의 단위로서 함께 작용해야 하므로 다른 여러 엄지손가락 근육들에 대해 반드시 시행한다.

집게폄근: 경직 손가락 (Extensor Indicis: Stiff Fingers)

집게폄근은 비교적 짧고 깊은 곳에 위치하며 다른 여러 집게폄근의 협동근이다(그림 7-41).

이는곳

- 자뼈 등쪽과 가쪽면의 아래쪽 1/5
- 뼈사이막

닿는곳

- 둘째 손허리뼈 머리

작용

- 손목과 집게손가락 폄
- 집게손가락 벌림 보조 가능성

통증유발점과 연관구역

통증유발점이 근육힘살 내부에서 생기며 강렬한 연관증상이 등쪽 손목의 아주 안쪽에 나타나며 이곳으로부터 약간의 여파가 검지손가락에 나타난다(그림 7-42).

이곳 통증유발점 환자는 바느질 바늘과 같은 대상물을 단단하게 움켜잡지 못하는 증상이나 통증을 호소할 가능성이 높다. 집게손가락을 이용해 세밀한 운동을 하는 능력이 손상된다.

통증유발점 활성화

통증유발점 활성화는 대개 손가락 움직임을 강제적이고 반복적으로 과사용하는 활동으로 인해 일어난다.

스트레스인자와 지속인자

- 기타줄 튕기기
- 바이올린 활 잡기
- 바느질 또는 자수 놓기
- 오랫동안 피아노 연주하기
- 손허리손가락관절에서 힘줄이 제자리로부터 벗어남

주의사항

- Travell과 Simons에 따르면, 집게폄근 통증유발점 활성으로 인한 신경포착은 관찰되지 않았다.

마사지 시 고려사항

- 집게폄근에 대해 세밀하게 시행하려면 뒤쪽면에서 가쪽 자뼈 부분에 시행하도록 주의한다.

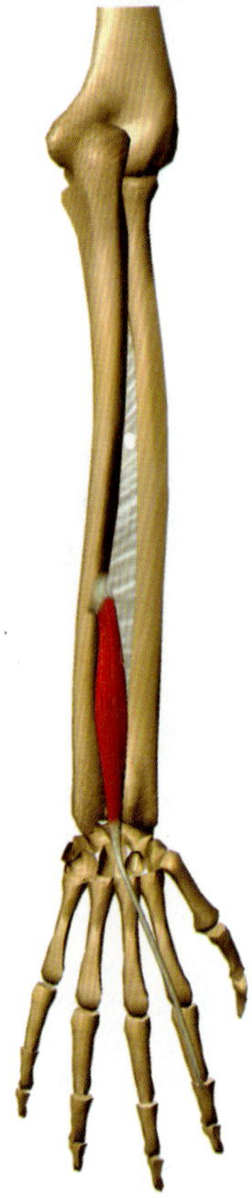

그림 7-41 집게폄근 부착부위. 자뼈 등쪽과 가쪽면의 아래쪽 1/5, 뼈사이막, 둘째 손허리뼈 머리(Reprinted with permission from *Life Art*, Lippincott Williams & Wilkins).

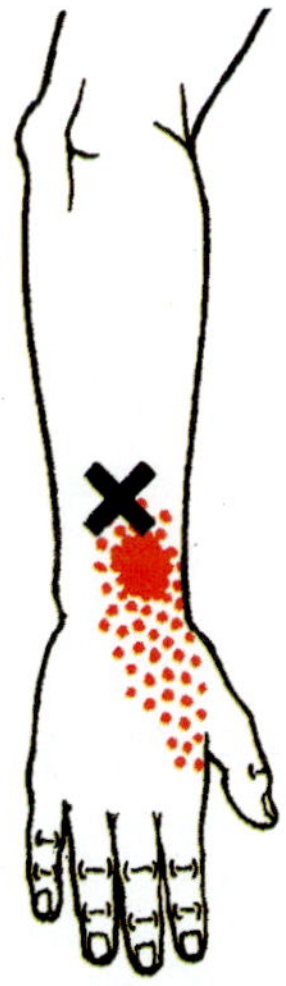

그림 7-42 집게폄근 통증유발점과 연관구역. 통증유발점은 아래팔 뒷면의 근육힘살 내부에 나타나며 강렬한 연관증상이 뒤가쪽 손목 부위에 나타난다. 강렬한 연관증상 부위 주위에 약간의 여파가 나타나고 손 뒤가쪽면을 따라 내려가며 퍼진다(Reprinted with permission from *Medi Clip*, Lippincott Williams & Wilkins).

뼈사이근과 벌레근: 헤베르덴결절 관련
(Interossei and Lumbricals: Associates of Heberden's Nodes)

뼈사이근은 인접한 두 개의 손허리뼈 사이에 위치한다. 벌레근은 뼈사이근이 아니지만, 비슷한 기능을 한다. 뼈가 아니라 다른 여러 근육의 힘줄에 고정된다는 점에서 일반적인 경우와 다르다.

이는곳

첫째 뼈사이근

- 첫째 손허리뼈 자쪽 모서리
- 둘째 손허리뼈 노쪽 모서리의 전체 길이부위

3개 등쪽 뼈사이근

- 둘째 셋째 손허리뼈 기저부 가쪽면
- 셋째 넷째 손허리뼈 기저부 안쪽면

3개 바닥쪽 뼈사이근

- 둘째, 넷째, 다섯째 손허리뼈 기저부 안쪽면

벌레근

- 손바닥 중간 부위에서 깊은손가락굽힘근의 4개 힘줄

닿는곳

첫째 뼈사이근

- 집게손가락 첫마디뼈 기저부

3개 등쪽 뼈사이근

- 집게손가락과 가운데손가락 가쪽면 첫마디뼈 몸통
- 가운데손가락과 반지손가락 안쪽면 첫마디뼈 몸통

3개 바닥쪽 뼈사이근

- 집게손가락 안쪽면 첫마디뼈 기저부
- 반지손가락과 새끼손가락 가쪽면 첫마디뼈 기저부

벌레근

- 4개 손가락 각각 부위의 폄근 널힘줄 노쪽면

작용

Travell과 Simons에 따르면, 이들 손 내재근의 작용을 이해하기 위해서는 손가락폄근이 각 손가락 첫마디뼈에 대해 강한 폄 동작을 일으키지만, 먼쪽 마디뼈 2개에 대해서는 약한 폄 동작만을 일으킨다는 점을 기억하는 것이 중요하다. 얕은손가락굽힘근은 중간마디뼈에 부착되어 첫마디뼈와 중간마디뼈에 굽힘동작을 일으킨다. 깊은손가락굽힘근은 끝마디뼈에 부착되어 끝마디뼈 그리고 더 몸쪽 마디뼈에 대해 굽힘동작을 일으킨다.

4개의 등쪽 뼈사이근과 3개의 바닥쪽 뼈사이근은 벌림, 모음, 돌림 동작에서 반대 작용을 하지만, 두 근육군은 벌레근과 더불어 손허리손가락관절에서 손가락 굽힘작용을 하고 끝마디뼈에서 폄작용을 한다. 뼈사이근과 벌레근은 첫마디뼈가 어느 정도 굽힘 상태일 때 먼쪽 2개 마디뼈에 폄작용을 한다.

- 등쪽 뼈사이근은 주요 가락열(main ray) 즉, 가운데 손가락으로부터 멀어지는 쪽으로의 벌림작용
- 바닥쪽 뼈사이근은 주요 가락열 쪽으로의 모음작용

통증유발점과 연관구역

일반적인 경우와 마찬가지로 통증유발점은 근육힘살 내부에 생긴다. 강렬한 연관증상이 집게손가락과 가운데손가락 노쪽 즉, 가쪽면을 따라 내려가며 손등쪽면을 가로질러 새끼손가락을 타고 여파가 생기다. 또한 손바닥 중앙과 집게손가락 바닥면에 나타나기도 한다(그림 7-43).

뼈사이근 통증유발점 환자는 손가락에 관절염 통증 증상을 호소할 수 있다. 해당 손가락이 심하게 경직되면 셔츠 단추채우기, 연필이나 펜으로 글씨쓰기, 움켜잡기와 같은 손 기능에 장애를 초래한다.

이 경우 **헤베르덴결절(Heberden's nodes)** 경우처럼 관절 통증과 부기를 호소할 수 있다. 헤베르덴결절은 뼈관절염이라고 생각하는 경우가 많으며 연조직이 팽대되고(결절), 때로는 부분적으로 뼈인 변화가 먼쪽 손가락뼈사이관절에서 끝마디뼈 어느 한쪽 측면의 등쪽면에 나타난다. Travell과 Simons에 따르면, 헤베르덴결절에 압통이 보이지만 실제 윤활막이나 뼈의 부기는 아니다. 관절에 압통 연관증상이 나타날 수 있다. 시간이 지나면 결절 압통이 줄어든다. Travell과 Simons에 따르면, 임상적으로 보면 이곳 근육의 통증유발점은 관절질환의 원인이 될 수 있다고 했다.

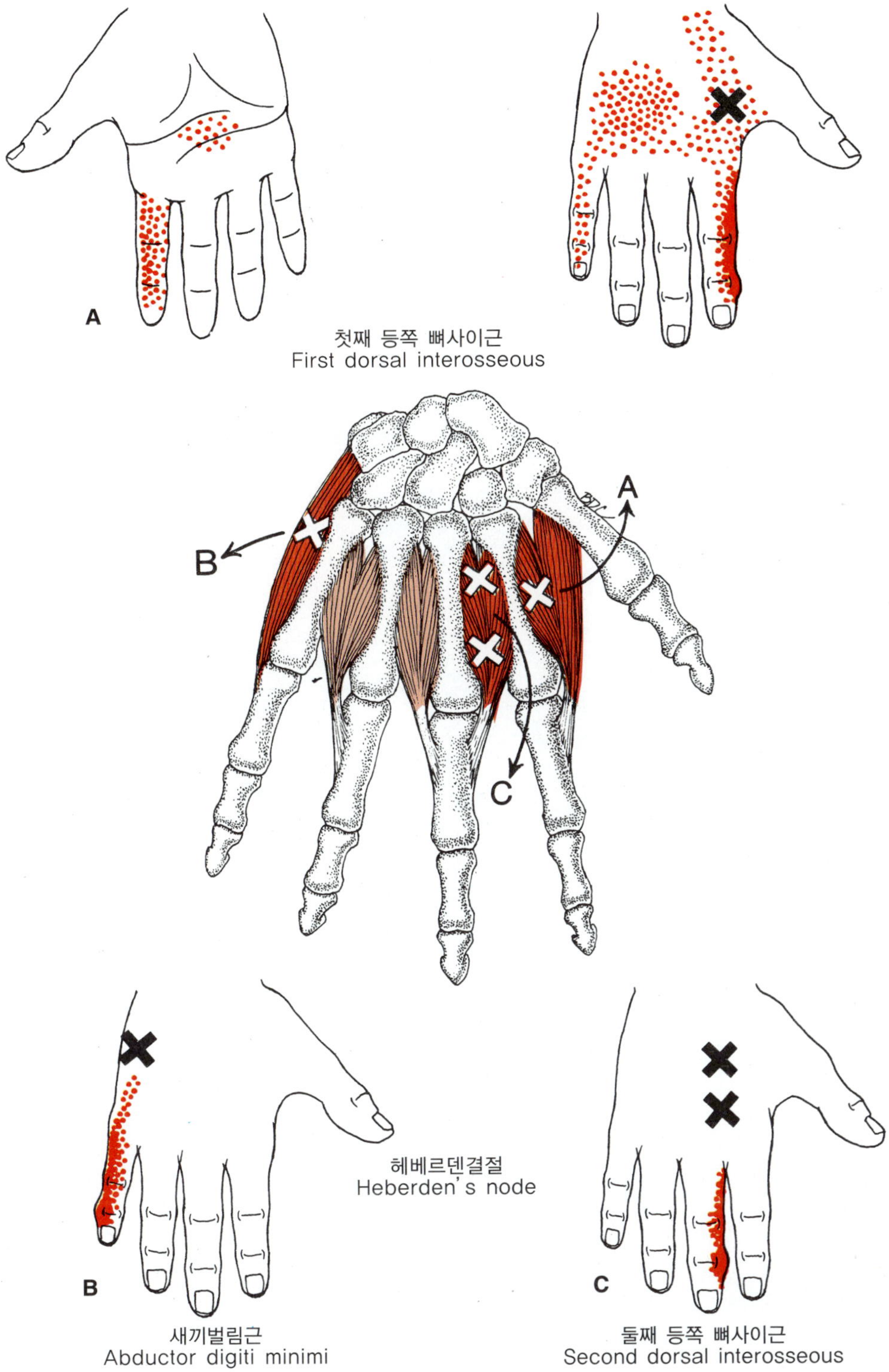

• **그림 7-43** 벌레근, 등쪽 뼈사이근의 부착부위, 통증유발점, 연관증상(Reprinted with permission from Simons DG, Travell JG, Simons LS. *Upper Half of Body.* 2nd ed. Baltimore: Lippincott Williams & Wilkins, 1999, *Travell & Simons' Myofascial Pain and Dysfunction: The Trigger Point Manual;* 1권, 787쪽 그림 40.1).

통증유발점 활성화

이곳 근육 통증유발점은 작은 물건을 단단하게 잡고 손과 손가락을 움직여야 하는 침모, 화가, 조각가, 정비사의 경우처럼 지속적인 또는 반복적인 집게잡기가 대개 원인이 된다.

스트레스인자와 지속인자

- 반복적인 또는 지속적인 집게잡기
- 관절염의 관절기능 왜곡과 연관된 비정상적 손 역학으로 인한 긴장 상승

주의사항

- 헤베르덴결절이 보이면 손가락이 매우 민감한 상태이므로 부드럽게 시행한다.
- 뼈관절염이 존재하면 매우 주의한다.

마사지 시 고려사항

- 몇 가지 유형의 뼈관절염을 지연시키거나 진행을 막으려는 조기 치료에서는 통증유발점 비활성화와 지속인자 제거가 중요하다.
- 헤베르덴결절의 존재는 뼈사이근 통증유발점 환자에서 흔히 보이는 소견이다.

새끼벌림근 (Abductor Digiti Minimi)

새끼벌림근은 등쪽 뼈사이근과 섬유배열이 평행이다 (그림 7-44).

이는곳

- 콩알뼈

닿는곳

- 새끼손가락 첫마디뼈 기저부 안쪽면

작용

- 새끼손가락을 주요 가락열로부터 멀어지는 방향으로 벌림

통증유발점과 연관구역

통증유발점이 근육힘살에 생길 수 있으며 강렬한 연관증상이 새끼손가락 등쪽에 나타나고, 약간의 여파가 다섯째 손허리뼈와 **새끼두덩(hypothenar eminence)**에 나타난다. 새끼두덩은 언덕처럼 살이 도톰한 근육조직이며 다섯째 손허리뼈에서 안쪽 손목까지 덮는다(그림 7-45).

이곳 통증유발점 환자는 주로 새끼손가락의 통증과 경직 증상을 호소한다.

통증유발점 활성화

주로 엄지손가락 맞섬 동작으로 물체를 오랫동안 반복적으로 잡는 운동의 새끼손가락 과사용으로 인해 생긴다.

스트레스인자와 지속인자

- 새끼손가락의 반복적 과사용
- 새끼손가락의 헤베르덴결절

주의사항

- 헤베르덴결절이 보이면 손가락이 매우 민감한 상태이므로 부드럽게 시행한다.
- 뼈관절염이 존재하면 매우 주의한다.

마사지 시 고려사항

- 몇 가지 유형의 뼈관절염을 지연시키거나 진행을 막으려는 조기 치료에서는 통증유발점 비활성화와 지속인자 제거가 중요하다.

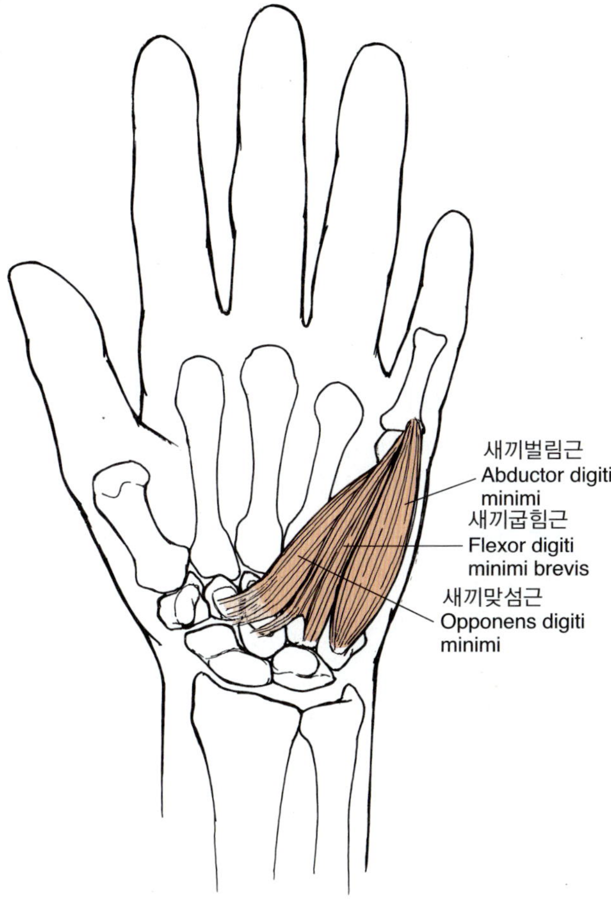

● **그림 7-44** 새끼벌림근 부착부위. 콩알뼈, 새끼손가락 첫마디뼈 기저부 안쪽면(Reprinted with permission from Oatis CA. *Kinesiology. Baltimore, MD:* Lippincott Williams & Wilkins).

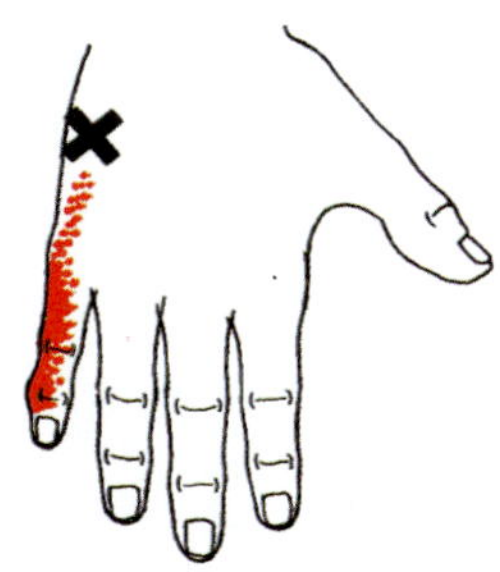

● **그림 7-45** 새끼벌림근 통증유발점과 연관구역. 통증유발점은 근육힘살에 생기며 강렬한 연관증상이 새끼손가락 뒷면과 조금 위쪽에 나타나며 약간의 여파가 나타난다 (Reprinted with permission from *Medi Clip,* Lippincott Williams & Wilkins).

팔, 손목, 손의 신경근치료
(Arm, wrist, and Hand Neuronmuscular Therapy Routine)

이곳의 일상치료에서 환자는 바로누운자세를 취한다. 가온, 이완법으로 시작해, 팔, 위팔과 어깨와 팔꿈치 사이를 평가한 후, 압박과 페트리사지한다. 비디오 아이콘은 교재의 페이지에 동영상 클립이 수록되었다는 표시이다.

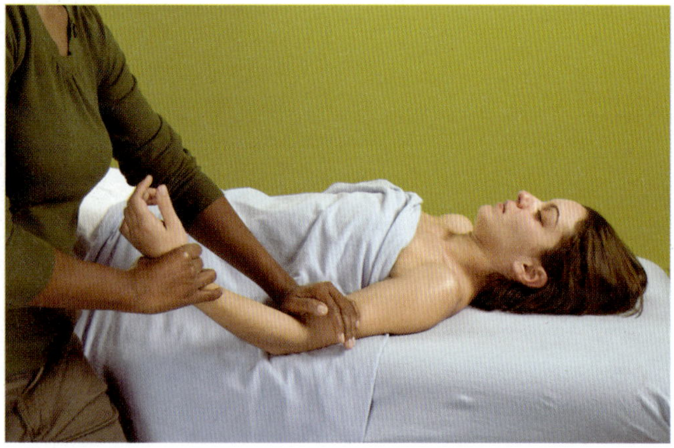

• 일상치료 7-1(Routine 7-1)

위팔두갈래근 DVD VIDEO

바로누운 자세에서 위팔에 윤활제를 처치하고 잡는다.

1. 닿는곳으로부터 이는곳 쪽으로 움직이면서 환자의 팔꿈치 폄 동작을 하고, 활주 손바닥 스트로크 또는 손바닥 둔덕(heel of hand)으로 스트로크하며, 이어서 이번에는 닿는곳으로부터 이는곳 쪽으로 엄지손가락을 활용해 근육 스트립핑한다. 두 근육힘살의 안쪽과 가쪽면을 모두 지나도록 주의한다(일상치료 7-1).

---

2. 넓은 가로마찰법과 세로마찰법을 근육힘살에 시행한다(일상치료 7-2).

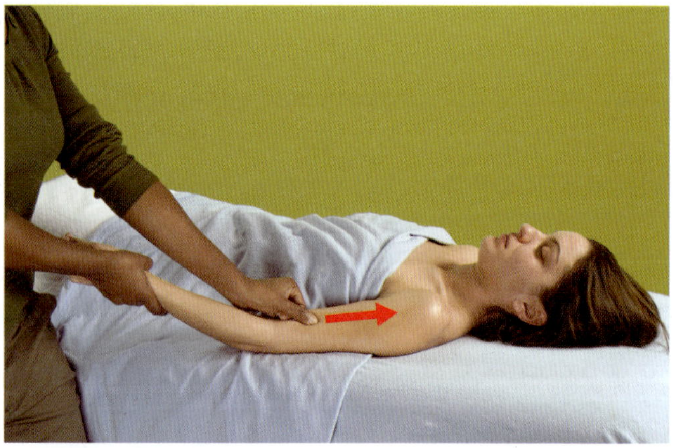

• 일상치료 7-2

---

3. 원형, 가로, 세로마찰법으로 긴갈래와 짧은갈래 힘줄을 분리한다(일상치료 7-3). 두갈래근고랑에 위치한 긴갈래 힘줄을 분리한다. 부리돌기 위치의 이는곳에 시행할 때에는 앞어깨세모근을 지나며 압을 가해 짧은갈래 힘줄에 대해 시행한다(일상치료 7-4).

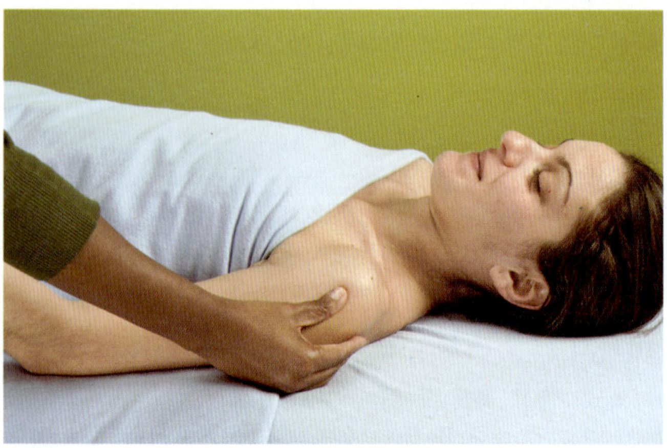

• 일상치료 7-3

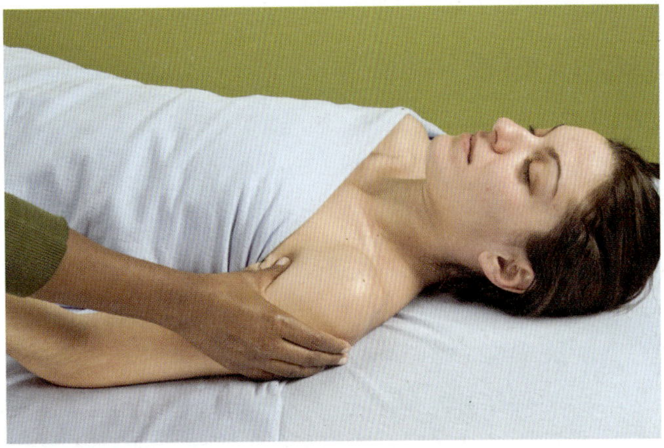

일상치료 7-4

4. 팔꿈치 주름 노쪽 밑으로 약 2.5~5cm 위치의 노뼈거친면 닿는곳에 시행한다. 거친면을 찾고 이어서 전체 팔 엎침 동작을 하면서 거친면 쪽을 향해 누르면, 접근하기 가장 좋다. 압통이 가라앉기 시작할 때까지 조직을 마찰하고 고정한다(일상치료 7-5).

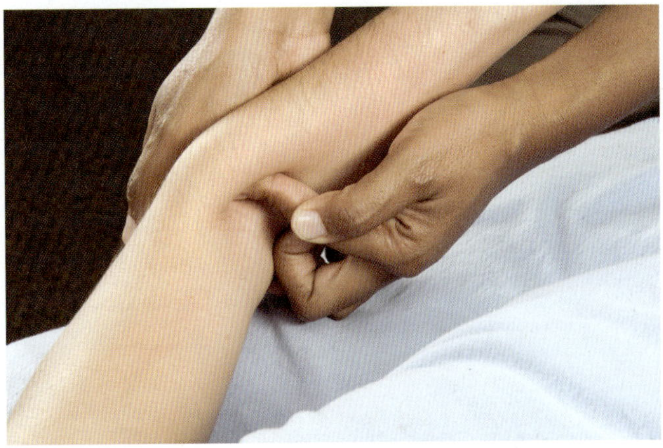

일상치료 7-5

부리위팔근 DVD VIDEO

1. 팔을 벌려 몸으로부터 90° 이하만큼 떨어지고 손바닥이 위를 보도록 한다.

2. 이는곳으로부터 닿는곳 쪽으로 엄지 스트립핑을 위팔뼈 중간지점으로부터 팔 안쪽을 따라 위로 시행하되 활주 동작이 큰가슴근에 닿아 멈출 때까지 한다. 이제 근육 길이 방향을 따라 마찰법을 시행한다(일상치료 7-6).

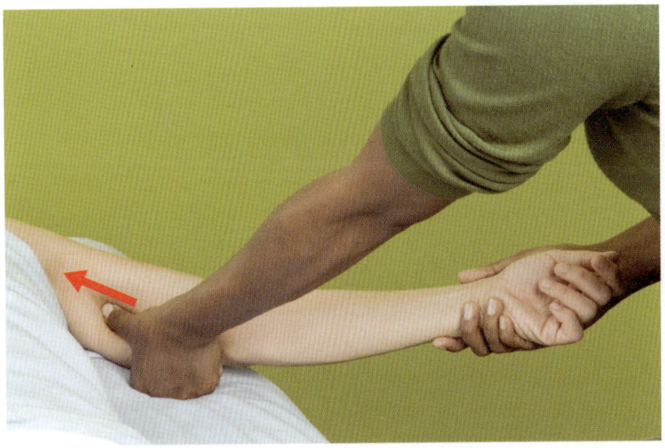

일상치료 7-6

3. 원형, 가로, 마찰법으로 부리돌기 위치의 이는곳에서 힘줄을 분리한다(일상치료 7-7).

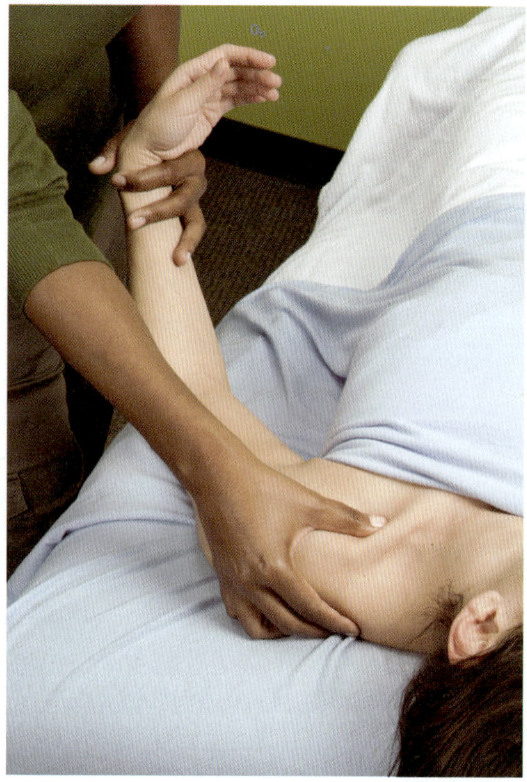

• 일상치료 7-7

위팔근 DVD VIDEO

1. 환자의 팔을 조금 굽히고 엄지손가락으로 위팔두갈래근 안쪽과 가쪽을 스트로크한다(닿는곳부터 이는곳으로). 한 번에 한손 엄지손가락으로 압을 가하면서 가쪽 부분에 대해서는 위팔두갈래근 가쪽에 스트로크하고 안쪽 부분에 대해서는 위팔두갈래근 안쪽에 한다. 가로 마찰법과 통증유발점이완법을 모든 긴장띠에 대해 시행한다(일상치료 7-8).

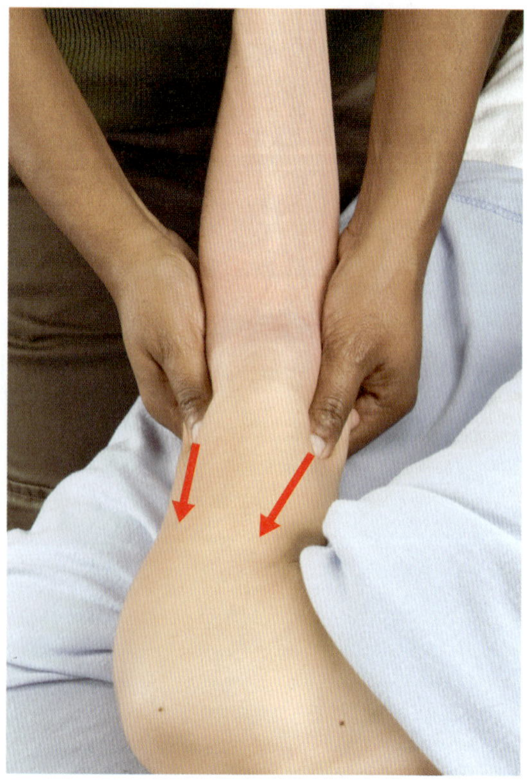

• 일상치료 7-8

2. 위팔근을 위팔두갈래근 주위를 집게쥐기법으로 양쪽에서 분리하고, 고정해 근막이완법을 시행한다. 이때 반드시 팔을 지지해야 한다(일상치료 7-9).

3. 자뼈거친면 부위의 닿는곳 위치에 마찰법을 시행한다. 노뼈거친면으로부터 가로지른 위치이며 위팔 자쪽의 팔꿈치주름에 조금 더 가까운 곳이다(일상치료 7-10).

4. 손바닥 둔덕으로 지속압박을 가해 위팔근 치료를 마무리하되 팔꿈치 폄 동작을 하고, 이어서 깊게 에플루라지를 팔꿈치부터 위팔뼈 앞쪽 몸통 중간지점까지 시행해 후 마무리한다(일상치료 7-11).

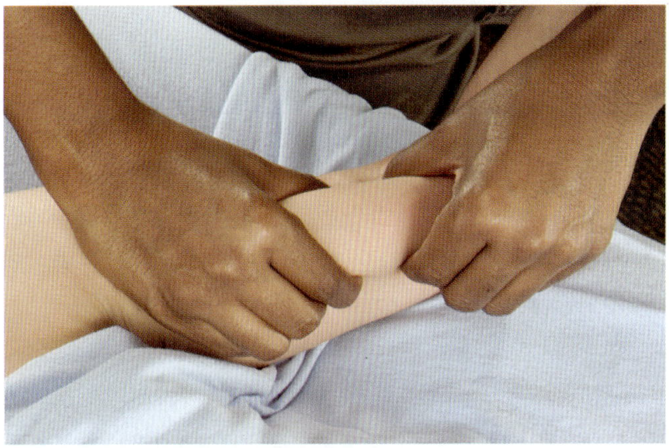

• 일상치료 7-9

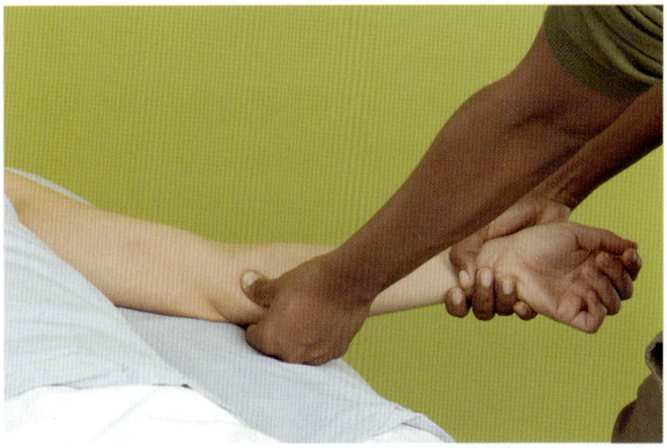

• 일상치료 7-10

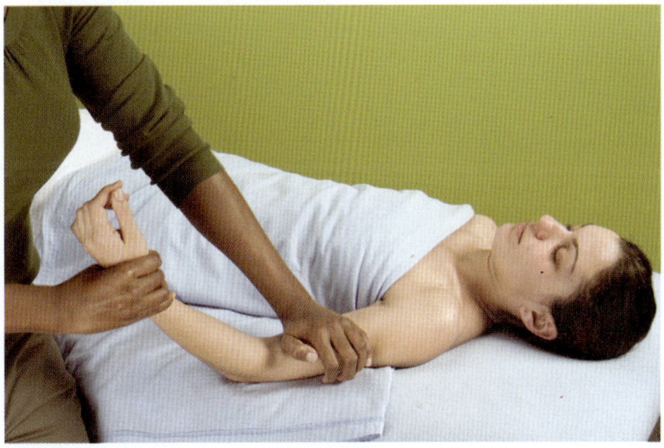

• 일상치료 7-11

위팔노근

환자에게 팔을 중립자세로 옆에 두도록 한다(엄지손가락이 천정을 향함)

1. 압박과 페트리사지 방법으로 가온시킨다. 엄지손가락과 다른 여러 손가락으로 집게압박을 해서 근막이완시킨다(일상치료 7-12).

   주의: 집게압박법으로 위팔노근을 분리시킬 때, 위팔노근 부착부위보다 먼쪽의 관절융기위능선을 따라 이는 곳하는 긴노쪽 손목폄근도 잡은 상태이다

주의: 아래팔에 윤활제를 처치한다.

2. 환자의 손목을 잡고 위팔노근을 먼쪽으로부터 몸쪽으로 근육 스트립핑한다. 긴장띠를 분리해 직접 지속 압박을 가하면서 환자의 아래팔은 능동적으로 또는 수동적으로 엎침-뒤침 동작을 한다. 통증유발점을 분리해 통증유발점 압을 가한다(일상치료 7-13).

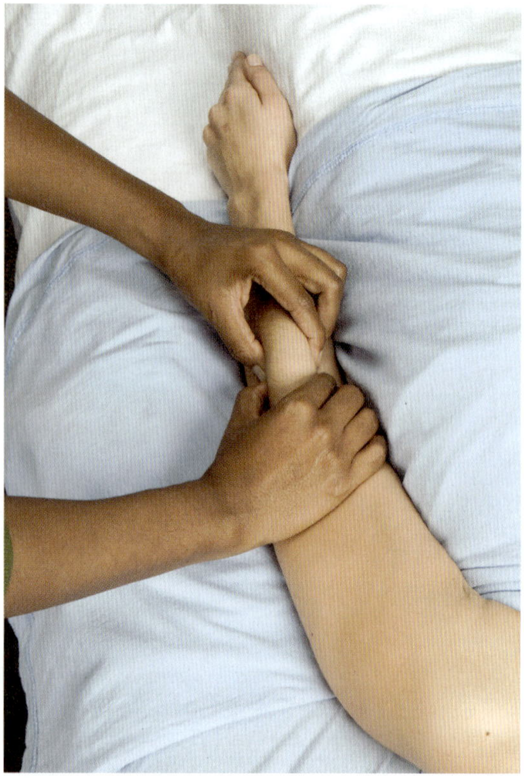

• 일상치료 7-12

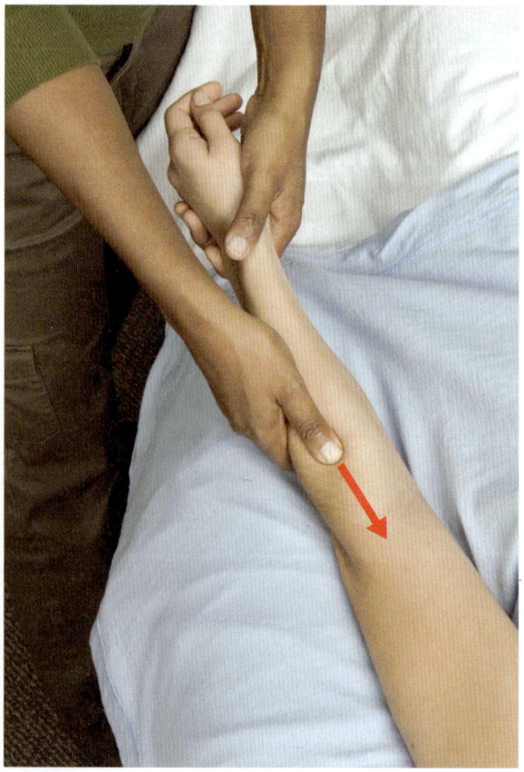

• 일상치료 7-13

3. 위팔뼈 관절융기위능선을 따르는 이는곳에 마찰법을 시행하고, 이어서 필요하면 통증유발점 압박을 가한다. 또한 치료하는 동안 환자가 팔을 중립위치로 유지하기 어려워하면 환자의 손을 배에 올려 접근하기도 한다(일상치료 7-14).

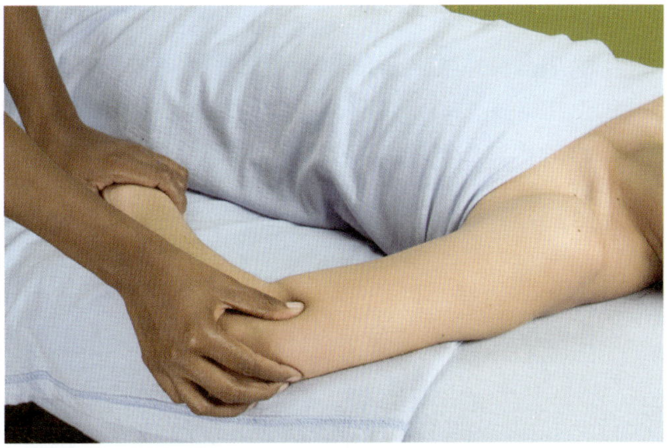

• 일상치료 7-14

뒤침근

주의: 환자의 팔을 중립위치로 옆에 둔다.

1. 뒤침근은 위팔노근 힘살 바로 밑에 위치하며 몸쪽 자뼈에 부착되었다가 돌아감아 나온 후, 노뼈 몸쪽 1/3 안쪽 표면에 닿게 된다(일상치료 7-15). 이곳을 치료할 때에는 손가락 레플루라지와 마찰법을 활용해 위팔노근과 긴노쪽 손목폄근을 거쳐 압박을 가한다. 이어서 집게 압박을 깊게 위팔노근에 가한다(일상치료 7-16).

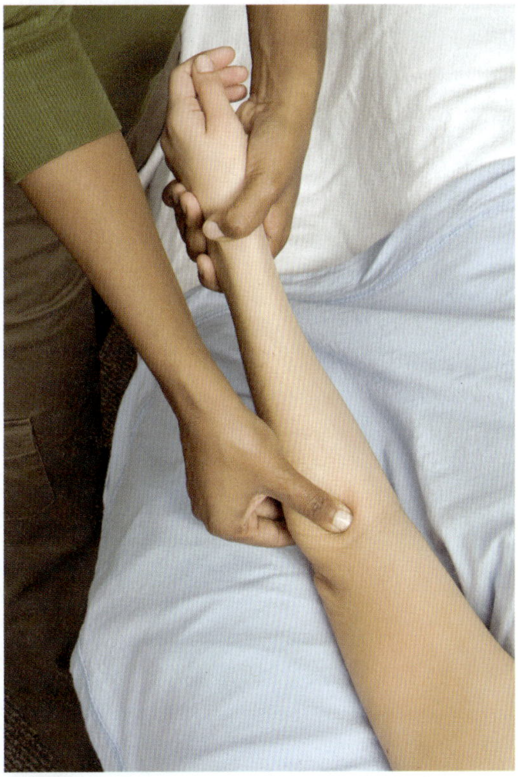

• 일상치료 7-15

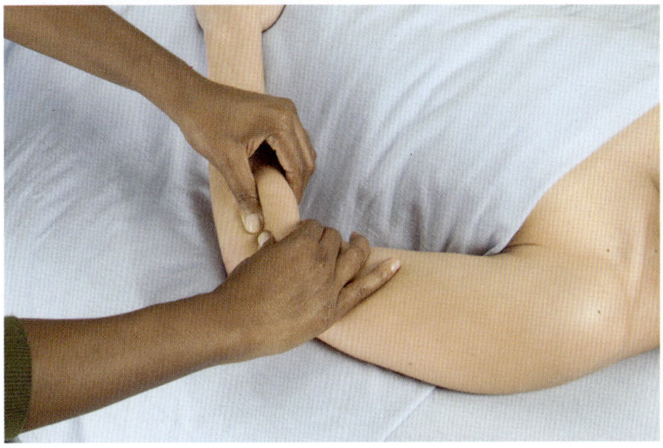

• 일상치료 7-16

2. 얕은 근육을 먼저 가쪽으로, 이어서 안쪽으로 젖히면서 각 측면으로부터 위팔노근과 긴노쪽 손목폄근 깊은 곳으로 노뼈를 향해 압박을 가해 뒤침근이 노뼈에 부착되는 부위를 분리한다(일상치료 7-17).

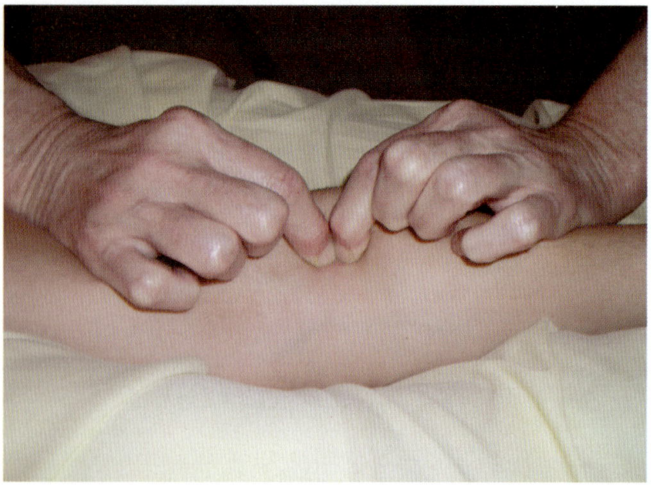

• 일상치료 7-17

3. 이곳에 대한 부드러운 마찰법도 효과적인 치료법이다. 또한 수동적 엎침-뒤침 동작을 활용한 가동술과 결합해 치료할 수도 있다.

4. 끝으로 팔이 중립위치에 놓이도록 손목을 잡은 채, 노뼈 붓돌기로부터 위팔뼈 관절융기위능선쪽으로 전체 위팔노근에 걸쳐 깊게 엄지로 스트립핑한다. 이렇게 하면 위팔노근과 뒤침근에 대한 치료가 효과적으로 마무리된다(일상치료 7-18).

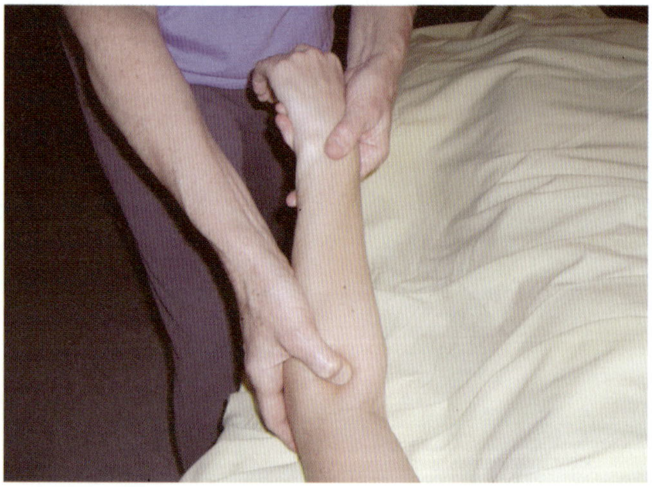

• 일상치료 7-18

폄근

환자의 팔꿈치가 30° 이고 엎침 상태가 되도록 한다. 아래 팔 밑에 작은 받침대를 두면 환자가 더 편안해 할 수 있다.

1. 손바닥 둔덕 또는 너클(knuckles)을 활용해 손목 부위로부터 위팔뼈 가쪽 위관절융기의 이는곳까지 근육힘살에 에플루라지한다(일상치료 7-19).

---

2. 엄지 스트립핑을 먼쪽으로부터 위팔뼈 가쪽 위관절융기까지하여 폄근에 시행한다. 이들 근육 각각을 분리하기 어렵다면 환자에게 해당 손가락을 움직여 보도록 요청해 각 근육의 움직임을 느낄 수 있다(일상치료 7-20).

---

3. 이제 넓은 가로, 세로, 원형마찰법을 시행하고 아울러 필요에 따라 근육힘살에 통증유발점 압박을 가한다.

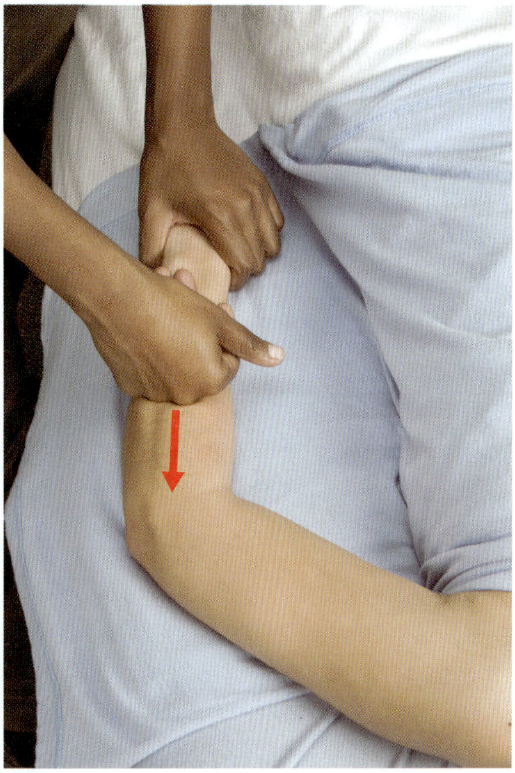

• 일상치료 7-19

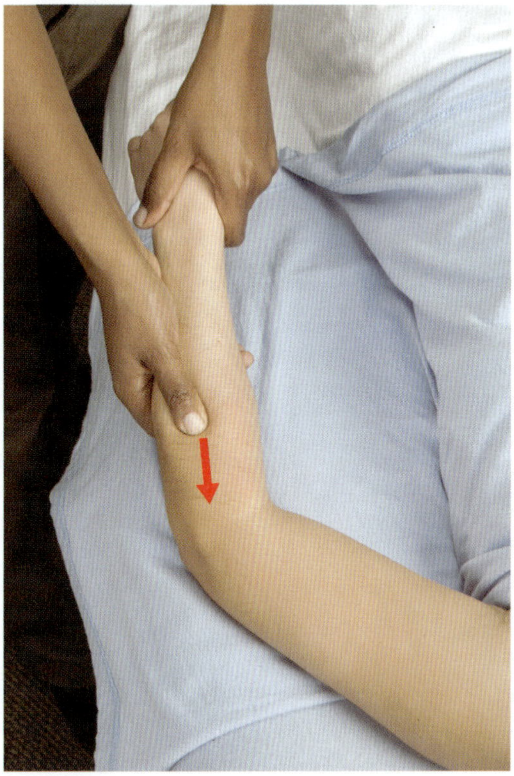

• 일상치료 7-20

4. 넓은 가로와 원형마찰법을 위팔뼈 가쪽 위관절융기의 폄근 이는곳에 대해 시행한다. 온힘줄은 아래팔 최대 엎침 상태에서 가장 잘 만져진다(일상치료 7-21).

5. 닿는곳으로부터 이는곳 쪽으로, 너클(knuckles)의 넓은 부분을 활용해 깊게 에플루라지한다. 이 때 손바닥 둔덕을 활용해 스트로크한다.

6. 손목의 폄근 힘줄과 폄근지지띠에 대해 세로마찰법과 가로마찰법을 시행한다.

7. 닿는곳으로부터 이는곳 쪽으로 너클 또는 손바닥 둔덕을 활용해 폄근 부위에 깊게 에플루라지를 몇 회 시행해 마무리한다.

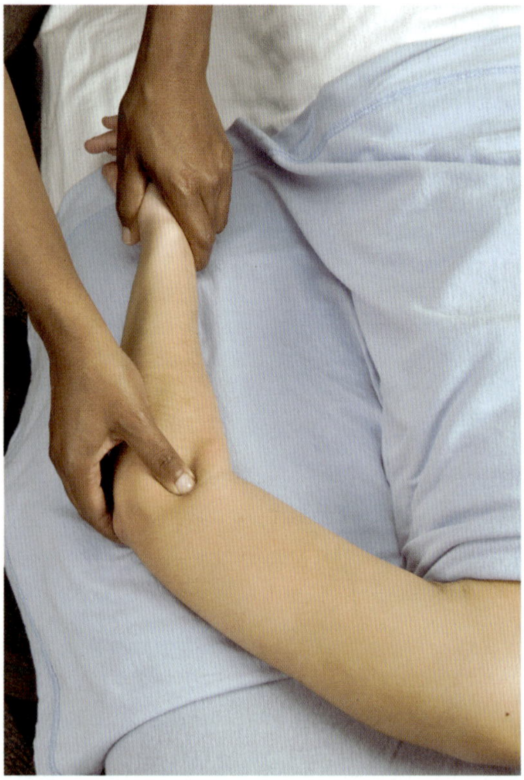

• 일상치료 7-21

팔꿈치근 DVD VIDEO

환자의 팔을 팔꿈치가 30° 이고 엎침 상태인 자세로 놓는다.

1. 팔꿈치근은 팔꿈치 바로 먼쪽으로 가쪽 위관절융기와 팔꿈치머리 사이에 뒤쪽 몸쪽 자뼈를 따라 위치한다. 양손 엄지손가락을 활용해 먼쪽으로부터 몸쪽으로 근육 스트립핑으로 가온시킨다. 또한 가로마찰법과 세로마찰법을 시행한다. 필요한 모든 곳에 대해 통증유발점 압박을 유지한다(일상치료 7-22).

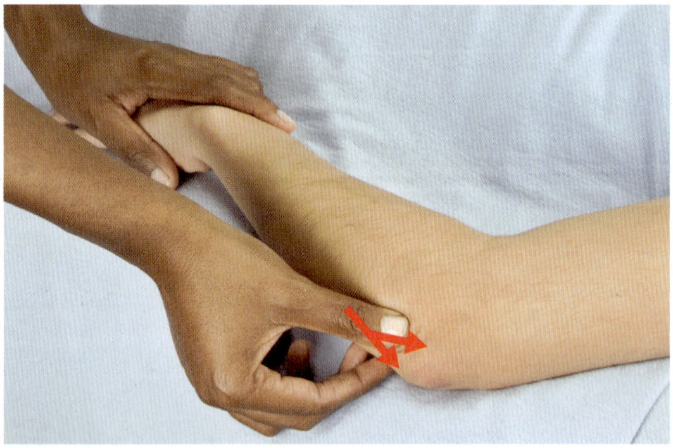

• 일상치료 7-22

2. 끝으로 먼쪽으로부터 몸쪽으로 에플루라지를 추가로 시행한다.

굽힘근과 원엎침근

환자의 팔을 뒤침 자세로 놓고 손목을 잡거나 편안하게 작은 받침대를 댄다.

1. 먼쪽으로부터 몸쪽으로 에플루라지로 해당 부위를 세밀하게 가온시키고 이완시킨다(일상치료 7-23).

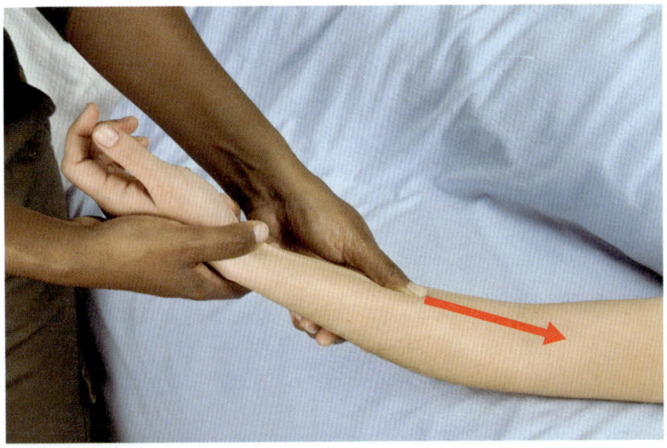

• 일상치료 7-23

2. 공통굽힘근군에 대해 근육 스트립핑으로 손목으로부터 위팔뼈 안쪽 위관절융기의 공통 이는곳 쪽으로 세밀하게 시행한다. 엄지손가락 스트립핑을 하면서 섬세하게 원엎침근, 노쪽 손목굽힘근, 긴손바닥근, 자쪽 손목굽힘근, 얕은손가락굽힘근, 깊은손가락굽힘근 등을 분리해 확인한다. 얕은 층이 부드러워졌으면 더 깊게 가하기 시작해 첫째 얕은손가락굽힘근에 대해 시행하고, 이어서 깊은손가락굽힘근에 시행한다. 개별 근육을 분리하기 어려우면, 환자에게 해당 손가락을 움직여 보도록 요청해 치료사가 팔을 따라 위로 활주할 때 각 근육의 움직임을 느껴본다(일상치료 7-24).

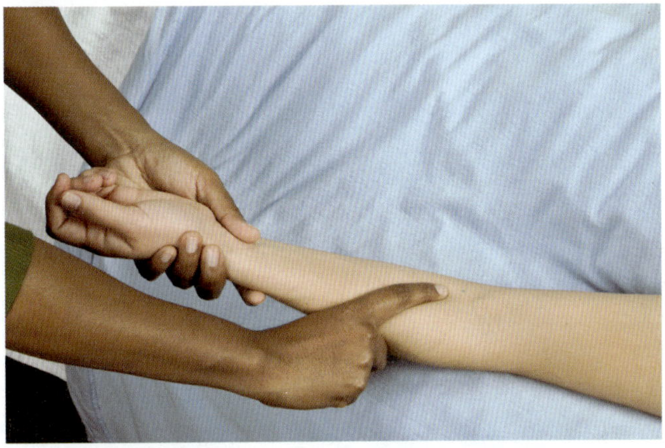

• 일상치료 7-24

3. 가로, 세로, 원형마찰법을 시행한다. 통증유발점이 관찰되면 통증유발점 압박법으로 이완시킨다.

4. 특히 원엎침근에 대해서는 아래팔 중간 가쪽 노뼈로부터 위관절융기 쪽을 향해 마찰법을 시행한다. 사진에 보이는 것처럼 팔꿈치 주름 먼쪽 위치에 처음으로 확인되는 근육이며 빗각으로 지난다. 필요하면 통증유발점 압박법으로 통증유발점을 이완시키고, 근육섬유를 엄지손가락으로 압박하면서 수동적 엎침-뒤침 동작으로 가동술을 적용한다(일상치료 7-25).

5. 특히 위팔뼈 안쪽 위관절융기의 온힘줄 이는곳에 대해 가로마찰법을 시행한다. 모든 유착이나 통증유발점을 마찰법으로 분리하고 통증유발점 압박법으로 통증유발점을 이완시킨다.

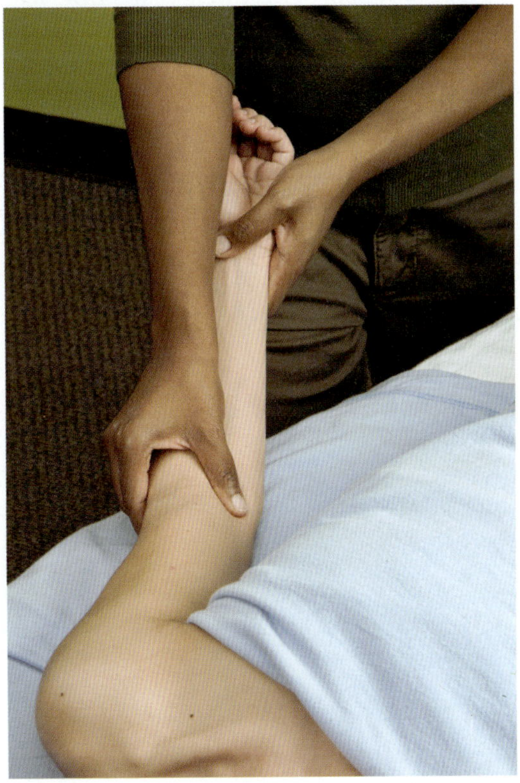

• 일상치료 7-25

6. 세로마찰법과 가로마찰법을 아래팔근막(굽힘근지지띠가 손목 몸쪽으로 연장된 부분)에 대해 시행하며 이어서 굽힘근지지띠(손목 부위의 가로손목인대)에 대해 시행한다. 또한 손목을 지나가는 굽힘근 힘줄에 마찰법을 시행하며 이때 긴손바닥근 힘줄이 아래팔근막 바깥에 위치하는 것이 보인다.

7. 손목으로부터 팔꿈치까지 에플루라지를 깊고 넓게 시행하여 마무리한다.

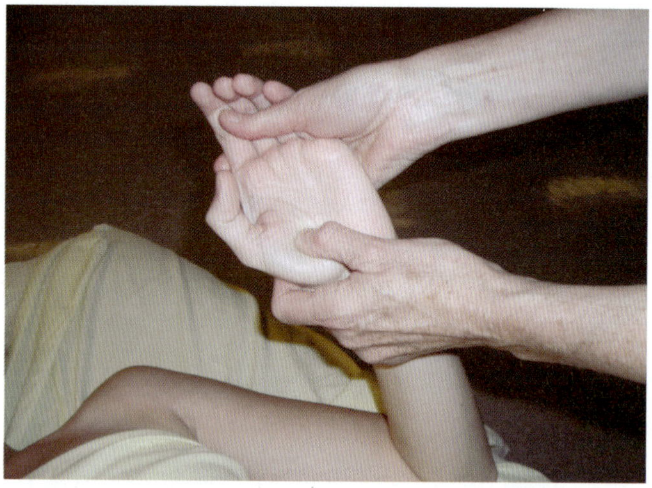

• 일상치료 7-26

손 DVD VIDEO

1. 손바닥치료, 쥐어짜기, 엄지손가락 활주, 직접압박 등을 손 바닥면과 등쪽면 여러 근육에 시행한다. 특히, 폄근지지띠, 아래팔근막, 굽힘근지지띠에 대해서는 엄지손가락 활주와 마찰법을 시행한다(일상치료 7-26).

2. 특히 엄지맞섬근과 긴엄지굽힘근 힘살과 엄지손가락 기저부 이는곳 지점을 엄지손가락 활주와 가로마찰법으로 분리한다(일상치료 7-27).

3. 또한 엄지모음근을 엄지손가락 활주법과 가로마찰법으로 분리한다. 가운데 손허리뼈를 따라 위치하는 이는곳에 시행하도록 주의한다. 또한 집게압박법으로 근육힘살에 시행하면서 아울러 가동술을 쓸 수 있다(일상치료 7-28).

4. 새끼두덩 여러 근육에 대해 동일한 방법을 시행한다.

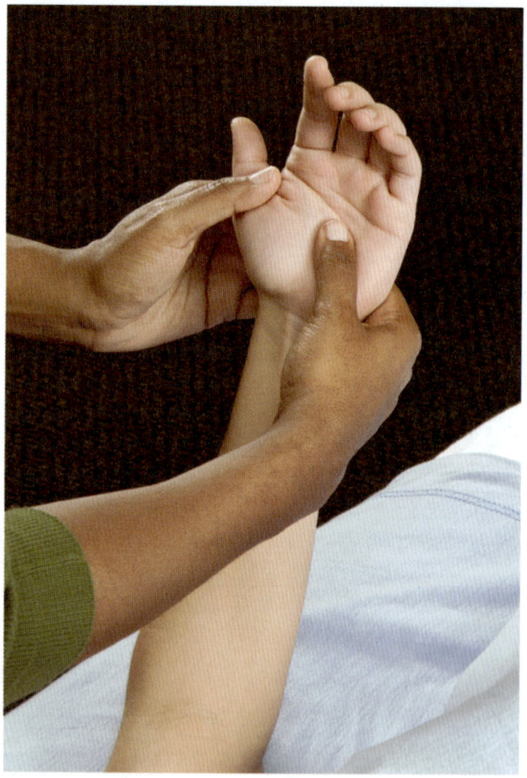

• 일상치료 7-27

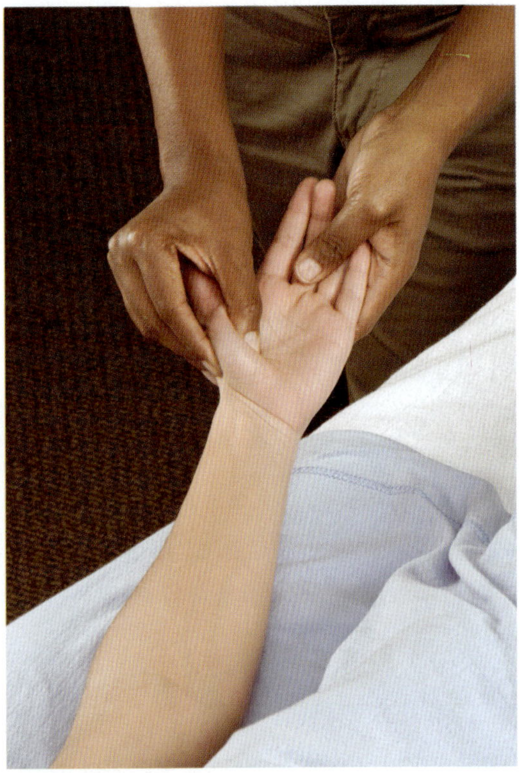

• 일상치료 7-28

위팔세갈래근 DVD

환자는 엎드린 자세를 취하고 팔을 몸에 대해 90° 가 되도록 치료대 위에 가로질러 놓고 팔꿈치는 굽혀 아래팔이 치료대 밖으로 오도록 한다. 윤활제를 처치한다.

1. 압박, 에플루라지, 페트리사지 방법으로 뒤쪽 위팔 부위를 가온시킨다. 이곳에서 관찰되는 모든 근육긴장 항진을 이완시킨다(일상치료 7-29).

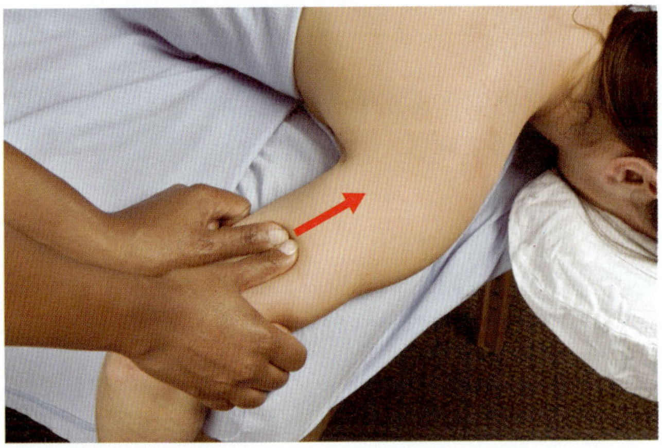

• 일상치료 7-29

---

2. 위팔세갈래근 근육힘살 세 곳을 팔꿈치머리 닿는곳으로부터 어깨뼈 겨드랑이 모서리와 위팔뼈 위쪽 뒤쪽 몸통 부위의 이는곳 쪽을 향해 근육 스트립핑한다. 각 이는곳의 위치를 찾는 좋은 방법은 환자에게 팔을 펴도록 요청하면서 치료사는 아래팔에 압을 가해 아래팔이 움직이지 않도록 하는 것이다. 각 이는곳에서 수축을 느낄 수 있을 것이다(일상치료 7-30).

3. 가로마찰법을 아래와 같은 이는곳에 시행한다.
   - 긴갈래: 어깨뼈 관절오목아래 결절, 작은원근과 큰원근 사이 위치
   - 안쪽 갈래: 나선고랑 밑(먼쪽) 위팔뼈 뒤쪽
   - 가쪽 갈래: 나선고랑 위(몸쪽) 위팔뼈 뒤쪽(뒤어깨세모근을 거쳐 더 깊게 압을 가해야 함)

4. 근육힘살에 대해 가로마찰법과 세로마찰법을 시행하고 아울러 필요하면 통증유발점 압박을 실시한다.

주의: 위팔뼈 뒤쪽 나선고랑은 뒤어깨세모근 먼쪽 모서리와 동일한 선에 위치해 찾기 쉽다. 환자에게 팔꿈치를 저항에 대항해 펴도록 요청하면 부착부위가 쉽게 확인된다.

---

5. 자뼈 팔꿈치머리의 온힘줄과 공통 닿는곳에 대해 원형마찰법과 가로마찰법을 시행한다. 길고 두꺼운 힘줄이라는 점을 기억해야 하며 통증유발점이 존재할 수 있으므로 세밀하게 시행한다.

---

6. 필요하면 온힘줄에 대해 통증유발점 압박법을 시행한다(일상치료 7-31).

---

7. 닿는곳으로부터 이는곳 쪽으로 에플루라지를 깊고 넓게 시행하여 마무리한다(일상치료 7-32).

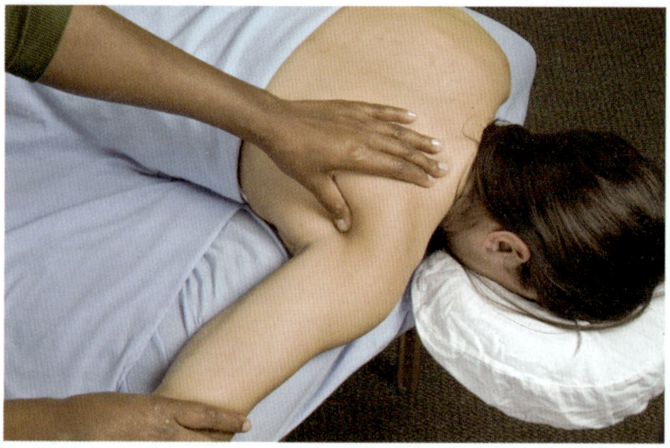

일상치료 7-30

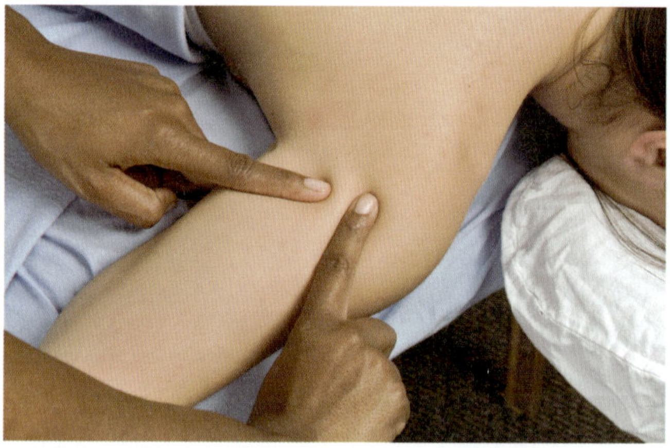

일상치료 7-31

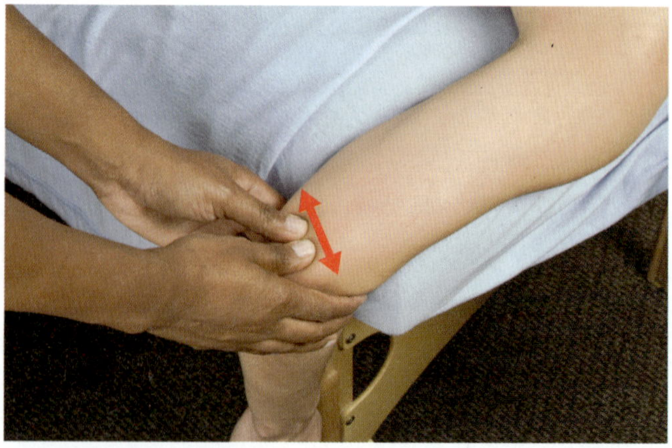

일상치료 7-32

증례연구 7-1

• *Mary : 팔, 손목, 손 통증 환자*

배경

Mary는 주요 대학의 프로그램 책임자이다. 자신에게 손목굴증후군이 있는지 염려되어 재활의학전문의에게 방문했다. 의사는 여성에게 몇 가지 간단한 검사를 하고는 손목굴증후군이 아니라는 결론을 내렸다. 여성이 매일 오랜 시간을 컴퓨터 앞에서 보낸다는 사실을 확인하고는 여성에게 신경근치료를 받도록 의뢰했다.

치료

Mary의 이야기를 주의깊게 듣고 나서 치료사는 여성이 통증을 느끼는 부위와 어떤 감각을 느끼는지에 대해 몇 가지 질문을 했다. 치료사는 이어서 Mary에게 간단한 손목굴증후군 검사를 실시했고 음성이었다. Mary는 이 검사가 이전의 의사가 했던 그 검사라고 했다.

Mary가 말하는 통증은 팔꿈치로부터 손목까지 아래팔 부위의 아픔 증상이며 손가락의 저림 통증이었다. 치료사는 신경근치료를 했다. 치료사는 Mary 작업환경에서의 인간공학 정황에 대해 물었고 이를 어느 정도 재배열하고, 이제부터는 의자 끝에 앉기보다 의자 뒤로 깊숙이 앉도록 하는 것에 대해 제안했다.

비평적 사고 문제

1. 이 환자에 대해 어느 곳에서 시작하겠는가?
2. 팔과 위팔의 어느 근육이 특히 손목과 손으로 연관증상을 나타내는가?
3. 마사지사가 왜 환자의 작업환경에 대한 제안을 했는가?
4. 손목굴증후군을 확인하기 위한 간단한 검사법을 조사해 찾아보자. 검사법의 명칭은?
5. 신체 다른 여러 부위의 근육에서 통증유발점 활성을 점검해야 하는가? 그렇다면 구체적으로 어떤 근육인가?

증례연구 7-2

• *Paul : 팔꿈치와 뒤쪽 어깨 통증, 손가락 무감각 증상 남성*

배경

Paul은 자신에게 손가락 무감각 증상이 있다는 말을 들은 친구의 추천으로 신경근치료사에게 의뢰되었다. Paul은 1년 전 다리에 골절이 생겨 목발을 상당히 오랫동안 사용해야 했다. 이 때 증상이 시작되었고 어깨 뒤쪽 통증으로 나타났다. 이 증상이 지팡이 때문에 생겼다고 생각했고 다시 걷게 되면 증상이 사라질 것으로 생각했다. 하지만 증상은 사라지지 않고 지속되었으며 이후 같은 쪽 팔꿈치가 아프기 시작했다. 한 달 정도 후에 반지손가락과 새끼손가락에 무감각 증상이 나타났다.

치료

치료사는 Paul에게 시행하기 시작하면서 먼저 하나 또는 그 이상의 다양한 근육의 통증유발점이 있어서 환자가 경험하는 연관증상이 나타났을 가능성에 대해 설명했다. 치료사는 Paul의 앞쪽과 뒤쪽 어깨, 팔, 아래팔 부위에 대해 시행했다. 이들 여러 부위의 근육 대부분에서 압통이 상당했으나, 결국 Paul의 감각증상을 연관증상으로 나타냈던 통증유발점이 위팔세갈래근에 존재하는 것을 확인했다.

첫 치료가 끝나고 Paul은 뒤쪽 어깨와 팔꿈치에 어느 정도의 통증은 있었으나, 손가락 무감각은 사라진 상태로 돌아갔다. 치료사는 첫째 치료에서처럼 모든 근육에 대해 두 번째로 시행했다. 여러 근육은 반응이 양호했으며 조금 아픈 정도였다. 치료사는 치료시간의 대부분을 위팔세갈래근에 집중했으며 성공적이었다.

Paul은 세 번째 치료를 받으러 와서 마무리를 했으며 치료사가 자신의 반대 쪽에도 시행하는 것이 좋겠다는 점에 동의했다. 그 쪽에서도 비슷한 상태를 확인했는데, 여러 근육이 압통을 보이고 촉진을 해보면 반대 쪽 위팔세갈래근의 잠복성 통증유발점으로부터도 비슷한 반대 쪽 연관증상 양상이 관찰되었다. 치료사는 Paul에 대한 치료를 네 번째로 마무리할 수 있었다.

비평적 사고 문제

1. 치료사가 환자의 어깨와 팔에서 모든 근육을 점검한 이유는?
2. 통증유발점이 존재하는 경우, 어깨와 팔의 어떤 여러 근육에서 비슷한 연관증상 양상이 나타날 수 있는가?
3. Paul의 위팔세갈래근에 무슨 원인으로 인해 통증유발점이 발생했는가?

▶ 복습문제

단답형 문제

1. 팔 폄근이 폄 작용을 일으키는 구조물은?

2. 가운데손가락을 무엇이라고 하는가?

3. 어느 근육이 위팔세갈래근의 협동근인가?

4. 엄지모음근과 엄지맞섬근이 두 개의 주요 구성 근육인 구조물은?

5. 굽힘근지지띠의 다른 명칭은?

선택형 문제

6. 앞쪽 위팔 부위 가장 얕은 근육은 무엇인가?
A. 위팔근
B. 부리위팔근
C. 위팔세갈래근
D. 위팔두갈래근

7. 부리돌기에 부착되는 것은 가슴의 작은가슴근과 팔의 어느 두 근육인가?
A. 위팔근과 부리위팔근
B. 부리위팔근과 위팔두갈래근
C. 위팔두갈래근과 위팔세갈래근
D. 위팔근과 팔꿈치근

8. 위팔두갈래근에서는 어느 근육 핵심 통증유발점으로부터 생기는 위성 통증유발점이 생길 수 있는가?
A. 가시아래근
B. 가시위근
C. 위팔근
D. 큰가슴근

9. 신경포착이 위팔근에서 일어나면 무감각은 어느 부위에서 관찰되리라 예상되는가?
A. 새끼손가락
B. 뒤쪽 손목
C. 엄지손가락과 해당 갈퀴막 부위 등쪽면
D. 위팔근 가쪽 모서리

10. 위팔근에서 신경포착이 발생한 경우 이것의 실제 원인은?
A. 간과하고 지나갔던 어깨 손상
B. 통증유발점
C. 윗몸일으키기를 너무 많이 함
D. 위의 어느 것도 아님

참/거짓 문제

11. 위관절융기염은 위팔뼈 어느 한쪽 위관절융기와 그 주위 조직의 염증이다.
12. 긴손바닥근은 앞쪽 손의 널힘줄조직에 넓게 닿는곳 된다.
13. 손목 굽힘근은 위팔뼈 가쪽 위관절융기가 공통 닿는 곳이다.
14. 위팔두갈래근은 팔꿈치굽힘근 중 가장 강하다.
15. 테니스 팔꿈치와 가장 흔하게 관련되는 근육은 긴노쪽 손목폄근이다.

짝짓기

a. 널힘줄조직	f. 엄지두덩
b. 방추근	g. 가슴문증후군
c. 주요 가락열	h. 뒤퓌트랑구축 (Dupuytren' s contracture)
d. 근육힘줄 이음부	i. 새끼두덩
e. 협동근	

16. 가운데손가락 또는 가운데발가락을 일컫는 말

17. 함께 작용해 특정 운동을 수행하는 근육

18. 살이 도톰한 근육조직이며 첫째 손허리뼈에서 먼쪽으로 엄지손가락 기저부까지 덮음

19. 목이나 겨드랑이에서 신경 또는 혈관이 압박을 받음으로 인한 복합적 질환

20. 널힘줄 이는곳의 조직, 근육을 뼈나 기타 조직에 붙이는 역할을 담당하는 섬유판 결합조직

참고문헌 (References)

1. Prasanna A. Myofascial pain as postoperative complication [Letter]. *J Pain Symptom Manage*. 1993;8(7):450–451
2. Duchenne GB. Physiology of Motion. Kaplan EB, trans-ed. Philadelphia, PA: J.B. Lippincott; 1949:99, 100, 114–116.
3. Kosugi K, Shibata S, Yamashita H. Anatomical study on the variation of extensor muscles of human forearm. 6. M. extensor carpi radialis longus. *Jikeikai Med J*. 1987;34:51–60.
4. Hong CZ. Considerations and recommendations regarding myofascial trigger point injection. *J Musculoske Pain*. 1994;2(1): 29–59.

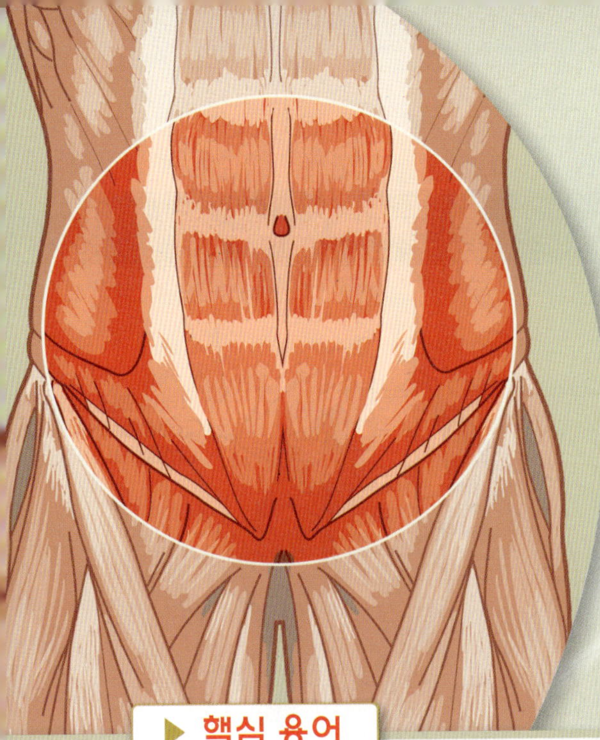

아래 몸통, 복부 LOWER TORSO AND ABDOMEN 8

▶ 핵심 용어

핵심용어 중에 이 부위에서 보이는 흔한 질환이 포함되어 있다.

유착(adhesion): 조직이 섬유성으로 변하여 정상적인 경우 분리 상태인 연조직 여러 부분이 서로 고정되도록 함

앞 골반경사(anterior pelvic tilt): 과다앞굽음 곡선과 함께 골반이 앞쪽으로 경사되어 두덩뼈가 낮아지고, 궁둥뼈결절이 높아진 상태. 골반 굽힘 과다

호흡곤란(dyspnea): 숨참, 정상적으로 격렬한 활동으로 인해 생김

위절제술(gastrectomy): 위 일부 또는 전체의 외과적 제거

가쪽 골반경사(lateral pelvic tilt): 한쪽 엉덩관절이 다른 쪽에 비해 높아 다리길이가 달라보이게 되는 상태

공기가슴증(pneumothorax, 기흉): 가슴막 안에 공기나 가스가 참

고름가슴증(pyothorax): 가슴막안 고름

돌림척주옆굽음증(rotoscoliosis, 회전척주측만증): 1개 또는 2개 이상 척추뼈가 한쪽으로 돌아간 상태

척주옆굽음증(scoliosis); 척주의 비정상적 가쪽 곡선

나눔힘줄(tendinous inscriptions): 배곧은근에 보이는 섬유띠이며 근육섬유 전체길이 동안 3–4회 가로지름. 이를 통해 복부 내용물이 앞쪽으로 밀려나오지 못하도록 하는 근육의 힘이 더 강해진다.

넙다리큰돌기 윤활낭염(trochanteric bursitis): 넓적다리 큰돌기 윤활주머니의 염증

정맥류(varicosity): 정맥류 즉, 확장된 정맥이 여럿 존재함

● 아래 몸통, 복부에 대한 개요 (Overview of the Lower Torso and Abdoment Region)

본 장에서는 아래 몸통 앞쪽 부분과 뒤쪽 부분을 구성하는 여러 근육에 대해 살펴본다. 이 부위에는 복부를 구성하는 근육이 포함된다. 요통을 치료하는 마사지사가 이들 여러 근육에 대해 완전히 잊는 경우가 많다. 이들 여러 근육 중 일부는 실제로 요통 관리에 핵심적이다. 늘 그렇듯이 통증유발점 연관구역은 특정 양상을 보이며 연관증상은 어느 곳에든 나타날 수 있다. 우리의 목적은 활동성, 잠복성, 연관성 통증유발점을 찾아 비활성화시키는 것이다.

복부 근육은 섬유가 대각으로 교차해 배열되며 이 점은 중요하게 알아두어야 할 경우가 있다. 바깥빗근 섬유의 방향은 아래쪽 앞쪽이며 속빗근 섬유의 방향은 아래쪽 뒤쪽이다.

이 부위를 치료하면서 치료해야 할 질환은 전형적으로 자세 기능이상이나 손상과 관련된다.

허리네모근: 넙다리큰돌기 윤활낭염 (Quadratus Lumborum: Trochanteric Bursitis)

허리네모근에는 섬유군과 방향성이 3개이며 즉, 거의 수직인 엉덩갈비근 섬유, 대각인 엉덩허리근 섬유, 대각인 허리갈비근 섬유이며 엉덩허리근 섬유와 허리갈비근 섬유는 서로 교차된다. 이곳 근육 관련 질환인 **넙다리큰돌기 윤활낭염(trochaneric bursitis)**은 넓적다리뼈 큰돌기 관련 윤활낭 염증이다(그림 8-1).

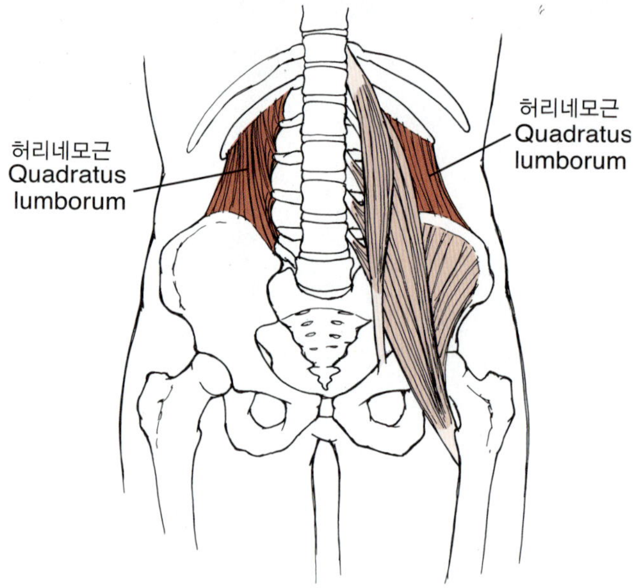

• **그림 8-1** 허리네모근의 해부학적 부착부위(Reprinted with permission from *Hendrickson T. Massage for Orthopedic Conditions. Baltimore, MD:* Lippincott Williams & Wilkins 2003, 그림 3-36).

이는곳

- 뒤엉덩뼈능선
- 엉덩허리 인대

닿는곳

- 12번 갈비뼈 안쪽 절반, 아래면
- L1~L4 가로돌기

작용

- 곧게 선자세일 때 몸통 가쪽 굽힘 조절
- 들숨과 강제날숨 때 12번 갈비뼈 안정화
- 엉덩관절 올림(한쪽)
- 허리척추 폄(양쪽)

통증유발점과 연관구역

통증유발점은 전형적인 경우, 얕은 층과 깊은 층 근육힘살 내부에 나타난다. 12번 갈비뼈, 가로돌기, 엉덩뼈능선 가까운 곳이다.

이곳의 연관감각은 매우 광범위할 수 있다. 전형적인 경우 강렬한 연관증상이 가쪽 그리고 앞엉덩뼈능선, 넙다리큰돌기, 가쪽 엉치뼈, 아래볼기 부위에 나타난다. 연관감각의 여파가 아래볼기 부위와 엉덩뼈능선 위 아래 가쪽 복부에 나타날 수 있다(그림 8-2, 8-3).

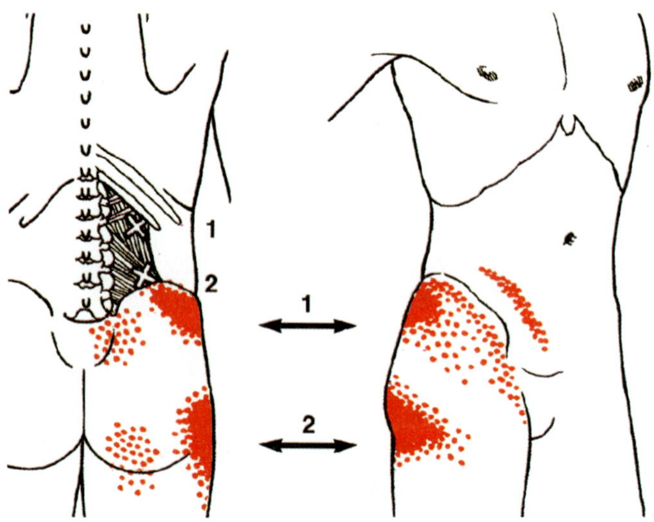

• **그림 8-2** 허리네모근 통증유발점 1과 2, 연관구역(Reprinted with permission from *Medi Clip,* Lippincott Williams & Wilkins).

허리네모근 통증유발점 환자는 전형적인 경우 요통을 호소한다. 흥미롭게도 허리네모근 통증유발점을 간과하는 경우가 많다. 환자는 휴식 시에 특히, 지속적이고 깊은 곳에 통증을 호소하는 경향이 있으며 통증이 매우 심할 수 있다. 지지하지 않고 일어나거나 앉으면, 통증이 격통으로 될 수 있다. 환자는 기침이나 재채기를 하려면 허리를 벽으로 붙여야 한다고 말하기도 한다. 앞으로 굽힐 때 칼로 찌르는 듯한 날카로운 통증 또는 절단된 느낌이

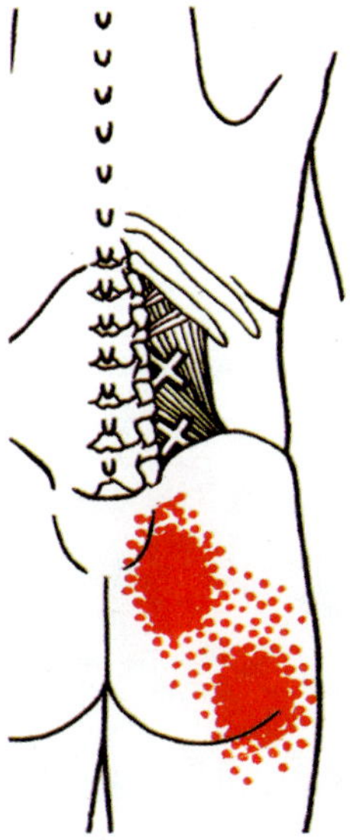

● **그림 8-3** 허리네모근 통증유발점 3과 4, 연관구역 (Reprinted with permission from *Medi Clip*, Lippincott Williams & Wilkins).

들 수 있다. 이러한 환자는 앞으로 굽히거나 옆에서 옆으로 돌리거나 굽히기 어려울 수 있다. 환자는 팔을 써서 받쳐 올리고 의자로부터 나와야 한다. 엉덩관절이 무거운 느낌, 종아리 경련, 다리와 발의 작열감 등이 이곳 통증유발점에 종종 동반될 수 있다.

통증유발점 활성화

급성 활성화는 어색한 동작 또는 자동차 사고처럼 명백히 갑작스런 외상으로 인해 일어나는 경우가 많다. 미끄러지는 단계 때 허리네모근이 꽉 조이기 때문에 거의 넘어질 뻔한 경우 근육긴장으로 인해 활성화되기도 한다.

석고붕대를 하고 걷는 경우, 다리길이차이가 아주 크기 때문에 통증유발점이 활성화되며 양쪽의 다리길이차이가 작은 경우라 하더라도 마찬가지로 통증유발점이 활성화된다.

스트레스인자와 지속인자

- 지갑을 깔고 앉는 것
- 다리길이차이
- 엉덩관절이 높고 낮음
- **앞골반경사(anterior pelvic tilt)**, 과전만증
- 예를 들어, TV를 들거나 큰 개를 들 때에 비틀린 동작으로 어색하게 들어올림
- 너무 부드러운 침대요에서 잠을 잠

주의사항

- 45° 로 천천히 근육에 압을 가함으로써 가로돌기 가쪽 끝에 직접 압박이 가해지지 않도록 한다.

마사지 시 고려사항

- Travell과 Simons에 따르면, 허리네모근은 요통의 원인 중 간과되는 경우가 가장 흔하다.
- 근막이완법을 시행할 때 환자에게 근육 쪽을 향해 숨을 쉬도록 한다.
- 허리네모근 불균형은 기능적 척주옆굽음증의 주요 원인이며 또한 척주옆굽음증은 뭇갈래근 문제의 지속인자이다.
- 허리네모근 불균형과 높고 낮은 엉덩관절 상황에서는 돌림척주옆굽음증이 생길 수 있다.
- 자가 신장을 위한 근에너지기법은 효과적인 환자 추적 방법이다.

아래뒤톱니근: 귀찮은 잔류요통 (Serratus Posterior Inferior: Nuisance Residual Backache)

아래뒤톱니근의 톱니모양 닿는곳은 배빗근 닿는곳과 상호교차를 형성한다. 해부학적 변이 가능성 때문에 경우에 따라 하나 또는 그 이상의 갈비뼈 특히 9번 갈비뼈와 12번 갈비뼈에 대한 부착부위가 존재하지 않는다. 드물지만, 전체 근육이 결손되기도 한다(그림 8-4).

이는곳

- T11~L2 가시돌기

닿는곳

- 9~12번 갈비뼈 아랫면

작용

- 몸통 돌림(한쪽)
- 아래쪽 척추 폄(양쪽)

통증유발점과 연관구역

통증유발점은 전형적인 경우 근육힘살 내부 특히, 11번 갈비뼈 부위에서 생긴다. 연관감각은 대개 통증유발점을 바로 둘러싸는 부위에서 느껴진다(그림 8-5).

아래뒤톱니근 통증유발점 환자는 아래 가슴부위에 지속되는 통증을 호소하는 경우가 많다. 통증은 전형적인 경우 심한 것이 아니라, 성가신 증상이라고 표현된다. 세움근과 깊은 복벽근육 내부에 통증유발점이 존재할 수 있으며 이로 인해 같은 부위에 감각증상이 더 심해진다.

통증유발점 활성화

이곳의 통증유발점은 들어올림, 돌림, 뻗음 등의 동작 때 근육긴장에 매우 취약해 과부하 긴장으로 인해 활성화된다. 이들 통증유발점은 더 얕은 여러 근육과 동시에 활성화된다. 사다리 위에 서서 등 과신전 상태에서 팔을 머리 위로 올리고 작업하는 것도 아래뒤톱니근 통증유발점을 활성화시킬 수 있다.

스트레스인자와 지속인자

- 불량 자세로 인한 과부하
- 만성 기침
- 역설호흡
- 다리길이차이

주의사항

- 세움근과 복벽 근육 통증유발점을 먼저 이완시키도록 주의한다.

마사지 시 고려사항

- 환자가 치밀한 고무공을 깔고 누워 이곳 통증유발점을 이완시킬 수 있다.

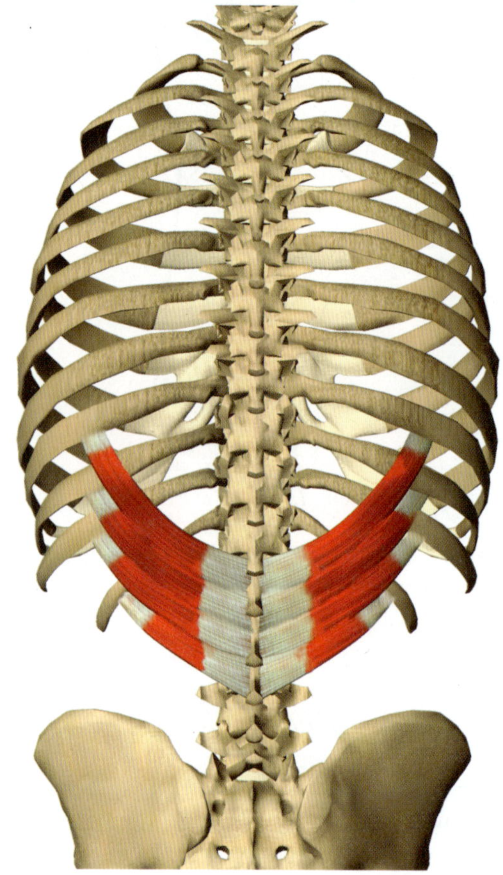

• 그림 8-4 아래뒤톱니근 부착부위(Reprinted with permission from *Life Art*, Lippincott Williams & Wilkins).

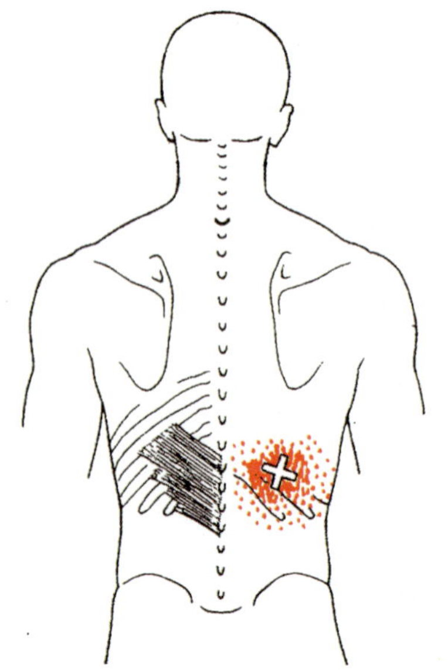

• 그림 8-5 아래뒤톱니근 통증유발점과 연관구역(Reprinted with permission from *Medi Clip*, Lippincott Williams & Wilkins).

바깥빗근과 속빗근: 거짓내장통증 (External and Internal Obliques: Pseudovisceral Pain)

바깥빗근과 속빗근은 통증유발점과 연관증상을 함께 묶을 수 있기 때문에 이들 두 근육을 함께 살펴본다(그림 8-6).

이는곳

바깥빗근

- 5~12번 갈비뼈

속빗근

- 앞엉덩뼈능선
- 샅고랑인대

닿는곳

바깥빗근

- 엉덩뼈능선
- 배널힘줄

속빗근

- 9~12번 갈비뼈 갈비연골
- 배널힘줄

작용

- 배안 내용물 압박(양쪽)
- 몸통 굽힘(양쪽)
- 같은 쪽으로의 몸통 돌림과 가쪽 굽힘(한쪽)

통증유발점과 연관구역

통증유발점은 근육힘살 내부 어디에든 생길 수 있으며 연관감각에 의한 활동제한을 일으키는 통증 또는 내장 기능 이상으로 일어나는 여러 문제의 원인이 될 수 있다. 연관

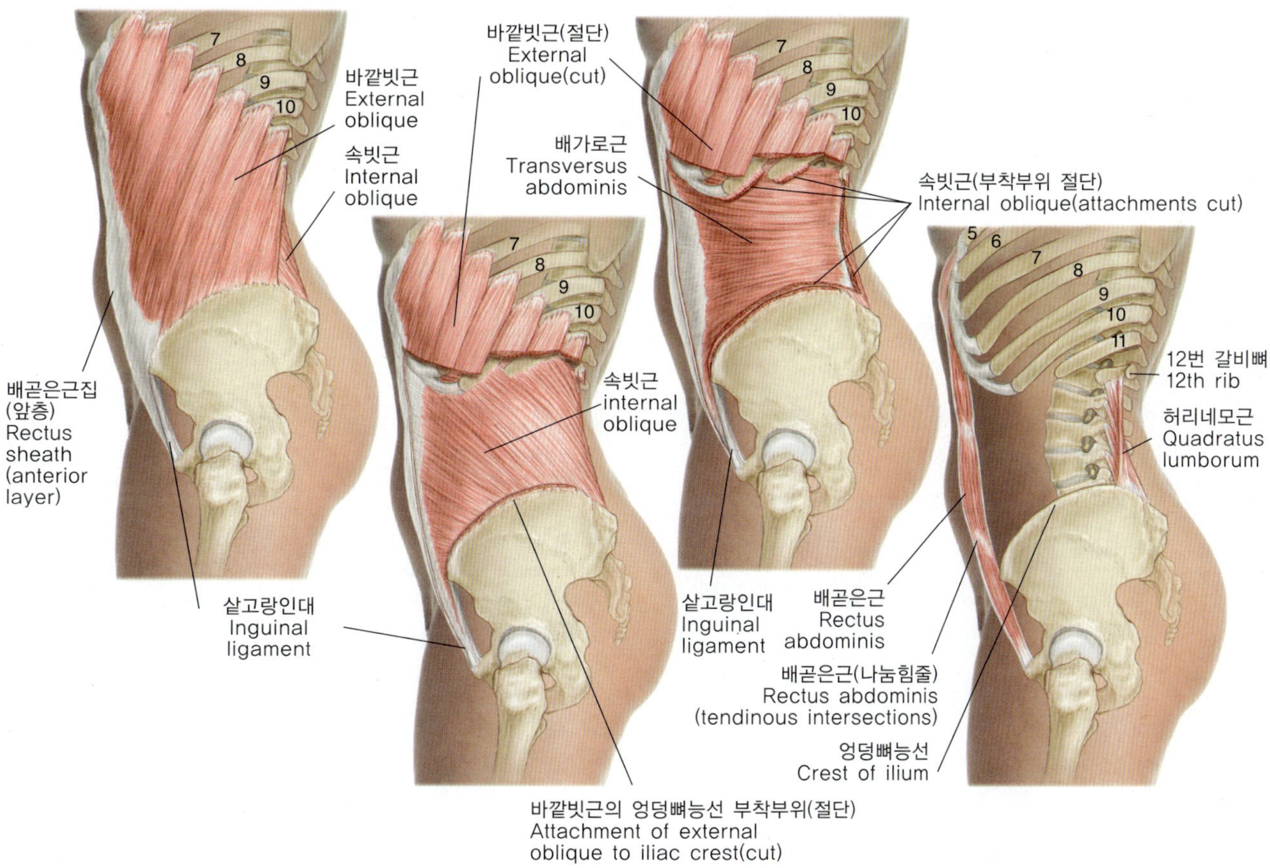

• **그림 8-6** 바깥빗근과 속빗근의 해부학적 부착부위(Reprinted with permission from Clay JH, Pounds DM. *Basic Clinical Massage Therapy: Intergrating Anatomy and Treatment*. 2nd ed. Baltimore, MD: Lippincott Williams & Wilkins; 2008, 270쪽 그림 7-3).

증상이 내장 병리와 비슷하기 때문에 진단과정에 혼란을 일으키는 경우가 매우 많다. 다른 대부분의 근육과 달리 이곳 통증유발점으로부터의 연관감각과 연관증상양상은 여러 사람에서 그다지 일관되지 못하다. 배의 한쪽 통증유발점으로 인해 다른 쪽 또는 양쪽의 감각증상이 생길 수 있다. 이곳 통증유발점은 실제로 막창자꼬리염을 자극한다고 알려졌다.

강렬한 연관감각이 갈비뼈 바로 밑 위장 부위와 아랫배 그리고 샅굴부위에 나타날 수 있다. 연관감각의 여파가 아래 쪽 가슴과 모든 배 부위에도 나타날 수 있다.

이곳의 통증유발점은 파악하기 어려워 이로 인해 진단상 혼동을 일으키는 요인이 될 수 있다. 통증유발점의 상호적 체성내장 그리고 내장체성 효과를 파악하는 것이 중요하다.

통증유발점으로 인해 연관감각이 생길 수 있으며 대개 통증과 내장 장애(체성내장 효과)의 형태로 나타나며 쓸개 질환이나 막창자꼬리염과 같은 내장 질환과 비슷하다. 한편 내장 질환으로 체성 감각지각이 강하게 영향을 받을 수 있으며 체정 조직의 통증유발점이 활성화될 수 있고, 환자가 내장질환으로부터 회복되며 오랜 시간이 지난 시점에도 이로 인해 증상이 지속될 수 있다.

빗근에 실제 통증유발점이 존재할 경우, 복통, 복부압, 팽만, 속쓰림, 구토, 설사 등 증상이 나타날 가능성이 많다 (그림 8-7).

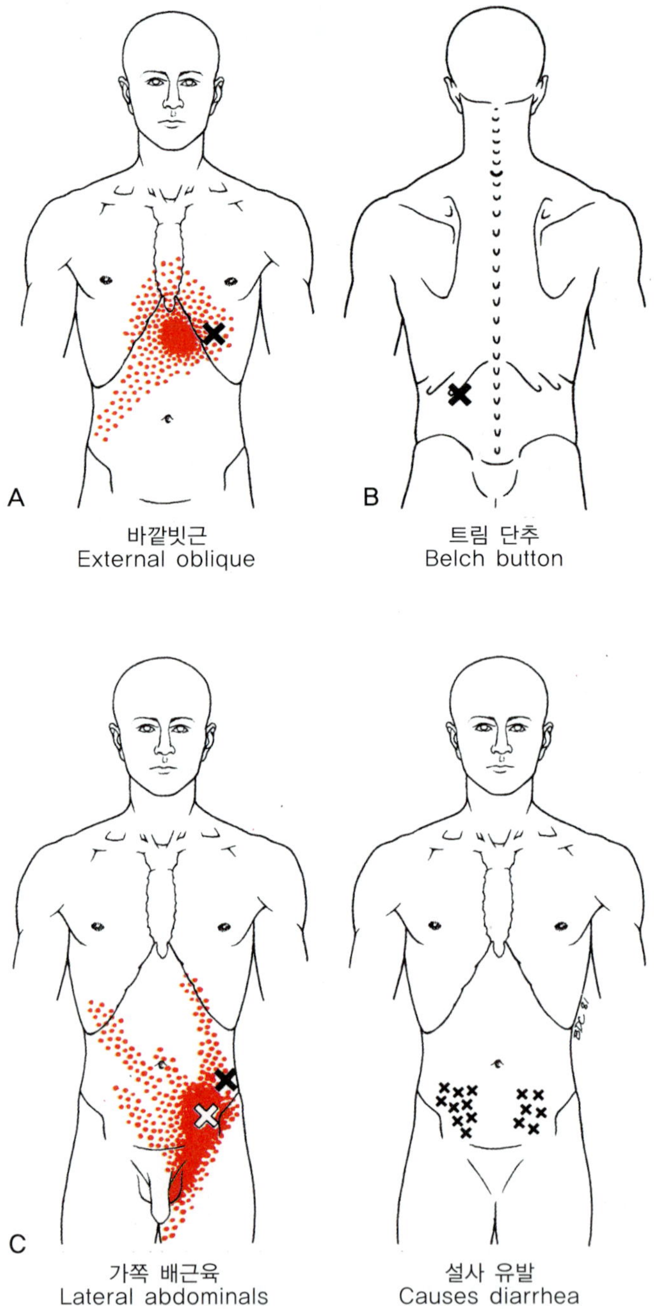

그림 8-7 바깥빗근과 속빗근 통증유발점과 연관구역 (Reprinted with permission from Simons DG, Travell JG, Simons LS. *Upper Half of Body*. 2nd ed. Baltimore: Lippincott Williams & Wilkins, 1999, *Travell & Simons' Myofascial Pain and Dysfunction: The Trigger Point Manual;* 1권 942쪽 그림 49.1).

통증유발점 활성화

이곳 통증유발점은 대개 기계적, 독성, 감정 스트레스로 인한 급성 또는 만성 과부하로 생긴 직접적 외상의 결과이다. 내장질환에 대한 반응으로 내장기관으로부터 생긴 통증 연관구역 내에 존재하기 때문에 활성화되기도 한다.

내장질환은 일반적으로, 그리고 특히 소화성궤양의 경우, 배의 통증유발점을 일으키는 요인이라고 알려져 왔다. 배의 통증유발점은 또한 창자 기생충 감염 때에도 생기곤 한다.

스트레스인자와 지속인자

- 높고 낮은 엉덩관절이나 어깨관절로 인한 근육과 장기 압박
- 의자에 앉은 채 한쪽이나 앞으로 오랫동안 기울임 (꼬인 자세를 지속함)

- 복부 감염
- 임신
- 비만
- 던지는 동작 관련 활동

주의사항

- 모든 배근육에서 체성내장 또는 내장체성 통증유발점이 나타날 수 있다.
- 연관증상과 연관양상을 기록하고 적절한 환자의뢰를 비롯한 환자 추적 계획을 올바로 시행해야 한다

마사지 시 고려사항

- 두 빗근의 뒤쪽 부착부위에 대한 시행이 필요할 수 있다.
- 각 갈비뼈 사이에는 고정기를 사용한 손가락끝 치료가 효과가 좋다.
- 빗근 섬유 방향 때문에 만성적 높은 엉덩관절 상태를 일으키는 요인일 수 있다.
- 근육 스트립핑은 엉덩뼈능선에서 시작해서 닿는곳 쪽으로 하는 것이 좋다.
- 이들 여러 근육에 대한 시행이 필요한 **유착(adhesions)**이 존재할 수 있다.

배가로근: 거짓내장통증 (Transverse Abdominis: Pseudovisceral Pain)

배가로근은 빗근보다 깊은 곳에 위치하며 근육섬유의 방향이 거의 수평이다(그림 8-8).

이는곳

- 배곧은근집을 거쳐 백색선
- 두덩뼈

닿는곳

- 샅고랑인대 가쪽 1/3
- 엉덩뼈능선 앞쪽 3/4
- 등허리근막
- 아래 6개 갈비뼈 속면(가로막 섬유와 상호교차됨)

작용

- 배안 압 상승

통증유발점과 연관구역

Travell과 Simons에 따르면, 배가로근에는 통증유발점이 존재하거나 그렇지 않을 수 있다. 통증유발점이 존재하면 전형적인 경우 가쪽에 위치하며 강렬한 연관증상이 엉덩뼈능선과 그 바로 위 부위로부터 샅굴부위 쪽으로 간다. 또한 연관감각의 여파가 위로 올라가 배를 가로질러 나타나기도 한다(그림 8-9).

배근육 통증유발점에서 생기는 증상이 혼돈스러운 경우가 많으며 다른 질환의 증상과 비슷하다. Travell과 Simons에 따르면, 이러한 혼동을 해결하려면 통증유발점의 상호적 체성내장 그리고 내장체성 효과를 이해하는 것이 중요하다. 배근육 통증유발점으로 인해 연관증상으로서 생길 수 있는 배 감각과 내장 질환은 함께 생기면 내장질환과 매우 비슷할 수 있다. 또한 내장질환으로 인해 체성감각 지각이 영향을 받을 수 있으며 체성조직에서 통증유발점이 활성화되고, 이로 인해 통증이나 기타 증상이 처음의 내장질환이 회복된 시점 이후에도 계속될 수 있다.

통증유발점 활성화

배빗근의 경우처럼 배가로근 통증유발점은 급성 또는 만성 과부하로 인해 또는 연관구역 내에 위치하기 때문에 활성화될 가능성이 높다. 일반적으로 이들 통증유발점은 내장질환, 직접적 외상, 기계적, 독성, 감정적 스트레스로 인해 생긴다.

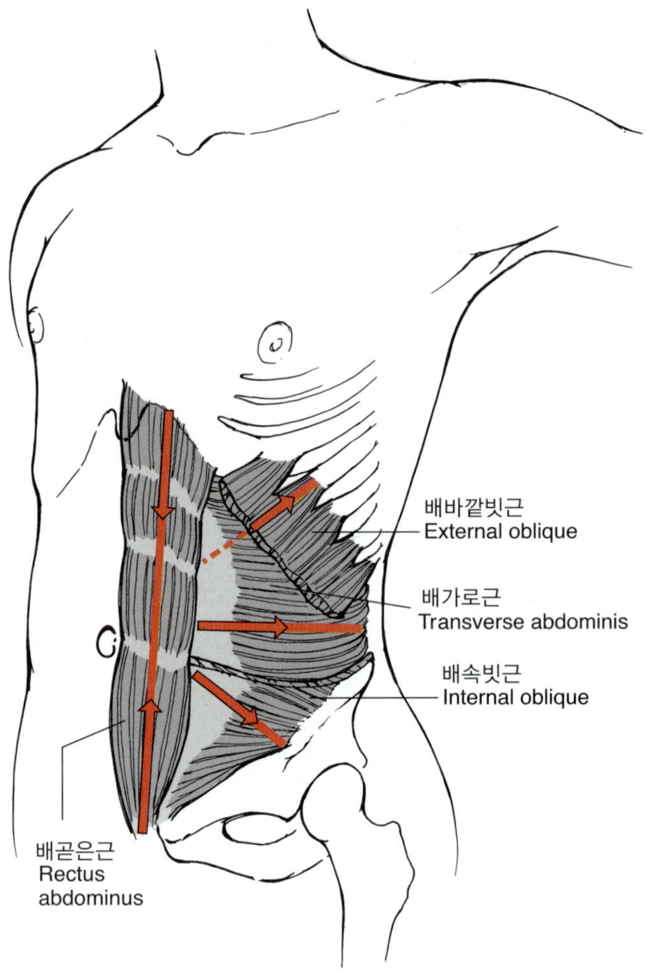

● **그림 8-8** 배가로근의 해부학적 부착부위(Reprinted with permission from Oatis CA. *Kinesiology.* Baltimore, MD: Lippincott Williams & Wilkins; 2004, 그림 33-6).

스트레스인자와 지속인자

- 만성 기침, 설사, 구토
- 배안 내용물을 압박하는 활동에 대한 과사용
- 임신 또는 비만

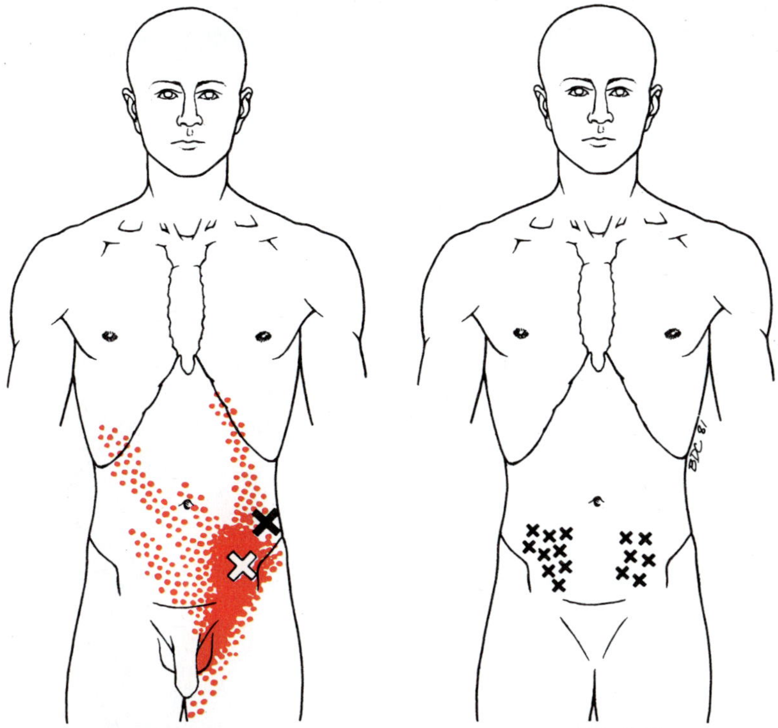

• **그림 8-9** 배가로근 통증유발점과 연관구역(Reprinted with permission from Simons DG, Travell JG, Simons LS. *Upper Half of Body.* 2nd ed. Baltimore: Lippincott Williams & Wilkins, 1999, *Travell & Simons' Myofascial Pain and Dysfunction: The Trigger Point Manual;* 1권. 942쪽 그림 49.1 C, D).

주의사항

- 모든 배근육에 체성내장 또는 내장체성 통증유발점이 나타날 수 있다.
- 연관증상과 연관양상을 기록하고 환자추적을 적절히 실시해야 한다.

마사지 시 고려사항

- 2개의 빗근과 1개의 가로근 등 3개의 넓은 근육에는 각각 근막집이 존재하며 3개의 근막집이 합쳐져 배곧은근집이 된다.

배곧은근과 배세모근: 거짓내장통증 (Rectus Abdominis and Pyramidalis: Pseudoviseral Pain)

배곧은근의 긴 섬유에는 3개의 가로 나눔힘줄(tendinous inscriptions) 즉, 섬유띠가 있어서 배곧은근 전체 길이에 걸쳐 근육섬유를 나눈다. 이로 인해 속칭 '식스팩(탄탄한 복근)'이 생긴다. 배안 내용물이 앞쪽으로 밀려나오지 않도록 근육에 힘을 더한다(그림 8-10).

배세모근은 변이가 심하며 결손되는 경우도 많다. Travell과 Simons가 인용한, 100명 이상에 대한 여러 연구에 따르면, 일본인의 33%, 스코틀랜드인의 25%, 전체적으로 15~20%의 사람에서 결손 상태였다(그림 93).[1] 한쪽 결손이 양쪽 결손에 비해 더 흔했다.

이는곳

배곧은근

- 두덩결합을 가로질러 결합되는 두덩뼈능선

배세모근

- 두덩결합 인근 두덩뼈위가지

닿는곳

배곧은근

- 제5~제7 갈비뼈

배세모근

- 두덩결합과 배꼽 사이 백색선 중간

작용

배곧은근

- 몸통 굽힘(아래 등뼈와 허리뼈)
- 배안 압 상승

배세모근

- 백색선 긴장

통증유발점과 연관구역

배곧은근 통증유발점은 근육힘살에서 관찰된다. 연관 증상은 매우 강렬하며 실제 통증유발점 주위에 나타난다(그림 8-11).

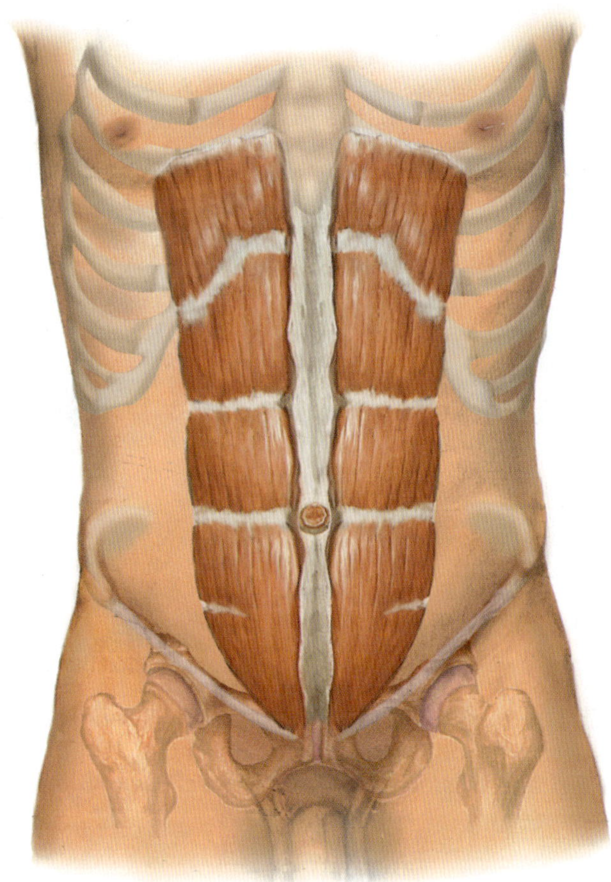

그림 8-10 배곧은근의 해부학적 부착부위(Reprinted with permission from Bickley LS, Szilagefi P. *Bates Guide to physical Examination and History Taking.* 8th ed. Philadelphia, PA: Lippincott Williams & Wilkins; 2003).

배세모근의 경우 역시 통증유발점은 근육힘살에 나타나지만, 두덩뼈능선 아주 가까이에 위치한다. 연관구역은 주로 배꼽으로부터 밑으로 이는곳까지 이른다(그림 8-12).

다른 배근육의 경우와 마찬가지로 대개 증상은 배 부위의 압박과 통증이다. 환자는 배부른 느낌 또는 가스가 찬 느낌을 느낄 수 있다.

통증유발점 활성화

다른 배근육의 경우와 마찬가지로, 이곳의 통증유발점은

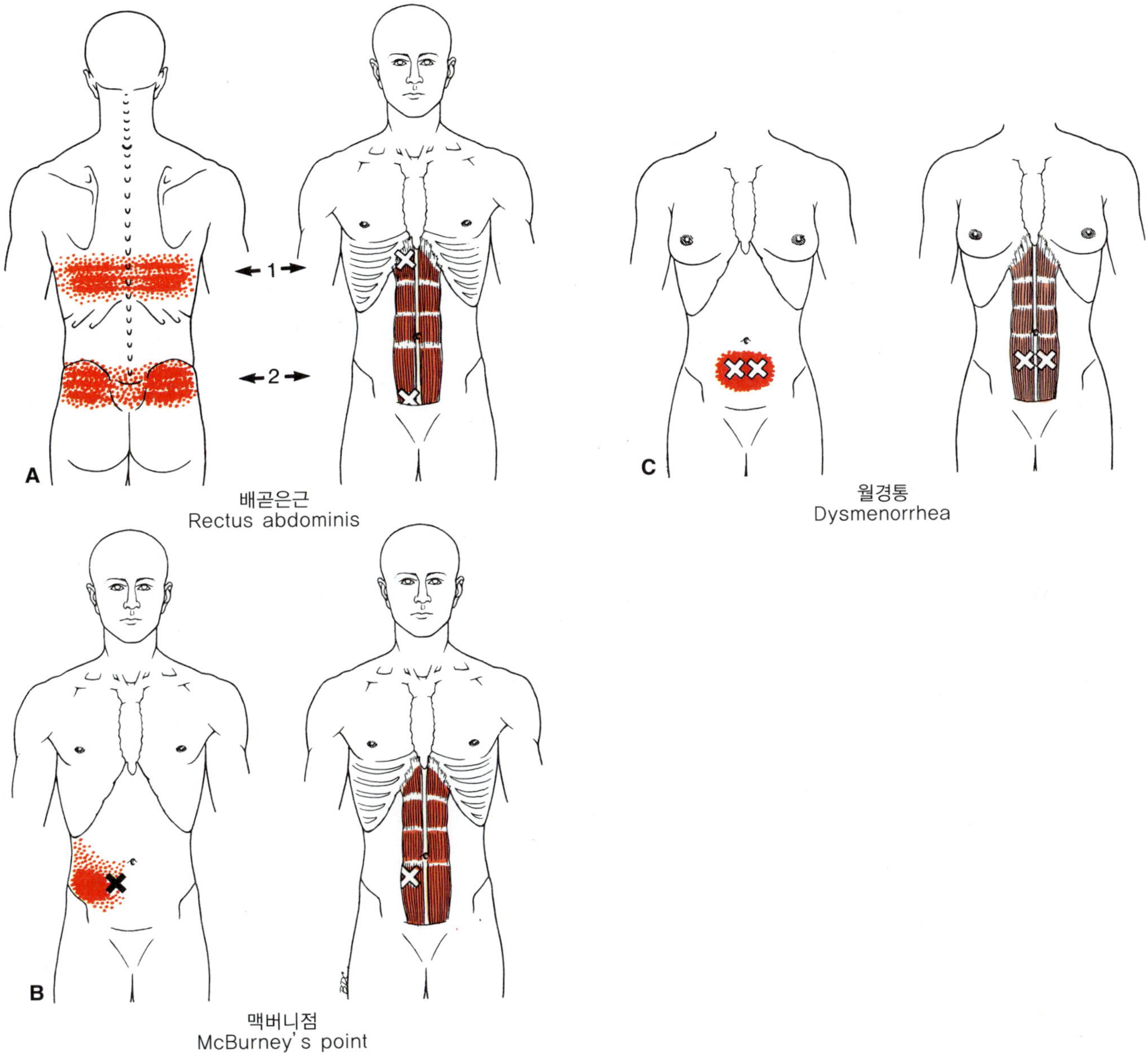

● **그림 8-11** 배곧은근 통증유발점과 연관구역(Reprinted with permission from Simons DG, Travell JG, Simons LS. *Upper Half of Body.* 2nd ed. Baltimore: Lippincott Williams & Wilkins, 1999, *Travell & Simons' Myofascial Pain and Dysfunction: The Trigger Point Manual;* 1권 944–945쪽 그림 49.2A–C).

대개 내장질환, 외상, 스트레스 등 때문에 활성화된다.

스트레스인자와 지속인자

- 자동차 운전을 오래 함
- 내려앉은 가슴과 둥근 어깨
- 복근을 써서 똑바로 앉지 않음
- 임신 또는 비만

주의사항

- 안쪽으로부터 가쪽 방향으로 시행할 때에는 백색선이 위약하며 분리에 취약할 가능성에 주의해야 하며 임신 후 시기가 그 예에 해당한다.
- 척수신경 앞가지가 포착되어 통증을 일으킬 수 있으며 이로 인해 부인과 질환이 자극될 수 있다.

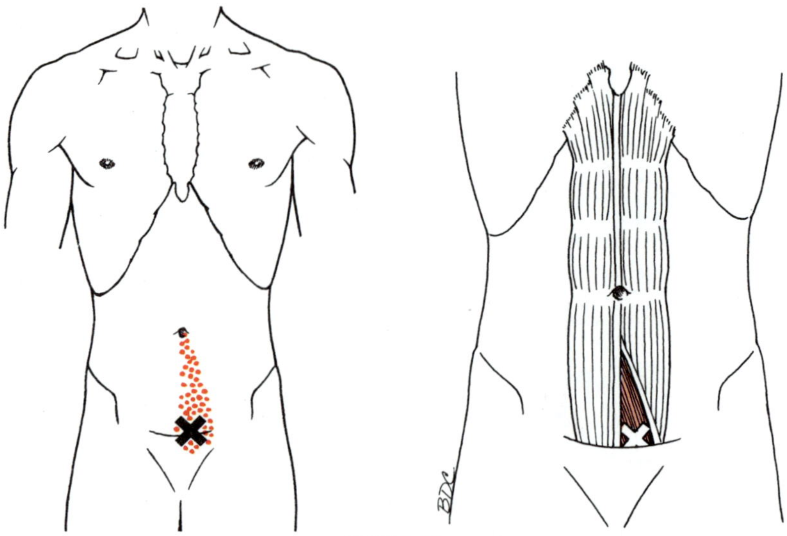

배세모근
Pyramidalis

• **그림 8-12** 배세모근의 해부학적 부착부위, 통증유발점, 연관구역(Reprinted with permission from Simons DG, Travell JG, Simons LS. *Upper Half of Body*. 2nd ed. Baltimore: Lippincott Williams & Wilkins, 1999, *Travell & Simons' Myofascial Pain and Dysfunction: The Trigger Point Manual*; 1권 945쪽 그림 49.2D).

마사지 시 고려사항

- 갈비연골 앞면 시행에 유의한다.
- 배곧은근 가쪽 모서리에 접근할 수 있다.
- 근육 스트립핑을 할 때에는 길이를 더 짧게 하는 편이 효과가 좋다.

엉덩허리근: 숨은 장난꾸러기 (Iliopsoas: The Hidden Prankster)

엉덩허리근은 큰허리근과 작은허리근 그리고 엉덩근 등으로 구성된다. Travell과 Simons은 이들 근육이 여러 가지 결정적으로 중요한 기능을 수행하며 통증의 원인이 되는 경우가 많고, 접근하기가 비교적 어렵다는 면에서 이들 근육을 숨은 장난꾸러기라고 했다. 예를 들어, 아직 확인되지 못한 엉덩허리근 또는 허리네모근 통증유발점이 허리척추수술 후 요통 증후군의 원인이 되는 경우가 많다. 의사가 수술 후 통증과 통증유발점으로부터 나오는 연관감각을 연결해 생각하지 못했기 때문에 수술실패 증례라고 생각할 수 있다.

작은허리근은 변이가 심하며 약 40~50% 정도의 사람들에서 양쪽에 결손된다. 존재하는 경우 큰허리근 앞쪽에 위치한다(그림 8-13).

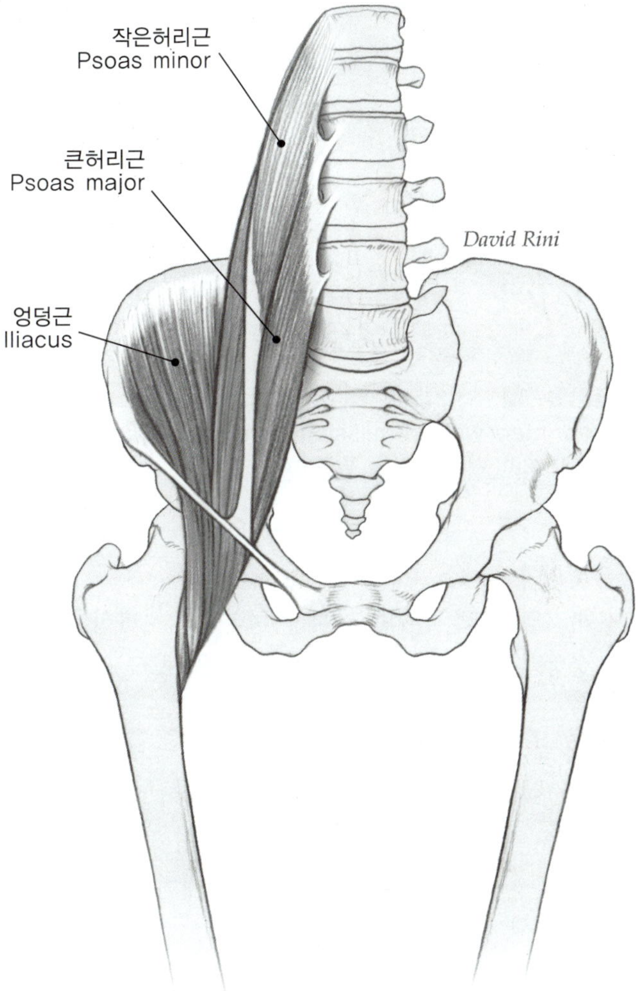

그림 8-13 엉덩허리근의 해부학적 부착부위(Reprinted with permission from Scheumann DW, *The Balanced Body: A Guide to Deep Tissue and Neuromuscular Therapy*. 3rd ed. Baltimore, MD: Lippincott Williams & Wilkins; 2007, 175쪽 그림 9-22E).

이는곳

큰허리근

- 모든 허리뼈의 가로돌기
- T12~L5 척추뼈몸통
- 각 허리뼈 위의 추간판

작은허리근

- T12~L1 또는 L2 척추뼈몸통 앞가쪽면

엉덩근

- 엉덩뼈 속면(엉덩뼈오목)
- 앞허리인대
- 엉덩허리인대
- 허리엉치인대

닿는곳

큰허리근과 엉덩근

- 넙다리뼈 작은돌기

작은허리근

- 두덩뼈 위가지의 두덩근선
- 장골치골융기
- 엉덩뼈오목

작용

큰허리근과 엉덩근

- 엉덩관절 굽힘
- 앞쪽으로 굽힐 때 허리척추 굽힘
- 정상 허리척추앞굽음 상태로 설 때 허리척추 폄
- 엉덩관절 가쪽 돌림 보조

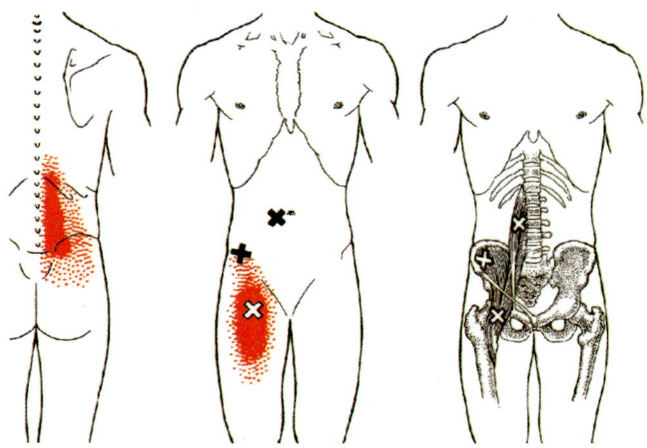

• 그림 8-14 엉덩허리근 통증유발점과 연관구역 (Reprinted with permission from *Medi Clip*, Lippincott Williams & Wilkins).

작은허리근

- 허리엉치관절 굽힘동작 때 큰허리근의 허리척추 정상적 척주앞굽음 곡선의 폄 작용을 보조

통증유발점과 연관구역

큰허리근과 작은허리근의 전체 길이에 걸쳐 근육힘살 내부 어디든 통증유발점이 생길 수 있다. 엉덩근 통증유발점 역시 근육힘살 내부에 생기지만, 대개 엉덩뼈능선 가까운 곳에 해당한다.

이들 근육군에서 나오는 연관감각은 척추를 따라 아래 등뼈 부위로부터 엉치엉덩뼈 부위에 나타나며 연관감각의 여파는 가슴 뒤쪽 높은 곳으로부터 시작해 바깥쪽으로 퍼지며 연관구역 전체 길이에 걸쳐 그보다 더 가쪽으로 볼기 윗부분까지 나타난다. 앞넓적다리와 샅굴부위에도 연관감각이 나타날 수 있다(그림 8-14).

엉덩허리근 통증유발점이 한 쪽에 존재하는 환자는 요통을 호소하는 경우가 많다. 환자는 어느 곳에 통증을 느끼는지 표현하려고 자신의 손을 허리를 가로지르는 방향이 아니라, 척추를 따라 위아래로 움직이면서 자신의 상태를 설명하기도 한다.

문제되는 통증유발점이 양쪽에 존재하면, 환자는 마치 허리네모근 활동성 통증유발점이 존재하는 경우처럼 허리를 가로지르는 부위에 통증을 느끼게 된다. 이런 환자는 선 자세에서 통증이 심해지며 누운 자세에서는 약간의 지속되는 요통을 느낀다고 말하기도 한다. 또한 마치 넓적다리뼈가 아픈 것처럼 넓적다리 앞쪽에 아주 깊은 통증을 호소하는 경우도 많다. 이들 통증유발점 환자는 깊이 앉았던 의자로부터 일어서지 못하는 경우가 많으며 일어나 걷지 못하고 손과 무릎으로 기어야 하는 경우도 많다.

Travell과 Simons에 따르면, 허리근 비대 상태의 환자는 인접 부위 큰창자 역시 압박을 받게 된다. 변비인 경우 딱딱한 대변이 지나가면서 통증유발점을 실제로 누를 수 있다.

Travell과 Simons이 인용한 한 외과의사는 작은허리근 증후군의 원인이 긴장된 작은허리근육과 힘줄이라는 점을 확인했다. 그는 이 문제를 막창자꼬리염 의증으로 진단받은 15~17세 여성의 오른쪽에서 가장 흔하게 관찰했다. 근육이 골반 성장과 보조를 맞추지 못했기 때문에 긴장되었던 것으로 보았다. 배를 통해 작은허리근 가닥을 촉진할 수 있으며 이것이 힘줄이라고 했다. 그가 힘줄이라고 했던 긴장된 가닥을 촉진하면 통증이 악화되었다. 이와 일관되게 막창자꼬리는 정상이었으며 해당 근육이 부드러워지도록 만들면 허리척추의 모든 척주옆굽음증과 함께(긴장된 작은허리근의 반대 쪽으로 볼록함) 통증이 해소되었다.

통증유발점 활성화

이곳 통증유발점은 다른 협동근 통증유발점에 의해 이차적으로 활성화될 가능성이 많다. 어떤 경우이든 이들 통증유발점은 넘어질 때의 갑작스런 과부하때문에 활성화될 가능성이 많다.

볼기를 뒤로 밀고 몸통은 앞으로 기울이면서 무릎이 엉덩관절보다 높은 위치에 놓이도록 앉을 때에는 언제나 문제가 생길 수 있다.

Lewit의 연구에[2, 3] 따르면, 허리근 통증유발점 압통은 임상적으로 등허리뼈 부위 관절 기능이상과 일반적으로 그리고 허리엉치 이음부 기능이상과 특이적으로 연관될 수 있다.

Dobrick의 연구에[4] 따르면, 엉덩허리근 통증유발점으로 인한 등통증이 임신 중에 매우 흔하다. Dobrick은 내장체성반사 때문에 여성 속생식기관의 통증성 기능이상과 엉덩허리근 긴장상승 사이에 밀접한 연관성이 관찰된

다고 보았다. 하지만 Dobrick은 체성내장반사에 의해 부인과 증상이 악화되며 이를 조성하는 원인이 엉덩허리근 통증유발점이라는 점은 고려하지 못했다.

스트레스인자와 지속인자

- 무릎이 엉덩관절보다 높은 위치에 놓이도록 또는 자동차의 낮은 좌석처럼 엉덩관절이 급격히 굽는 상태로 오래 앉는 경우
- 과전만과 앞골반경사
- 태아위치로 수면을 취함
- 다리길이차이 또는 작은 편측골반
- 윗몸일으키기를 지나치게 함

주의사항

- 대동맥, 대정맥, 요관 등이 허리근 안쪽 부위에 위치한다. 이곳에 마찰법 또는 통증유발점 압박법을 적절히 활용하도록 한다.

마사지 시 고려사항

- 허리근은 환자가 바로누운 자세에서 다리는 엉덩관절 굽힘자세일 때 접근하기 용이하다.
- 허리근 분리 여부를 점검할 때에는 환자가 저항에 대항에 엉덩관절 굽힘 동작을 하도록 한다.
- 무릎 굽힘과 폄 동작을 하는 동안의 깊은 가로마찰과 세로마찰 모두 그리고 깊은 지속압박법이 가장 효과적인 기법이다.
- 만성요통의 경우 치료계획을 세울 때 허리근을 항상 고려한다.

갈비사이근 (Intercostals)

속갈비사이근과 바깥갈비사이근은 서로에 대해 거의 90°로 교차배열된 섬유이다. 이것은 배속빗근과 배바깥빗근의 교차배열된 섬유방향과 비슷하며 동일한 방향이다. 이런 식의 섬유배열은 자동차 타이어의 연속적 주름과 같은 유형이다. 즉, 이를 통해 매우 강한 구조물이 마련된다.

11쌍의 바깥갈비근은 각 갈비사이공간의 전체 길이에 걸쳐 뻗지 않으며 앞쪽 갈비연골에 이르고 아래 몇 개 갈비뼈의 경우는 예외이다. 11쌍의 속갈비사이근은 뒤쪽으로 불완전하며 앞쪽의 복장뼈로부터 뒤쪽으로 갈비뼈각까지 뻗는다(그림 8-15).

이는곳

- 제1~제11 갈비뼈 아랫면

닿는곳

- 제2~제12 갈비뼈 윗면

작용

- 등뼈 돌림
- 조용한 강제들숨
- 강제날숨

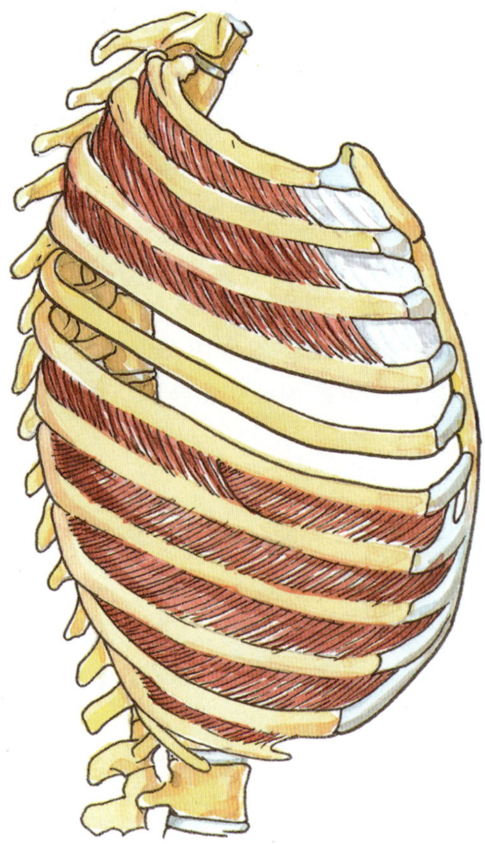

그림 8-15 갈비사이근의 해부학적 부착부위(Reprinted with permission from Moore KL, Agur A. *Essential Clinical Anatomy, 2nd ed*. Philadelphia, PA: Lippincott Williams & Wilkins, 2002).

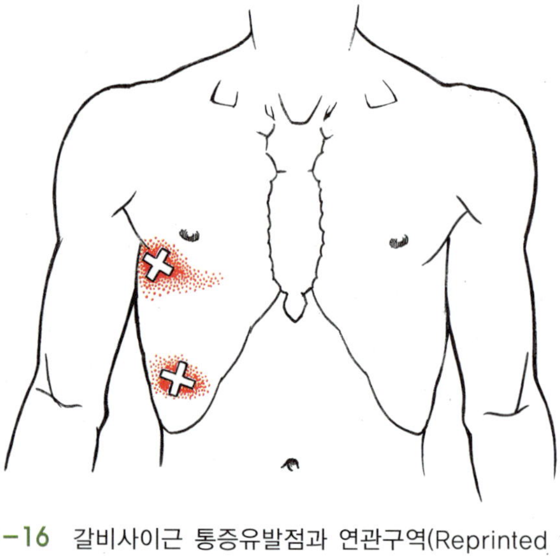

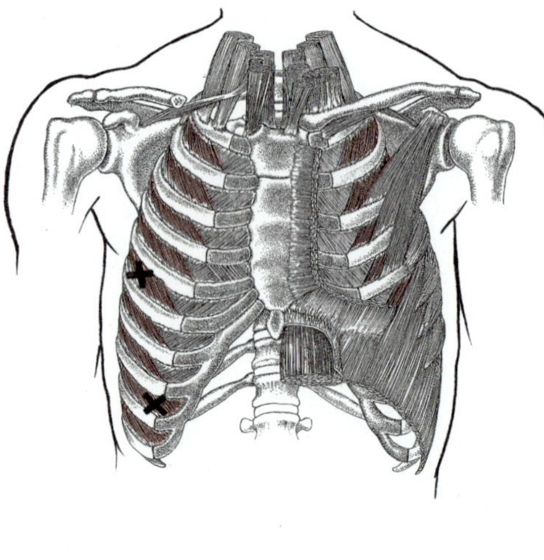

그림 8-16 갈비사이근 통증유발점과 연관구역(Reprinted with permission from Simons DG, Travell JG, Simons LS. *Upper Half of Body*. 2nd ed. Baltimore: Lippincott Williams & Wilkins, 1999, *Travell & Simons' Myofascial Pain and Dysfunction: The Trigger Point Manual;* 1권 863쪽 그림 45.1).

통증유발점과 연관구역

이들 근육의 통증유발점은 갈비사이공간 모든 곳에서 관찰된다. 연관감각은 주로 실제 통증유발점 주위에 분포하는 양상이고 그 중 일부 여파가 발생한다(그림 8-16).

증상

이 부위 통증유발점 환자는 둔하고 지속적인 통증을 갈비뼈 부위 어디엔가 호소할 가능성이 높다. 이런 환자는 실제 통증유발점 부위에 체중이 실리는 자세로 눕는 것이 불가능할 수 있다. 환자는 운동중 또는 기침이나 재채기 때와 같이 깊은 들숨을 들이쉬는 어떤 경우에도 매우 통증이 심하다고 호소하곤 한다.

심장부정맥과 같은 증상의 원인이 되는 오른쪽 통증유발점이 존재하기도 한다.

통증유발점 활성화

통증유발점 활성화는 대개 급성 또는 만성 근육 과부하 때문에 일어난다. 자세 측면도 고려해야 한다. 예를 들어, 척주옆굽음증 환자는 갈비뼈가 비틀림으로 인해 상당히 많은 통증유발점이 활성화될 수 있다.

통증유발점은 갈비뼈 골절에 의해서도 활성화된다. 유방삽입물을 넣은 경우나 대상포진 발병 후 활성화되기도 한다. Travell과 Simons에 따르면, **공기가슴증(pneumothorax)**, **고름가슴증(pyothorax)**, 가슴막삼출(종양에 대해 이차성인) 등과 같은 가슴안 병소가 고려해야 할 다른 요인이다. **공기가슴증**은 가슴막 안에 공기 즉, 가스가 차는 것이고 **고름가슴증**은 가슴막 안에 고름이 차는 것이다.

스트레스인자와 지속인자

- 충격 외상
- 과도한 또는 만성적 기침이나 재채기
- 가슴수술, 특히 가슴 견인기를 적용했던 경우
- 가슴안 병소
- 역설호흡

주의사항

- 가슴통증이 있는 경우에는 이 부위에 대해 세밀하게 살펴야 한다.

마사지 시 고려사항

- 가슴수술 특히, 갈비뼈를 견인했던 수술 후에는 항상 갈비사이에 대해 세밀히 진찰해야 한다.
- 통증유발점 중에 오른쪽 갈비사이근에 나타나며 부정맥 통증유발점이라 불리는 것이 있다.

가로막 (Diaphragm)

가로막은 둥근지붕 모양의 근육섬유 구조이며 가슴안과 배안을 나눈다. 가로막이라는 놀라운 근육은 중심에 위치한 힘줄을 통해 자기 자신에게 삽입되며 근육 내부의 3개 개방구를 통해 대동맥, 식도, 아래대정맥이 통과해 지난다(그림 8-17).

이는곳

- 다리 또는 활꼴인대라고 하는 2개의 섬유활 구조물을 통해 L1~L3 척추뼈몸통 아래앞 부분
- 아래쪽 6개 갈비연골
- 복장뼈 칼돌기

닿는곳

- 가로막 중심널힘줄

작용

- 중심널힘줄을 편평하게 함으로써 들숨 때 가슴안 용적을 증가시킴

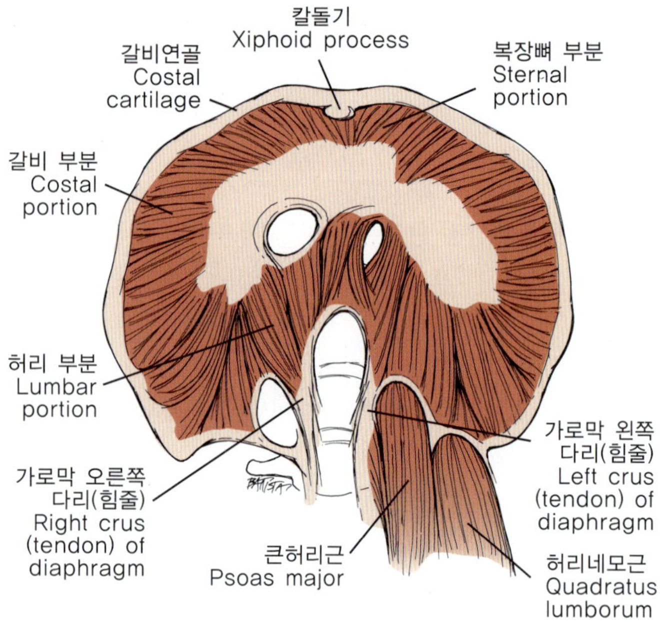

• **그림 8-17** 가로막의 해부학적 부착부위(Reprinted with permission from *Hendrickson T. Massage for Orthopedic Conditions. Baltimore, MD:* Lippincott Williams & Wilkins. 2003, 그림 4-37).

통증유발점과 연관구역

통증유발점은 근육 내부 어디에나 생길 수 있으며 다양한 방법으로 연관감각이 생긴다. 격한 운동을 하는 중에는 가로막 통증유발점의 연관증상이 갈비우리 아래쪽 모서리 인근의 깊은 앞가쪽 부위에 나타나는 경우가 많다.

가로막 중심부의 둥근지붕 부분 통증유발점에서 생기는 연관감각이 같은 쪽 어깨의 위쪽 모서리에서 느껴질 수 있다. 근육 주변부 통증유발점의 연관증상은 인근 갈비 모서리에 생긴다(그림 8-18).

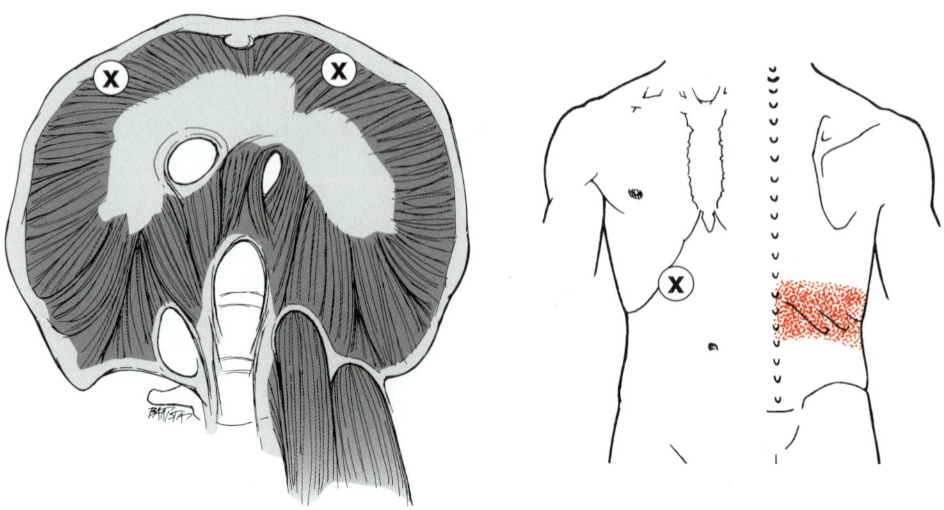

• **그림 8-18** 가로막 통증유발점과 연관구역.

가로막 통증유발점 환자는 격한 운동을 할 때 측면에 옆구리 격통 또는 갈비뼈의 갈비 모서리에 깊은, 둔하고 지속적인 통증을 호소하곤 한다. 가로막의 여러 통증유발점에서 생긴 연관감각의 차이점은 여러 자극 지점의 신경지배에 따른다.

Travell과 Simons가 살펴본 일련의 환자들 17명에서 호소증상은 가슴통증, **호흡곤란(dyspnea)** 즉 숨참 증상, 숨을 깊이 쉬지 못함 등이었고, 이는 가로막 연축 때문으로 생각되었다.

이들 환자 중 9명은 복장밑 부위에 통증을 호소했고, 8명은 통증이 오른쪽 갈비밑부위나 그 근처에 위치한다고 했다. 이것은 통증이나 감각증상 위치에 따라 신경지배가 확인되며 해당 연관감각을 일으킨 가로막 부위가 확인된다고 생각된다. Travell과 Simons는 결론적으로 이 원리가 가로막 통증유발점으로부터 생긴 연관증상에도 적용된다고 했다.

불안을 유발시키는 상황 때문에 증상발작이 촉발되었고, 그 때 숨쉬기 너무 곤란해 자신이 죽을까 두려웠다는 이야기를 전하는 환자들이 이따금씩 있다. 어떤 환자들은 단지 딸꾹질을 많이 하거나 오래 한다고 호소하기도 한다.

통증유발점 활성화

가로막 통증유발점은 빠른 걸음이나 달리기와 같은 운동에 의해 또는 지속적인 기침에 의해 활성화될 수 있다. 위절제술(gastrectomy) 즉, 위장 일부 또는 전체를 외과수술로 제거한 후 통증유발점이 활성화되기도 한다.

대동맥, 식도, 아래대정맥 등이 가로막을 통과해 지난다는 점에 주의해야 한다. 과다척주뒤굽음증 자세와 같은 웅크린자세에서는 이들 구조물, 특히 아래대정맥의 폐색을 유발시킨다. 이곳 부위의 자세가 교정되면 다리 부기와 무릎 뒤 정맥류(varicosity) 돌출 증상이 빠르게 사라질 수 있다.

가로막에 의한 아래대정맥 부분폐색 때문에 복귀정맥혈 계통의 압이 올라가고, 정맥압과 부기가 유발될 수 있다. 또한 웅크린 자세 양상에 변화가 일어나고 가로막 근육긴장항진증이 해소되면 식도 연축이 뚜렷이 개선될 수도 있다. 가로막을 신경근치료법으로 치료한 후 폐공기증과 천식 환자의 폐활량이 상승될 가능성이 매우 높다.

스트레스인자와 지속인자

- 호흡계통에 영향을 미치는 환경인자
- 머리내밈, 가슴내려앉음 자세
- 자존심이 낮으면 대개 앞서 언급한 자세로 된다.
- 목 채찍질손상으로 영향을 받은 가로막신경

주의사항

- 환자의 통증 문턱값 범위 내에서 시행하도록 주의한다.
- 이 부위는 반드시 세밀하게 가온하고 나서 부드럽고 지속적인 압을 시행해야 한다.

마사지 시 고려사항

- C3~C5에서 이는곳하는 가로막신경이 가로막에 신경지배를 제공하므로 가로막의 운동불량과 호흡곤란 환자들은 늘 목 부위에 시행해야 한다.
- 환자에게 가로막호흡법을 올바로 쓰도록 권한다.
- 특히 중간선 쪽으로는 가로막에 접근할 수 있으려면 빗근을 세밀하게 이완시켜야 한다.
- 가슴과 몸통 압박법은 가로막 이완을 보조하는 데 효과가 좋다.

아래 몸통과 복부의 신경근치료
(Lower Torso and Abdomen Neuromuscular Therapy Routine)

비디오 아이콘은 교재의 페이지에 동영상 클립이 수록되었다는 표시이다.

아래 뒤 몸통 DVD VIDEO

처음에는 윤활제를 사용하지 않는다.

1. 일반적인 이완, 가온법을 시행한다. 천을 통해 압박하면서 근육을 평가한다.

2. 가온시키기 위해 그리고 압통 또는 울혈 부위를 평가하기 위해 얕은 조직의 피부굴리기를 한다. 이를 통해 이곳 부위에서 추가적인 특정 시행이 필요한 조직 근막결합이나 허혈이 확인될 수 있다. 피부를 8개 방향으로 굴리도록 주의한다. 올바로 활용하면 매우 도움이 되는 기법이므로 이 기법에 대한 인터넷 동영상의 안내를 참조하도록 한다(일상치료 8-1).

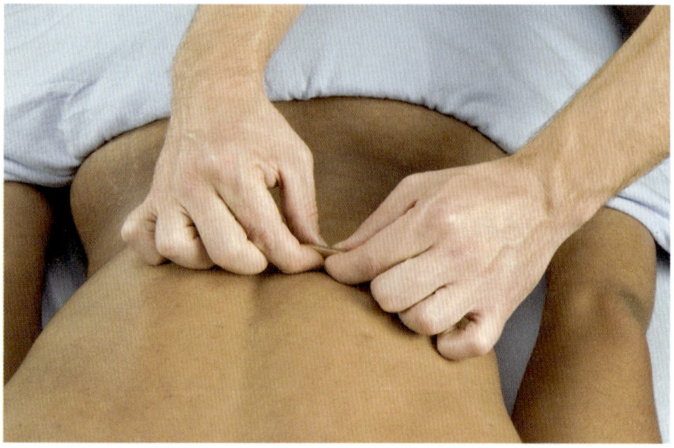

• 일상치료 8-1(Routine 8-1)

3. 엉치뼈로부터 어깨뼈 아래각까지 가시돌기를 따라 얕은근막이완법을 시행한다. 엄지손가락과 다른 여러 손가락을 이용해 피부를 잡고 빠르게 당기면서 가시돌기 표면 피부를 들어올린다. 올바른 방법으로 조직을 잡았다면 한쪽 손 엄지손가락과 집게손가락이 다른 쪽 손 엄지손가락과 집게손가락에 닿는다. 본 기법에 대한 의문 사항은 인터넷 동영상을 참조하도록 한다(일상치료 8-2).

주의: 윤활제를 처치한다.

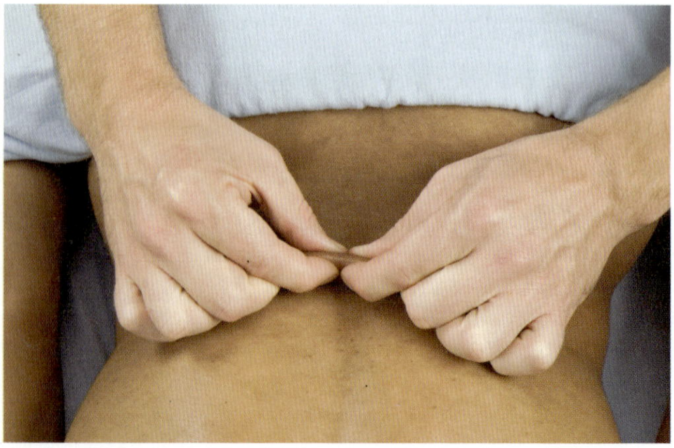

• 일상치료 8-2

4. 아래쪽 어깨뼈로부터 엉치뼈까지 척주세움근을 따라 아래팔로 깊게 에플루라지하면서 더욱 가온시키고 이완시킨다. 이 기법을 위쪽 방향으로도 반복한다. 이제 세밀하게 페트리사지와 마찰법을 시행한다(일상치료 8-3).

척주세움근과 가로돌기가시근육군

환자의 엉덩관절을 향해 치료대의 측면에 서며 환자의 머리 수준에서 시행한다.

1. 아래쪽 어깨뼈 부위에서 시작해 척주세움근을 따라 엉치뼈까지 세로 방향으로 엄지 스트립핑하고 이어서 페트리사지한다(일상치료 8-4).

2. 모든 긴장섬유나 통증유발점을 분리하고 교차섬유마찰, 세로마찰, 통증유발점 압박 등의 복합적인 방법으로 이완시킨다. 시간을 들여 매우 세밀하게 시행한다.

3. 중간 등뼈로부터 엉치뼈까지 T봉을 이용한 가로마찰법과 세로마찰법을 가시돌기 가쪽면에 시행한다. 세움근과 가로돌기가시근군(반가시근, 뭇갈래근, 돌림근) 그리고 기타 근육의 부착부위를 분리한다. 해당 조직에 대해 충분히 넓게 빗자루로 쓸어내듯이 한다(일상치료 8-5).

주의: 머리를 향해 치료대 측면에 선다.

4. 엉덩갈비근과 등허리널힘줄: 엉덩갈비근과 근막에 대해 세밀하게 근육 스트립핑을 한다. 이들 구조물은 폭과 깊이가 모두 넓고 깊다. 엉덩뼈능선으로부터 제11 갈비뼈 부위의 부착부위까지 가로마찰법, 세로마찰법, 통증유발점 압박법을 시행한다(제11, 제12 갈비뼈 부위에 압통이 심한 경우가 많다).

5. 등엉덩갈비근: 엄지손가락으로 가쪽으로부터 안쪽으로 갈비뼈 사이에서 엉덩갈비근을 가로질러 활주한다. 제11, 제12 갈비뼈 사이에서 시작해 점차 위쪽으로 이동해 어깨뼈 아래 각에 이른다. 갈비뼈 사이에서 하는 활주는 깊게 하되 환자가 견딜만 해야 한다.

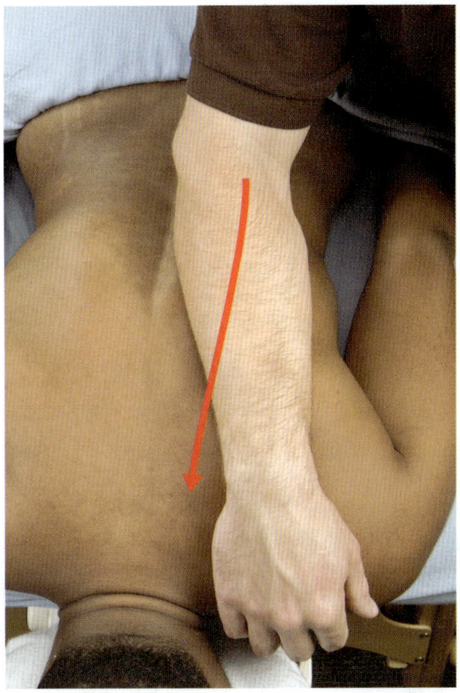

• 일상치료 8-3

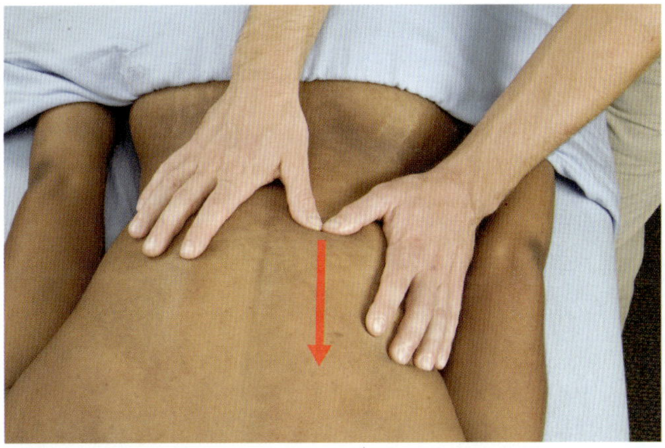

• 일상치료 8-4

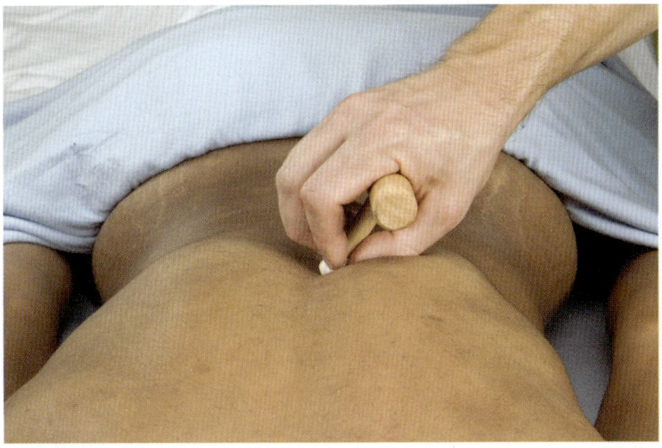

• 일상치료 8-5

6. 다시 12번 갈비뼈에서 시작해 약 3번 또는 4번 갈비뼈까지 갈비뼈 각 부위 근육의 밧줄 같은 부분에 대해 손가락끝바닥면으로 가로마찰법을 시행한다. 모든 갈비뼈의 부착부분에 대해 이 방법을 반복한다. 필요하면 이 부위에 대해 통증유발점 압박법을 계속 시행한다(일상치료 8-6).

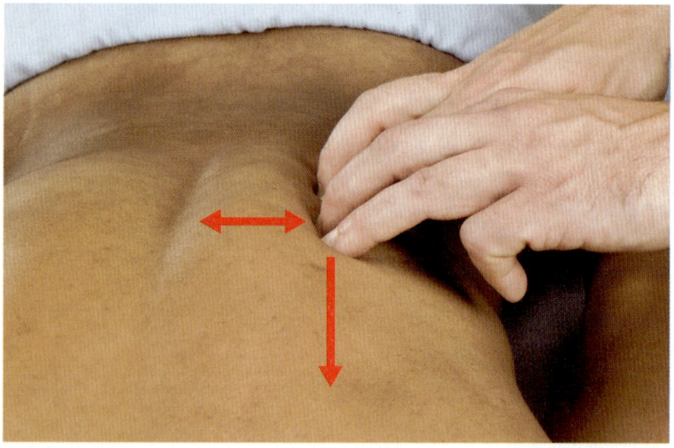

• 일상치료 8-6

7. 아래뒤톱니근: 이는곳으로부터 바깥쪽으로 갈비뼈 부위의 닿는곳까지 엄지 스트립핑을 그리고 다음에는 넓은 가로마찰법으로 아래뒤톱니근을 분리한다. 아래뒤톱니근이 T11~L2 가시돌기에서 이는곳하고 9~12번 갈비뼈에 닿게 된다는 점을 염두에 두도록 한다. 섬유방향은 위로 그리고 바깥 쪽으로 향하는 빗각 방향이다. 갈비뼈 부착부위가 압통 부위인 경우가 많기 때문에 이곳 부위에 대해 세밀하게 시행하는 것이 효과적이다(일상치료 8-7, 8-8).

주의: 허리를 향해 치료대 측면에 선다.

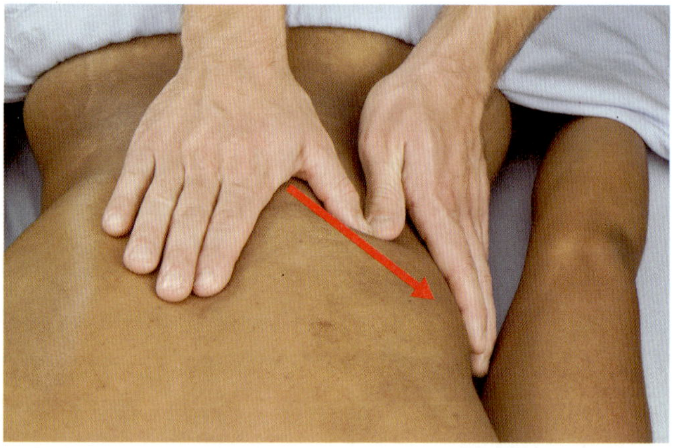

• 일상치료 8-7

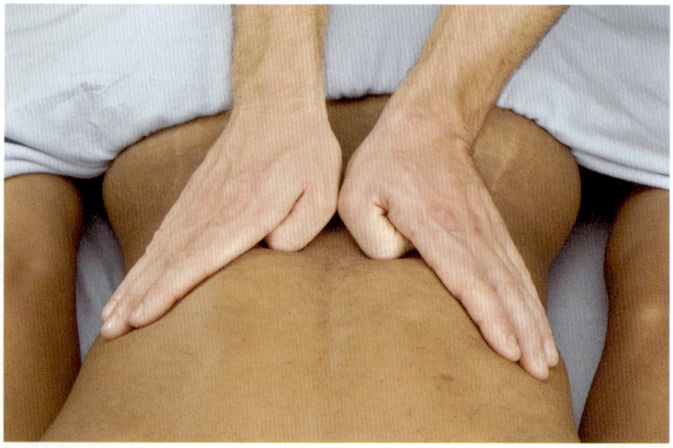

• 일상치료 8-8

8. 허리엉덩갈비근 힘살에 대해 양손 손가락끝을 이용해 직접 지속압박을 가한다. 압박을 가하는 방향은 깊은 근막이완 효과를 거두기 위해 45°로 한다(일상치료 8-9).

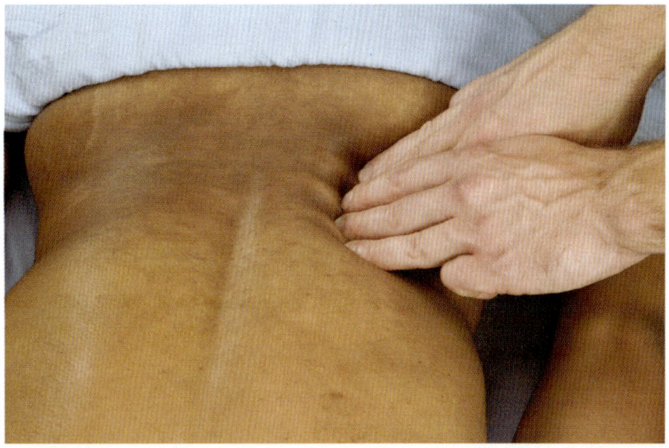

• 일상치료 8-9

엉치엉덩 인대-엉치뼈

엉치뼈를 향해 치료대 측면이나 머리 쪽 중 어느 곳이든 편한 곳에 선다.

1. 위쪽으로부터 아래쪽으로 엉치뼈 전체 표면에 대해 엄지손가락 스트립핑을 세밀하게 한다. 필요하면 가동제한 부위에 대해 피부굴리기 방법으로 가온시키고, 이완시킨다. 압통이 극심한 경우, 근막이완법을 해당 부위에 시행하고 나서 다음으로 진행하는 것이 좋을 수 있다(일상치료 8-10).

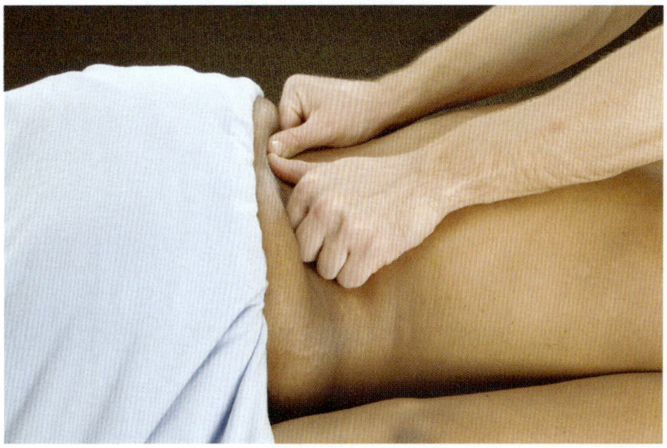

• 일상치료 8-10

2. T봉을 엉치뼈 가시돌기 가쪽면에 대해 45°로 잡고 가로마찰법과 세로마찰법을 시행한다(일상치료 8-11). 엉치뼈 위쪽으로부터 아래쪽으로 엉치뼈 가시돌기를 따라 이동하며 꼬리뼈에 압이 가해지기 전에 멈추도록 주의한다. 다시 엉치뼈 윗면에서 가쪽으로 대략 엄지손가락 폭 하나만큼 이동해 동일한 방법으로 한다. 이어서 둘째 선으로부터 다시 엄지손가락 폭 하나만큼 더 가쪽으로 이동해 엉치뼈의 셋째 선을 따라 내려가며 시행한다. 엉치뼈가 점점 가늘어지는 모양이기 때문에 3개 선 각각은 가쪽으로 갈수록 더 짧아진다. 이렇게 마찰함으로써 이제 엉치가시인대와 엉치엉덩인대와 함께 엉치뼈 뒷면 전체에 대해 시행하게 된다.

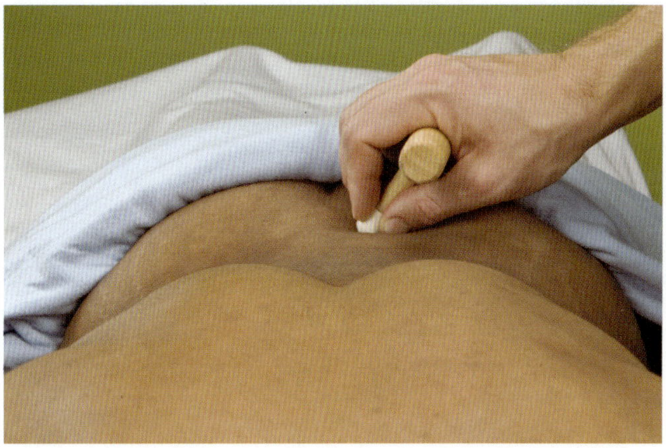

• 일상치료 8-11

엉덩허리인대

환자의 엉치뼈를 향해 치료대 측면에 선다.

1. T봉을 PSIS 즉, 위뒤엉덩뼈가시와 L5 가시돌기 사이에 댄다(엉치뼈 맨위 바로 위이며 위뒤엉덩뼈가시 안쪽의 부드러운 지점이며 이곳에는 엉치뼈가 없다). 치료대를 향해 지속적 근막압박을 가함으로써 조직에 변화가 일어나도록 한다(일상치료 8-12).

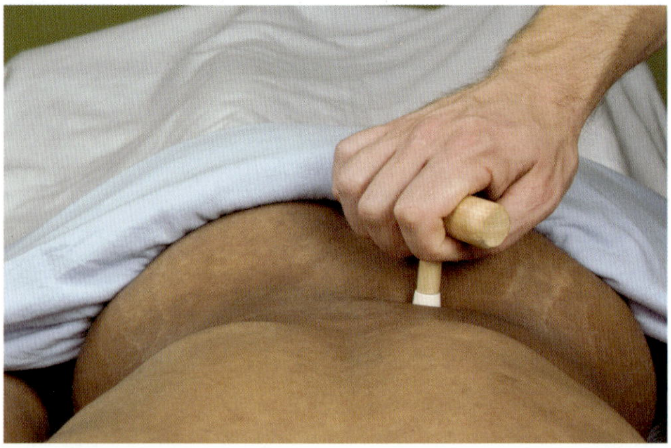

• 일상치료 8-12

2. T봉이 인대 표면에 놓인 상태에서(위안쪽 빗각 방향의 넓고 질긴 띠처럼 느껴짐) 부드럽게 가로마찰법을 시행한다.

허리네모근

환자의 머리를 향해 치료대 측면에 선다.

1. 엄지손가락을 이용해 엉덩뼈능선으로부터 제12 갈비뼈 쪽으로 허리네모근에 대해 근육 스트립핑을 한다. 허리네모근의 3가지 섬유방향을 따라 하도록 주의한다(일상치료 8-13).

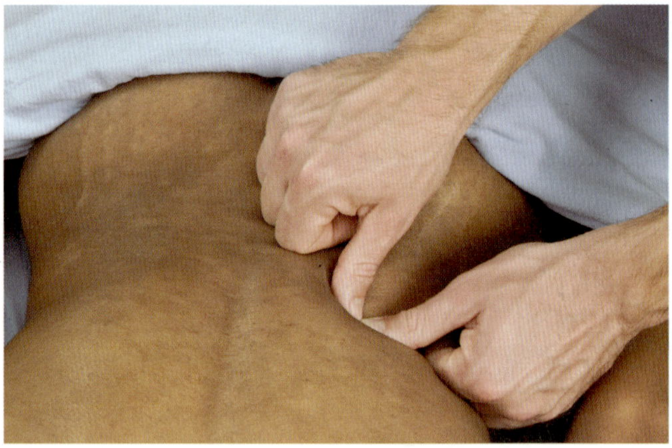

• 일상치료 8-13

2. 엄지손가락끝바닥면을 이용해 제12 갈비뼈 아랫면을 따라 가쪽으로부터 안쪽으로 이동하며 가로마찰법을 시행한다. 해당 부위에 필요하면 통증유발점 압박법을 시행한다(일상치료 8-14).

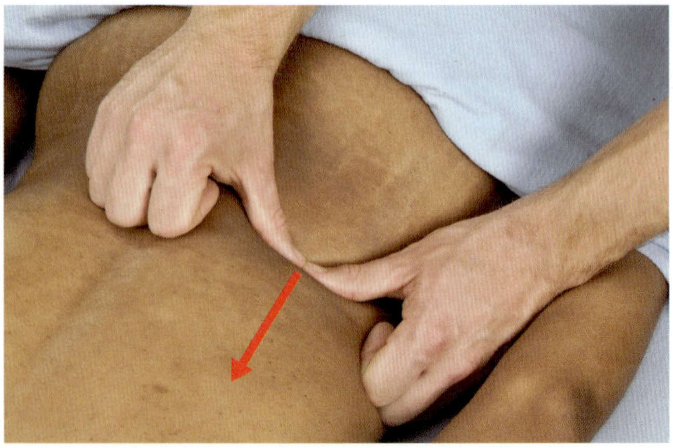

• 일상치료 8-14

3. L1~L4 가로돌기 부위의 닿는곳 지점 각각에 대해 시행하며 긴장섬유나 통증유발점이 관찰되면, 엄지손가락을 사용한 마찰법과 통증유발점 압박법으로 분리하고 이완시킨다. 부드럽게 시행하되 직접적이고 특별하게 한다(일상치료 8-15).

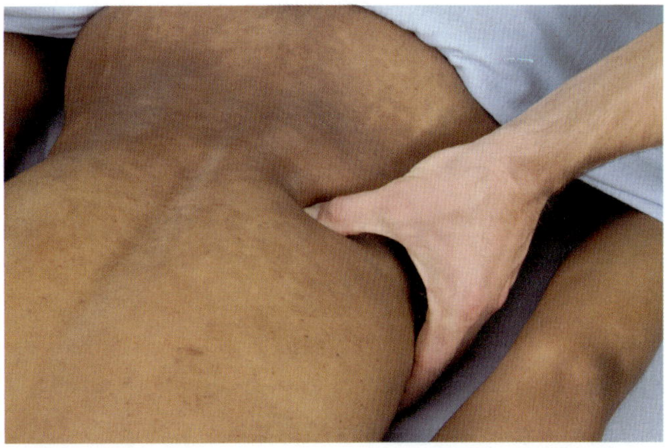

• 일상치료 8-15

주의: 치료대 측면으로부터 몸을 돌려 환자의 엉덩뼈능선을 향한다.

4. 엄지손가락끝바닥면을 이용해 엉치뼈로부터 엉덩뼈능선 가쪽 모서리 쪽을 향해 가로마찰법을 엉덩뼈능선 부위에 시행한다. 이렇게 하면 순서대로 가장긴근, 넓은등근, 허리엉덩갈비근, 허리네모근, 속빗근, 바깥빗근을 치료하게 된다.

---

5. 양손 손가락끝을 이용해 허리네모근 가쪽 모서리에 대해 깊은 근막이완법을 한다. 엉덩갈비근의 경우와 마찬가지로 45° 각도를 유지해 지속적 압을 가함으로써 이완 효과가 일어나도록 한다. 이번에는 허리네모근에서 상당히 가쪽으로 나가도록 주의한다. 이제 손가락끝을 위아래 세로 방향으로 이동시키면서 L1~L4 가로돌기를 향해 안쪽으로 등을 누르며 마찰한다. 부드럽게 시행한다(일상치료 8-16).

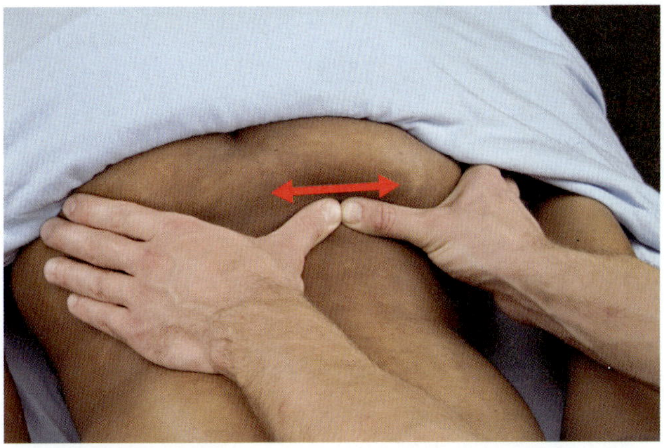

• 일상치료 8-16

---

6. '엉덩뼈 가위' 라는 신체가동술을 시행한다. 인터넷 동영상을 참조해 숙지하도록 한다(일상치료 8-17).

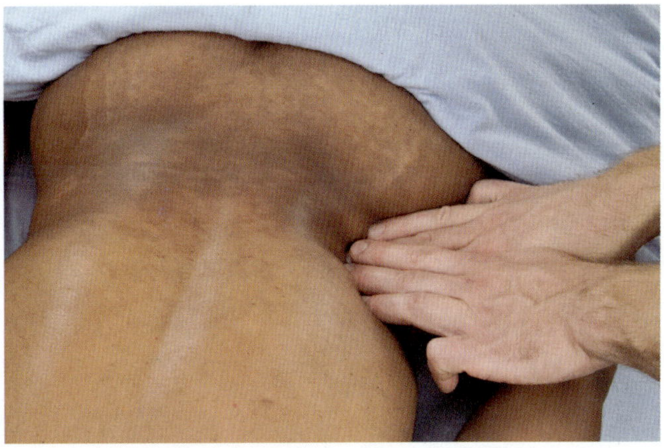

• 일상치료 8-17

신장 DVD VIDEO

1. 끝으로 환자가 바로누운자세에서 무릎-가슴 신장 또는 허리굴리기를 시행한다. 각 치료 시 안정화 방법을 적절히 활용하도록 주의한다.

---

2. 위의 모든 기법을 몸 반대 쪽에 대해 시행한다.

아래가슴과 복부

환자에게 바로누운자세를 취하도록 하고 무릎은 받침대로 지지한다.

일반 몸통 치료 DVD VIDEO

환자에게 바로누운자세를 취하도록 한다. 윤활제를 처치하기 전에 전체 복부에 대해 8개 방향 모두를 활용해 즉, 위아래, 아래위, 안쪽가쪽, 가쪽안쪽, 4개 빗각 방향으로 피부굴리기를 한다(일상치료 8-18).

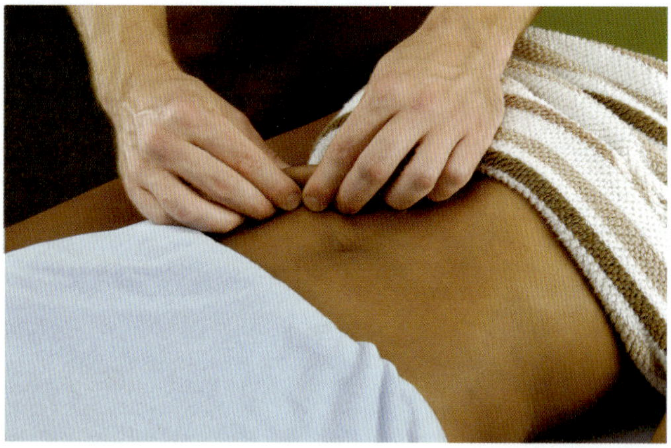

• 일상치료 8-18

1. 환자의 호흡에 치료사 자신을 동조시킨다. 두 손을 부드럽게 놓아 접촉하고 가볍게 흔든다.

   주의: 오일을 가볍게 처치한다.

2. 계속해서 시계방향으로 원형 동작을 하면서 복부에 대해 에플루라지하여 전체적으로 가온시키고 이완시킨다.

배바깥빗근, 배속빗근, 배가로근, 갈비사이근 DVD VIDEO

치료대 측면에 서서 반대 쪽 복부에 대해 시행한다.

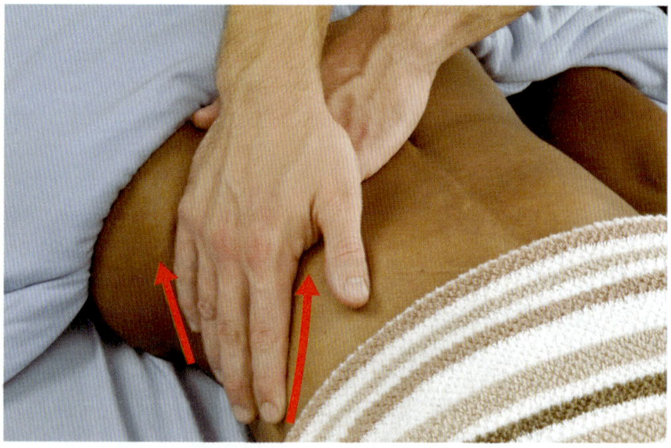

• 일상치료 8-19

1. 겨드랑이 방향으로부터 엉덩뼈능선 쪽으로 손 전체로 당기며 에플루라지 스트로크로 여러 근육을 가온시킨다(일상치료 8-19).

   주의: 몸 반대 쪽에 대해 동일하게 시행하고 난 후 배를 보고 서서 몸 같은 쪽에 시행한다.

2. 가온되고 난 후 더 특별하게 손가락끝 압을 이용해 갈비사이근, 앞톱니근, 배속빗근, 배바깥빗근, 배가로근 등에 대해 시행한다. 특별한 손가락끝 에플루라지로 복장뼈 쪽에 이르는 부위 전체에 시행한다.

3. 페트리사지로 배빗근과 배가로근을 분리한다. 모든 긴장띠나 긴장섬유는 페트리사지로 그리고 이어서 손가락끝 지속압박법으로 이완시킨다. 모든 통증유발점은 통증유발점 압박법으로 이완시킨다.

4. 환자 반대 쪽으로 이동해 이 방법을 반복한다.

배곧은근과 배세모근

환자는 계속해서 바로누운자세를 유지하고 같은 쪽에 시행한다.

1. 먼저 두 손을 벌려 손 전체로 배곧은근을 움켜잡는다. 부드럽게 흔드는 동작으로 이완 효과를 주면서 근육을 부드럽게 움켜잡고 들어올린다. 갈비뼈로부터 두덩뼈 능선 쪽으로 가쪽 모서리를 따라 전체 길이에 걸쳐 페트리사지한다(일상치료 8-20).

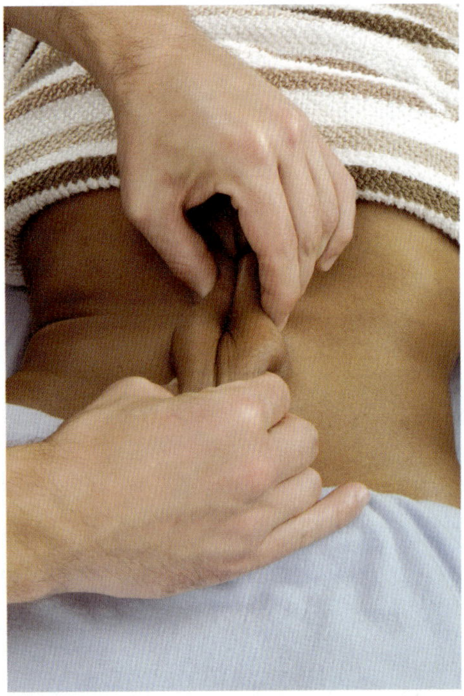

• 일상치료 8-20

2. 갈비뼈로부터 두덩뼈 쪽으로 근육힘살과 가쪽 모서리(배빗근과 배가로근 부착부위임)를 따라 손가락끝 마찰법과 통증유발점 압박법을 시행한다.

3. 근막 빗질: 한손 엄지손가락으로 위쪽으로부터 조직과 근막을 고정한다. 다른 손의 여러 손가락을 갈고리모양으로 구부려 손가락끝을 이용해 당긴다. 조직을 고정하는 위쪽 손은 계속 부동상태이다. 긴장띠를 가로질러 또는 통과해 빗자루로 쓸어내리듯이 분리하면서 한 번에 5cm씩 여러 방향으로 이동한다. 배곧은근, 배세모근, 배빗근, 배가로근 등에 이렇게 세밀하게 한다. 이곳 부분의 일상치료에 관한 인터넷 동영상을 살펴보는 것이 좋다(일상치료 8-21).

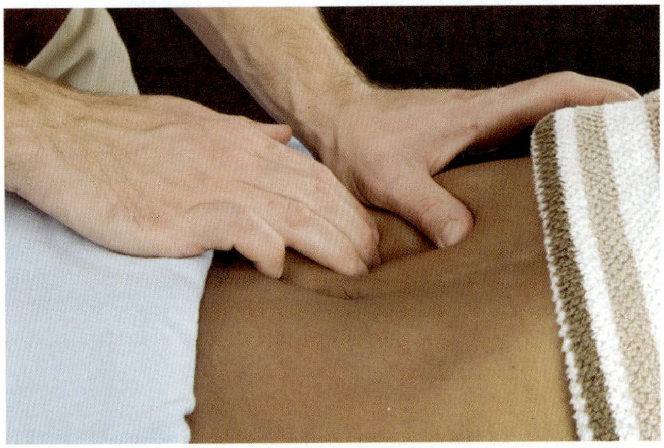

• 일상치료 8-21

4. 배곧은근 힘살에 엄지손가락으로 아래쪽부터 위쪽 방향으로 근육 스트립핑을 한다. 손가락끝바닥면으로 근육힘살과 가쪽 모서리에 가볍게 가로마찰법을 시행한다. 치료사는 원형마찰법을 긴장 부분에 시행하거나 나눔힘줄을 분리할 수도 있다. 필요하면 통증유발점 압박법을 시행한다(일상치료 8-22).

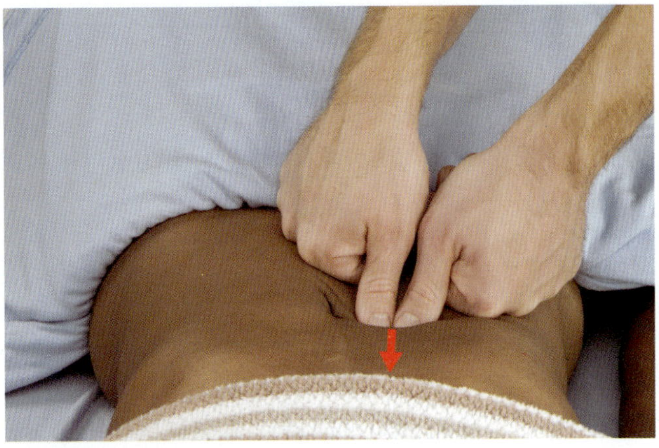

• 일상치료 8-22

5. 원형마찰, 가로마찰, 부드러운 직접압박법을 갈비연골과 갈비뼈의 배근육 부착부위에 시행한다. 또한 필요하면 통증유발점 압박법을 시행한다(일상치료 8-23).

주의: 마찰법을 할 때 특별하게 한다. 이곳 여러 섬유를 이완할 때 복장뼈 아래쪽 부분 뿐만 아니라, 갈비연골 앞쪽 부위 전체 근육섬유를 엮어야 한다.

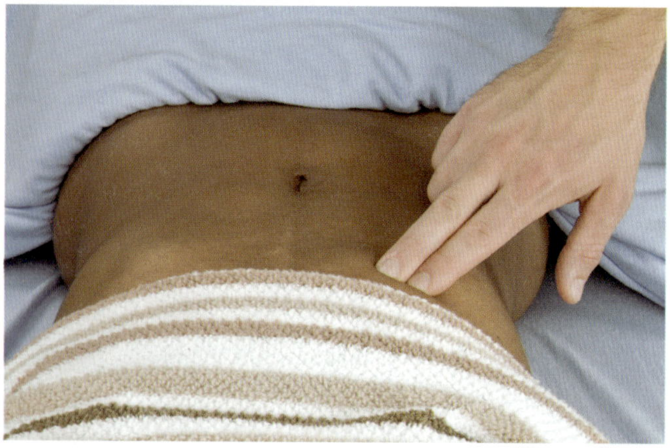

• 일상치료 8-23

환자의 발 방향으로 향하시오.

6. 부드러운 가로마찰, 세로마찰, 원형마찰 등을 두덩뼈능선 부위 부착부위에 시행한다. 또한 필요에 따라 엄지손가락이나 다른 손가락끝 바닥면을 두덩뼈능선 부위에 대고 부드러운 통증유발점 압박법으로 할 수도 있다. 이러한 방법은 모두 천을 깔고 그 위에 시행한다(일상치료 8-24).

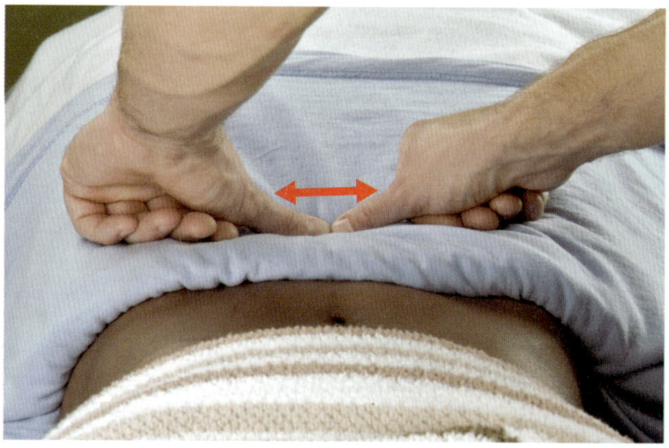

• 일상치료 8-24

7. 빗근의 엉덩뼈능선 부착부위에 마찰법을 시행한다.

8. 반대 쪽 복부에 대해 2~6단계까지를 반복한다.

9. 마무리는 시계방향으로 배에 원형 에플루라지하고 이어서 손바닥을 배에 대고 환자의 호흡에 맞추어 부드럽게 움직인다.

엉덩허리근 DVD VIDEO

환자는 계속해서 바로누운자세이며 받침대를 제거한다. 환자에게 무릎을 올리고 발은 치료사가 치료하는 쪽 치료대에 편평하게 올려놓도록 한다.

1. 손가락끝으로 배곧은근 모서리 바로 가쪽으로 배꼽 높이에서 허리근에 접근한다. 반시계 방향으로 움직이면서 내장 쪽으로 압을 가하되 치료대 방향으로 45°로 압을 가해 허리근에 접촉한다. 허리근은 주변 장기에 비해 더 단단하게 느껴진다(일상치료 8-25).

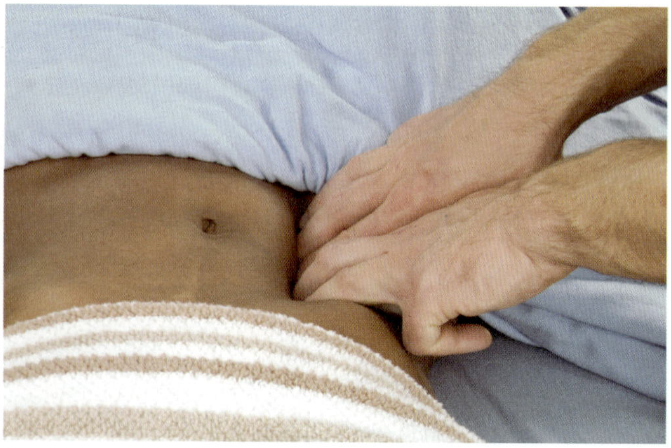

• 일상치료 8-25

2. 환자에게 무릎을 가슴 쪽으로 들어보도록 하고 치료사는 팔꿈치로 약간의 저항을 가하면서 허리근에 대한 압을 확인한다. 이렇게 저항에 대항해 들면 허리근이 수축되기 시작하고, 치료사는 근육이 더 단단해지는 것을 느끼게 된다(인터넷 동영상을 살펴보는 것이 좋다).

3. 최대한 여러 개의 손가락끝으로 근육 길이방향을 따라 허리근에 압을 가하고, 환자에게는 올렸던 무릎을 치료대 쪽으로 내렸다가 다시 올리면서 천천히 발꿈치와 발을 당기며(drag) 치료사가 압을 가하는 한편, 무릎을 몇 차례 다시 올리도록 한다. 환자가 치료를 하도록 하면, 허리근과 같이 매우 깊은 곳에 위치한 근육에 대해 평가와 치료를 더 용이하게 시행할 수 있다. 허리근이 부드러워지기 시작하면 부드러운 가로마찰법과 세로마찰법으로 할 수도 있다(일상치료 8-26).

4. 몇 차례 위에서 설명한 동작을 하고 나서 환자에게 무릎을 다시 구부리고, 무릎을 안쪽-가쪽 동작으로 움직이면서 근육동작을 조금 바꾸도록 한다. 계속해서 압과 마찰을 가한다. 이 기법은 허리근에 대해 동작을 활용해 긴장을 이완시키는 데 매우 효과적이며 대부분의 사람에게 잘 작동한다. 이곳은 부드럽게 하며 시간을 들여 시행하도록 주의한다.

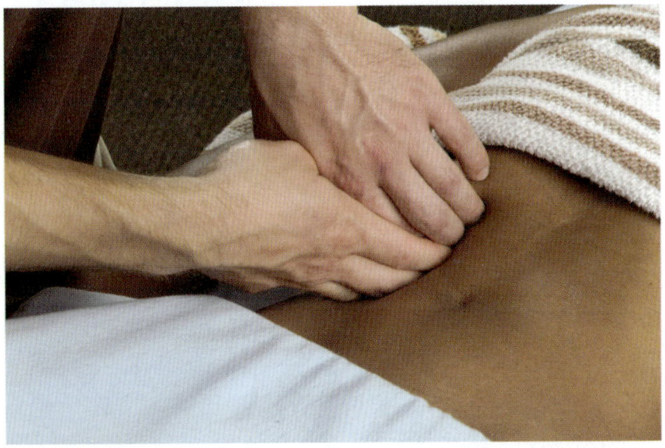

• 일상치료 8-26

5. 통증유발점 압박법으로 도중에 발견되는 모든 통증유발점을 이완시킨다.

6. 이 기법을 반복하면서 근육을 따라 위로 올라가 갈비우리 밑에 이르고, 이어서 밑으로 내려가 샅고랑인대 바로 위의 넓은 힘줄 부위에 이른다. 이들 두 부위에 시행하기 위해서는 손 자세를 더 비스듬한 방향으로 잡아야 할 수도 있다. 이 방법은 인터넷 동영상을 참조하는 것이 좋다.

주의: 허리근에 쉽게 접근하려면 환자에게 바로누운자세를 하고, 발은 치료대 표면에 편평하게 두고 무릎을 가쪽으로 벌려 치료사의 무릎 표면에 두도록 하며 치료사의 무릎은 치료대 측면에 기대어 놓도록 한다.

7. 손가락끝바닥면을 이용해 허리근이 위치한 앞쪽 엉덩뼈의 함몰된 부분(엉덩뼈오목) 속으로 점차 들어간다. 이곳에 부드럽고 지속적인 근막이완법을 시행하며 근육이 이완될수록 점차 더 깊은 곳으로 들어간다. 마찰법도 어느 정도 활용할 수 있다. 근육에 최대한 접근하도록 한다(일상치료 8-27).

주의: 환자의 가까운 쪽 발목을 반대 쪽 무릎 위로 교차시키도록 요청한다.

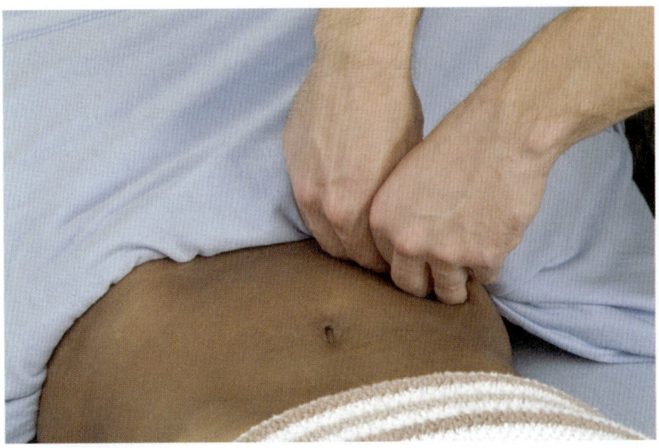

• 일상치료 8-27

8. 위앞엉덩뼈가시 위치를 확인하고 약 2.5cm 정도 밑으로 내려온 후, 1.2~2.5cm 정도 안쪽으로 이동해 엉덩허리근 힘줄이 작은돌기에 부착되는 부위를 확인한다. 필요에 따라 가로마찰법과 통증유발점 압박법을 시행한다(일상치료 8-28).

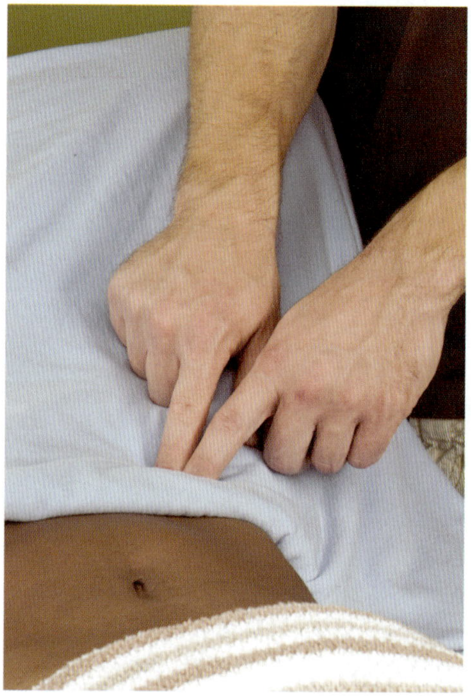

• 일상치료 8-28

가로막 DVD VIDEO

환자에게 바로누운자세를 취하고 무릎을 구부리도록 하며 치료사는 환자의 머리를 향한다.

1. 양손 엄지손가락을 활용해 엄지손가락끝 바닥면으로 안쪽에서 가쪽 방향으로의 활주법을 양쪽에 동시에 시행해 점차 가로막과 갈비우리 밑의 다른 조직을 가온시킨다. 충분히 여러 차례 반복해 가온시킨다.

주의: 이제 치료대를 가로질러 반대 쪽에 시행한다.

---

2. 양손 엄지손가락끝바닥면을 몸을 가로질러 칼돌기보다 가쪽에, 중간선 가까운 곳에 대고 환자에게 숨을 깊이 들이쉬었다가 내쉬도록 요청한다. 날숨 때 속으로 집어넣어 갈비뼈 밑에서 양손 엄지손가락으로 갈비뼈를 밑으로부터 밀어올린다. 해당 지점에 손을 유지한 채, 환자에게 숨을 다시 들이쉬고 내쉬도록 요청한다. 숨을 내쉴 때 엄지손가락끝바닥면을 갈비뼈 밑 조직에 더 깊이 한다. 해당 지점에 손을 유지한 채 환자에게 숨을 반만큼 들이쉬고 참도록 한다. 이렇게 하면 가로막이 드러나며 갈비우리 밑으로부터 밖으로 노출된다(일상치료 8-29).

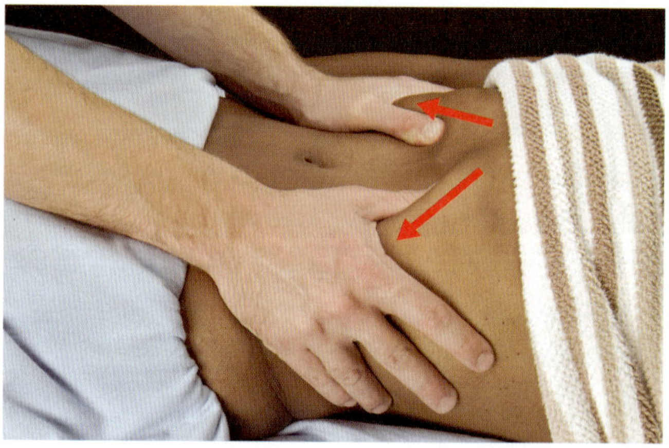

• 일상치료 8-29

주의: 환자가 숨을 더 이상 참지 못하고 쉬어야만 하는 경우에는 한 두 차례 얕게 숨을 쉬고 숨을 다시 반만큼 참고 있도록 요청하고, 치료사는 아래 치료를 계속한다.

3. 엄지손가락끝바닥면으로 가로막에서 관찰되는 모든 긴장띠 섬유에 대해 가로마찰법을 앞쪽 갈비뼈의 뒷면에 바짝 붙여 시행한다. 필요하면 통증유발점 압박법을 시행한다(일상치료 8-30).

4. 아래가쪽 방향으로 하며 양손 엄지손가락은 가로막으로부터 떼지 않고 한쪽 근육 전체에 대해 시행을 마친다.

5. 반대 쪽에 대해 2~4단계를 반복한다.

주의: 시행할 때 상황을 보아서 환자에게 치료대 끝에서 떨어져 바로누운 자세에 또는 엎드린 자세로 있도록 한 후 엉덩허리근과 엉덩관절 굽힘근을 신장시킨다.

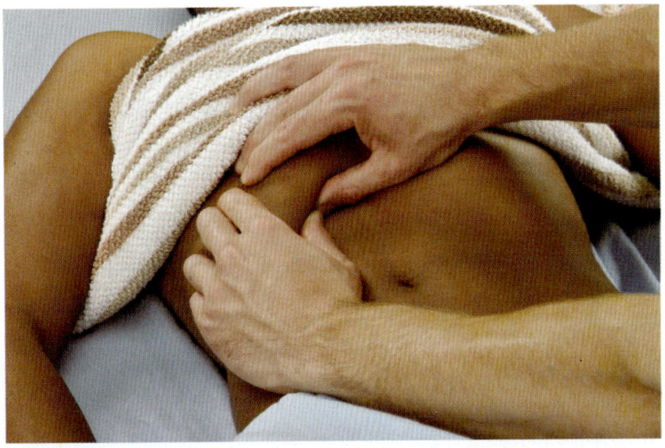

• 일상치료 8-30

증례연구 8-1

• *Bonnie: 허리 부위를 휘감는 듯한 통증 밴드 증상의 여성*

배경

Bonnie는 약 60세의 은퇴한 여성으로 춤 교습 시간을 즐겼다. 어느 날 저녁 교습 후 허리가 조금 아프다고 느꼈다. 다음 날 아침에는 등쪽 대략 맨 밑 갈비뼈 부위에 큰 밴드가 감긴 것처럼 느꼈다. 이 증상이 몇 주간 지속되었다. 3년 전에 목 문제로 신경근치료사를 찾았던 경험이 있어서 방문했다.

치료

신경근치료사와의 치료시간에 Bonnie는 자신이 아픈 부위가 등을 따라 올라와 양쪽 어깨와 목 부위까지라고 했다. 여성은 이어서 아래쪽 갈비뼈 부위가 가장 심하고 그 부위에 밴드를 감아놓은 듯한 느낌이라고 했다.

치료사는 Bonnie의 엉덩관절, 등, 양쪽 어깨, 목 부위에 엎드린 자세에서 시행했다. 이어서 치료대 위의 여성에게 바로누운자세로 돌아눕도록 한 후 넙다리곧은근, 허리근, 엉덩근에 대해 시행했다.

Bonnie가 치료대에서 내려올 때에는 등을 휘감던 통증이 없었으며 여성은 증상이 재발하지 않도록 하기 위해 신경근치료를 계속해서 그달 말까지 받기로 했다.

비평적 사고 문제

1. 치료사가 앞쪽 근육 특히 허리근과 엉덩근에 대해 시행한 이유는?
2. Bonnie가 설명한 것과 같은 통증은 어느 근육의 연관증상 양상인가?
3. 치료사가 특정 연관증상양상에 대해 이해하는 데도 불구하고, 다른 여러 근육에 대해서도 시행하고자 했던 이유는?

증례연구 8-2

• *Patty: 허리통증 증상의 개인 트레이너*

배경

Patty는 개인 트레이너, 구체적으로는 크로스핏(Cross Fit) 트레이너이다. Patty는 매일 몇 개 강습반 수업을 맡아 고객들에게 크로스핏 운동을 가르친다. 케틀벨 트레이닝을 비롯한 매우 격렬한 트레이닝이다. 케틀벨은 매우 무거운 중량에 손잡이가 달린 기구이다. 한 케틀벨 수업시간에 Patty는 허리에 압통과 위약 증상을 처음으로 느꼈다. 넓적다리 앞쪽도 아팠다. 운동화를 벗으려고 몸을 구부렸을 때 허리가 엉덩관절 바로 위 부분에서 쪼개지는 듯 느꼈으며 Patty는 똑바로 서기 힘들어했다. 신경근치료사를 찾아왔다.

치료

Patty의 설명을 들은 후 치료사는 자신의 치료계획을 시행하기 시작했다. 치료사는 여성의 세움근, 아래뒤톱니근, 허리네모근 근육에 대해 시행했으며 모두 허리 부위 근육에 해당한다. 허리네모근이 가장 문제되는 듯 보였다. 이어서 치료사는 Patty에게 바로누운자세로 돌아눕도록 요청하고 허리근과 엉덩근에 시행했다. Patty는 두 차례 더 치료를 받고 나서 문제가 완전히 치료되었다.

비평적 사고 문제

1. Patty의 허리네모근에 대해 시행해야겠다고 치료사가 생각하게 된 증상은 무엇인가?
2. Patty의 엉덩허리근에 대해 시행해야겠다고 치료사가 생각하게 된 증상은 무엇인가?
3. Patty가 설명한 통증과 비슷한 연관증상 양상을 일으키는 근육은 무엇인가?

▶ 복습문제

단답형 문제

1. 허리네모근 섬유의 방향은 몇 가지인가?

2. 엉덩뼈능선에 대해 안쪽으로부터 가쪽으로 시행하는 경우, 어떤 부착부위가 치료를 받게 되는가?

3. 위 질문의 엉덩뼈능선 근육부착부위에 대해 안쪽으로부터 가쪽의 순서대록 기록하라.

4. 들어올림, 돌림, 뻗음 때, 과부하 긴장으로 인해 어떤 근육에서 통증유발점이 생기는가?

5. 어느 두 근육의 통증유발점이 치료되지 못한 것이 척추수술 후 요통증후군 통증의 원인인가?

선택형 문제

6. 넙다리큰돌기 윤활낭염과 비슷한 연관증상양상을 일으키는 근육은?
A. 아래뒤톱니근
B. 허리네모근
C. 허리엉덩갈비근
D. 위의 모든 것

7. 집합적으로 묶어 '엉덩허리근'이라고 부르는 근육은?
A. 엉덩근, 큰허리근, 작은허리근
B. 엉덩근, 큰허리근
C. 엉덩근, 작은허리근
D. 위의 어느 것도 아님

8. 속빗근이 갈비뼈 부위 부착지점에서 상호교차되는 근육은?
A. 넓은등근, 위뒤톱니근
B. 앞톱니근, 위뒤톱니근
C. 위뒤톱니근, 아래뒤톱니근
D. 넓은등근, 앞톱니근

9. 들숨 때 가로막은
A. 수축되고 위로 올라감
B. 이완되고 위로 올라감
C. 수축되고 밑으로 당겨짐
D. 이완되고 밑으로 밀림

10. 허리뼈를 엉덩뼈에 부착시키는 인대는
A. 엉치결절인대
B. 엉치가시인대
C. 엉덩가시인대
D. 엉덩허리인대

참/거짓 문제

11. 배세모근은 해부학적 변이를 보이는 근육이다.

12. 배근육 통증유발점으로부터 가득한 느낌이나 가스찬 느낌 연관감각이 생기는 경우가 많다.

13. 배곧은근 나눔힘줄은 배곧은근을 약하게 만든다.

14. 정체를 알 수 없는(enigmatic) 질환이나 상황은 이해하기가 매우 쉽고 명백하다.

15. 허리근과 엉덩근 단축과 조임 증상 그리고 양쪽 아래쪽 배곧은근의 위약으로 인해 가쪽 골반경사 상태가 조성된다.

짝짓기

a. 수수께끼의	d. 공기가슴증	g. 정맥류
b. 위절제술	e. 호흡곤란	h. 위 우회술
c. 유착	f. 고름가슴증	i. 거미정맥

16. 섬유성으로 되어 다른 연조직에 서로 고정된 조직

17. 공기부족 즉, 숨참

18. 2개 이상의 정맥류 정맥

19. 가슴막공간내 고름

20. 위의 일부 또는 전체를 제거하는 수술

참고문헌 (References)

1. Eisler P. *Die Muskeln des Sammes*. Jena, Germany: Gustav Fischer; 1912: 571–575.
2. Lewit K. *Manipulative Therapy in Rehabilitation of the Motor System*. London, UK: Butterworths; 1985:138, 276, 315).
3. Lewit K. Muscular pattern in thoraco-lumbar lesions. *Manual Med*. 1986;2:105–107.
4. Dobrick I. Disorders of the iliopsoas muscle and its role in gynecological diseases. *J Man Med*. 1989;4:130–133.

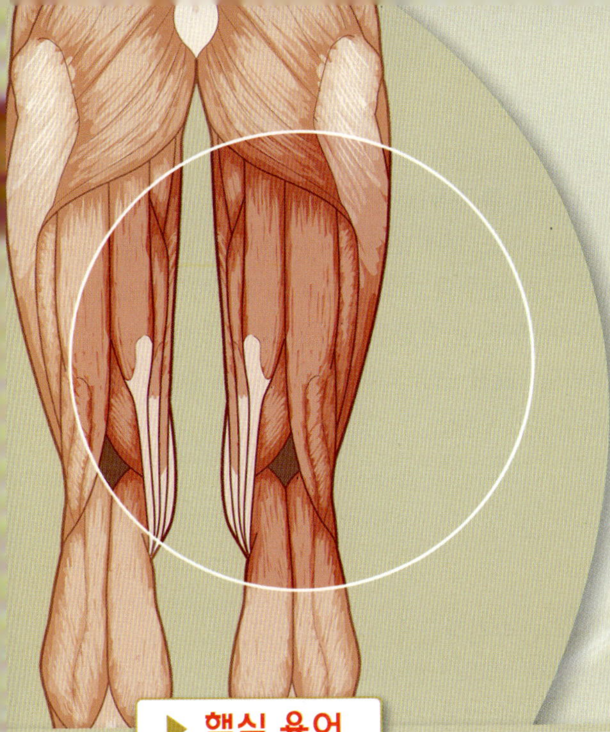

엉덩관절, 넓적다리, 앞무릎 9
HIP, THIGH, AND ANTERIOR KNEE

▶ 핵심 용어

핵심용어 중에 이 부위에서 보이는 흔한 질환이 포함되어 있다.

앞 골반경사(anterior pelvic tilt): 골반 굽힘이 과다하고 앞쪽으로 경사된 상태

연골연화증(무릎넙다리 증후군)[chondromalacia(patello-femoral syndrome)]: 무릎뼈 연골이 과사용증후군으로 인해 병리적으로 연화됨. 무릎뼈가 넓적다리 관절융기 고랑을 벗어나 움직이며 무릎이 한 번 움직일 때마다 관절융기를 가로질러 갈림

넙다리삼각(femoral triangle): Scarpa 삼각이라고도 하며, 위는 샅고랑인대, 가쪽은 넙다리빗근(sartorius), 안쪽은 긴모음근(adductor longus)으로 둘러싸인 넓적다리 몸쪽 앞의 위험부위. 이 삼각부위 속 구조물 특히, 넙다리동맥, 정맥, 신경 등은 눌리면 안 됨

샅굴부위 긴장(당김)[groin strains(pulls)]: 두덩뼈 위치의 모음근 이는곳 인근의 열상과 염증으로 인한 통증

성장통증(growing pains): 어린 사람 근육뼈대계통의 불명확한 통증에 대한 부정확한 용어. 급속한 성장과 통증이 실제로 관련된다는 증거는 없다.

넙다리뒤근육 긴장(당김)[hamstring strains(pulls)]: 넙다리네갈래근(quadriceps)과 넙다리뒤근육(hamstring) 사이의 불균형으로 인한 넙다리뒤근육의 만성 과신장, 격렬하게 활동하거나 더 신장시키면 열상을 일으킴

Hunter 관(모음근굴, Hunter's canal): 넙다리빗근 밑, 긴모음근과 안쪽 넓은근(vastus medialis) 사이 세모 모양 공간. 넙다리삼각으로부터 다리오금까지 뻗으며 신경과 혈관이 여기를 지남

엉덩정강근막띠 증후군[iliotibial band(ITB) syndrome]: 엉덩정강근막띠가 가쪽 넙다리위관절융기에 계속 마찰되고 반복적으로 무릎 굽힘과 폄 동작을 하면서 달린 결과 해당 부위에 염증이 발생함. 특히 달리기 운동을 하는 사람에서 가쪽 무릎 통증의 흔한 원인 중 하나. 엉덩정강근막띠 마찰 증후군(friction syndrome)이라고도 함

무릎 꺾임 삽화(knee-buckling episode): 큰모음근 과수축으로 인해 모음근굴이 닫히며, 넓적다리와 모음근이 수축할 때 그 결과 무릎꺾임현상이 생길 수 있음

요통(lumbago): 허리 부위의 둔하게 지속적으로 아픈 통증을 가리키는 비특이적 용어

오스굿-슐라터병(Osgood-Schlatter disease): 뼈, 특히 정강뼈가 근육이나 힘줄보다 빨리 자라는 청소년기 급속성장 때문으로 설명되는 질환

거위발(pes anserine): 정강뼈거친면 바로 밑, 앞안쪽 정강뼈 부위. 이 부위는 약간 올라와 있으며 넙다리빗근, 두덩정강근, 반힘줄근 등이 부착하는 곳이다. "거위발"이라는 명칭은 거위의 물갈퀴발 모양으로 3개 힘줄이 부착되기 때문에 생긴 이름이다.

궁둥구멍근 증후군(piriformis syndrome): 궁둥신경통과 증상이 비슷한 질환이지만, 원인은 큰궁둥구멍에서 궁둥구멍근에 의한 신경이나 혈관 포착, 또는 궁둥구멍근 통증유발점으로부터의 연관증상, 또는 엉치엉덩관절 기능

뒤골반경사(posterior pelvic tilt): 골반 폄이 과도하고 뒤로 기운 상태

궁둥신경통(sciatica): 궁둥신경이 척주로부터 빠져나오는 뿌리 부분의 압박으로 생기는 통증

엉덩뼈신경통(sciatica): 척주로부터 각성되는 신경압박으로 인한 엉덩신경통증

넙다리큰돌기 윤활낭염(trochanteric bursitis): 넓적다리 큰돌기 완충물인 윤활주머니의 염증

엉덩관절, 넓적다리, 앞무릎에 대한 개요 (Overview of the Hip, Thigh, and Anterior Knee Region)

본 장에서는 엉덩관절, 넓적다리 앞, 뒤, 안쪽, 가쪽, 그리고 앞무릎 부위를 구성하는 여러 근육에 대해 살펴본다. 대부분의 사람에서 통증유발점의 연관증상 부위가 특정 양상을 띠지만, 통증유발점은 어느 곳에든 위치할 수 있고 연관증상은 어느 부위로든 갈 수 있다는 점을 늘 기억해야 한다. 다른 경우와 마찬가지로 이곳에서의 목표는 활동성, 잠복성, 연관성 통증유발점을 모두 찾아 비활성화시키는 것이다. 환자 순응도와 함께 시간이 필요하다는 점을 염두에 두어야 한다.

뒤엉덩관절 (Posterior Hip)

이 부위에는 볼기근, 더 깊은 곳에 위치한 여러 엉덩관절 가쪽 돌림근, 넙다리근막긴장근 등이 해당된다. 우리가 무슨 일을 하든지 이들 근육이 에너지와 운동의 근원이기 때문에 이곳이 우리의 힘이 나오는 곳이다. 치밀한 층 구조로 형성된 부위이며 다른 경우와 마찬가지로 우리는 얕은 조직부터 먼저 시행하고 이어서 점차 깊은 층으로 진행한다.

큰볼기근: 수영선수의 응보 (Gluteus Maximus: The Swimmer's Nemesis)

큰볼기근은 매우 큰 근육이며 힘껏 행해야 한다. Travell과 Simons은 이를 일꾼이라 불렀다. 큰볼기근은 무게가 중간볼기근과 작은볼기근을 합친 것의 몇 배이다. 큰볼기근의 큰 크기와 해부학적 방향은 사람에서 독특한 현상이며 곧게 선자세의 중요한 해부학적 기초이다. Travell과 Simons에 따르면, 큰볼기근이 진화상 변화한 것은 영장류 중에서 사람의 독특한 지능이나 손의 정교성과 연관해 언급되어 왔다(그림 9-1).

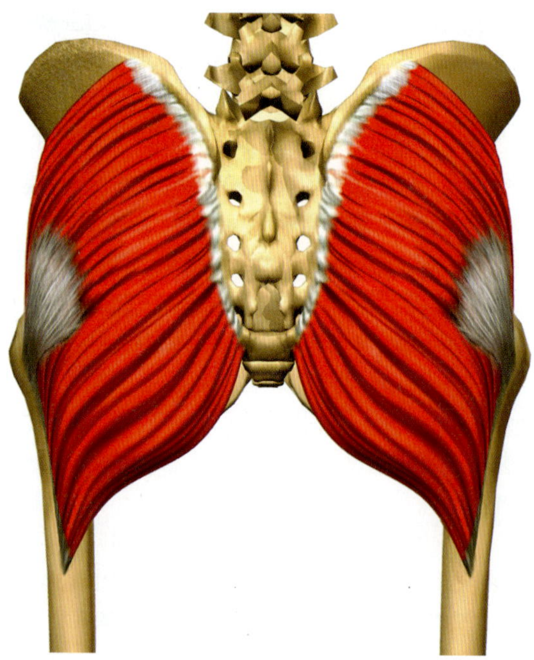

그림 9-1 큰볼기근의 해부학적 부착부위(Reprinted with permission from *Life Art,* Lippincott Williams & Wilkins).

이는곳

- 뒤엉덩뼈능선과 엉덩뼈 뒤쪽 모서리
- 엉치뼈 뒤가쪽면
- 꼬리뼈 가쪽 모서리
- 엉치결절인대

닿는곳

- 엉덩정강근막띠
- 넓적다리뼈 볼기근거친면

작용

- 엉덩관절에서 넓적다리의 강한 폄 동작
- 곧게 선자세를 유지하는 데 역할을 함
- 엉덩관절 가쪽 돌림 보조

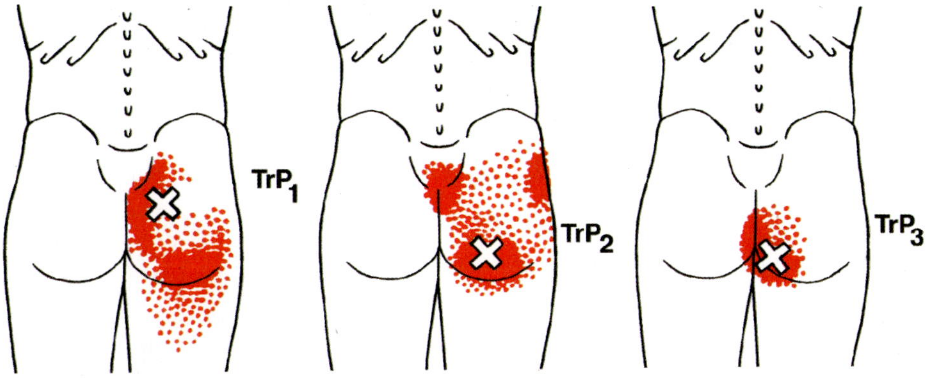

• **그림 9-2** 큰볼기근 통증유발점과 연관구역(Reprinted with permission from *Medi Clip,* Lippincott Williams & Wilkins).

통증유발점과 연관구역

통증유발점은 근육힘살 내부 어디에나 생길 수 있으나, 아래 엉치뼈 인근의 1번 통증유발점, 꼬리뼈의 3번 통증유발점, 궁둥뼈결절의 2번 통증유발점이 가장 흔하다.

연관감각은 주로 엉치뼈와 꼬리뼈 가쪽 모서리를 따라 그리고 궁둥뼈결절에 나타나며 위 여러 부위 사이에 그리고 1번 통증유발점으로부터 아래쪽 넓적다리 부위에 약간의 여파가 나타난다. 2번 통증유발점으로부터 나오는 연관감각은 뒤쪽 엉치뼈와 꼬리뼈, 궁둥뼈결절 표면, 가쪽 엉덩뼈 부위에 나타나며 강렬한 연관감각이 이들 여러 부위 사이에 나타난다. 3번 통증유발점으로부터 나오는 연관감각은 양쪽 볼기 사이 주름 깊숙한 위치에 나타난다(그림 9-2).

통증유발점 활성화

큰볼기근 통증유발점 환자는 특히, 찬 물에서 자유형 수영을 할 때 통증과 불편 증상을 호소하는 경우가 흔하다. 또한 선 자세에서 통증과 안절부절증을 호소하는 경우도 많다. 오랫동안 앉는 경우, 압통이 생기지 않게 하려고 또한 불편해서 꿈틀된다고 말하거나, 의자 속으로 미끄러져 내려간다고 하거나, 편한 의자는 없다고 말하기도 한다.

스트레스인자와 지속인자

- 계단을 오름
- 앞쪽으로 굽은 자세로 언덕을 걸어 올라감
- 넘어지거나 거의 넘어질 뻔 할 때의 급성 스트레스
- 근육에 대한 직접 타격의 충격
- 약물 주사
- 너무 오랫동안 한 자세로 앉음
- 지갑을 깔고 앉음
- 편측골반이 작음

주의사항

- 큰볼기근은 고전적인 위상근육이기 때문에 스트레스를 받으면 약해지고 느슨해진다.
- 엉덩관절 통증이 큰볼기근 하나의 문제 때문에 생기는 경우는 거의 없으며 중간볼기근과 작은볼기근이 문제되는 경우가 많다.
- 큰볼기근 통증유발점이 먼 거리까지 투사되지는 않는다.

마사지 시 고려사항

- 이들 근육섬유는 빗각으로 달린다.
- 치료사는 섬유방향을 따라 페트리사지한다.
- 큰볼기근은 비틀림 압박과 깊은근막치료에 잘 반응한다.

중간볼기근: 허리통증 근육 (Gluteus Medius: Lumbago Muscle)

허리통증(lumbago)은 허리 부위의 둔하고 지속적인 통증에 대한 비특이적 통증이다. 이곳 근육의 뒤쪽 부분은 큰볼기근보다 깊은 곳에 위치하며 아래쪽 부분은 작은볼기근 표면을 덮는다. 중간볼기근의 무게는 작은볼기근의 약 2배이며 큰볼기근의 절반 이상이다(그림 9-3).

이는곳

- 앞볼기근선과 뒤볼기근선 사이의 엉덩뼈 바깥면 엉덩뼈능선의 앞쪽 3/4

닿는곳

- 넙다리큰돌기, 바깥윗면에 부착됨

작용

- 엉덩관절 벌림(주동근)
- 한 발로 설 때 골반 안정화
- 넓적다리 안쪽 돌림 보조(앞쪽 섬유)

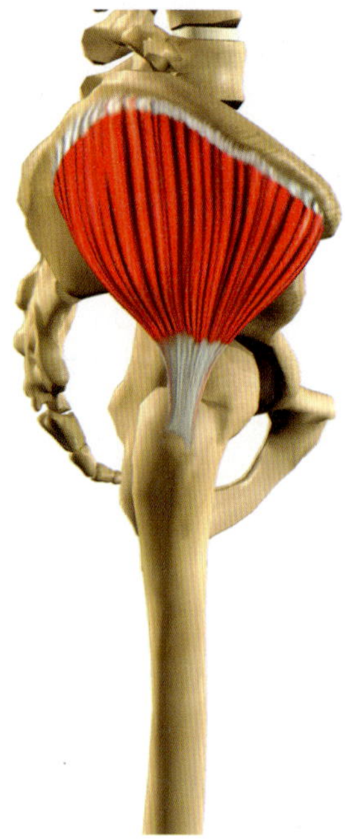

그림 9-3 중간볼기근의 해부학적 부착부위(Reprinted with permission from *Life Art,* Lippincott Williams & Wilkins).

통증유발점과 연관구역

중간볼기근에 통증유발점이 존재하면, 대개 엉덩뼈능선 바로 밑, 부채꼴 뒤쪽 부분의 위쪽에서 관찰된다. 전형적인 경우에는 이 경로를 따라 통증유발점 위치 3곳이 관찰된다.

1번 통증유발점으로부터 생기는 감각은 전형적인 경우, 뒤엉덩뼈능선 바로 위 허리와 엉치뼈를 따라 내려가는 부위에 강하게 나타나며 볼기 전체 부위를 가로질러 약간의 여파가 나타난다. 2번 통증유발점으로부터 나오는 연관증상은 대개 뒤쪽으로 양쪽 볼기에 강하게 나타나며 아래로 넓적다리 부위를 따라 약간의 여파가 나타난다. 3번 통증유발점은 뒤쪽 엉치뼈 부위에 강하게 나타나며 뒤쪽 엉덩뼈능선을 가로지르는 부위에 약간의 여파가 나타난다(그림 9-4).

통증유발점 활성화

중간볼기근 활동성 통증유발점 환자는 보행 중 통증 특히, 지지물을 사용하지 않은 Morton 발구조 상태인 경우, 보행 중 통증을 호소할 가능성이 높다. 이런 사람은 문제된 쪽으로 옆으로 눕거나 등을 대고 누워 잠을 자는데 문제를 보일 수 있다. 또한 구부정한 자세로 앉아 체중으로 통증유발점이 압박되도록 하면 불편하다.

중간볼기근 통증유발점은 스포츠 손상, 달리기, 기타 반복적 활동, 부드러운 모래 위에서 걷기 등의 경우에 갑자기 넘어지면서 활성화될 가능성이 높다. Sola라는 연구자가[1)(p683)] 확인한 바에 의하면, 1cm 이상인 다리길이 차이에 의해 골반 비틀림이 생기고, 그 결과 한쪽 중간볼기근 통증이 생긴다. 또한 Sola에 따르면, Morton 발구조에서는 둘째 발허리뼈가 길고 첫째 발허리뼈가 짧아 발에서의 체중분산이 비정상적이고 과도한 엎침이 일어난다. 이로 인해 중간볼기근에 과부하가 가해지는 경향이 있다.

스트레스인자와 지속인자

- 수면자세로 인한 압박
- 오랫동안 앉음
- 구부정 자세로 앉음

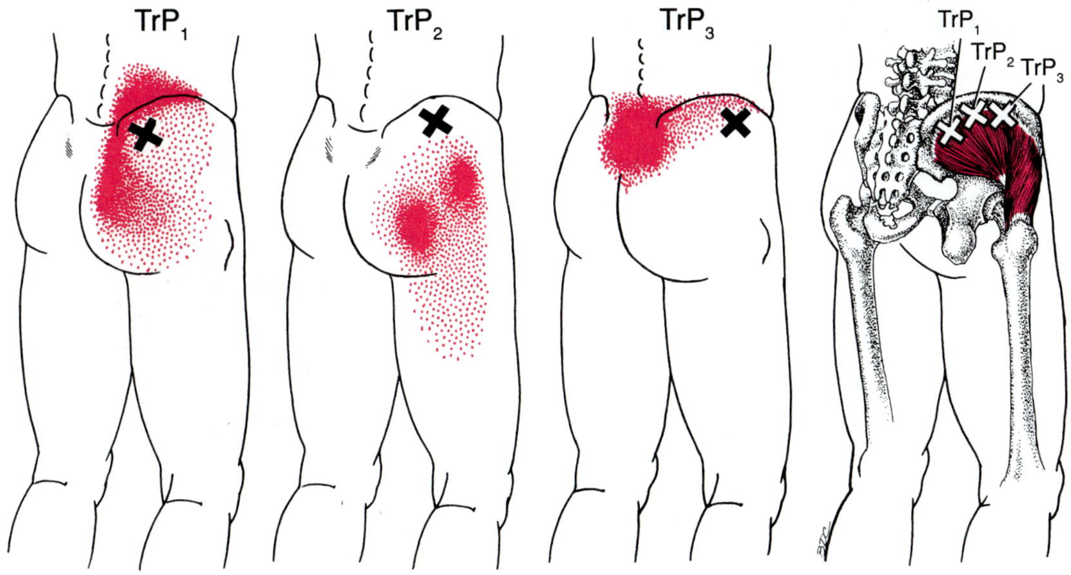

• **그림 9-4** 중간볼기근 통증유발점과 연관구역(Reprinted with permission from Simons DG, Travell JG, Simons LS. *The Lower Extremities.* Philadelphia, PA: Lippincott Williams & Wilkins, 1993, 151쪽 그림 8.1 *Myofascial Pain and Dysfunction: The Trigger Point Manual; 2권*).

- 경사진 표면에서 뛰거나 걷기
- 일반적인 달리기
- 오랫동안 한쪽 발에 체중 싣기
- 머리내밈, 척주뒤굽음 자세
- 바지 뒤에 지갑을 넣은 채 앉아 있는 자세
- 편측골반이 작음
- 교정되지 않은 가쪽 골반 경사

주의사항

- 중간볼기근의 급성 통증은 허리 추간판 문제와 관련될 수 있다.
- 앞쪽 섬유가 대개 압통을 보인다. 적절한 압을 가하도록 한다.

마사지 시 고려사항

- 깊은, 둔하고 지속적인 통증성 통증유발점이 엉덩뼈능선 밑으로 약 3.7cm 위치의 볼기근 근막에서 발견되는 경우가 많다.
- 발가락과 발 Morton 불균형의 경우, 증상이 지속적으로 완화되려면 발바닥활 지지물이 필수적이다.
- 중간볼기근은 봉어 공(bonger ball) 요법에 잘 반응한다.
- 중간볼기근은 궁둥구멍근, 허리네모근과 함께 조여지는 경우가 많다.

작은볼기근: 거짓 궁둥신경통 (Gluteus Minimus: Pseudo Sciatica)

Travell과 Simons에 따르면, 작은볼기근으로부터 생긴 연관통증은 뒤쪽 볼기, 넓적다리, 종아리를 거쳐 내려가고 또한 가쪽 넓적다리, 종아리, 발목을 따라 내려가며 궁둥신경통과 비슷하게 느껴질 수 있다.

부착부위는 작은볼기근 표면을 덮는 중간볼기근과 비슷하지만, 길이가 더 짧다(그림 9-5).

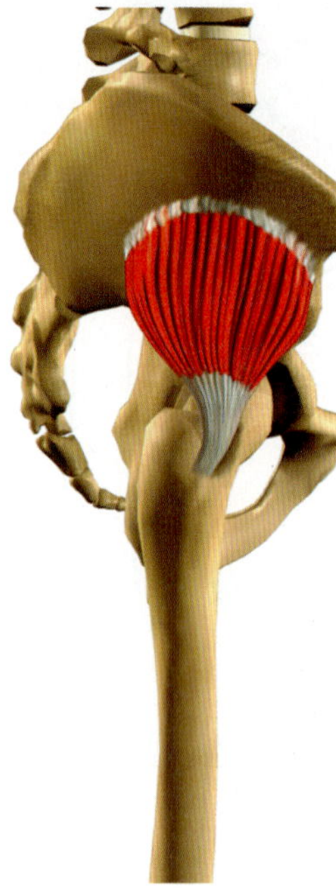

• 그림 9-5 작은볼기근의 해부학적 부착부위(Reprinted with permission from *Life Art,* Lippincott Williams & Wilkins).

이는곳

- 뒤쪽 엉덩뼈, 앞볼기근선과 아래볼기근선 사이

닿는곳

- 넓적다리뼈 큰돌기 앞면

작용

- 한 발로 설 때 골반 안정화를 강하게 보조함
- 엉덩관절 안쪽 돌림(앞쪽 섬유)
- 엉덩관절 벌림

통증유발점과 연관구역

작은볼기근은 통증유발점으로 가득 차지만, 중간볼기근 밑에 매우 깊은 곳에 위치하기 때문에 촉진하기 어렵다. 전형적인 경우, 일군의 통증유발점이 앞쪽 섬유의 길이 방향을 따라 내려가면서 분포하고 다른 일군의 통증유발점이 이는곳의 길이 방향을 따라 분포한다.

앞쪽 섬유로부터 생긴 연관감각이 아래쪽 볼기, 가쪽 넓적다리, 무릎, 종아리 부위에 강하게 나타난다. 이는곳을 따라 분포하는 통증유발점에서 생기는 연관감각은 보통 아래 볼기 부위와 뒤쪽 넓적다리를 따라 내려가 뒤쪽 종아리 부위에 나타나고 엉덩관절 넘은 부위와 주요 연관감각 부위 사이의 뒤쪽 넓적다리와 종아리 부위에 여파가 나타난다.

Travell과 Simons에 따르면, 허리 고리판절제술 후 통증 증후군은 잔류 작은볼기근 통증유발점이 신경뿌리병증에 의해 활성화되었기 때문인 경우가 많다. 활동성 통증유발점이 수술 후에 남으면 그 증상이 고리판절제술을 하게 된 이유였던 통증과 비슷하기 때문에 매우 혼동스러울 수 있다(그림 9-6, 9-7).

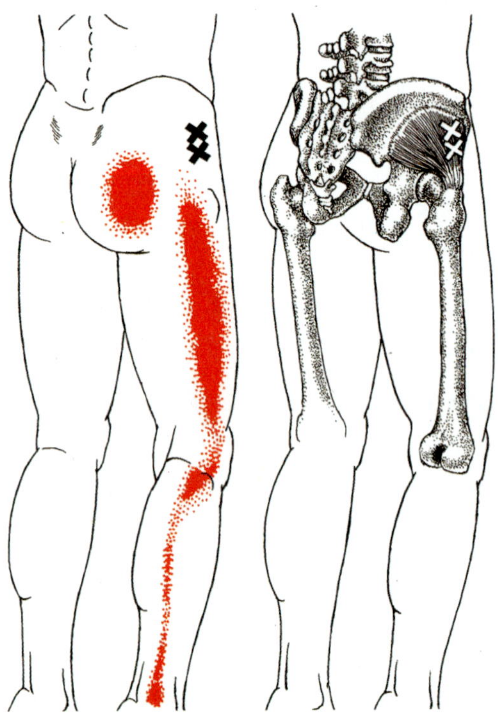

• 그림 9-6 작은볼기근 통증유발점과 연관구역(Reprinted with permission from *Medi Clip,* Lippincott Williams & Wilkins).

통증유발점 활성화

이곳 부위의 활동성 통증유발점 환자는 엉덩관절 통증을 호소하곤 하며 이로 인해 걸을 때 실제로 절름발이 보행을 하게 되기도 한다. 또한 문제된 쪽으로 옆으로 누운자세를 취하면 통증이 심할 수 있으며 밤에 그 쪽으로 돌아눕다가 잠이 깨기도 한다. 앞쪽 섬유에 활동성 통증유발점이 존재하는 경우에는 한참 앉았다가 일어나기가 힘들다고 느낄 수 있다.

이곳 통증유발점은 지속적이고 또 격심할 수 있으며 스트레칭(신장법)을 하거나 자세를 바꾸는 것으로는 완화되지 않는다. 작은볼기근 통증유발점은 대개 갑작스런 급성 또는 반복성 만성 과부하에 의해 또는 엉치엉덩관절 기능이상에 의해 활성화된다. 신경뿌리 자극 역시 이곳 통증유발점을 활성화시킬 수 있다. 지속적 고정에 의해 통증유발점이 악화된다.

스트레스인자와 지속인자

- 약물 주사
- 장시간 동안의 운전
- 미끄러짐과 넘어짐
- 너무 멀리 또는 너무 빨리 걸음
- 테니스와 핸드볼 같은 스포츠 활동이나 달리기에서 과사용
- 발에 물집 통증이 있는 경우처럼 정상 보행이 왜곡되는 경우(절뚝거림)

주의사항

- 모든 종류의 신경뿌리 압박에 대해 주의한다.
- 뻗은발올림검사(하지직거상검사)를 실시해 작은볼기근 증상과 궁둥신경통이나 궁둥구멍근 증후군을 감별한다.

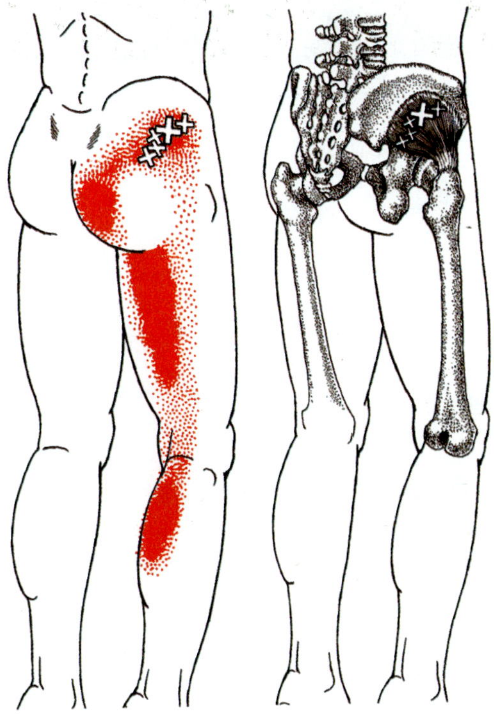

● **그림 9-7** 작은볼기근 통증유발점과 연관구역(Reprinted with permission from *Medi Clip*, Lippincott Williams & Wilkins).

마사지 시 고려사항

- 작은볼기근은 엉치엉덩 기능이상에 관계되는 경우가 많다.
- 연관증상 양상이 중간볼기근과 분명히 다르며, 넓적다리와 종아리를 타고 방사되며 내려간다.

궁둥구멍근: 이중 악마 (Pirifomrmis: The Double Devil)

궁둥구멍근은 부착부위와 연관통증상 놀라운 근육이다. 이는곳만 쉽게 촉진할 수 없다.

이는곳

- 앞쪽 엉치뼈

닿는곳

- 넓적다리뼈 큰돌기

작용

- 엉덩관절 가쪽 돌림
- 굽힘 상태 엉덩관절의 벌림

통증유발점과 연관구역

통증유발점이 존재하면 근육힘살 길이방향을 따라 나타날 가능성이 높으며 아주 강렬한 연관감각이 통증유발점 부위 주위에 나타나고 뒤쪽 엉덩관절 전체를 가로지르는 부위 그리고 뒤쪽 넓적다리 부위 약간의 여파가 나타난다(그림 9-8).

통증유발점 활성화

Retzlaff는[2] 궁둥구멍근에 대해 다음과 같이 말한다. "궁둥구멍근 증후군은 서로 관련이 없어 보이는 기괴한 여러 증상이 특징이다." **궁둥구멍근 증후군(piriformis syndrome)**에서는 궁둥신경통과 비슷한 증상이 나타나지만 큰궁둥구멍 부위에서 궁둥구멍근에 의해 신경과 혈관이 포착되어 또는 궁둥구멍근으로부터의 연관증상 때문에 또는 엉치엉덩관절 기능이상 때문에 나타난다. 반면 **궁둥신경통(sciatica)**은 궁둥신경이 척주로부터 빠져나오는 부위인 뿌리 부위에서 압박을 받아 생기는 통증이다.

Travell과 Simons는 이 논의를 더 진전시켜 설명하기를, 궁둥구멍근 통증유발점 환자는 허리, 샅굴부위, 샅(회음), 볼기, 엉덩관절, 뒤쪽 넓적다리와 종아리, 발, 심지어 직장에서 배변 중에 통증과 감각이상을 호소할 가능성이 많다. 또한 통증성 팔다리 부위에 부기 증상과 성기능장애를 호소할 가능성이 있다.

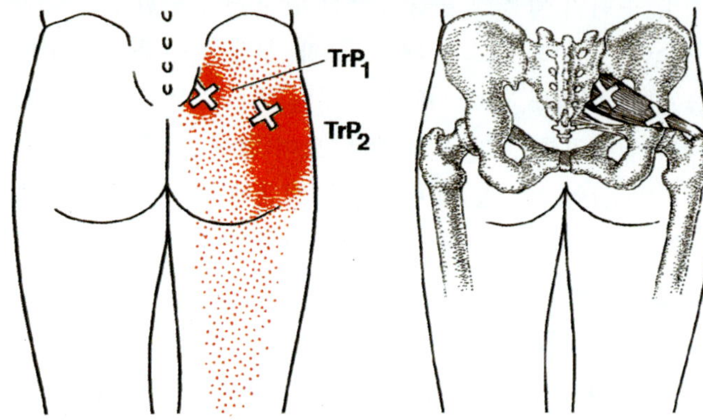

● **그림 9-8** 궁둥구멍근 통증유발점과 연관구역(Reprinted with permission from *Medi Clip*, Lippincott Willams & Wilkins).

Travell과 Simons에 따르면, 3가지 조건이 궁둥구멍근 증후군의 요인이 될 수 있다. 즉, (1) 궁둥구멍근 통증유발점으로부터 연관증상으로 생긴 근막통증, (2) 큰궁둥구멍 부위에서 궁둥구멍근에 의한 신경과 혈관의 포착, (3) 엉치엉덩관절 기능이상 등이다. 또한 궁둥구멍근 증후군은 엉치엉덩관절염에 대해 2차성으로 생기기도 한다.

궁둥구멍근에 가해지는 모든 익숙치 않은 과부하로 인해 이곳에 통증유발점이 활성화될 수 있다. 또한 반복적인 긴장이나 직접적 외상 역시 궁둥구멍근 통증유발점을 활성화시킬 가능성이 높다.

스트레스인자와 지속인자

- 다리를 꼬고 앉기
- 오랫동안 운전하거나 앉기
- 구부정하게 선 자세
- 지갑을 깔고 앉음('뒷주머니 궁둥신경통')
- 만성 골반염증질환이나 감염성 엉치엉덩관절염 같은 만성 감염질환
- Morton 발구조
- 미끄러짐과 거의 넘어질 뻔 함(버티려고 근육이 꽉 조임)

주의사항

- 자뼈 팔꿈치머리(팔꿈치 뼈 부분)로 이곳에 압을 가하거나 다른 깊은, 자극성 압을 궁둥신경에 가하지 않도록 한다.
- 옆으로 누운자세에서 시행할 때 골반을 안정화시키는 데 주의한다.
- 궁둥신경은 변이 가능성이 있으며 궁둥신경을 둘러 고리 모양으로 지나거나 근육힘살을 뚫고 나오거나 할 수 있다.

마사지 시 고려사항

- 뼈 표지자를 촉진해서 궁둥구멍근을 올바로 촉진 즉, 분리해야 한다. 위뒤엉덩뼈가시와 꼬리뼈끝 사이 중간에 엉치뼈 가쪽 모서리를 따라 위치가 확인되며 이어서 큰돌기 쪽으로 간다.
- 교차섬유마찰법을 활용해 근육을 확인하는 방법이 효과적이다.

기타 5개의 짧은 가쪽 엉덩관절 돌림근 (The Other Five Short Lateral Hip Rotations)

위쌍둥이근, 속폐쇄근, 아래쌍둥이근, 바깥폐쇄근, 넙다리네모근 등은 짧은 엉덩관절 돌림근에 해당한다. 궁둥구멍근, 큰볼기근과 함께 작용해서 엉덩관절 가쪽 돌림 작용을 한다(그림 9-9)

이는곳

- *위쌍둥이근, 바깥폐쇄근* : 궁둥뼈
- *폐쇄근* : 엉덩뼈, 궁둥뼈
- *아래쌍둥이근, 넙다리네모근* : 궁둥뼈결절

닿는곳

- 넙다리큰돌기

작용

- 엉덩관절 가쪽 돌림
- 엉덩관절 안정화(어깨관절에서 돌림근띠 근육의 작용과 비슷)

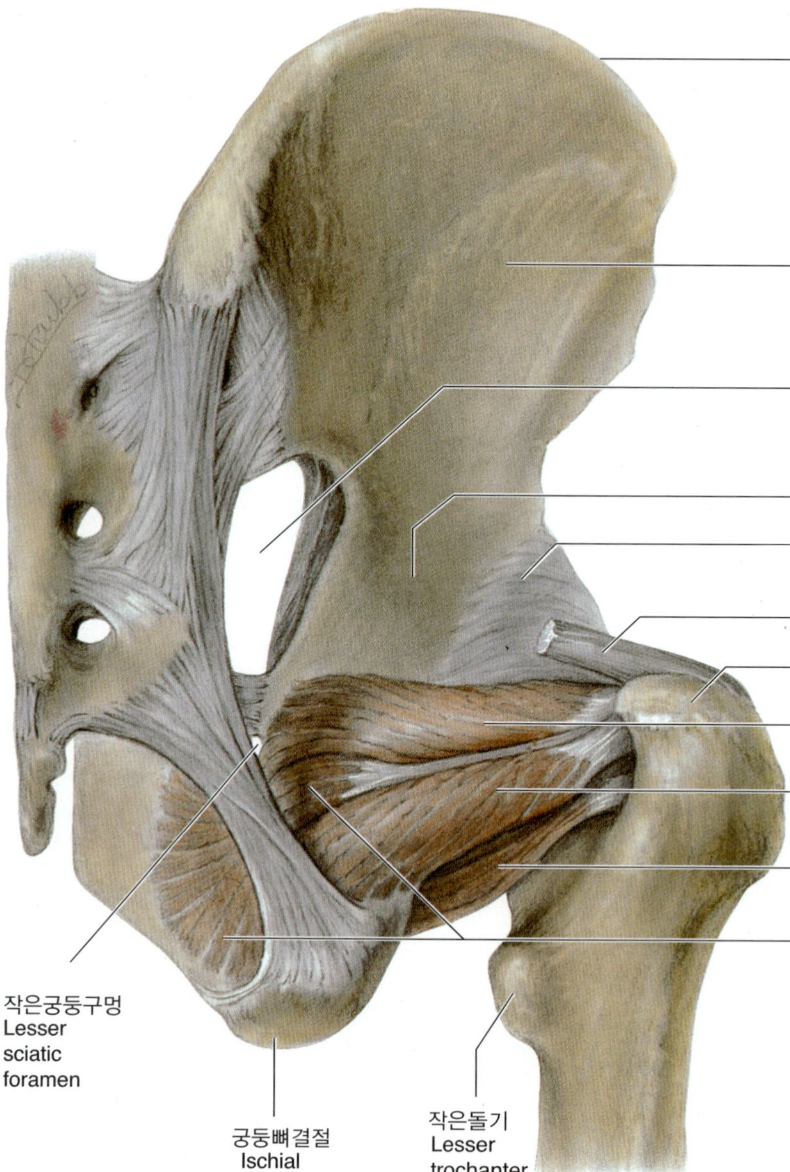

그림 9-9 깊은 가쪽 엉덩관절 돌림근군의 해부학적 부착부위(Reprinted with permission from Moore KL, Dalley AF. *Clinical Oriented Anatomy* 4th ed. Baltimore, MD: Lippincott Williams & Wilkins, 1999).

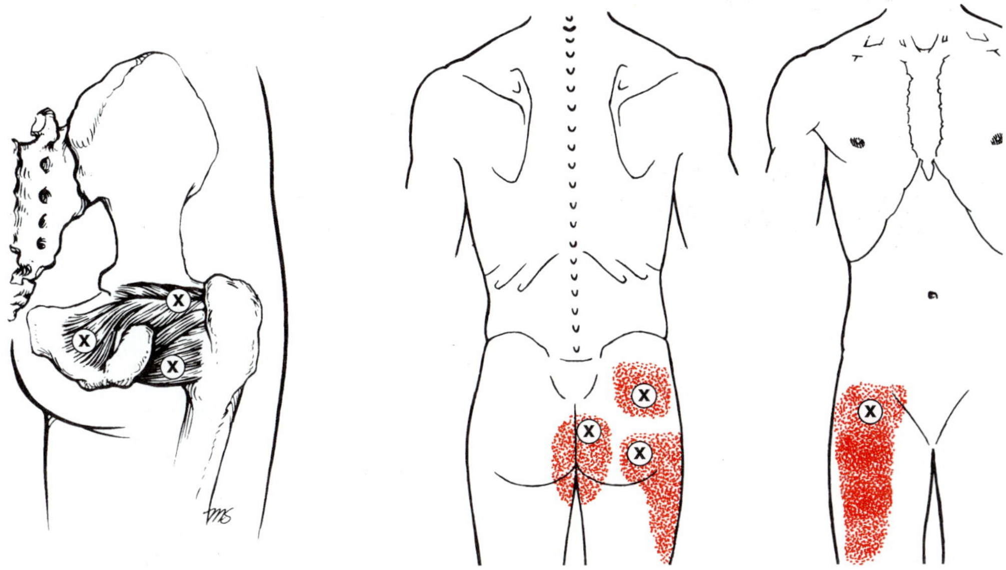

• **그림 9-10** 깊은 가쪽 엉덩관절 돌림근군의 통증유발점과 연관구역.

통증유발점과 연관구역

통증유발점은 이들 근육의 힘살에서 관찰된다. 연관증상 양상은 아래, 안쪽 볼기 부위, 또한 직장, 위가쪽 엉덩관절, 궁둥결절 부근, 그리고 위쪽 넓적다리 부위에 강하게 나타나고 넓적다리 뒤가쪽과 앞쪽을 따라 여파가 내려간다. 통증유발점이 뒤쪽 엉치엉덩, 엉치결절, 엉덩허리 인대 내부에서 나타나기도 한다. 이들 통증유발점으로부터 강렬한 연관증상이 엉치뼈, 뒤쪽 엉덩뼈능선 부위에 나타나고 가쪽 엉덩관절과 전체 넓적다리에 약간의 여파가 나타난다(그림 9-10).

통증유발점 활성화

이곳의 통증유발점 환자는 대개 양쪽 엉덩관절과 넓적다리에 깊은, 둔하고 지속적인 통증을 호소할 것이다. 환자가 속폐쇄근에 특히 심한 통증유발점이 생긴 경우, 직장 부위 속에서 느껴지는 뜨겁고 타는 듯한 통증 또는 강렬한 통증을 호소하게 된다. 환자는 자리에 앉을 수 없으며 통증을 멎게 하려고 골반과 다리를 뻗고 있어야 할지도 모른다. 그리고 환자가 현재 느끼는 통증이 이런 정도라면 담당의사에게 의뢰해야 할 것이다.

궁둥구멍근의 경우와 마찬가지로 이곳에 가해지는 모든 익숙치 않은 과부하로 인해 이곳 여러 근육에서 통증유발점이 활성화된다. 또한 반복적인 긴장이나 직접적 외상 역시 이곳 여러 통증유발점을 활성화시킬 가능성이 높다.

스트레스인자와 지속인자

- 특히 보행 중에 엉덩관절의 지나친 가쪽 돌림
- 장시간 앉은 자세 또는 선 자세
- 다리를 꼬고 앉음
- 골반의 불균형(앞골반경사, 가쪽 골반경사)이나 편측골반이 작은 경우 같은 골반 비틀림
- 엉덩관절 변성

주의사항

- 이들 근육보다 뒤쪽 표면 쪽에 궁둥신경이 위치한다.

마사지 시 고려사항

- 뒤쪽 엉덩관절 부위에 대해 시행할 때에는 깊은 엉덩관절 돌림근 5개에 대한 시행을 함께 고려함으로써 세밀하고 철저하게 이루어지도록 하는 편이 좋다. 이 근육 모두는 이 부위 골반에 압을 가하는 지속인자로 인해 허혈, 압통 상태로 될 수 있다.
- 이들 근육에 대한 마사지 치료적 접근법은 중간볼기근이나 궁둥구멍근과 동일하다. 섬유 정렬이 적절히 되도록 하고 통증유발점 압박법을 시행한다.

뒤넓적다리: 의자-좌석 피해 (Posterior Thigh: Chair-Seat Victims)

뒤넓적다리는 3개의 넙다리근육으로 이루어져 있다.

넙다리뒤근육: 넙다리두갈래근, 반막근, 반힘줄근
(Hamstrings: Biceps Femoris, Semimembranosus, and Semitendinosus)

넙다리두갈래근은 넙다리뒤근육의 가쪽 부분에 해당하고 안쪽 부분의 구성요소는 2개의 '절친한 자매같이 붙어 있는' 즉, 깊은 곳의 반막근과 얕은 곳의 반힘줄근이다.

이는곳

넙다리두갈래근

- 긴갈래: 궁둥뼈결절
- 짧은갈래: 넓적다리뼈 거친선의 아래쪽 절반

반막근, 반힘줄근

- 궁둥뼈결절

닿는곳

넙다리두갈래근

- 종아리뼈 머리

반막근

- 정강뼈 관절융기

반힘줄근

- 정강뼈 몸쪽 몸통 앞 부분(**거위발** 즉, 정강뼈거친면 바로 밑, 앞안쪽 정강뼈 부위)

작용

넙다리두갈래근

- 긴갈래: 엉덩관절 폄
- 두갈래: 무릎 굽힘 그리고 굽힘상태 무릎의 가쪽 돌림

반막근, 반힘줄근

- 엉덩관절 폄
- 무릎 굽힘
- 굽힘상태 무릎의 안쪽 돌림

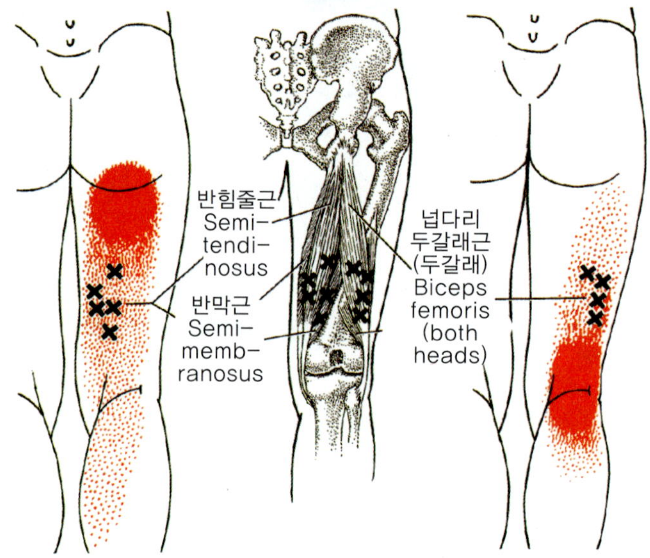

• **그림 9-11** 넙다리뒤근육 통증유발점과 연관구역 (Reprinted with permission from *Medi Clip,* Lippincott Williams & Wilkins).

통증유발점과 연관구역

3개 근육 모두에서 통증유발점은 근육힘살 내부에, 대개 아래쪽 절반 부위에서 관찰된다. 전형적인 경우, 강렬한 연관증상이 반막근과 반힘줄근 통증유발점으로부터 아래쪽 볼기와 위뒤넓적다리 부위에 나타나며 이 부위로부터의 장딴지 아래쪽 절반 부위에 여파가 나타난다. 넙다리두갈래근으로부터 나오는 강렬한 연관증상은 무릎 뒤쪽 부위에 생기고 이곳으로부터 넓적다리 뒤가쪽을 따라 올라가 여파가 나타난다(그림 9-11).

통증유발점 활성화

이곳의 통증유발점 환자는 보행 중 통증을 호소할 가능성이 높으며 절뚝거리기까지도 한다. 이런 환자는 의자에 다리를 꼬고 앉았다가 일어날 때 통증을 느낄 수 있으며

실제로는 양쪽 팔로 받쳐 올려야 할 것이다.

Travell과 Simons에 따르면, 이 근육의 통증유발점은 어린이에서 흔하게 분포하며 이 상태를 '**성장통증(growing pains)**' 또는 소아청소년 시기의 불명확한 근육뼈대계통 통증이라고 오진해 돌려보내게 되는 경우가 많다.

넙다리뒤근육군과 넙다리네갈래근군 사이의 자연적 불균형 때문에 이곳 근육 통증유발점이 쉽게 활성화된다. 불균형이 생기는 이유는 오랫동안 앉다 보니 넙다리네갈래근이 만성적으로 단축되고, 이로 인해 넙다리뒤근육은 만성적으로 과신장되기 때문이다. 이제 일상활동 속에서 과신장된 근육에 체중을 가하면서 오랫동안 앉다 보면 통증유발점이 활성화된다.

스트레스인자와 지속인자

- 교정되지 못한 앞골반경사와 교정되지 못한 넙다리뒤근육과 넙다리네갈래근 사이의 근육 불균형. **앞골반경사(anterior pelvic tilt)**는 골반이 지나친 굽힘 상태이며 앞으로 기울어진 상태이다.
- 만성근육 긴장, **넙다리뒤근육 긴장(hamstring strains)**. **넙다리뒤근육 긴장(당김)**은 넙다리네갈래근과 넙다리뒤근육군 사이의 불균형 때문에 넙다리뒤근육이 만성적으로 과신장되고, 그 결과 격렬한 활동 시 열상이 유발되기도 한다.
- 넙다리뒤근육 과신장과 미흡한 강화훈련
- 다른 근육에서 비롯된 통증유발점 연관증상 양상
- 바닥으로부터 물건을 집어올릴 때 정확한 생역학에 따르지 못함
- 큰모음근에 대한 유착
- 오랫동안 앉음, 특히 양쪽 다리를 교차시키거나 근육 힘살이 좌석 가장자리를 누르며 앉는 경우
- 특히, 넙다리곧은근 신장 미흡

주의사항

- 취약한 부위이기 때문에 무릎 뒤 바로 몸쪽의 넙다리뒤근육 힘줄에 대해서는 늘이기를 시행하지 않도록 한다.
- 짧은갈래 이는곳 위의 거친선에 대해 깊은 압을 가하지 않도록 한다.

마사지 시 고려사항

- 넙다리두갈래근 일부 섬유는 궁둥뼈결절을 지나 엉치결절인대 속으로 이어지며 이를 통해 넙다리뒤근육이 허리 부위에 직접 연결된다.
- 이들 근육은 몸통 굽힘 자세로 섰을 때 활성화된다. 따라서 비만, 임신, 만성 머리내밈자세 등 몸통 굽힘 자세를 조성하는 여러 요소는 지속인자로 간주한다.
- 이들 여러 근육은 만성적으로 긴장되면 궁둥신경이 포착될 수 있다.
- 반막근 닿는곳은 거위발을 구성하는 세 힘줄 중 하나이다.

앞넓적다리 부위 (Anterior Thigh)

앞넓적다리에는 넙다리네갈래근과 넙다리근막긴장근, 넙다리빗근 등이 해당된다.

넙다리근막긴장근: 거짓 넙다리큰돌기 윤활낭염
(Tensor Fascia Latae: Pseudotrochanteric Bursitis)

넙다리근막긴장근은 거짓 넙다리큰돌기 윤활낭염을 일으키는 두 근육 중 하나이며, 다른 하나는 허리네모근이다.

이는곳

- 가쪽 엉덩뼈능선
- 위앞엉덩뼈가시

닿는곳

- 엉덩정강근막띠(장경대라고도 함)
- 엉덩정강근막띠는 계속해서 정강뼈 가쪽 관절융기와 종아리뼈 머리에 부착됨

작용

- 보행 시 무릎 폄 자세의 붕괴 방지
- 엉덩관절 안쪽 돌림
- 엉덩관절 굽힘
- 엉덩관절 벌림 보조

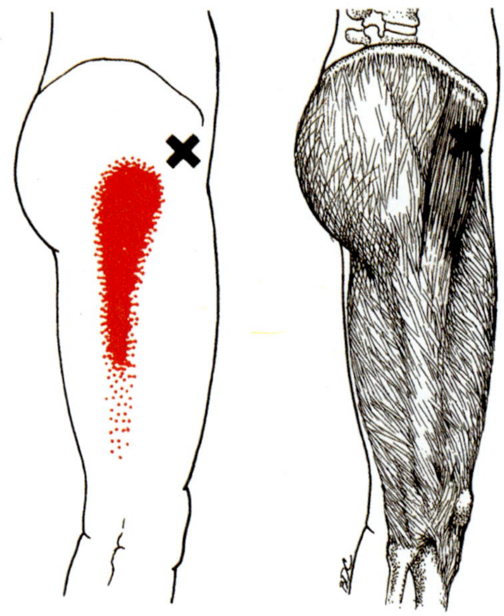

그림 9-12 넙다리근막긴장근의 해부학적 부착부위, 통증유발점, 연관구역(Reprinted with permission from *Medi Clip*, Lippincott Willams & Wilkins).

통증유발점과 연관구역

일반적인 경우와 마찬가지로 통증유발점은 근육힘살 내부에 나타난다. 전형적인 경우, 강렬한 연관증상이 가쪽 엉덩관절의 큰돌기 부위에 나타나고 엉덩정강근막띠 부위에서 가쪽 넓적다리를 따라 내려간다(그림 9-12).

통증유발점 활성화

이 부위 통증유발점 환자는 엉덩관절 깊은 곳과 넓적다리를 따라 내려가 무릎에 이르는 부위까지 통증을 호소한다. 환자는 통증 때문에 빨리 걷거나 해당 쪽이 밑으로 가도록 편안히 옆으로 누울 수가 없다고 호소한다. 이때의 통증은 앞 작은볼기근, 중간볼기근, 가쪽 넓은근 통증유발점으로 인한 통증과 비슷하며 넙다리큰돌기 윤활낭염이라고 잘못 인식하는 경우가 많다. 넙다리큰돌기 윤활낭염은 넓적다리 큰돌기 완충물인 **윤활주머니의 염증 (trochanteric bursitis)**이다.

일반적으로 이곳 통증유발점은 만성 과부하, 급성 외상, 특히, 가온작용이 부적절했을 때에나 몸상태가 안좋을 때에 활성화된다.

스트레스인자와 지속인자

- 무릎에 대한 모든 충격, 예를 들어, 달리기
- 오랫동안 서 있음
- 지나친 앞골반경사
- Morton 발구조, 특히 언덕을 달려올라가거나 달려 내려가는 경우
- 높이 뛰었다가 두 발로 착지함
- 경사진 면에서 달리거나 걷기
- 태아 자세로 수면을 취함

주의사항

- 큰돌기 앞쪽 근육에 대해 시행해야 한다.
- 큰돌기 쪽으로 향하는 근육섬유는 중간볼기근과 작은볼기근 섬유이다.

마사지 시 고려사항

- 앞가쪽 근육이다. 기법을 효과적으로 시행하려면 근육검사를 반드시 실시한다.
- 넙다리근막긴장근을 이완하는 가장 좋은 자세는 옆으로 누운자세와 바로누운자세이다. 하지만 엎드린 자세에서 접근할 수도 있다.
- 넙다리근막긴장근은 근에너지기법으로 신장시키면 잘 반응한다.
- 임신 중 엉덩관절통증의 원인이 되는 경우가 흔하다.
- 이 근육은 일반적으로 조이는 역할을 하여 무릎과 엉덩정강근막띠를 안정화시킨다.

넙다리빗근: 숨은 공범 (Sartorius: Surreptitious Accomplice)

넙다리빗근은 얇고 가늘며 리본 모양이고, 몸에서 가장 긴 근육이다. 재봉사가 바닥에 앉아 양쪽 종아리를 교차시키고 일을 하는 데에서 봉공근(sartorius)이라는 명칭이 붙었다.

이는곳

- 위앞엉덩뼈가시(ASIS)

닿는곳

- 정강뼈 몸통 몸쪽 앞 부분(거위발)

작용

- 엉덩관절 굽힘, 벌림, 가쪽 돌림 보조
- 엉덩관절 굽힘상태에서는 무릎 굽힘 보조

통증유발점과 연관구역

매우 긴 넙다리빗근의 전체 부위에서 통증유발점이 생길 수 있으며 근육힘살 내부에서 생긴다. 연관구역은 근육 부위를 따라 여파가 나타난다(그림 9-14).

통증유발점 활성화

대개 넙다리빗근 통증유발점은 협동근 통증유발점에 의한 이차성 통증유발점으로서 활성화된다. 하지만 때로는 샅굴부위 당김과 같은 급성 과부하 긴장 때문에 활성화될 수 있다. **샅굴부위 긴장(당김)[groin strains(pulls)]**은 두덩뼈 부위의 이는곳에 가까운 모음근의 염증과 열상으로 인해 통증이 나타나는 상태이다.

넙다리빗근 통증유발점에서 생기는 연관통증은 넓적다리를 따라 위아래로 느껴지며 무릎 안쪽에 느껴질 가능성이 있으나, 무릎 깊은 곳에는 나타나지 않는다. 대부분 환자는 표면의 찔림감각을 호소한다.

Travell과 Simons에 따르면, 넙다리빗근 통증유발점으로 생긴 무릎 연관감각 통증을 무릎관절 질병으로 오인할 수 있다. Lange는[3](그림 45, 증례 27) 넙다리빗근 아래쪽 부분으로부터 생긴 통증유발점 감각에 대해 무릎으로부터 유래하는 통증으로 오인하기 쉬우므로 주의해야 한다고 권고한다.

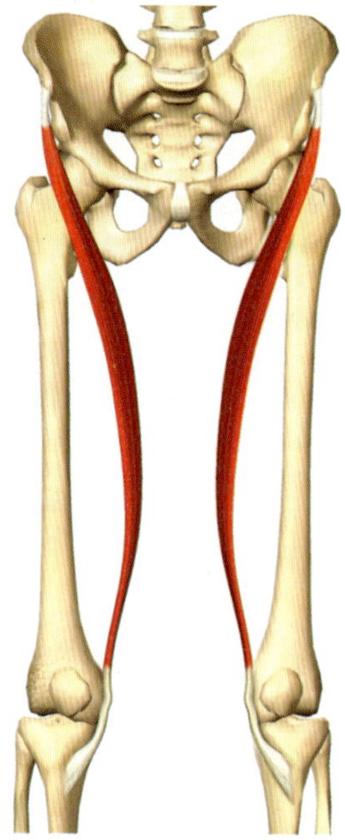

● 그림 9-13 넙다리빗근 부착부위(Reprinted with permission from *Life Art*, Lippincott Williams & Wilkins).

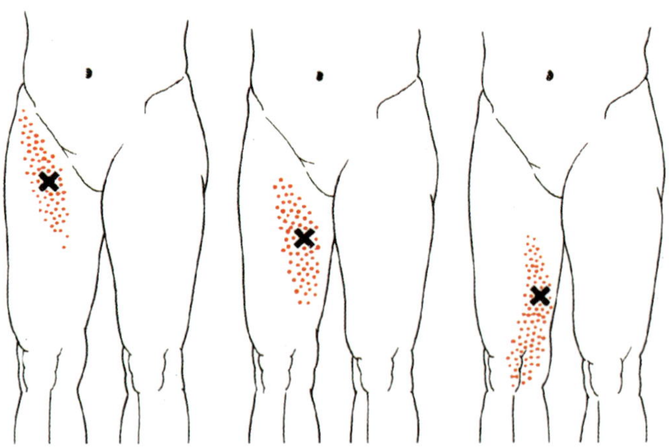

● 그림 9-14 넙다리빗근 통증유발점과 연관구역 (Reprinted with permission from *Medi Clip*, Lippincott Williams & Wilkins).

스트레스인자와 지속인자

- Morton 발구조의 경우처럼 지나친 과엎침
- 다리를 교차하고 또는 재봉사 자세로 오랫동안 앉음

주의사항

- 넙다리빗근이 매우 얕은 근육이라는 점에 유의한다. 압을 지나치게 가하면 효과가 없을 것이다

마사지 시 고려사항

- 근육힘살을 연장시키는 데에는 얇은 층을 느리게 에플루라지하는 것이 가장 좋다.
- 닿는곳에서는 거위발을 구성하는 세 근육 중 하나에 해당한다.
- 넙다리빗근 근육힘살의 위쪽 1/3과 이는곳은 넙다리근막긴장근이나 넙다리곧은근과 함께 위앞엉덩뼈가시 바로 밑 부위에 생역학적 스트레스가 가해지도록 하는 요인이 된다. 환자는 그곳에 통증 민감성이나 간지럼을 느낄 수 있다.

넙다리네갈래근: 네 얼굴의 분쟁유발자 (Quadriceps: The Four-Faced Troublemaker)

이들 근육군은 앞쪽 넓적다리 근육에 해당하며 넙다리곧은근, 중간넓은근, 안쪽 넓은근, 가쪽 넓은근 등으로 구성된다(그림 9-15).

이는곳

넙다리곧은근: 두관절 근육

- 아래앞엉덩뼈가시(AIIS)
- 볼기뼈절구 위모서리

안쪽 넓은근: 무릎꺾임 근육

- 거친선의 안쪽선
- 돌기사이선 아래쪽 절반
- 관절융기위선 위쪽 부분

중간넓은근: 좌절의 근육

- 넓적다리뼈의 위쪽 2/3 부분 앞가쪽면

가쪽 넓은근: 걸린무릎뼈 근육

- 널힘줄을 거쳐 넓적다리뼈의 위쪽 3/4 부분 뒤가쪽면

닿는곳(4개 근육 모두)

- 무릎뼈 그리고 무릎인대를 거쳐 정강뼈거친면

작용

넙다리곧은근

- 무릎 폄
- 엉덩관절 굽힘 보조

안쪽 넓은근, 중간넓은근, 가쪽 넓은근

- 무릎 폄

통증유발점과 연관구역

이들 근육은 여러 통증유발점이 생기는 데 취약하다. 넙다리곧은근은 두관절(two-jointed puzzler) 근육이라고 불리는데 통증유발점이 대개 근육힘살의 몸쪽 끝에 생기는 반면, 연관구역은 무릎이고 무릎으로부터 앞쪽 넓적다리를 타고 중간 지점까지 약간의 여파가 올라오기 때문이다.

안쪽 넓은근 통증유발점은 더 먼쪽 근육힘살 내부에 생긴다. 강렬한 연관통증이 안쪽 무릎에 그리고 그곳으로부터 안쪽 넓적다리를 타고 위로 올라오며 생긴다. 두 경우 모두 주위에 여파가 나타난다. Travell과 Simons에 따르면, 이곳의 활동성 통증유발점 때문에 무릎 꺾임 현상이 생길 수 있다.

넙다리곧은근 통증유발점의 경우처럼 중간넓은근 통증유발점은 근육힘살의 가장 위쪽 부위에 생기는 반면, 강렬한 연관증상은 앞쪽 넓적다리 중간 지점에서 시작해 세 갈래 포크 모양으로 무릎 쪽을 향해 내려온다. 아래 쪽 강렬한 연관증상 부위 주위에 그리고 그 위에 위앞엉덩뼈가시까지 이어지며 여파가 나타날 수 있다. 그래서 치료 효과를 무력화하는 근육이라고 부르는 것이다.

가쪽 넓은근에는 통증유발점이 상당히 많이 발생할 수 있다. Travell과 Simons는 통증유발점 양상 5가지와 각각의 서로 다른 연관구역을 구별했다. 1번 통증유발점은 대개 근육힘살 앞쪽 부분 먼쪽에 생기며 강렬한 연관증상이 가쪽 무릎 주위에 나타난다. 이곳으로부터 큰돌기 쪽으로 약간의 여파가 올라갈 수 있다. 2번 통증유발점은 대개 근육힘살 뒤쪽 먼쪽에 생기며 강렬한 연관증상 구역이 가쪽 무릎에 그리고 가쪽 넓적다리를 타고 올라가며 나타난다. 강렬한 연관증상 부위 주위에 그리고 가쪽 종아리를 타고 거의 발목까지 내려가며 여파가 나타날 수 있다. 3번 통증유발점은 뒤쪽으로 근육힘살 중간 지점에 위치한다. 전형적인 경우 강렬한 연관증상이 가쪽 무릎, 뒤쪽 무릎, 뒤가쪽 넓적다리를 타고 큰돌기까지 이어지며 나타난다. 또한 이러한 강렬한 연관증상 부위 주위에 여파가 나타난다. 4번 통증유발점은 근육힘살의 정확한 중심에 위치하며 이로 인해 나타나는 연관구역은 가장 넓은 것으로 보인다. 강렬한 연관증상이 가쪽 넓적다리의 중심을 따라 내려가며 엉덩뼈로부터 먼쪽 가쪽 무릎에 이르며 실제 통증유발점 주위에 상당히 넓게 나타난다. 이 연관증상 주위에 여파가 나타날 수 있다. 5번 통증유발점은 몸쪽 근육힘살에 위치하며 강렬한 연관증상과 여파가 그 주위에 나타난다.

Travell과 Simons에 따르면, 종아리뼈 곁인대의 먼쪽 부착부위에 통증유발점이 위치할 수 있으며 가쪽 무릎 부위에서 동일한 인대의 몸쪽 부착부위에 연관증상이 나타난다 라고 설명하였다(그림 9-16에서 9-19).

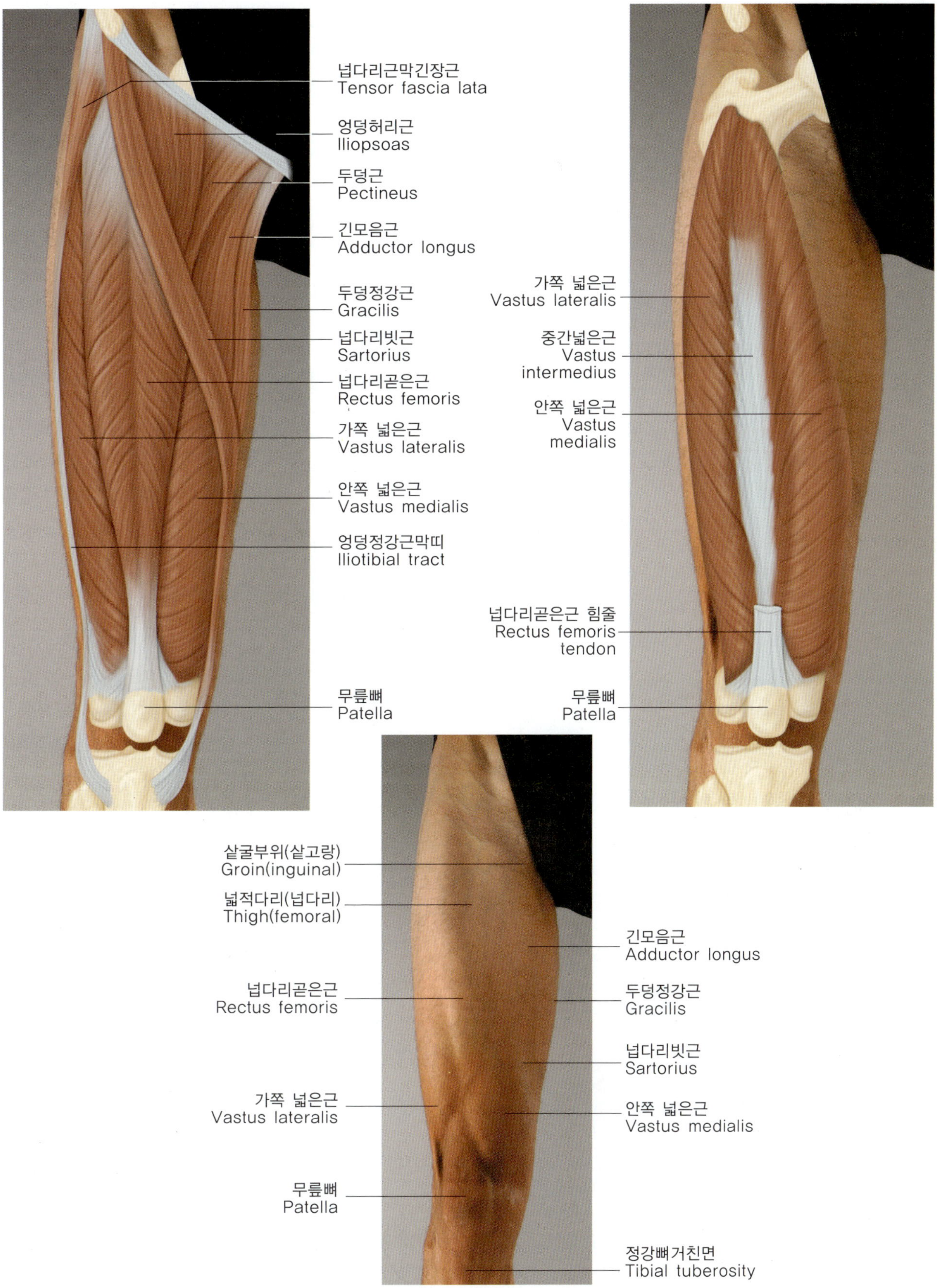

• **그림 9–15** 넙다리네갈래근의 해부학적 부착부위(Reprinted with permission from Prekumar K. *The Massage Connection: Anatomy and Physiology*. 2nd ed. Baltimore, MD: Lippincott Williams & Wilkins, 2004).

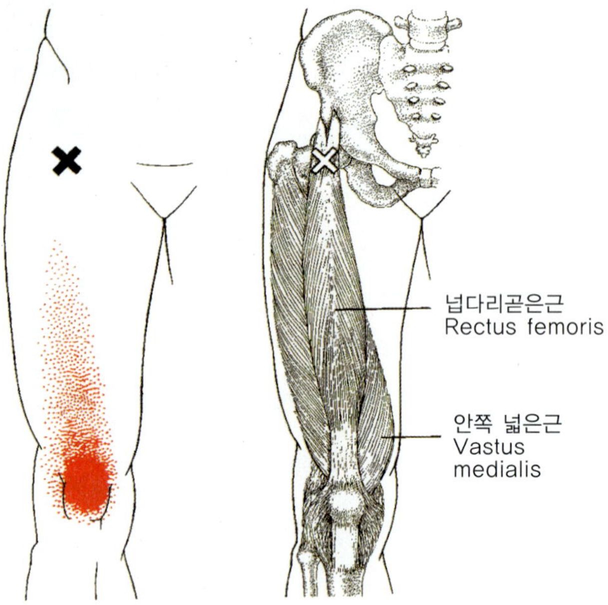

• **그림 9-16** 넙다리곧은근 통증유발점과 연관구역 (Reprinted with permission from *Medi Clip*, Lippincott Williams & Wilkins).

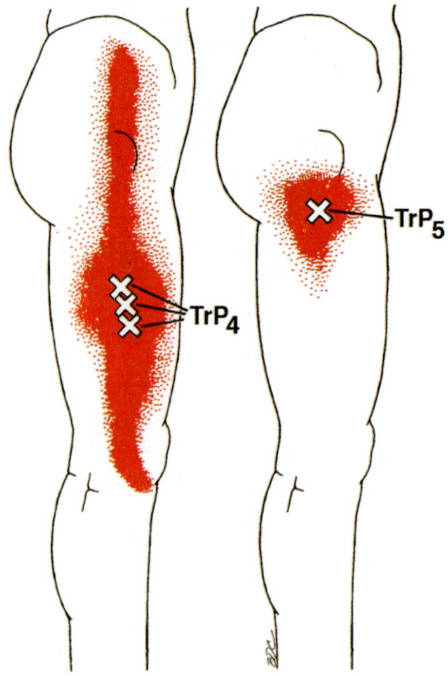

• **그림 9-17** 가쪽 넓은근 통증유발점과 연관구역 (Reprinted with permission from Medi Clip, Lippincott Williams & Wilkins).

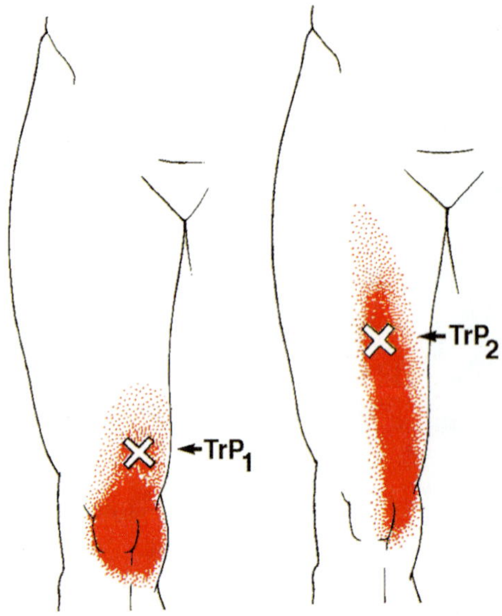

• **그림 9-18** 안쪽 넓은근 통증유발점과 연관구역 (Reprinted with permission from Medi Clip, Lippincott Williams & Wilkins).

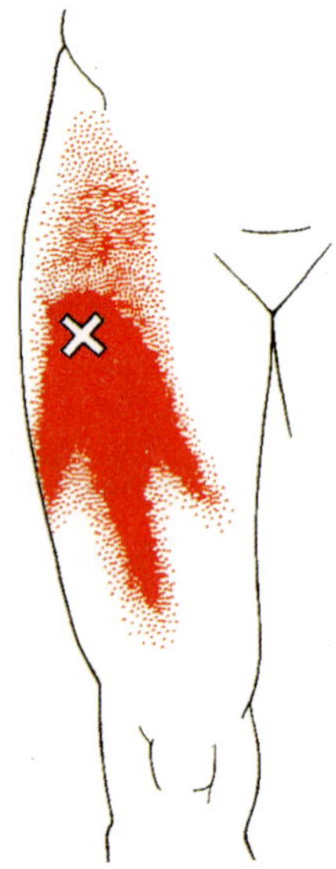

• **그림 9-19** 중간넓은근 통증유발점과 연관구역 (Reprinted with permission from Medi Clip, Lippincott Williams & Wilkins).

통증유발점 활성화

넙다리네갈래근 통증유발점 환자는 대개 통증을 호소한다. 하지만 안쪽 넓은근 통증유발점이 존재하면, 이로 인해 위약 증상이 생겨 걷다가 무릎이 예상치 못하게 꺾일 수 있다. 이때 환자는 무릎관절 통증이 치통처럼 아프다고 말하곤 한다.

넙다리곧은근 통증유발점 환자는 앞쪽 무릎뼈와 그 바로 위넓적다리 부위에 통증을 느껴 밤에 잠에서 깬다고 호소하기도 한다. 또한 계단을 걸어내려갈 때 무릎에 힘이 없다고 느낀다고 말하기도 한다.

중간넓은근 통증유발점 환자는 무릎을 최대한 펴기가 힘들며 특히, 앉아서 일정 시간동안 움직이지 않은 후에 그렇다. 통증은 안정 시가 아니라, 운동 중에 느껴진다.

넙다리곧은근이나 가쪽 넓은근에 잠복성 통증유발점이 존재하고 해당 지점에 인슐린과 같은 약물을 주입한다면 그 통증유발점을 활성화시킬 가능성이 높다. 넙다리네갈래근군 통증유발점은 주로 구멍에 발을 딛거나 인도 경계석 밖으로 발을 딛거나, 발부리가 걸리는 경우의 급성 과부하 때문에 활성화된다. 직접 외상 때문에도 넙다리네갈래근 통증유발점이 활성화될 수 있다. 또한 운동을 너무 많이 하든지 또는 부적절하게 하는 경우, 급성 또는 만성 과부하가 생길 수 있다.

스트레스인자와 지속인자

- 발목에 중량을 올려놓고 하는 무릎 폄 또는 깊은 무릎 굽힘과 같은 운동
- 오랫동안 한쪽 발을 볼기 밑에 밀어넣고 앉음
- 점프, 언덕을 달려내려가기, 스키타기
- 과전만증이 넙다리곧은근 긴장도에 영향을 미치고 이어서 이로 인해 엉덩관절 역학이 영향을 받는다.
- **연골연화증(chondromalacia, patellofemoral syndrome: 무릎넙다리 증후군)**은 과사용증후군으로 인해 무릎연골이 병적으로 연화되는 것이다.
- 가쪽 넓은근이 엉덩정강근막띠에 유착되는 경우가 흔하다.
- **오스굿-슐라터병(Osgood Schlatter disease)**은 뼈, 특히 정강뼈가 근육이나 힘줄보다 빨리 자라는 청소년기 급속성장 때문이라고 설명되는 질환이다.
- 과엎침과 골반의 구조적 부정렬은 안쪽 넓은근 통증유발점과 가쪽 넓은근 만성 조임을 유발하는 요인이다.

주의사항

- 넙다리곧은근 이는곳을 몸에서 잡을 때에 시각적으로 착각할 수 있다. 항상 뼈 기준점을 활용해 아래앞엉덩뼈능선(AIIS) 위치를 찾는 것을 지침으로 하도록 유의한다.

마사지 시 고려사항

- 넙다리곧은근은 넙다리네갈래근 중 두 개의 관절을 지나는 유일한 근육이다.
- 넙다리곧은근 통증유발점의 연관감각은 앞쪽 무릎뼈 부위에 나타난다.
- 넙다리곧은근을 제대로 신장시키려면 엉덩관절 과신전과 무릎 굽힘 두 가지가 모두 필요하다.
- 안쪽 넓은근 통증유발점에 의해 위약 증상이 생기며 그래서 무릎꺾임 근육이라고 부른다.
- 무릎뼈 병리가 있거나 넙다리네갈래근 관련 기능장애가 존재하는 경우에는 Q각을 측정해 보는 것이 중요할 수 있다.
- 가쪽 넓은근과 안쪽 넓은근은 협동작용을 통해 무릎뼈가 넓적다리뼈 무릎고랑(안쪽 관절융기와 가쪽 관절융기) 내에서 올바르게 경로를 잡도록 한다.

가쪽 넓적다리 (Lateral Thigh)

가쪽 넓적다리에는 엉덩정강근막띠가 해당되며 가쪽 넓은근보다 얕은 곳에 위치한다.

엉덩정강근막띠 (Iliotibial Band)

엉덩정강근막띠는 장경대 또는 Maissiat 띠라고도 한다. 엉덩정강근막띠는 가쪽 넓적다리 부위의 넙다리근막이 두꺼워진 부분이며 실제로는 넙다리근막의 세로 섬유가 강화된 형태이다. 넙다리근막은 넓적다리와 엉덩관절 전체를 싸는 근막집이다.

근육이 아니므로 이는곳, 닿는곳, 작용 등은 해당사항이 없다. 엉덩뼈능선 바깥능선의 중간점에 부착되고, 또한 정강뼈 관절융기에 부착된다. 일부 해부학자들은 엉덩정강근막띠가 종아리뼈 머리에도 부착된다고 본다. 엉덩정강근막띠의 두꺼운 띠가 넙다리근막긴장근 깊은 곳에 위치한 부분은 실제로 엉덩관절 관절낭 가쪽 부분에 합쳐진다(그림 9-20).

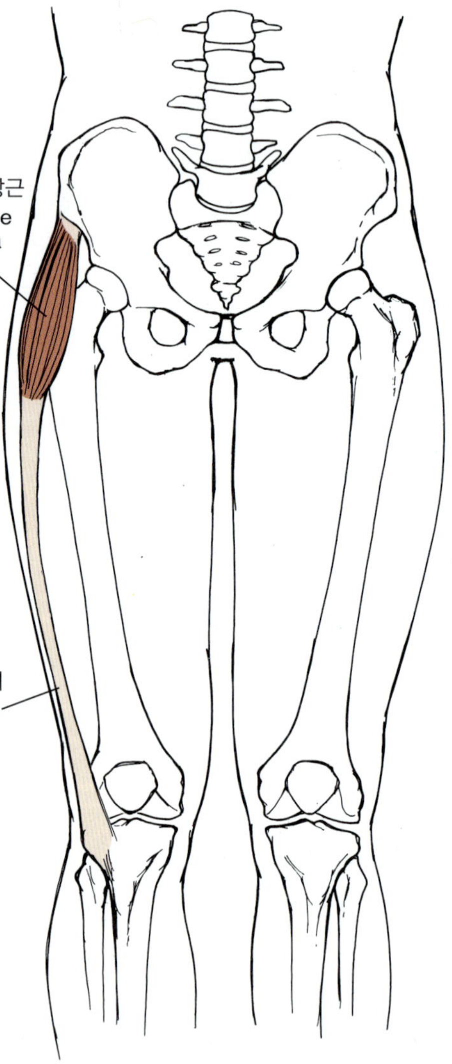

그림 9-20 엉덩정강근막띠의 해부학적 부착부위 (Reprinted with permission from Hendrickson T. *Massage for Orthopedic Conditions* Baltimore, MD: Lippincott Williams & Wilkins; 2003, 그림 7-46).

임상적 의의

넓적다리의 흔한 손상으로서 대개 달리기와 관련되는 엉덩정강근막띠 마찰 증후군은 특히, 달리기 선수에서 가쪽 무릎 통증의 주요 원인 중 하나이다. 또한 자전거타기, 멀리 걷기, 역도 등에 의해 생기기도 하며 예를 들어, 웅크림 자세를 하는 경우가 해당된다. 가쪽 넙다리위관절융기에 근막띠가 계속 문질러지고 아울러 달리기 때 무릎 굽힘-폄 동작이 반복되면, 해당 부위에 염증이 생길 수 있다. 증상은 찔림 감각이 무릎 바로 위, 가쪽 무릎 또는 엉덩정강근막띠 전체 길이를 따라 나타나거나 근막띠가 넓적다리뼈 표면에서 움직이는 지점의 조직에 부기와 비대가 나타날 수도 있다. 운동 중에 바로 통증이 나타나지 않을 수도 있지만, 시간이 지나면서 강도를 더하고 특히 발이 땅에 닿을 때가 심할 수 있다. 또한 통증이 활동 후에 지속되기도 한다. 통증이 무릎 밑 정강뼈 부착부위에 나타나기도 한다. 스포츠손상으로 발생할 가능성이 매우 작기는 하지만, 엉덩정강근막띠가 엉덩관절에 연결되는 지점에 나타날 수도 있다. 대개 임신 때 결합조직이 이완되고 체중이 증가되기 때문에 나타난다. 노년층에서 나타나기도 한다.

주의사항

- 엉덩정강근막띠 마찰 증후군이 없는 경우라 하더라도, 압통이 매우 심할 수 있으므로 이곳에 대한 치료는 아주 부드럽게 시작한다.

마사지 시 고려사항

- 엉덩정강근막띠에 부착되는 근육은 2개인데 즉, 넙다리근막긴장근과 큰볼기근이다.
- 대부분의 해부학자들이 동의하는 견해로는 엉덩정강근막띠가 무릎관절을 조금 앞쪽으로 가로지르며, 달리기 시의 무릎관절 안정화를 위해 엉덩정강근막띠에 부착되는 두 근육과 함께 역할을 수행한다.
- 마사지 외에 RICE 방법을 활용해 통증과 염증을 조절하는 것이 우선 중요하다.
- 이러한 환자를 치료할 다음 단계는 엉덩정강근막띠 신장법이다.
- 특히 중간볼기근을 비롯한 환자의 여러 엉덩관절 벌림근은 엉덩정강근막띠 조임 정도를 조절하기 때문에 이들 근육을 강화하는 것 역시 중요할 수 있다.

안쪽 넓적다리 (Medial Thigh)

여기에서는 안쪽에 위치한 여러 모음근을 살펴본다.

모음근: 명백한 문제유발근육 (Adductors: Obvious Problem-makers)

모음근군에는 두덩정강근, 두덩근, 짧은모음근, 긴모음근, 큰모음근이 있다.

두덩정강근 (Gracilis)

두덩정강근은 표면 근육이며 넓적다리 안쪽면 전체에 걸쳐 길게 뻗고 엉덩관절과 무릎 등 2개 관절을 가로지른다(그림 9-21).

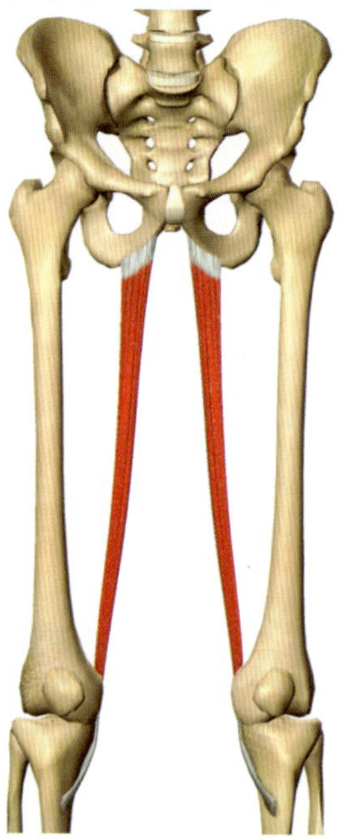

그림 9-21 두덩정강근의 해부학적 부착부위(Reprinted with permission from *Life Art*, Lippincott Williams & Wilkins).

이는곳

- 두덩뼈 앞쪽에 두덩뼈 몸통과 두덩뼈아래가지 이음부 위치

닿는곳

- 정강뼈의 몸쪽 앞안쪽 몸통, 정강관절융기 밑 (거위발)

작용

- 엉덩관절 모음
- 무릎굽힘상태에서 굽힘과 안쪽 돌림 보조

통증유발점과 연관구역

두덩정강근에 통증유발점이 나타나면 대개 근육힘살 전체에 걸쳐 나타나며 강렬한 연관감각이 위쪽 안쪽 넓적다리에 나타난다. 강렬한 연관감각 부위 주위에 안쪽 무릎까지 이어져 여파가 나타날 수 있다(그림 9-22).

통증유발점 활성화

두덩정강근 통증유발점 환자는 격렬하게 찌르는 듯한 통증을 넓적다리 안쪽에 호소할 가능성이 높다. 쑤신다고 표현되는 경우는 드물다. 안정 시에는 자세를 바꾸어도 통증이 줄지 않으며 일정하다. 걸으면 통증이 줄어드는 경향을 보이는 경우가 많다.

Travell과 Simons에 따르면, 이곳의 통증유발점은 갑작스런 과부하로 활성화되며 엉덩관절 뼈관절염이나 엉덩관절 수술로 인해 활성화되기도 한다.

스트레스인자와 지속인자

- 얼음에서 미끄러지며 양쪽 다리를 벌려 균형을 회복하려 하는 경우
- 공격적 스포츠활동
- 승마
- 스키, 장거리 자전거 여행
- 언덕을 오르내리는 달리기

주의사항

- 모든 모음근의 경우도 마찬가지이지만, 접촉하게 되는 부위가 매우 사적인 부위이므로 마사지를 시작하기 전 환자로부터 사전동의를 받도록 유의한다.

마사지 시 고려사항

- 닿는곳은 거위발을 형성하는 세 근육 중 하나에 해당한다.
- 두덩정강근의 만성 단축으로 인해 안쪽 무릎 통증과 거위발 힘줄염이 생길 수 있다.
- 두덩정강근은 근에너지기법에 대해 좋은 반응을 보이며 지나치게 민감한 경우에는 두덩정강근에 직접 시행하기 전에 근에너지기법을 적용하는 것이 좋을 수 있다.

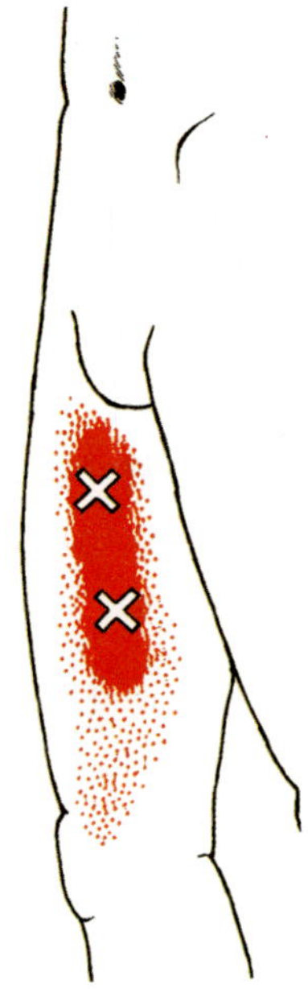

- **그림 9-22** 두덩정강근 통증유발점과 연관구역 (Reprinted with permission from *Medi Clip,* Lippincott Williams & Wilkins).

두덩근: 넷째 모음근 (Pectineus: The Fourth Adductor)

두덩근은 넙다리삼각의 가장 안쪽 바닥을 형성한다. 넙다리삼각의 경계는 위로 샅고랑인대, 가쪽으로 넙다리빗근, 안쪽으로 긴모음근이다.

이는곳

- 두덩뼈위가지 능선, 두덩뼈결절 가쪽

닿는곳

- 안쪽 뒤쪽 넓적다리뼈의 두덩근선(작은돌기와 거친선 사이)

작용

- 엉덩관절 굽힘과 모음
- 엉덩관절 안쪽 돌림 보조

통증유발점과 연관구역

전형적인 경우 통증유발점은 근육힘살에 생기며 강렬한 연관감각이 그 주위에 나타난다. 강렬한 연관증상 주위에 여파가 나타나며 샅굴인대를 넘어 위로 올라가고 넓적다리 중간 안쪽까지 내려갈 수 있다(그림 9-23)

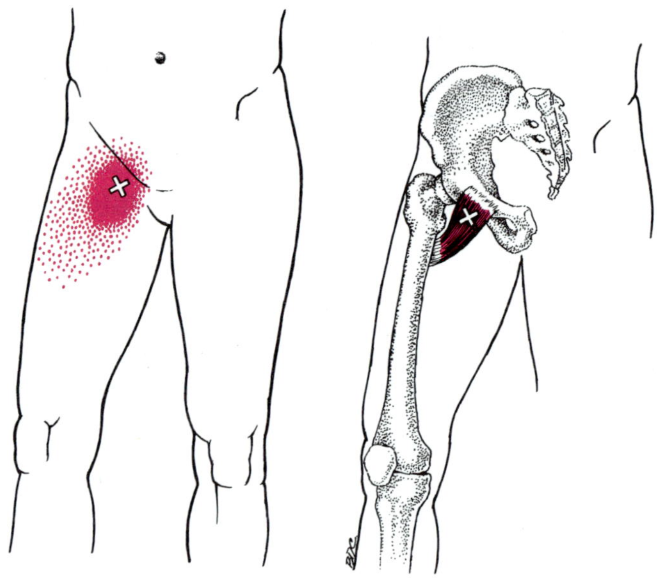

그림 9-23 두덩근의 해부학적 부착부위, 통증유발점, 연관구역(Reprinted with permission from Simons DG, Travell JG, Simons LS. *The Lower Extremities. Philadelphia*, PA: Lippincott Williams & Wilkins, 1993, 237쪽 그림 13.1 *Myofascial Pain and Dysfunction: The Trigger Point Manual; 2권*).

통증유발점 활성화

두덩근 통증유발점 관련 호소증상은 대개 다른 여러 근육에도 관계되며 드문 경우에만 두덩근 단독에 관계된다. 환자는 특히 넓적다리 벌림 자세를 유발하는 체중부하 활동 때, 샅굴부위 깊숙한 곳에 자리잡은 통증을 호소한다. 또한 특히 결가부좌 자세를 하고 앉을 때 엉덩관절 벌림 동작이 잘 안된다고 호소하기도 한다.

이곳 근육의 통증유발점은 엉덩관절에서 넓적다리의 모음-굽힘 복합동작에 대해 결합된 강한 저항을 일으키는, 무거운 물건을 들어올리거나 움직이는 것과 같은 모든 활동이 계기가 되어 활성화된다. 엉덩관절 질환에 의해 또는 엉덩관절 수술 후에 활성화되기도 한다.

스트레스인자와 지속인자

- 익숙하지 않은, 격렬한 성행위
- 일부 체육 운동
- 승마
- 넓적다리뼈목 골절 또는 진행 뼈관절염
- 두덩근 만성 과부하의 요인이 되는 다리길이차이
- 다리를 꼬고 앉거나 엉덩관절을 꺾어 굽힌 자세처럼 두덩근이 단축되는 자세를 지속적으로 유지함

주의사항

- 두덩근에 대해 시행할 때에는 넙다리삼각과 넙다리동맥 맥박에 주의한다.
- 두덩근에 시행하기 전에 사전동의를 받도록 한다.

마사지 시 고려사항

- 두덩근은 허리근과 신경지배가 동일할 뿐만 아니라, 당기는 각도도 동일해 엉덩근과 마찬가지로 강력한 엉덩관절 굽힘근이 된다.
- 두덩근이 샅굴부위 당김을 일으키는 흔한 지점이 되는 이유는 두덩근이 동시에 수행하는 두 가지 주요 작용으로 두덩근에 과부하 요구가 가해지기 때문이다.
- 통증유발점 연관증상 양상이 흔한 원인이 되어 환자가 깊은 엉덩관절 통증이 나타날 수 있다.
- 환자에게 문제 부위를 지목해 보도록 해서 환자가 생각하는 해부학 개념이 정확한지 확인한다.

짧은모음근과 긴모음근 (Adductor Brevis and Longus)

두 근육 중 긴모음근이 더 표면 쪽이고 두드러진다.

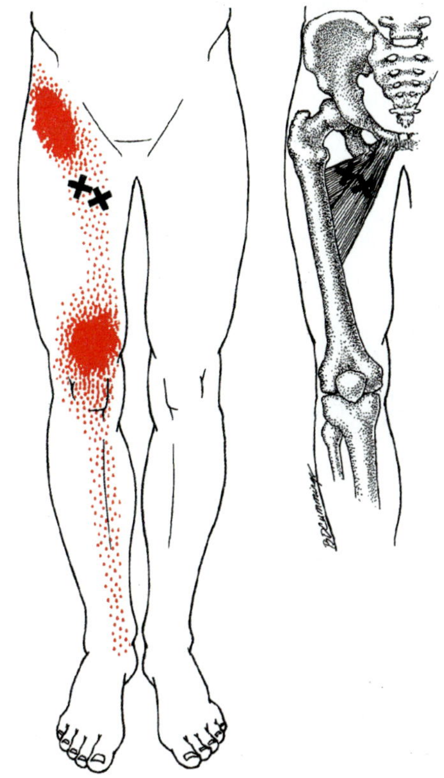

● 그림 9-24 짧은모음근과 긴모음금의 해부학적 부착부위, 통증유발점, 연관구역(Reprinted with permission from *Medi Clip*, Lippincott Williams & Wilkins).

이는곳

짧은모음근

- 두덩뼈아래가지 앞

긴모음근

- 두덩결합 바로 가쪽의 두덩뼈 앞

닿는곳

짧은모음근

- 작은 결절 바로 밑 부위의 거친선

긴모음근

- 넓적다리뼈 가운데 1/3 부위의 거친선

작용

- 엉덩관절 모음
- 엉덩관절 안쪽 돌림과 굽힘 보조

통증유발점과 연관구역

Travell과 Simons에 따르면, 긴모음근 통증유발점과 짧은모음근 통증유발점은 연관증상 양상에 차이가 전형적인 경우 통증유발점은 근육힘살 내부에 위치한다. 강렬한 연관증상이 큰돌기 부위에 통증유발점 위쪽으로 그리고 위쪽 무릎 부위에 통증유발점 아래쪽으로 나타난다. 강렬한 연관증상 부위 위로부터 넓적다리와 종아리 안쪽면을 타고 내려와 안쪽 복사뼈까지 여파가 나타날 수 있다(그림 9-24).

통증유발점 활성화

이곳 통증유발점 환자들은 격렬한 활동이나 근육과부하의 경우에만 샅굴부위와 안쪽 넓적다리 부분의 통증을 호소하고 안정 시에는 그렇지 않을 가능성이 많다. 이 통증은 체중부하와 갑작스런 엉덩관절 비틀림에 의해 가중될 수 있다. 환자는 넓적다리의 가쪽 돌림이나 벌림 동작이 어느 정도 제한된다고 느낄 수도 있다.

Travell과 Simons에 따르면, 통증유발점은 대개 갑작스런 과부하로 활성화되며 엉덩관절 뼈관절염이나 엉덩관절 수술로 인해 활성화되기도 한다.

스트레스인자와 지속인자

- 얼음에서 미끄러지며 양쪽 다리를 벌려 균형을 회복하려 하는 경우
- 공격적 스포츠활동
- 승마
- 스키, 장거리 자전거 여행
- 언덕을 오르내리는 달리기

주의사항

- 이곳에 대해 시행할 때에는 항상 환자로부터 사전 동의를 받도록 한다.

마사지 시 고려사항

- 긴모음근과 짧은모음근에 대해 근육 스트립핑할 때에는 넙다리빗근과 두덩정강근을 기준점으로 삼는다.
- 이곳 통증유발점으로 인해 무릎경직 증상이 생길 수 있다.
- 긴모음근과 짧은모음근의 통증유발점은 샅굴부위 통증의 흔한 원인이다.

큰모음근 (Adductor Magnus)

큰모음근은 깊은 곳에 위치한 큰 근육이다. 안쪽 위치로부터는 두덩근과 짧은모음근, 긴모음근의 뒤쪽 부분에 해당하며 안쪽 넓적다리 부위에 위치한다. 큰모음근이 엉덩관절 폄 동작을 강하게 보조하고, 또 안쪽 넓적다리의 뒤쪽에 위치하기 때문에 일부 해부학자들은 큰모음근에 대해 넷째 넙다리뒤근육이라는 별명을 붙이기도 했다.

이는곳

- 두덩뼈아래가지
- 궁둥뼈결절과 두덩뼈아래가지 사이의 궁둥뼈가지
- 궁둥뼈결절

닿는곳

- 거친선
- 넓적다리뼈 안쪽 관절융기의 모음근결절

작용

- 엉덩관절 모음
- 앞쪽 섬유: 엉덩관절 굽힘 보조
- 뒤쪽 섬유: 엉덩관절 폄 보조

통증유발점과 연관구역

큰모음근 힘살에 통증유발점이 흔히 생기는 지점은 3곳이다. 첫째는 근육힘살 중심 부위 거친선에 근육 아래쪽 부분이 부착되는 부위이다. 둘째는 궁둥뼈와 두덩뼈 부착부위이며, 셋째는 모음근결절 쪽으로 수직으로 내려가는 가장 안쪽 부분 근육힘살의 전체 부위이다. 전형적인 경우 첫째 통증유발점으로부터 나온 아주 강렬한 연관감각이 넓적다리 안쪽면의 전체 부위에 샅고랑인대로부터 무릎까지 길게 나타난다. 그 주위에 여파가 나타날 수 있다. 둘째 통증유발점으로부터는 강렬한 통증이 질, 방광, 직장 등의 속으로까지 나타나고, 이들 강렬한 연관증상 부위 사이에 약간의 여파가 나타날 수 있다.

환자의 통증이 이렇게 극심하다면, 담당의사에게 즉시 의뢰해야 한다. 마사지는 담당의사가 확인한 후에 받아야 한다.

셋째 통증유발점으로부터 나오는 강렬한 연관증상은 해당 통증유발점 주위에 나타나며 그 주위에 약간의 여파가 나타날 수 있다(그림 9-26).

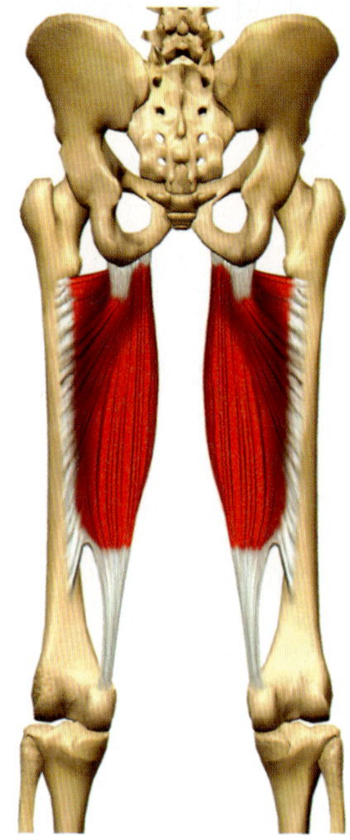

● **그림 9-25** 큰모음근의 해부학적 부착부위(Reprinted with permission from *Life Art,* Lippincott Williams & Wilkins).

통증유발점 활성화

큰모음근 통증유발점 환자는 골반 안 통증을 호소할 수 있으며 통증이 특정 지점에 위치하거나, 또는 광범위하게 분포할 수 있고, 속 깊은 곳 위치라고 설명하기도 한다. 성행위 중에만 통증을 느낀다고 말하는 환자도 종종 있다. 다른 호소증상으로 안쪽 넓적다리와 샅굴부위 통증 등도 있다. 이러한 환자는 옆으로 누워 베개를 양쪽 다리 사이에 놓았을 때에만 편안하다는 이야기를 치료사에게 할 수도 있다. Travell과 Simons에 따르면, 통증유발점은 대개 갑작스런 과부하로 활성화되며 엉덩관절 뼈관절염이나 엉덩관절 수술로 인해 활성화되기도 한다.

스트레스인자와 지속인자

- 얼음에서 미끄러지며 양쪽 다리를 벌려 균형을 회복하려 하는 경우
- 공격적 스포츠활동

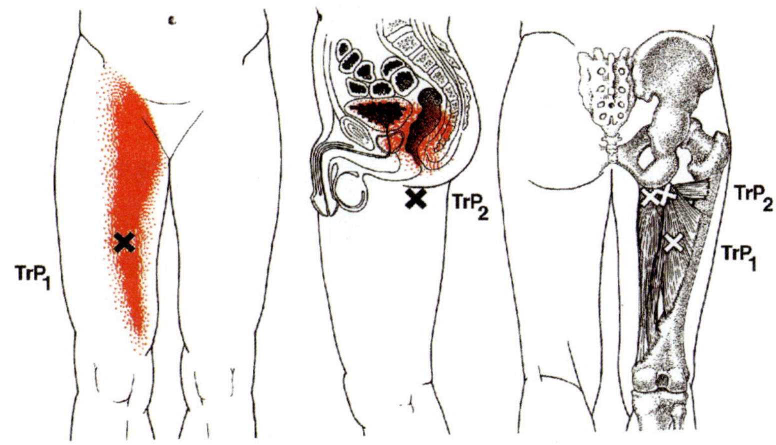

• **그림 9-26** 큰모음근의 통증유발점과 연관구역(Reprinted with permission from *Medi Clip*, Lippincott Williams & Wilkins).

- 승마
- 스키, 장거리 자전거 여행
- 언덕을 오르내리는 달리기
- 오랫동안 의자에 앉아있기
- 만성 넓다리뒤근육 긴장과 근막 비틀림으로 큰모음근 긴장도에 영향이 미치는 경우
- 골반 부정렬과 다리길이차이

주의사항

- 모음근구멍(adductor hiatus)은 큰모음근의 구멍이며 이곳으로 넙다리혈관이 지난다. 압통을 보이는 경우가 많으므로 치료사는 압에 대해 그리고 마사지 적용에 대해 주의해야 한다.
- 과다수축으로 인해 **무릎꺾임현상(knee-buckling episodes)**이 일어날 수 있다. 무릎꺾임현상의 원인은 큰모음근의 과다수축으로 인해 모음근굴이 폐쇄되는 것이며, 그 결과 넓적다리와 모음근이 수축할 때 무릎꺾임 현상이 나타난다.
- 다른 경우에도 마찬가지이지만, 이 부위에 시행할 때에는 환자로부터 사전동의를 받도록 한다.

마사지 시 고려사항

- 만성 넙다리뒤근육 긴장이 실제로는 큰모음근 뒤섬유 긴장일 수 있다.
- 큰모음근은 환자가 옆으로 누운자세일 때 접근하기가 좋다.
- Travell과 Simons에 따르면, 이곳의 여러 통증유발점이 체성내장 관계를 보일 수 있으며 이 때 연관증상 양상은 아랫배와 샅굴부위의 통증이나 기능이상과 비슷하다.

엉덩관절, 넓적다리, 앞무릎의 신경근치료
(Hip, Thigh, and Anterior Knee Neuromuscular Therapy Routine)

비디오 아이콘은 교재의 페이지에 동영상 클립이 수록되었다는 표시이다.

큰볼기근 DVD VIDEO

이 부위에서는 오일을 쓰지 않는다.

1. 처음에는 천을 대고 볼기 부위를 가온시키고 이완시킨다. 손바닥 그리고 느슨한 주먹으로 압박하고, 이어서 페트리사지를 하고 또한 원형마찰법을 시행한다. 더 깊은 곳에 위치한 여러 뒤엉덩관절 근육을 효과적으로 치료하려면 치료시간 내내 큰볼기근이 완전히 이완된 상태이어야 한다.

주의: 천으로 덮고 엉덩이 전체를 노출시킨다.

2. 집게 압박과 페트리사지 방법으로 섬유방향과 평행되게 하여 큰볼기근 섬유를 특이적으로 유리시킨다(일상치료 9-1). 이어서 모든 긴장띠 섬유에 대해 가로마찰법을 시행하고 이어서 통증유발점 압박법을 한다.

3. 손가락끝 원형마찰법과 가로마찰법을 엉치뼈와 엉덩뼈를 따라 시행하면, 이는곳의 문제에 대해 도움이 된다. 또한 넓적다리뼈 볼기근거친면의 닿는곳에 대해 마찰법을 시행한다(일상치료 9-2).

주의: 이제 해당 부위에 윤활제를 처치한다.

4. 여러 손가락으로 함께 또는 팔꿈치로 깊게 활주법(gliding)을 이는곳을 지나 위에서 밑 방향으로 섬유를 가로지르면서 엉덩뼈와 엉치뼈를 따르는 반고리 모양 부위에 시행한다.

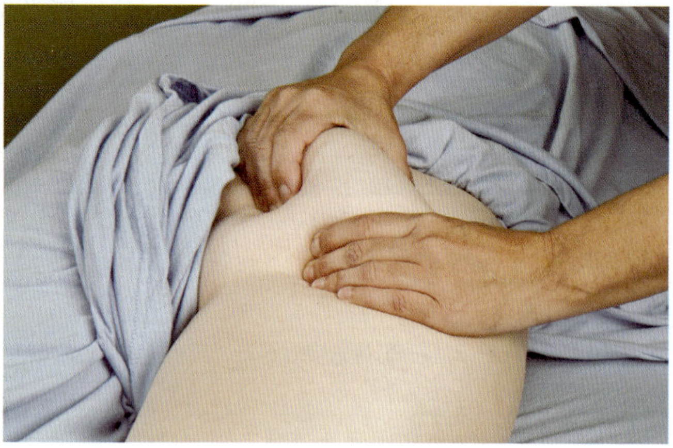

• 일상치료 9-1(Routine 9-1)

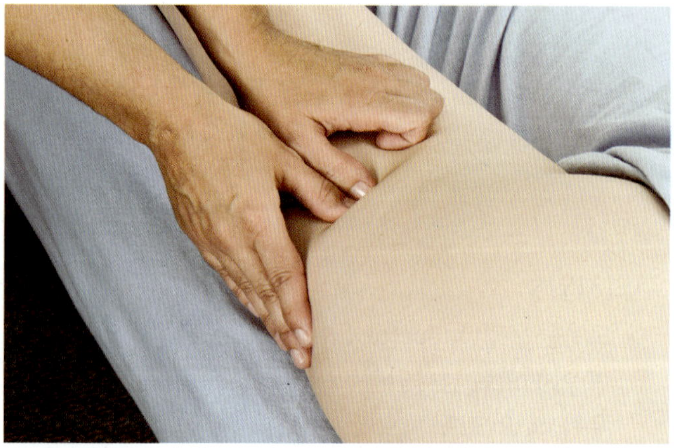

• 일상치료 9-2

중간볼기근 DVD VIDEO

주의: 중간볼기근은 섬유방향이 다양하고 모든 방향의 섬유가 공통적으로 큰돌기 위치에서 끝난다.

치료대 측면에 선다.

1. 중간볼기근 각 부분의 섬유방향에 정확하게 맞추어 가로마찰법과 세로마찰법으로 근육을 분리한다(일상치료 9-3). 근육힘살에 대해 시행하고 이어서 이는곳 그리고 닿는곳 쪽으로 이동한다. 모든 통증유발점을 마찰법으로 분리하고 이어서 통증유발점 압박법을 시행한다(중간볼기근에는 통증유발점이 여러 개라는 점을 유념한다).

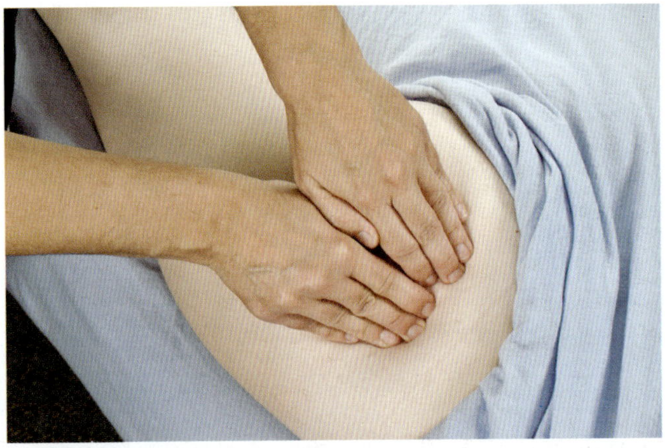

• 일상치료 9-3

2. 엉덩뼈능선의 이는곳을 따라 시행하고 이어서 큰돌기 윗면 닿는곳에 시행하며 가로마찰법과 세로마찰법을 정확하고 세밀하게 시행한다. 모든 통증유발점을 분리하고 통증유발점 압박법을 시행한다.

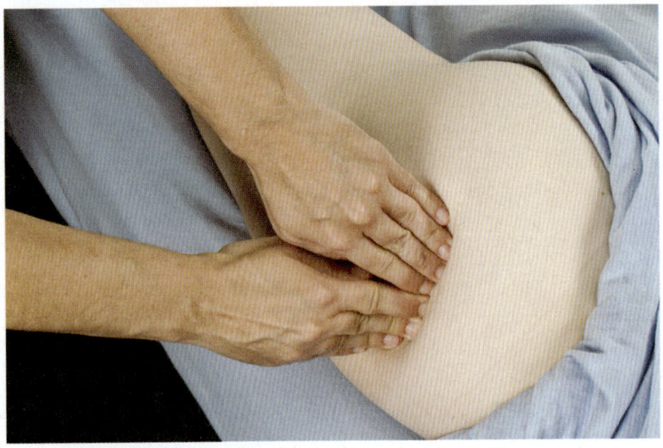

• 일상치료 9-4

작은볼기근 DVD VIDEO

작은볼기근은 중간볼기근과 동일한 방법으로 접근한다(일상치료 9-4). 중간볼기근과 작은볼기근은 큰볼기근에 대한 시행을 마친 후 함께 한다. 작은볼기근이 중간볼기근보다 깊은 곳에 위치한다. 작은볼기근 통증유발점은 상당히 통증이 심하며 뒤쪽 넓적다리 부위를 따라 내려가며 연관증상이 나타나는 경향을 보인다.

1. 중간볼기근선과 아래볼기근선 사이의 이는곳에 대해 시행하고, 큰돌기 앞위쪽면의 닿는곳에 시행하며 중간볼기근에 적용했던 것과 동일한 기법을 시행한다.

궁둥구멍근

1. 먼저 해부학적 기준점 위치를 잡는다. 즉, 위뒤엉덩뼈가시와 꼬리뼈끝 사이 중간 부위의 엉치뼈 가쪽 가장자리 중간 지점으로부터 이는곳을 잡고 닿는곳은 큰돌기 위안쪽면에 잡는다(일상치료 9-5).

주의: 이들 기준점을 촉진하기 전에 환자로부터 동의를 구하도록 유의한다.

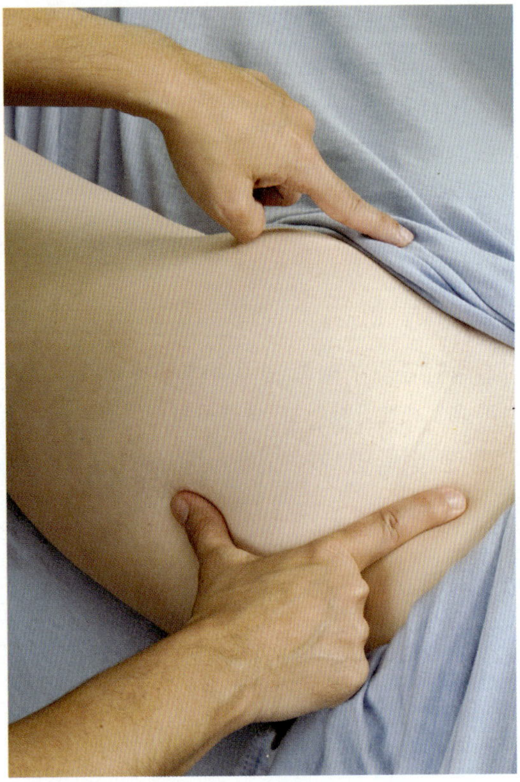

• 일상치료 9-5

2. 근육힘살 중간 지점을 촉진하고 가로마찰법과 세로마찰법으로 분리한다. 이어서 이는곳 쪽으로 다음에 닿는곳 쪽으로 이동한다(일상치료 9-6).

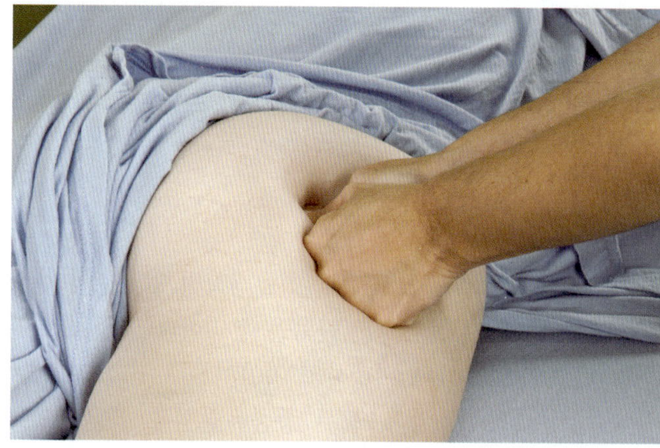

• 일상치료 9-6

3. 통증유발점을 분리하고 통증유발점 압박법으로 이완시킨다. 압박을 유지하는 동안 각 통증유발점이 부드러워지고 이완되는 것을 촉진으로 확인한다.

깊은 가쪽 엉덩관절 돌림근: 위쌍둥이근, 속폐쇄근, 아래쌍둥이근, 바깥폐쇄근, 넙다리네모근

1. 큰볼기근을 통과하는 깊은 가로마찰법과 세로마찰법으로 가쪽 엉치뼈, 궁둥뼈, 궁둥뼈결절 위치의 이는곳으로부터 큰돌기 위치의 닿는곳까지 각 근육을 분리하고 필요에 따라 통증유발점 압박법을 시행한다. 먼저 각 근육의 힘살에 대해 시행하며 이는곳으로 그리고 다음에는 닿는곳 쪽으로 이동하면서 각 근육의 전체 부위에 시행한다(일상치료 9-7).

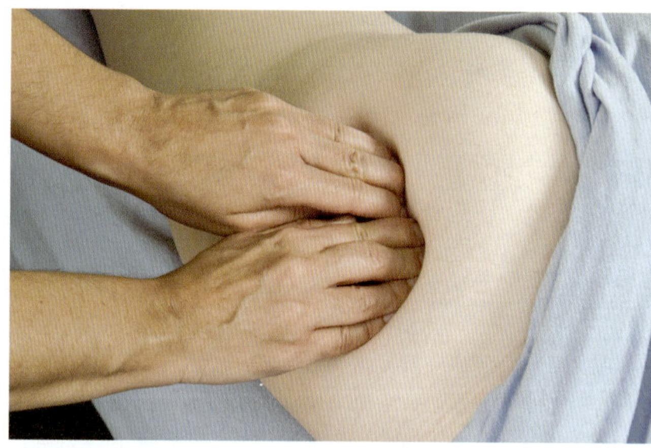

• 일상치료 9-7

엉치결절인대와 엉덩관절 마무리 DVD VIDEO

1. 큰돌기 주위의 힘줄 부착부위 각각에 대해 가로마찰법과 세로마찰법을 시행한다.

2. 여러 손가락끝을 함께 활용해 큰돌기 부착부위의 반고리모양 부위를 둘러 여러 부착부위에 깊게 시행한다.

3. 엉치결절인대를 아래쪽 엉치뼈와 궁둥뼈결절 사이에서 촉진한다. 가로마찰법과 세로마찰법을 큰 엉치결절인대의 뒷면, 안쪽면, 가쪽면에 시행한다(일상치료 9-8).

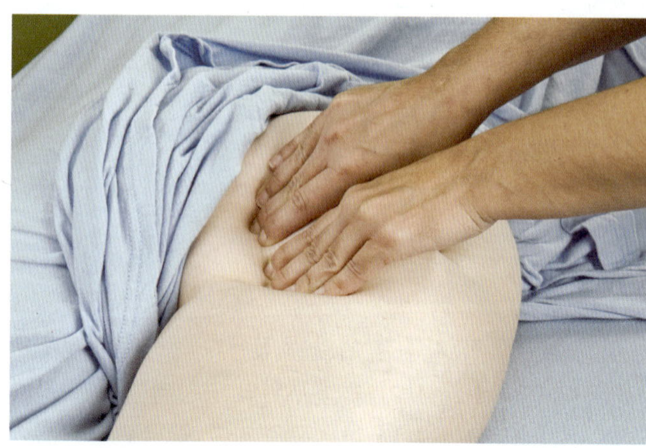

• 일상치료 9-8

4. 엉덩이에 깊게 근육을 늘려주며 위아래 방향을 따라 시행하면서 아래팔로도 근육 늘리기를 같이 한다.

5. 뒤쪽 엉덩관절 부위에 대해 이완 진동법으로 마무리한다.

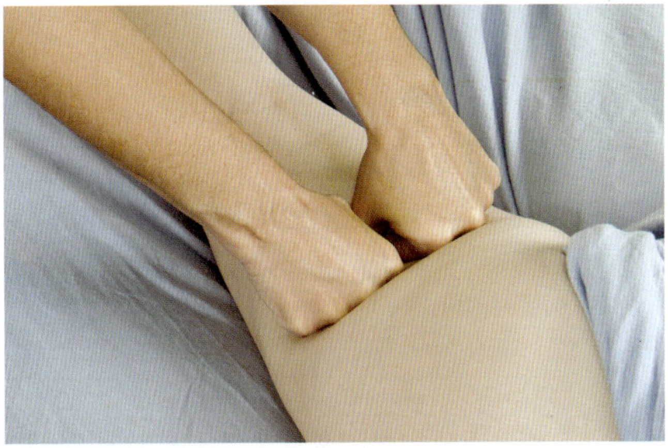

• 일상치료 9-9

뒤쪽 넓적다리

넙다리뒤근육: 넙다리두갈래근, 반막근, 반힘줄근

1. 넙다리뒤근육에 대해 압박, 페트리사지 방법으로 이완, 가온시키고 이어서 윤활제를 처치한다.

2. 넙다리뒤근육 각각에 대해 닿는곳으로부터 이는곳 쪽으로 에플루라지한다. 먼저 주먹을 느슨하게 하여 넓은 면으로 마사지하며 이어서 근육이 이완되고 가온되기 시작했으면, 양손 엄지손가락을 활용해 더 특이적으로 시행한다(일상치료 9-9).

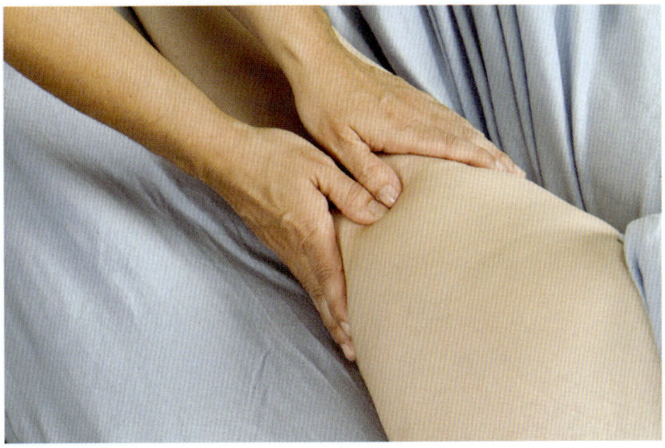

• 일상치료 9-10

3. 가로마찰법과 세로마찰법을 각각의 넙다리뒤근육에 시행하면서 모든 긴장 부위와 통증유발점을 분리한다. 필요에 따라 통증유발점 압박법을 시행한다(그림 9-10)(아래쪽 거친선 부위의 넙다리두갈래근 짧은갈래를 빠뜨리지 않도록 유의한다).

4. 각각의 이는곳과 닿는곳에 대해 마찰법을 시행한다.

5. 각각의 넙다리뒤근육에 대해 닿는곳으로부터 이는곳 쪽으로 아래팔로 깊게 연장 스트로크한다. 또한 손바닥 둔덕 또는 주먹을 느슨하게 활용해 다양하게 할 수도 있다.

6. 이완진동법으로 마무리한다.

신장 DVD VIDEO

환자에게 바로누운자세로 돌아눕도록 한다. 이 기법에 대한 인터넷 동영상의 안내를 참조하도록 한다.

1. 큰볼기근 신장시에는 환자의 다리를 치료대로부터 들어올려 엉덩관절 굽힘 자세를 만들고 무릎을 가슴 쪽으로 이동시킨다.

2. 궁둥구멍근 신장 시에는 환자의 무릎을 반대 쪽 어깨 방향으로 이동시키고 넓적다리 안쪽 돌림과 모음 자세로 한다(일상치료 9-11).

3. 넙다리뒤근육 신장 시에는 뻗은발 올림 90° 자세로 한다.

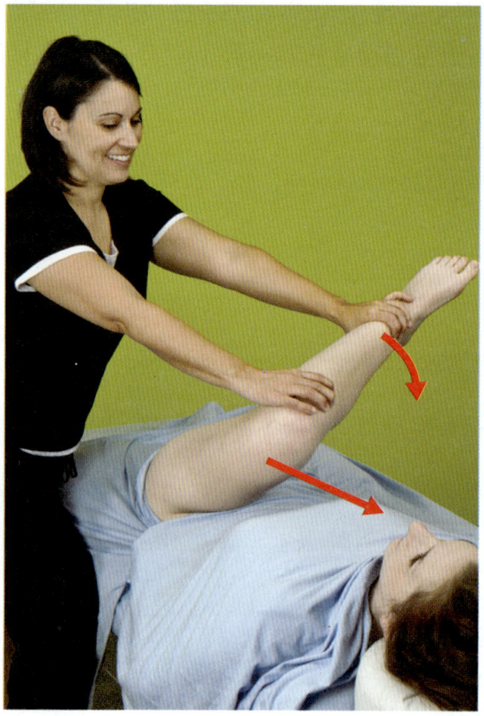

• 일상치료 9-11

앞쪽 넓적다리

환자는 바로누운자세를 취하며 무릎 밑에 받침대를 댄다. 천을 대고 압박법으로 가온시키고 나서 윤활제를 처치한다.

무릎 DVD VIDEO

받침대를 발목 밑에 대고 무릎을 과신전 자세로 한다.

1. 무릎 과신전을 더 심하게 할 만한 압은 가하지 않으면서 무릎 안쪽 지지띠와 가쪽 지지띠를 비롯해 무릎 주위에 대해 일반적인 손가락끝 마찰법을 시행한다.

2. 무릎뼈를 무릎관절 아래에 안정화하고 가로마찰법과 세로마찰법을 무릎뼈 위쪽과 가쪽 모서리에 시행하며 이 부위는 넙다리네갈래근 힘줄과 지지띠 부착부위에 해당한다(일상치료 9-12). 무릎뼈를 무릎관절 위에 안정화하고 같은 마찰법을 아래모서리와 안쪽 모서리에 시행하며 이 부위는 지지띠와 무릎인대 부착부위에 해당한다.

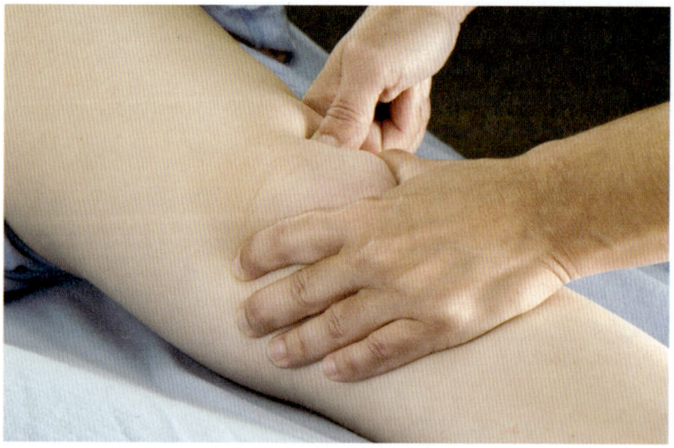

• 일상치료 9-12

3. 이어서 마찰법을 다시 시행한다. 이번에는 한 번에 한 쪽을 안정화하면서 무릎뼈를 먼저 가쪽으로 밀고 이어서 안쪽으로 밀어 무릎뼈 뒷면을 일부 노출시킨다. 반대 쪽을 안정화하면서 손가락끝을 천정 쪽으로 향하게 해서 뒷면에 마찰을 시행한다(일상치료 9-13).

주의: 무릎을 약간 과신전시켜야 무릎뼈를 자유롭게 움직일 수 있다. 마찰법을 시행한 후 받침대를 무릎 밑에 다시 댄다.

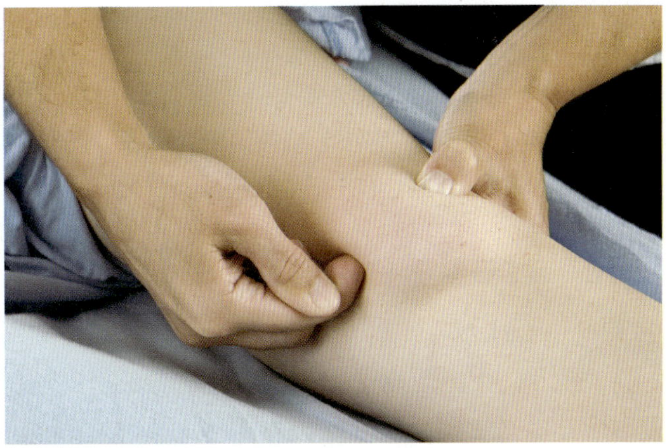

• 일상치료 9-13

네갈래근 힘줄

1. 근육 스트립핑, 가로마찰법, 세로마찰법을 무릎 위 12.5cm 지점까지 힘줄에 대해 시행한다. 필요에 따라 통증유발점 압박법을 시행한다.

네갈래근 힘살

1. 네갈래근 각각의 근육힘살에 대해 넓게 에플루라지를 하고 이어서 가로마찰법과 세로마찰법을 먼쪽으로부터 몸쪽으로 시행한다. 필요에 따라 통증유발점 압박법을 시행한다(그림 9-14, 9-15).

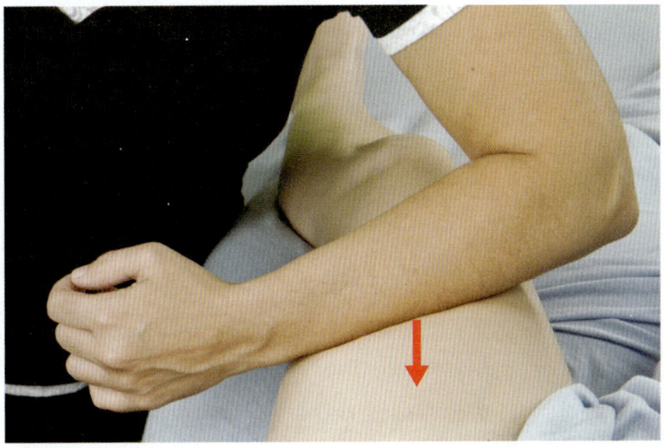

• 일상치료 9-14

---

2. 중간넓은근을 더욱 직접적으로 치료하려면 넙다리곧은근을 통해 또는 넙다리곧은근을 안쪽으로 그리고 다음에는 가쪽으로 이동시키는 방법으로 한다.

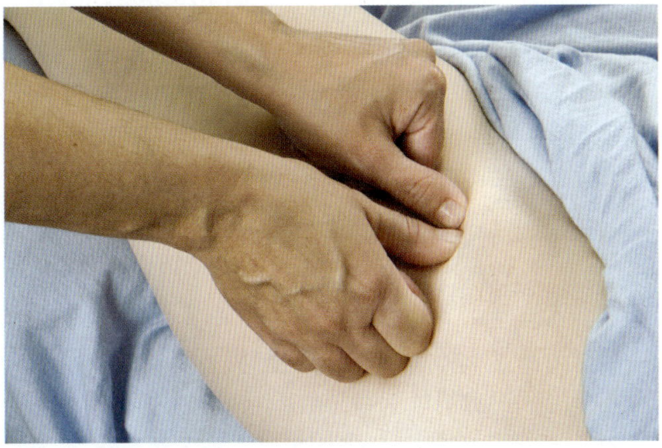

• 일상치료 9-15

넙다리근막긴장근

1. 근육 스트립핑을 엉덩정강근막띠로부터 위앞엉덩뼈가시 쪽으로 전체 부위에 대해 길게 한다.

2. 가로마찰법과 세로마찰법을 시행하고, 전체 근육힘살 부위를 따라 통증유발점 압박법을 시행한다.

넙다리빗근

1. 근육 스트립핑, 마찰법, 통증유발점 압박법을 길게 넙다리빗근의 전체 부위에 대해 특이적으로 시행하며 먼쪽으로부터 몸쪽으로 한다(일상치료 9-16).

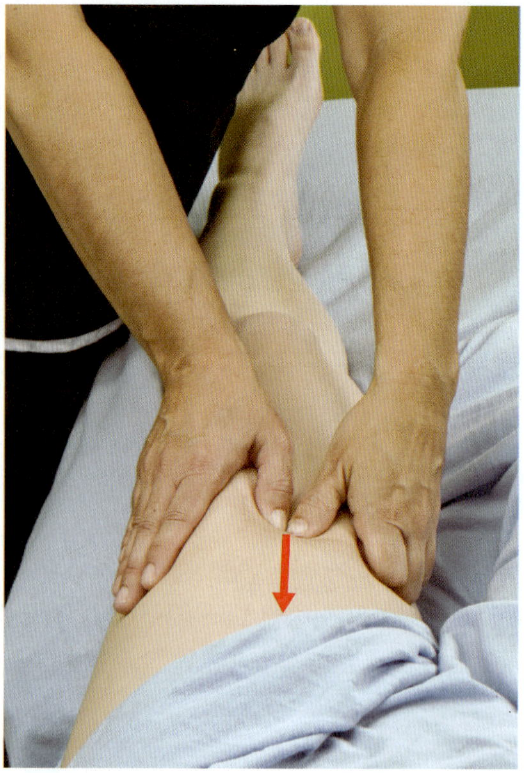

• 일상치료 9-16

엉덩관절 굽힘근 힘줄의 이는곳

1. 여러 근육과 힘줄의 위쪽 15cm 정도 부위에 대해 근육 스트립핑, 마찰법, 통증유발점 압박법 등을 시행하며 넙다리근막긴장근, 넙다리빗근, 넙다리곧은근 등을 빠드리지 않도록 유의한다. 먼쪽으로부터 몸쪽으로 한다.

주의: 이곳은 신체적으로나 감정적으로 매우 민감할 가능성이 있으며, 가압 정도에 조심하고 시행 시 환자의 얼굴표정에 주의한다.

---

2. 각각의 이는곳에 대해 특이적으로 가로마찰법과 세로마찰법을 시행한다(넙다리근막긴장근: 위앞엉덩뼈가시와 앞엉덩뼈능선, 넙다리빗근: 위앞엉덩뼈가시, 넙다리곧은근: 아래앞엉덩뼈가시)

주의: 아래앞엉덩뼈가시 위치를 분리하는 일반적 규칙에 따르면 위앞엉덩뼈가시로부터 2.5cm 먼쪽, 1.2~2.5cm 안쪽 지점이다(일상치료 9-17).

무릎 밑에서 받침대를 제거한다.

3. 엉덩관절 굽힘근 힘줄에 대해 근막이완법을 몸쪽으로부터 먼쪽으로 시행한다. 발을 향해 서서 위앞엉덩뼈가시 바로 밑으로부터 시작한다. 팔꿈치 바로 먼쪽 아래팔의 편평한 부분을 활용해 엉덩관절 밑으로 약 20~25cm 되는 부위까지 천천히 깊게 압을 가한다.

무릎 밑에 받침대를 다시 댄다.

4. 네갈래근 힘살에 대해 아래팔을 이용해 깊은 에플루라지를 먼쪽으로부터 몸쪽으로 시행한다. 시행 전후에 촉진을 해서 근막과 근육에서의 변화를 느껴본다. 필요한 만큼 반복한다.

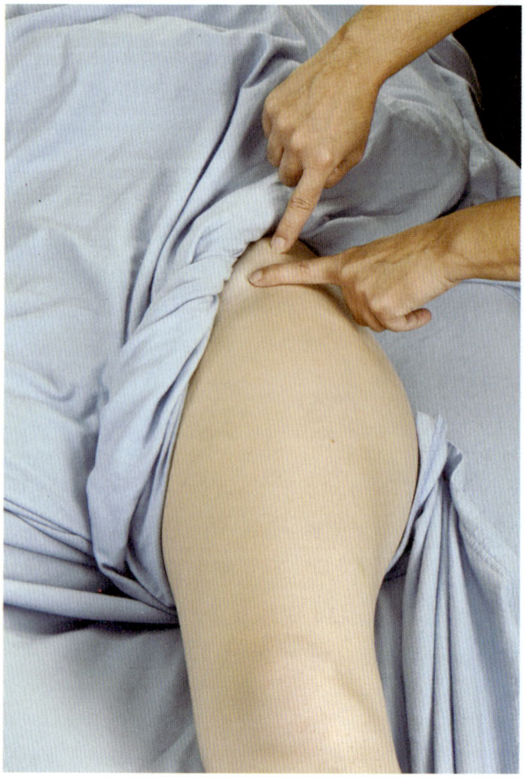

• 일상치료 9-17

---

5. 전체 부위에 대해 이완마찰법으로 마무리한다.

신장

환자에게 엎드린 자세를 취하도록 한다. 이 기법에 대한 인터넷 동영상을 참조하도록 한다.

1. 치료사의 위쪽 손으로 환자의 위뒤엉덩뼈가시를 안정화하고, 치료사의 아래쪽 손으로 환자의 무릎을 90° 이상 구부려서 네갈래근, 넙다리근막긴장근, 넙다리빗근을 신장시킨다. 환자의 발을 엉덩이에 최대한 가깝게 가져간다.

가쪽 넓적다리

넙다리근막긴장근과 엉덩정강근막띠

환자를 옆으로 누운자세로 하고 아래쪽 발은 앞에 위치하고 무릎을 구부리고 위쪽 발은 뻗도록 한다. 뻗은 발 밑에 베개를 대어 받친다. 해당 부위에 윤활제를 처치한다.

1. 넙다리근막긴장근과 엉덩정강근막띠에 대해 아래팔이나 손바닥 둔덕을 이용해 압박, 손바닥 마찰, 넓은 에플루라지로 가온시킨다(일상치료 9-18).

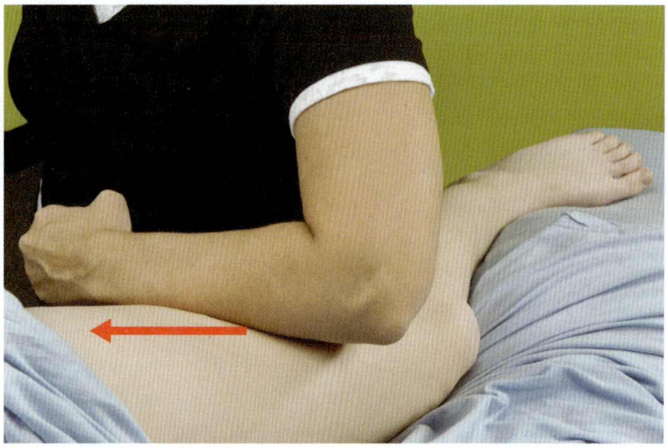

일상치료 9-18

2. 큰돌기로부터 가쪽 정강뼈 관절융기와 종아리뼈 머리쪽으로 전체 엉덩정강근막띠와 넙다리근막긴장근 닿는 곳에 대해 가로마찰법을 시행한다. 과도하게 민감한 부위에 시행할 때에 주의하며 필요에 따라 통증유발점 압박법을 시행한다(일상치료 9-19).

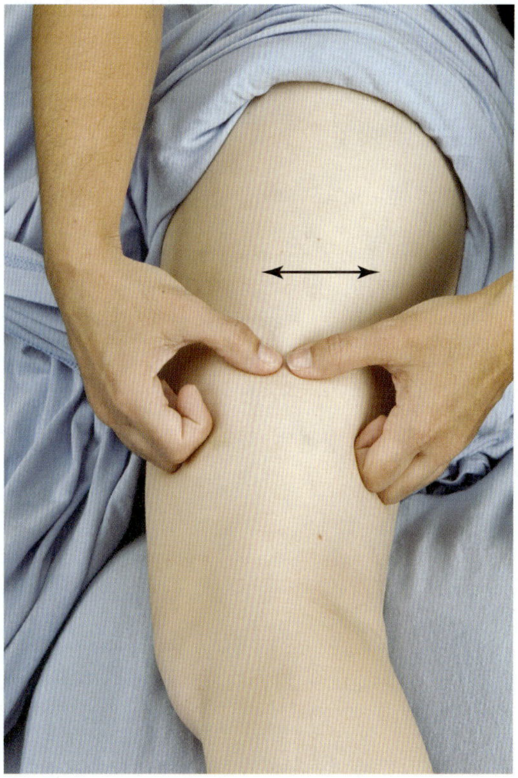

일상치료 9-19

3. 특히 큰볼기근의 엉덩정강근막띠 닿는곳에 대해 마찰법을 시행한다.

4. 비스듬한 근육 스트립핑을 반복하면 가쪽 넓은근이 부착되는 엉덩정강근막띠 부분 치료에 효과적이다. 엉덩정강근막띠 앞쪽 모서리와 뒤쪽 모서리를 따라 길게 마찰하는 방법도 매우 효과적이다.

5. 손바닥으로 넓게 스트로크하고 이어서 아래팔로 근육을 늘려주며 먼쪽으로부터 몸쪽으로 넓적다리 전체 부위에 길게 시행한다. 필요에 따라 반복한다.

신장

환자는 위에서와 동일한 자세를 취한 상태에서 이곳에 신장법을 시행한다. 이 기법에 대한 인터넷 동영상을 참조하도록 한다.

1. 넙다리근막긴장근과 넙다리빗근 신장은 환자의 양쪽 엉덩이가 치료대에서 떨어지고 상체는 치료대 표면에 계속 닿은 자세로 한다. 환자는 머리 위로 손을 뻗어 치료대를 잡는다. 환자의 종아리를 구부려 무릎이 자신의 가슴에 거의 닿도록 한다. 이제 환자의 위쪽 발을 치료대 밖으로 조심스럽게 내리면서 치료사의 위쪽 손으로 환자의 엉덩관절을 안정화한다. 다리를 바닥 쪽으로 밑으로 눌러 실제 스트레칭을 가한다.

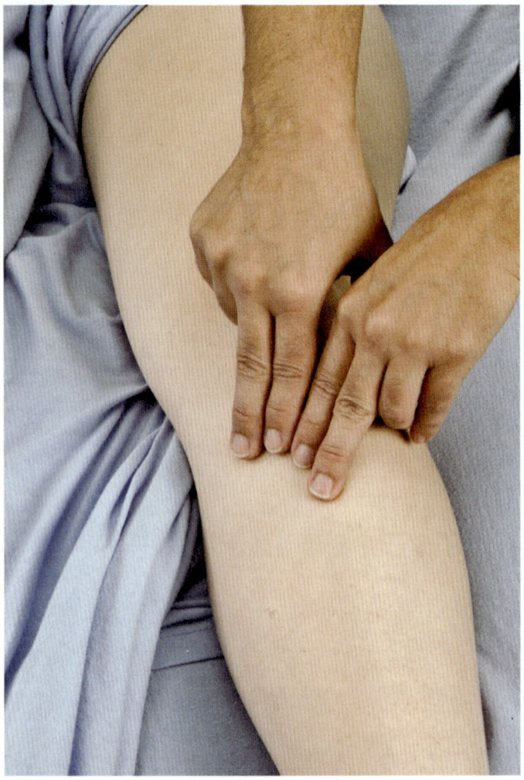

• 일상치료 9-20

안쪽 넓적다리

모음근

주의: 해부학책이나 도표의 그림을 이용해 환자에게 치료 계획에 대해 교육을 하고 나서 시행한다.

환자는 옆으로 누운자세를 취하고 위쪽 무릎은 구부리고 앞에 놓는다. 그 무릎 밑에 베개를 댄다. 아래 쪽 다리는 뻗으며 이 다리가 치료하게 될 다리이다. 천으로 적절하게 덮는다. 윤활제를 처치한다.

1. 안쪽 넓적다리 부위에 대해 압박법, 그리고 다음에는 에플루라지를 넓게 하여 먼쪽으로부터 몸쪽으로 가온시키고 이완시키며 평가한다.

---

2. 손가락끝 가로마찰법, 원형마찰법을 정강뼈 몸통의 안쪽 몸쪽 부위에 시행하며 거위발 즉, 넙다리빗근, 두덩정강근, 반힘줄근 등의 힘줄 부착부위에 시행한다 (일상치료 9-20).

---

3. 거위발 힘줄에 대해 엄지손가락 스트립핑을 위쪽 방향으로 한다(일상치료 9-21).

주의: 환자의 발을 향해 환자 뒤에 선다.

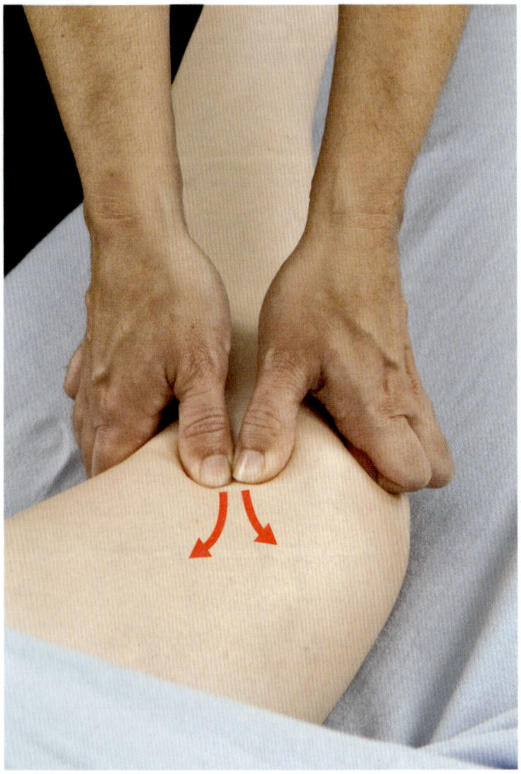

• 일상치료 9-21

4. 정강뼈 관절융기와 넓적다리뼈 안쪽 위관절융기 뒤에 손가락을 갈고리모양으로 건다. 부드럽게 당기며 위관절융기 안쪽면에 대해 넓적다리 속으로 12.5~15cm 정도 위쪽으로 활주법을 시행하면 거위발 힘줄 부착 부위를 이완시키고 연장시키는 데 도움이 된다(일상치료 9-22).

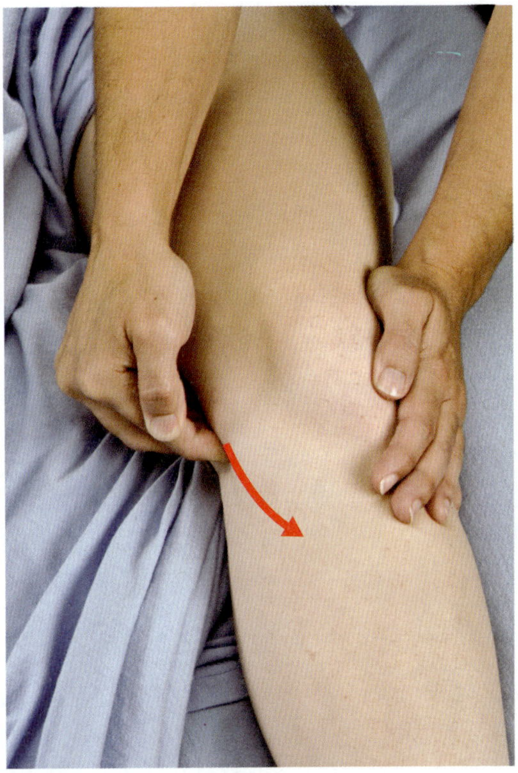

• 일상치료 9-22

---

5. 처음에는 에플루라지를 넓게 하고 이어서 엄지손가락 스트립핑으로 바꾸어 큰모음근에 대해 안쪽 넙다리위 관절융기로부터 모음근결절로부터 궁둥뼈결절 쪽으로 시행한다. 두덩정강근 안쪽에 위치할 것이다. 필요에 따라 마찰법과 통증유발점 압박법을 시행한다.

   주의: 모음근 치료는 넙다리동맥 맥박보다 안쪽에 시행한다. 먼저 넙다리삼각의 모서리 위치를 확인한다. 즉, 샅고랑인대 위모서리, 넙다리빗근 가쪽 모서리, 긴모음근 안쪽 모서리이다. 손가락의 편평한 끝바닥면을 이용해 넙다리동맥을 촉진한다.

---

6. 두덩정강근, 넙다리빗근, 두덩근, 여러 모음근 등을 넓은 에플루라지와 가로마찰법을 근육힘살에 적용해 분리한다. 무릎으로부터 시작해 이는곳 쪽으로 이동한다(일상치료 9-23).

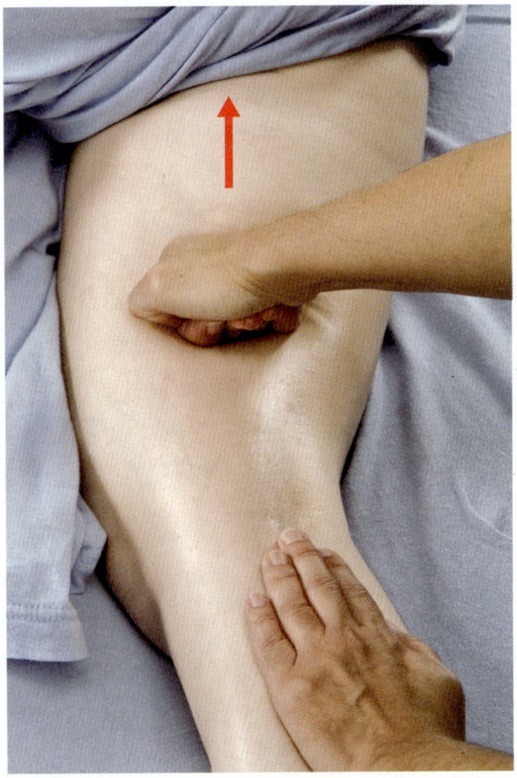

• 일상치료 9-23

7. 먼저 두덩정강근에 대해 환자가 다리를 천정 쪽으로 들어올리려 하는 동안 무릎에 저항을 가하는 방법으로 근육을 분리한다. 이때 두덩정강근이 돌출된다.

8. 이제 근육 스트립핑, 페트리사지, 마찰 등의 기법을 종합해 길게 전체 근육 부위에 시행한다. 이 근육은 민감한 경향을 보이며 먼저 신장법 또는 긴장과 이완법이 필요할 수 있다. 필요에 따라 통증유발점 압박법을 시행한다(일상치료 9-24).

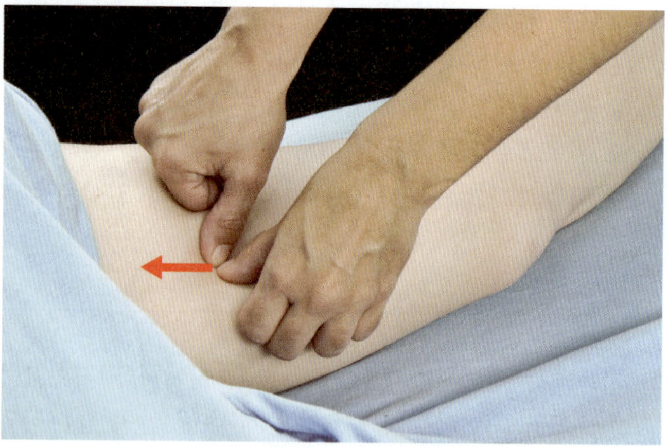

• 일상치료 9-24 (궁둥뼈쪽으로)

9. 모음근과 두덩근은 두덩정강근 안쪽과 가쪽 모두에서 분리된다. 두덩근, 짧은모음근, 긴모음근은 두덩정강근 앞쪽이고 큰모음근은 두덩정강근 뒤쪽이다.

10. 무릎 위 약 10cm 부위에서 시작해 두덩뼈 쪽으로 비스듬한 방향을 따라 앞쪽 여러 모음근의 근육힘살에 대해 근육 스트립핑을 한다(일상치료 9-25). 이어서 궁둥뼈결절 쪽으로 각도를 잡아 큰모음근의 근육힘살을 근육 스트립핑하되 이번에는 무릎에서 시작한다(일상치료 9-26). 또한 필요에 따라 마찰법과 통증유발점 압박법을 시행한다.

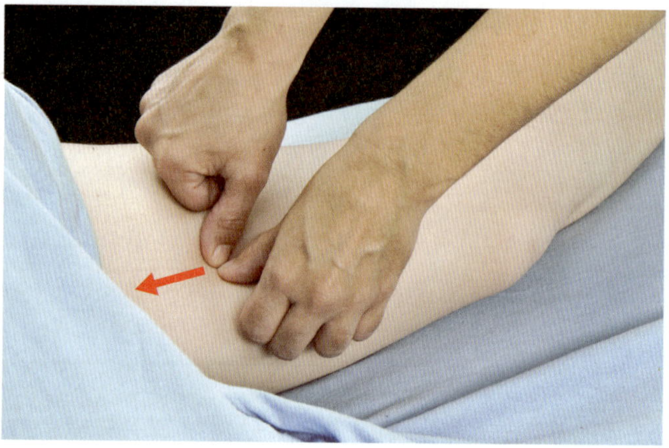

• 일상치료 9-25 (두덩뼈쪽으로)

11. 이곳 여러 근육의 이는곳에 대해 시행할 때에는 먼저 각 근육의 해부학에 대해 명확하게 이해해야 치료가 용이하게 될 수 있다. 치료사는 거슬리는 느낌 없이 각 근육의 이는곳을 시각화하고 조심스럽게 촉진할 수 있어야 한다. 환자에 대해 조심스럽게 천으로 가려 한번에 한쪽 다리를 노출시키고, 무릎을 구부리고 가쪽 돌림 상태가 되도록 해서 치료사 무릎 위에 놓는다. 치료사는 무릎을 치료대 표면에 놓고 수건이나 천으로 덮는다.

12. 두덩뼈 밑으로 약 7.5cm 부위에서 시작해 두덩정강근을 따라 위로 올라가면서 두덩뼈결절 부위까지 엄지손가락 스트립핑을 하고 이어서 두덩뼈결절 부위에 마찰법을 시행한다. 통증유발점을 발견하게 되면 통증유발점 압박법을 시행한다.

주의: 두덩뼈 부위에 조직이 뭉쳐 불룩해지지 않도록 치료 시작 지점에서 조직을 더 많이 잡도록 한다.

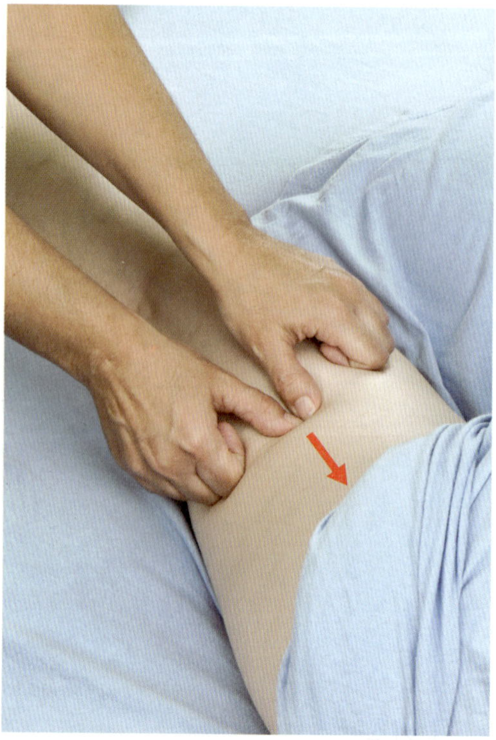

• 일상치료 9-26

13. 해당 부위를 관찰하지 않고 엄지손가락을 위가쪽으로 두덩뼈능선 부위로 이동시켜 두덩근에 마찰법을 시행한다.

14. 엄지손가락을 다시 가쪽 두덩뼈결절 부위의 두덩정강근 이는곳 지점에 놓는다. 두덩뼈가지 표면에 접촉한 채 조금(대략 엄지손가락 폭 하나만큼) 위쪽 가쪽으로 이동해 긴모음근 이는곳에 마찰법을 시행한다.

15. 이제 엄지손가락을 아주 조금(대략 엄지손가락 폭 절반만큼) 가쪽 아래쪽으로 옮겨 짧은모음근 이는곳에 대해 마찰법을 시행한다. 여기는 긴모음근 부분보다 깊은 곳이며 압을 더 많이 가해야 한다.

16. 해당 부위를 관찰하지 않고, 궁둥뼈결절 부위를 찾아 앞면과 뒷면 그리고 궁둥뼈가지를 따라 마찰을 해 이는곳에 대한 시행을 마무리한다.

17. 안쪽 넓적다리에 대해 아래팔로 해당 근육을 늘리면서 스트로크하고 이어서 가벼운 진동법으로 마무리한다(일상치료 9-27).

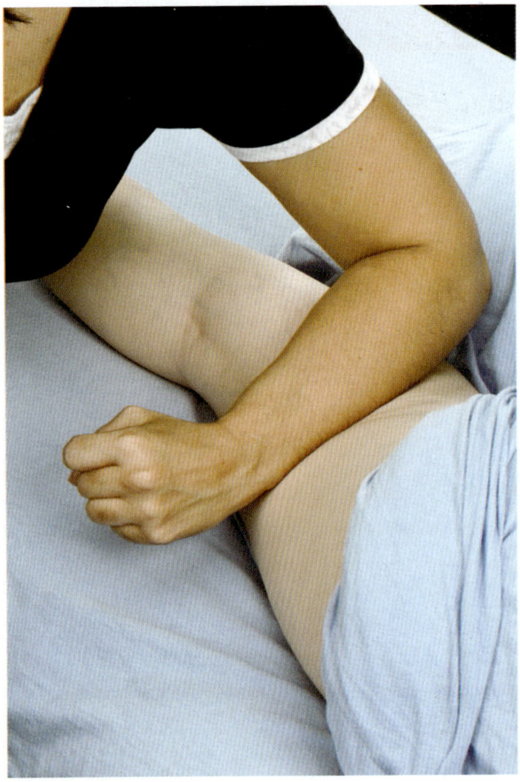

● 일상치료 9-27

스트레치

환자에게 바로누운자세를 유지하도록 한다. 이 기법에 대한 인터넷 동영상을 참조하도록 한다.

1. 환자의 발가락이 천장을 향하게 유지하며 한쪽 다리를 치료대에서 떨어지게 벌림을 한다.

증례연구 9-1

• *Jared : 만성 넙다리뒤근육 통증 환자*

배경

대학 미식축구팀의 풀백으로서 4년째 활동을 마무리할 때에 Jared는 만성 넙다리뒤근육 긴장으로 고생해 오던 중이었다. 남성은 미식축구팀의 담당 운동치료사와 운동 트레이너에게 계속 평가받고 치료를 받았으나, 효과가 없었다. 이런 상태로 계속 운동을 할 수는 있었으나 긴장과 통증이 계속 재발했고, 넙다리뒤근육은 항상 조임 상태라는 느낌이었다. 자신이 4주 후에 프로 팀으로 선발될 예정이라는 사실을 알고는 외부에 도움을 청해 보기로 마음먹었고 신경근치료사에게 의뢰되었다. 신경근치료사와 의논한 후 Jared는 향후 4주 동안 5일에 한 차례씩 치료약속을 잡기로 결정했다. 몸 상태를 성공적으로 변화시켰고 프로 팀으로 선발되었다.

비평적 사고 문제

1. 이 경우 신경근치료사가 다루어야 하는 불균형이 존재하는가?
2. 불균형이 존재한다면 정확히 무엇인가?
3. 이 경우 엉덩허리근과 넙다리근막긴장근에 대한 시행이 중요하게 되는 이유는?
4. 넙다리뒤근육에 대해서만 시행하고 신장시키지 않는 이유는?
5. 이런 종류의 상태에서 넙다리뒤근육이 항상 조임 상태로 느껴지는 이유는?

증례연구 9-2

• *Bruce : 가쪽 다리 통증을 보이는 달리기선수*

배경

Bruce는 마라톤 훈련과 달리기를 좋아한다. 5년간 이렇게 해 왔으나, 매년 오른쪽 무릎과 바깥쪽 넓적다리가 더 민감해지고 더 통증이 심해졌다. 신경근치료사에게 도움을 받도록 의뢰되었다.

치료

Bruce가 자신이 해 온 훈련과 통증 증상에 대해 설명하는 내용을 들은 후, 치료사는 먼저 엉덩정강근막띠의 해부학과 기능에 대해 교육을 한다. 치료사는 양쪽 엉덩이와 다리에 대해 자세평가를 해서 Bruce의 오른쪽 엉덩이가 왼쪽보다 높다는 점을 확인한다.

치료를 진행하며 Bruce의 양쪽 넓적다리 전체를 치료하되 특히, 엉덩정강근막띠를 중요하게 다루었다. Bruce는 엉덩정강근막띠와 넙다리근막긴장근 신장법과 모음근에 대한 강화운동을 가정에서 하기 시작했다.

몇 주 후 Bruce는 전체 훈련으로 복귀할 수 있었으며 이제는 전체 훈련에 신장법과 강화운동을 포함시켰다. 또한 근육건강을 높은 수준으로 유지하기 위해 한 달에 한 차례씩 치료사와 약속을 잡았다.

비평적 사고 문제

1. Bruce의 통증을 경감시키는 데 도움이 되도록 치료할 구조물 중 가장 명백한 것은?
2. 그 구조물이 가쪽 넓적다리와 무릎에 통증을 일으키게 된 과정은?
3. 치료사가 엉덩이와 다리에 대한 자세분석을 실시해야 하는가? 그 이유는?
4. 통증유발점이 문제된다면 어느 근육을 검사해야 하는가?

복습문제

단답형 문제

1. 궁둥신경통과 궁둥구멍근 증후군의 차이점은 무엇인가?

2. 넷째 넙다리뒤근육이라는 별명이 붙은 근육은?

3. 엉덩정강근막띠의 기능은?

4. 네갈래근군과 넙다리뒤근육군 사이의 자연적 불균형이 존재하는 이유를 설명하라.

5. 앞서 언급한 불균형의 결과 초래되는 자세 기능이상은 무엇인가?

선택형 문제

6. 엉덩관절 굽힘근 3개는?
A. 넙다리근막긴장근, 중간볼기근, 작은볼기근
B. 넙다리빗근, 두덩정강근, 넙다리근막긴장근
C. 넙다리곧은근, 안쪽 넓은근, 가쪽 넓은근
D. 넙다리빗근, 넙다리근막긴장근, 넙다리곧은근

7. 엉덩정강근막띠에 닿게 되는 근육 2개는?
A. 큰볼기근, 넙다리근막긴장근
B. 큰볼기근, 작은볼기근
C. 중간볼기근, 넙다리근막긴장근
D. 궁둥구멍근, 큰볼리근

8. 관절 2개에 걸치는 네갈래근은 다음 중 어느 것인가?
A. 가쪽 넓은근
B. 중간넓은근
C. 넙다리곧은근
D. 넙다리두갈래근

9. 거위발 닿는곳을 구성하는 3개 근육은?
A. 반힘줄근, 넙다리빗근, 짧은모음근
B. 넙다리빗근, 두덩정강근, 반힘줄근
C. 반막근, 두덩정강근, 넙다리빗근
D. 두덩정강근, 넙다리빗근, 넙다리두갈래근

10. 큰돌기에 닿게 되는 근육 3개는?
A. 큰볼기근, 작은볼기근, 궁둥구멍근
B. 큰볼기근, 중간볼기근, 작은볼기근
C. 중간볼기근, 궁둥구멍근, 작은볼기근
D. 중간볼기근, 큰볼기근, 위쌍둥이근

참/거짓 문제

11. 넙다리두갈래근은 이는곳이 두 곳이다.

12. 궁둥구멍근과 5개의 깊은 가쪽 넓적다리 돌림근은 모두 궁둥뼈와 궁둥뼈결절에서 기원한다.

13. 네갈래근의 4개 근육 모두 넓적다리뼈 거친선에서 기원한다.

14. 궁둥뼈결절에서 기원하는 근육은 4개이다.

15. 넙다리네갈래근은 위앞엉덩뼈가시에서 기원한다.

짝짓기

a. 요통
b. 넙다리큰돌기 윤활낭염
c. 엉덩정강근막띠 증후군
d. 오스굿-슐라터병 (Osgood-Schlatter disease)
e. Hunter 관
f. 연골연화증
g. 무릎뼈 융합
h. 궁둥구멍근 증후군
i. Stewart 증후군

16. 무릎뼈 문제를 일으키는 질환은?

17. 무릎뼈 밑에 정강뼈에 문제를 일으키는 질환은?

18. 넙다리동맥 맥박을 잴 때 활용하는 부위 명칭은?

19. 위 목록 중 어느 질환이 궁둥신경통과 자주 혼동되는가?

20. 위 목록 중 어느 질환이 달리기선수의 가쪽 무릎 통증의 원인인 경우가 가장 많은가?

참고문헌 (References)

1. Sola AE. Trigger point therapy. In: Roberts JR, Hedges JR, eds. *Clinical Procedures in Emergency Medicine*. Philadelphia, PA: W.B. Saunders; 1985:674–686.
2. Retzlaff EW, Berry AH, Haight AS, et al. The piriformis muscle syndrome. *J Am Osteopath Assoc*. 1974;73:799–807.
3. *Lange M. Die Muskelharten (Myogelosen)*. Munich, Germany: J.F. Lehmanns; 1931:144–145.

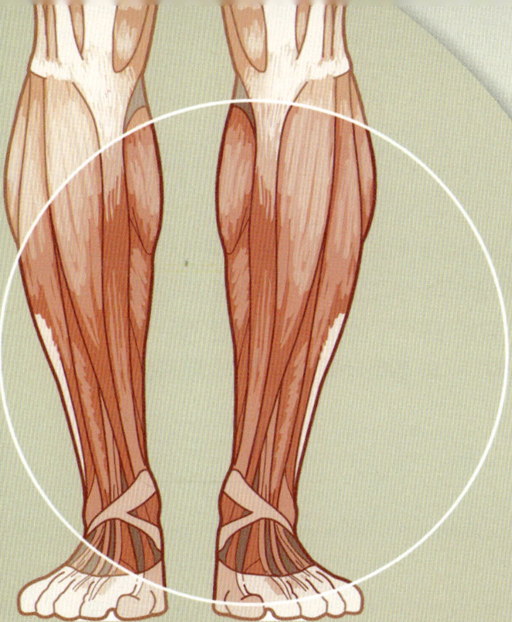

다리, 뒤무릎, 발목, 발 10
LEG WITH POSTERIOR KNEE, ANKLE, AND FOOT

▶ 핵심 용어

핵심용어 중에 이 부위에서 보이는 흔한 질환이 포함되어 있다.

아킬레스 힘줄염(Achilles tendinitis): 아킬레스 힘줄의 손상 통증이며 염증이 있고 대개 힘줄뼈막 또는 근육힘줄 이음부나 그 인근에 위치함

발목염좌(ankle sprain): 발목인대의 손상, 그리고 발목을 가로질러 발로 가는 힘줄의 손상 가능성, 발목이 활동중 강제로 회전되어 과신장되고 열상을 입음. 이러한 관절외상으로 인해 인대에 가해진 손상 정도에 따라 통증과 장애가 생김. 해당 부위의 통증, 압통, 부기, 변색과 함께 동작제한이 김

관절 기능이상(articular dysfunction): 발의 과가동성(hypermobility) 또는 저가동성(hypomobility) 상태이며 이로 인해 발 역학이 심각하게 교란되고 불균형이 생겨 신체 여러 곳에 통증이 유발될 수 있음

슬와낭종(Baker's cyst): 무릎 윤활막 속에 액체가 채워져 확장되며 다리오금 속으로 돌출됨

엄지건막류(bunion): 엄지발가락 발허리발가락관절에서 관절낭이 신장되고 굳은살로 되는 질환. 엄지발가락이 가쪽으로 편위되며 이러한 가쪽 편위를 무지외반증(hallux valgus, 엄지발가락가쪽 휨증)이라고도 함

갈퀴발가락(claw toe): 제2–제5 발허리발가락관절이 현저하게 펴되고 몸쪽과 먼쪽 손가락뼈사이관절이 굽힘 상태로 고정되어 갈퀴모양 만곡을 띤다. 망치발가락(mallet toe) 정도라면 먼쪽 발가락사이관절만 굽힘된다. 진정한 갈퀴발가락 변형은 오목발(talipes cavus)이나 신경근육질환에 연관되는 경우가 많다. 갈퀴발가락 변형은 망치발가락(hammer toe)보다 더 심각한 기능장애를 일으키곤 한다. 갈퀴발가락은 대개 보상기전으로 시작된 근육불균형 때문에 생김

망치발가락(hammer toe): 엄지발가락 발가락뼈사이관절의 지속적 굽힘 변형, 또는 둘째~다섯째 발가락 중에서 몸쪽 발가락사이관절의 지속적 굽힘과 먼쪽 발가락사이관절의 폄 변형. 이 질환은 대개 보상기전에 의해 개시된 근육불균형으로 인해 생김

고요산혈증(hyperuricemia): 혈중 요산이 비정상으로 많음.

발목의 안쪽 번짐 염좌(inversion sprain of the ankle): 발과 발목이 가쪽으로 굴러 발목에서 발이 극적으로 안쪽 번짐되며 가쪽 발목의 인대가 손상됨. 이때 가장 흔히 손상되는 인대는 가쪽 목말종아리 인대와 가쪽 발꿈치종아리 인대

근육연축과 근육경련(muscle spasms and cramps): 뼈대근육의 불수의 수축. 연축은 낮은 정도, 장기 지속 특성인 반면, 경련은 단기적이고 매우 급성인 특성을 보임

오목발(pes cavus): 발 구조의 문제로 발바닥의 비정상적 오목면, 움푹 들어간 모양이 보임

편평발(pes planus): 안쪽 세로 발바닥활, 가쪽 세로 발바닥활, 가로 발바닥활 등 3개 발바닥활이 소실되는 질환. 평발이라고도 함

위상근육(phasic muscle): 수요에 따라 활성화되어 빠르고 강력하며 단기적 동작을 하는 큰 운동단위에 해당하는 근육. 빠르게 반응하고 빠르게 피로해지며 대개 단축현상 없이 위약해지고 빠른 연축 근육이라고도 함

발바닥 근막염(plantar fasciitis): 통증성 질환이며 손상으로 인한 발바닥 근막 염증 등이 해당함. 이러한 손상은 장기적 과다엎침이 원인인 경우가 많음

류마티스 다발근육통증(polymyalgia rheumatica): 명확히 파악되지 못한 질환이며 대부분 51세 이상 연령 환자에 일어나는 경우가 많고 여성에서 4배 더 흔하게 발병함. 특징은 어깨이음구조와 골반이음구조의 근육이 통증을 보이고, 염증관절염, 위축이나 위약과 같은 근육병 징후는 없으며 저용량 코르티코스테로이드 요법에 즉각적이고 극적인 반응을 보이는 것 등

정강이통증(shin splint): 앞정강근과 뒤정강근 손상 그리고 정강뼈 가는선골절 가능성 등이 복합적으로 관계된 종아리 질환이며 대개 과사용, 발목 부정렬(과다엎침의 경우가 많음) 등이 원인임

발과 발목의 피로골절(stress fractures of the foot/ankle): 과사용이나 기타 외상으로 인해 생긴 골절, 예를 들어, 발이나 발목에 대한 타격 때문에 발이나 발목의 1개 또는 2개 이상 뼈에 골절이 생김

발목굴증후군(tarsal tunnel syndrome): 발목 부위에서의 정강신경 먼쪽 부분 신경병증이며 정강신경이 발목굴을 통과하는 지점에서 만성적으로 압을 받아 발생하고 전형적인 경우, 발바닥의 통증과 무감각, 발가락의 발바닥쪽 굽힘 위약 등 증상을 동반함

다리, 뒤무릎, 발목, 발에 대한 개요 (Overview of the Leg with Posterior Knee, Ankle, and Foot Region)

본 장에서는 다리, 발목, 발, 뒤무릎 부위의 여러 근육에 대해 살펴본다. 언제나 그렇듯이 특정 통증유발점 영역과 연관구역이 제시된다 하더라도, 통증유발점과 연관증상은 어디든 나타날 수 있다. 여기 제시된 내용은 대부분의 경우 관찰되는 부위에 해당한다. 이 점을 유념하고, 이곳에서의 목표는 환자의 통증유발점을 모두 찾아 비활성화시키는 것이다. 이 부위 신체를 치료하다가 관찰하게 되는 여러 질환은 자세 기능이상 또는 손상에 의해 일어난다는 점에 주의한다.

앞종아리 부위 (Anterior Leg Area)

앞종아리 부위는 흔히 정강이라고 한다. 여기 살펴보게 될 여러 근육은 발목과 발 폄 작용을 일으키는 근육에 해당한다. 정강뼈 가쪽, 종아리뼈 안쪽에 위치한다. '정강이(shin bone)' 라고도 하는 정강뼈의 뾰족한 능선 안쪽에는 근육이 없다. 정강뼈가 삼각형 모양 뼈이기 때문에 그렇다.

앞정강근: 발처짐 근육 (Tibialis Anterior: Foot-Drop Muscle)

앞정강근은 표면 근육이며 종아리 가장 안쪽에 위치하는 근육이다. 앞정강근은 긴종아리근과 함께 등자 역할을 해서 안쪽 번짐과 가쪽 번짐 동작이 일어나도록 한다.

이는곳

- 가쪽 정강뼈 위쪽 절반에서 2/3와 가쪽 관절융기
- 종아리뼈사이막

닿는곳

- 안쪽 쐐기뼈의 안쪽면과 발바닥면
- 제1 발허리뼈 안쪽 기저부

작용

- 발목의 발등굽힘
- 발의 뒤침(안쪽 번짐과 모음)

통증유발점과 연관구역

통증유발점은 위쪽 절반 근육힘살 내부에 생기는 경우가 가장 흔하다. 전형적인 경우 강렬한 연관증상이 엄지발가락 등쪽면에 나타나며 실제 통증유발점과 강렬한 연관증상 부위 사이에 여파가 나타난다(그림 10-1).

통증유발점 활성화

앞정강근 활동성 통증유발점 환자의 주요 호소증상은 대개 엄지발가락과 발목 앞안쪽면의 통증이다. 이곳 부위의 통증유발점은 발을 끌다가 이로 인해 걸려 넘어지는 것과 관련되는 경우가 많다. 이곳 통증유발점은 발목관절 위약 또는 엄지건막류 통증과 연관되기도 한다. 엄지

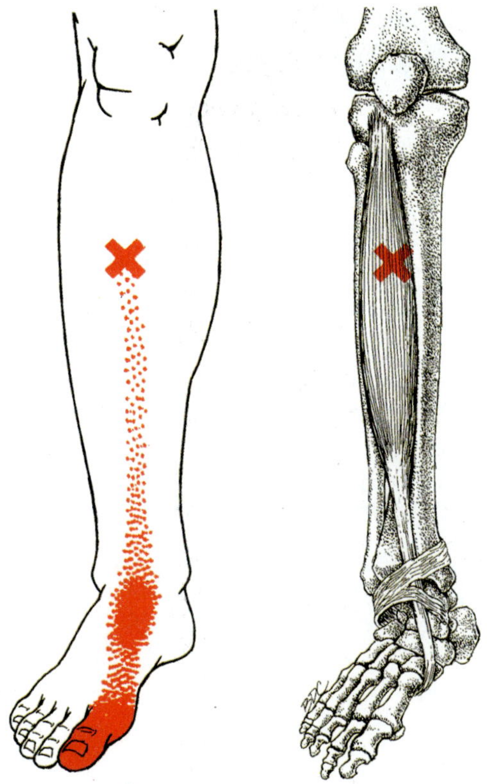

● **그림 10-1** 앞정강근 통증유발점과 연관구역(Reprinted with permission from *Medi Clip,* Lippincott Williams & Wilkins).

건막류(bunion)는 엄지발가락 발허리발가락관절에서 관절낭이 신장되고 가골이 형성되며 엄지발가락이 가쪽으로 편위되는 질환이다. 이때의 가쪽 편위를 '무지외반증(엄지발가락가쪽휨증)' 이라고도 한다.

이곳 통증유발점은 대개 과사용 손상으로 인해 일어나며 거친 표면이나 경사진 표면에서 걷거나 딱딱한 표면에서 달리면서 받은 반복적 미세외상 등이 그 예이다. **발목염좌(ankle sprain)**는 발목 인대 손상이며 발목을 가로질러 발로 이어지는 힘줄 손상 가능성도 있으며 이들 구조물이 과신장되거나 발목이 강제로 꺾이는 일이 활동 중에 일어나게 된다. 관절에 이렇게 외상이 발생하면 인대가 손상을 받은 정도에 따라 통증과 장애가 초래된다. 통증, 압통, 부기, 변색이 해당 부위에 나타나고 운동제한 상태로 된다.

스트레스인자와 지속인자

- 근육에 대한 직접 외상, 예를 들면, 타박
- 과부하-과사용 외상으로 정강이통증 상태가 초래됨. **정강이통증(shin splint)**은 앞정강근 또는 뒤정강근에 대한 손상과 정강뼈 가는선 골절 가능성이 어느 정도 복합된 종아리 질환이다. 대개 과사용 발목부정렬 또는 과사용에 기인한다(대개 과회내).
- 더 강한 발바닥 굽힘근에 의해 제압되는 경우가 많다.
- 발끝이 장애물에 걸려(근육수축 시기에 발이 걸림) 편심수축 과부하가 초래되고, 그 결과 통증유발점이 지속화된다.

주의사항

- 정강이통증 상태를 유발하지 않도록 앞정강근에 시행할 때에는 종아리를 안쪽으로 돌리고, 정강뼈 쪽으로 누르도록 유의한다.

마사지 시 고려사항

- 발등굽힘 위약으로 인해 환자는 발가락을 끌거나 발목이 약하다고 느낄 수 있고, 걷거나 계단을 오르다가 걸리거나 넘어질 수 있다.
- 노년층에서는 평형 문제가 더 쉽게 나타난다.
- 앞정강근은 위상근육이며 과부하로 인해 위약하게 되는 경우가 흔하다. **위상근육(phasic muscle)**이란 '빠른연축 근육섬유' 라고도 하며 빠르고 강하며 단기적 동작을 수행하는 광범위한 큰 운동단위아다. 위상근육은 빠르게 반응하고 빠르게 피로해지며 대개 단축 없이 위약해진다.
- 앞정강근은 처음에 얕게 시작해 점차 깊게 하는 에플루라지 또는 근막늘이기에 잘 반응한다.

긴폄근군: 고전적 망치발가락 근육 (Extensor Longus Group: Muscles of Classic Hammer Toes)

긴폄근군에는 발가락 폄 동작을 일으키는 여러 주요 근육이 해당된다. 이들 근육은 종아리 앞정강근 가쪽에 위치한다. 긴폄근군과 관계되는 질환 중 하나인 **망치발가락 (hammer toes)**은 엄지발가락의 발가락뼈사이관절의 지속적 굽힘 자세 또는 나머지 4개 발가락에서 몸쪽 발가락뼈사이관절의 지속적 굽힘과 먼쪽 발가락뼈사이관절의 폄 자세가 나타나는 질환이다. 이 질환은 대개 보상기전에 의해 개시된 근육불균형으로 인해 생긴다(그림 10-2, 10-3).

이는곳

긴발가락폄근

- 정강뼈 가쪽 관절융기
- 앞쪽 종아리뼈의 위쪽 3/4
- 종아리뼈사이막

긴엄지폄근

- 종아리뼈 앞 몸통의 중간 부위
- 종아리뼈사이막

닿는곳

긴발가락폄근

- 가쪽 4개 발가락의 중간마디뼈와 끝마디뼈 등쪽면

긴엄지폄근

- 엄지발가락 끝마디뼈 기저부의 등쪽면

작용

긴발가락폄근

- 가쪽 4개 발가락 폄
- 발목의 발등굽힘 보조

긴엄지폄근

- 엄지발가락 폄
- 발목의 발등굽힘 보조

통증유발점과 연관구역

이들 근육의 통증유발점은 대개 근육힘살 내부에서 생기며 먼쪽보다는 몸쪽에서 많이 생긴다. 일반적으로 강렬한 연관증상이 긴발가락폄근으로부터 발등 중간 부위까지 나타나며 가쪽 4개 발가락과 쪽으로 그리고 조금 몸쪽으로 발목을 향해 여파가 나타난다. 긴엄지폄근 통증유

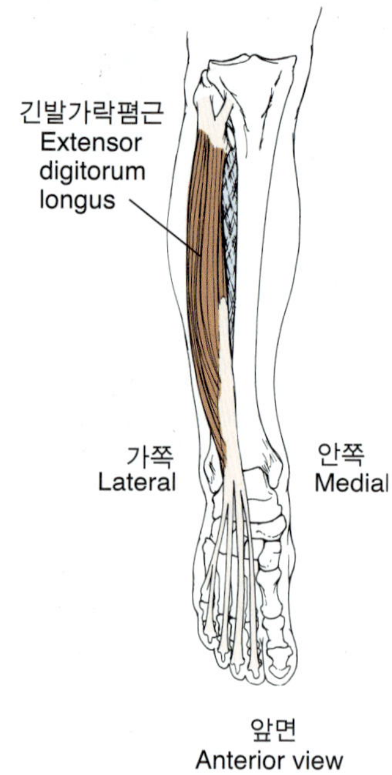

• **그림 10-2** 긴발가락폄근의 해부학적 부착부위 (Reprinted with permission from Premkumar K. *The Massage Connection: Anatomy and Physiology*. 2nd ed, Lippincott Williams & Wilkins; 2004).

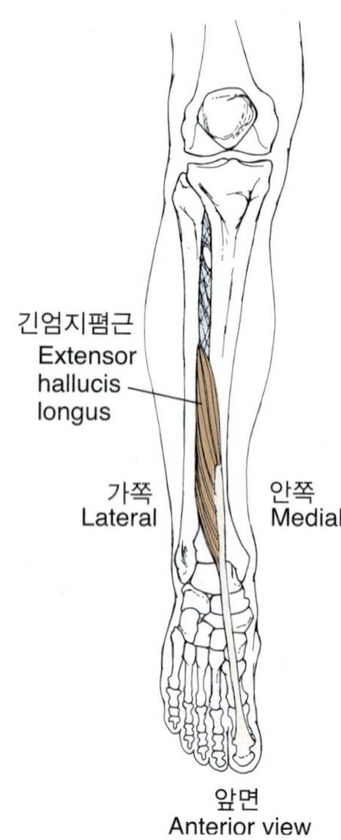

• **그림 10-3** 긴엄지폄근의 해부학적 부착부위(Reprinted with permission from Premkumar K. *The Massage Connection: Anatomy and Physiology*. 2nd ed, Lippincott Williams & Wilkins; 2004).

발점으로부터 나오는 강렬한 연관증상은 대개 엄지발가락 발허리뼈의 등쪽면에 생기며 엄지발가락을 따라 내려가고 또한 실제 통증유발점과 강렬한 연관증상 부위 사이에 여파가 나타난다(그림 10-4, 10-5).

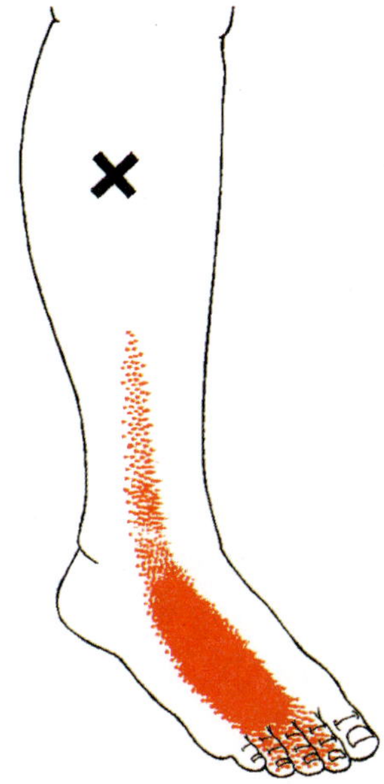

그림 10-4 긴발가락폄근 통증유발점과 연관구역 (Reprinted with permission from *Medi Clip*, Lippincott Williams & Wilkins).

통증유발점 활성화

이들 근육의 통증유발점 환자는 발등 통증을 호소하는 경우가 흔하다. 또한 걸을 때 발을 철썩 내려놓거나 발가락을 끄는 증상을 보이기도 하며 그 결과 걸려 넘어지기도 한다. 또한 야간 근육경련을 보이기도 하며 소아의 경우 성장통증을 보이기도 하는데 성장통증은 어린 사람 근육뼈대계통의 불명확한 통증에 대한 부정확한 용어이다. 급속한 성장과 통증이 실제로 관련된다는 증거는 없다.

발끝걸림과 넘어짐으로 인해 이곳 통증유발점이 활성화될 수 있으며 오랫동안 발목의 예각 자세를 유지해야 하는 경우에도 활성화될 수 있다. 조깅이나 달리기를 지나치게 하거나 고르지 않은 땅이나 부드러운 모래 위에서 익숙하지 못한 상태로 걷거나, 공을 반복적으로 차는 등의 이유로 이들 근육에 과부하가 가해져 통증유발점이 생길 수 있다. 또한 직접적인 큰 외상이 근육에 가해지거나 발목을 오랫동안 비활성화하는 것도 통증유발점을 일으킬 수 있다.

스트레스인자와 지속인자

- 발목의 발바닥쪽 굽힘자세로 양쪽 종아리를 깔고 앉음
- 발을 가속기 페달에 놓고 오랫동안 운전하기
- 가파른 가속기 페달로 인해 발목이 예각으로 등쪽 굽힘된 자세를 유지하게 됨
- 신경과민성으로 발가락을 두드리면 과사용 증후군이 생길 수 있다.
- 석고붕대를 감아 발목을 고정해야 하는 경우

주의사항

- 긴발가락폄근은 앞정강근이 아니라, 앞구획 통증증상의 원인이 되는 경우가 많다.

마사지 시 고려사항

- 특이적인 등쪽 근육 스트립핑을 하여 앞구획 힘줄을 지지띠 유착으로부터 유리시킬 수 있다.
- Travell과 Simons은 통증유발점 통증증상이 긴발가락폄근 야간 근육경련과 소아성장통증이라고 한다.

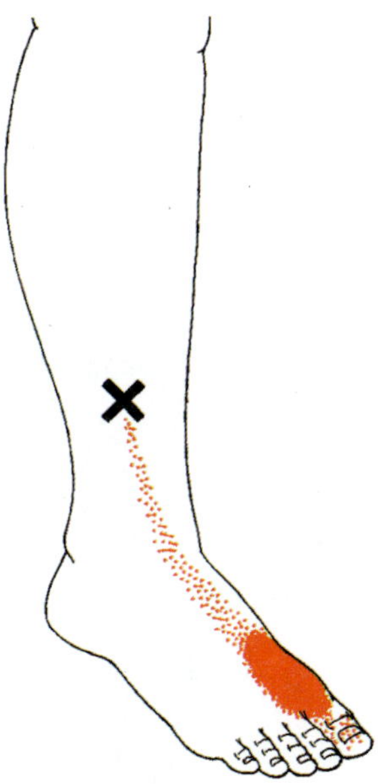

그림 10-5 긴엄지폄근 통증유발점과 연관구역 (Reprinted with permission from *Medi Clip*, Lippincott Williams & Wilkins).

발등 부위 (Dorsal Foot Area)

발등은 발의 맨위 부위이며 발가락 폄과 안정화 작용을 하는 내재근이 위치한다.

짧은발가락폄근, 짧은엄지폄근, 등쪽 뼈사이근: 발 아픔 근육
(Extensor Digitorum Brevis, Extensor Hallucis Brevis, and the Dorsal Interossei: Sore Foot Muscles)

짧은발가락폄근과 짧은엄지폄근이 가장 표면 근육이고 등쪽 뼈사이근은 깊은 곳에 위치한다. 이들 근육은 모두 발에 상당한 통증을 일으킬 수 있다(그림 10-6, 10-7).

이는곳

짧은발가락폄근, 짧은엄지폄근

- 짧은종아리근 힘줄 고랑 먼쪽의 발꿈치뼈 윗면 (근육힘살은 모두 4개임)

등쪽 뼈사이근

- 각각 인접한 두 개의 발허리뼈에 부착되며 모든 발허리뼈 사이에 각각 위치한다.

닿는곳

짧은발가락폄근

- 엄지발가락 첫마디뼈 등쪽면, 긴발가락폄근 힘줄과 합쳐지는 경우가 많음.

짧은엄지폄근

- 둘째, 셋째, 넷째 발가락 첫마디뼈 등쪽면, 긴발가락폄근 힘줄과 합쳐지는 경우가 많음.

등쪽 뼈사이근

- 각각 부착되어 당기게 되는 발가락 측면의 첫마디뼈 기저부

작용

짧은발가락폄근, 짧은엄지폄근

- 발가락 폄

등쪽 뼈사이근

- 둘째 발가락의 안쪽 벌림
- 셋째, 넷째 발가락의 가쪽 벌림

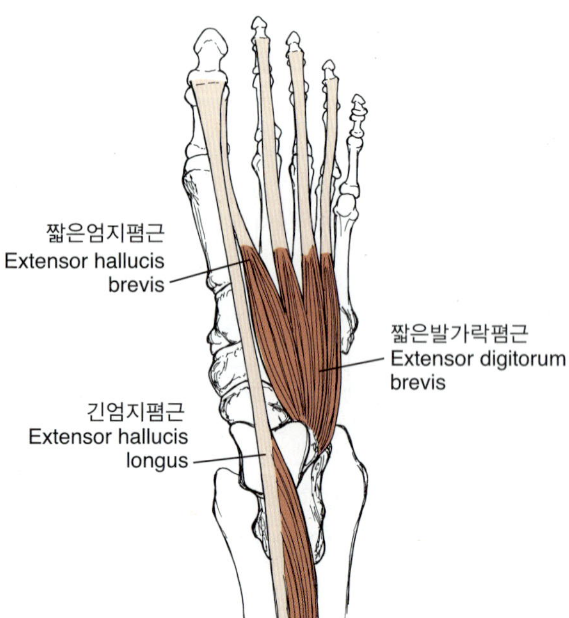

• **그림 10-6** 짧은발가락폄근과 짧은엄지폄근의 해부학적 부착부위(Reprinted with permission from Hendrickson T. *Massage for Orthopedic Conditions* Baltimore, MD: Lippincott Williams & Wilkins; 2003).

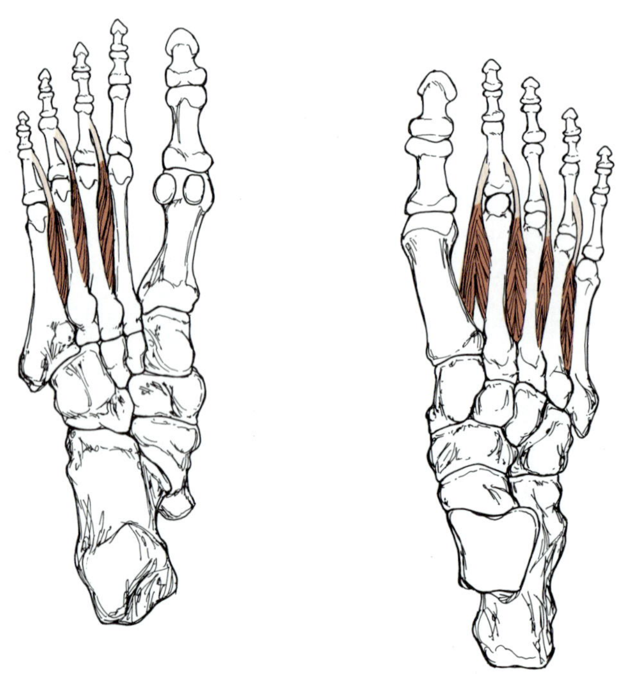

• **그림 10-7** 등쪽 뼈사이근의 해부학적 부착부위 (Reprinted with permission from *Medi Clip*, Lippincott Williams & Wilkins).

통증유발점과 연관구역

이곳의 모든 증례에서는 통증유발점이 근육힘살 내부에서 관찰된다. 두 폄근의 연관증상 양상은 대개 매우 강렬한 연관증상이 실제 통증유발점 주위에 나타나며 강렬한 연관증상 부위 주위에 보이고 발가락 기저부 쪽으로 여파가 내려간다.

등쪽 뼈사이근 통증유발점으로부터 나오는 강렬한 연관증상은 발가락 등쪽면에 나타나고 발허리뼈를 가로질러 여파가 나타난다(그림 10-8, 10-9).

통증유발점 활성화

전형적인 이곳 통증유발점 환자의 주요 호소증상은 발의 깊은, 둔하고 지속적인 통증이다. 또한 걸을 때 약간 절뚝거릴 수 있다.

너무 조여서 발가락 동작이 제한되는 신발을 신으면 이곳 통증유발점이 활성화될 수 있다. 발목뼈가 골절되고 특히 고정시켜야 하는 경우에도 이곳 여러 근육의 통증유발점이 활성화될 수 있으며 골절까지는 되지 않은 손상의 경우도 그렇다. 또한 편평하지 못한 표면에서 걷거나 달리는 것으로 인해 이곳 통증유발점이 활성화되기도 한다.

스트레스인자와 지속인자

- 발목뼈 골절
- 석고붕대를 감아 발을 고정함
- 발가락이 채임
- Morton 발구조
- 발 과회내

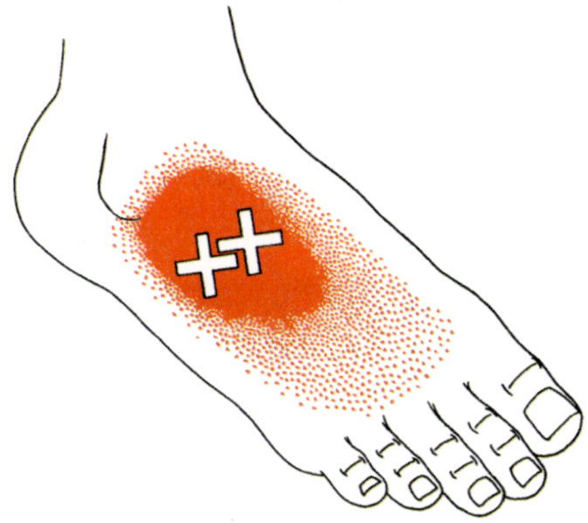

그림 10-8 짧은발가락폄근과 짧은엄지폄근 통증유발점과 연관구역(Reprinted with permission from *Medi Clip*, Lippincott Williams & Wilkins).

- **관절 기능이상(articular dysfunction):** 발의 과가동성(hypermobility) 또는 저가동성(hypomobility) 상태이며 이로 인해 발 역학이 심각하게 교란되고 불균형이 생겨 신체 여러 곳에 통증이 유발될 수 있음

주의사항

- 발목이나 발 골절이 의심되면 이에 대한 담당의사의 평가가 이루어진 후 치료한다.

마사지 시 고려사항

- 치료사는 등쪽 구획증후군과 가지형성 마사지에 대해 유의해야 한다.
- 발의 관절 기능이상으로 인해 생체역학이 교란되고 불균형이 초래되어 통증이 생길 수 있다.

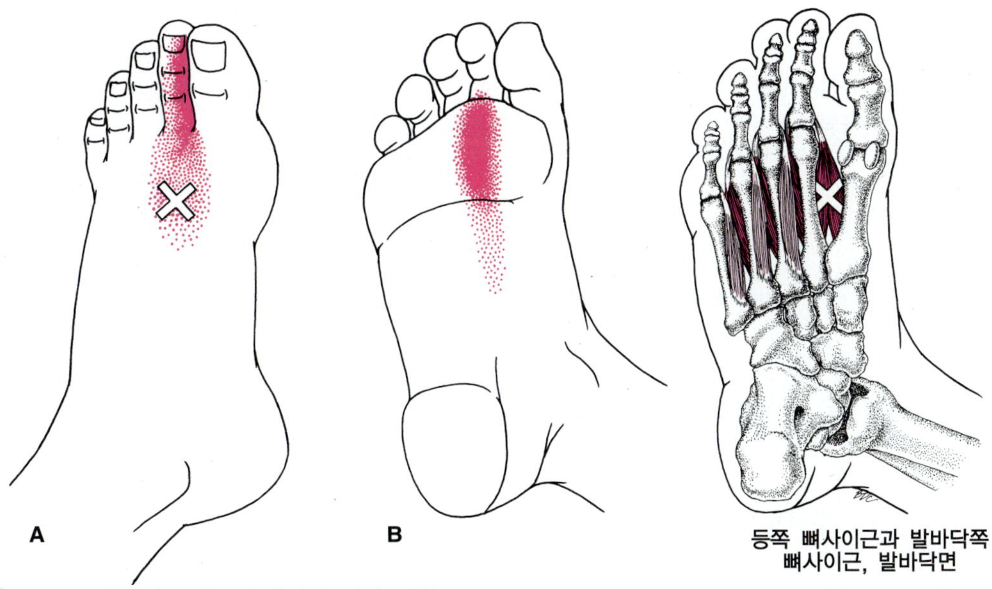

그림 10-9 등쪽 뼈사이근 통증유발점과 연관구역(Reprinted with permission from Simons DG, Travell JG, Simons LS. *The Lower Extremities*. Philadelphia, PA: Lippincott Williams & Wilkins, 1993, 525쪽 그림 27.3 *Myofascial Pain and Dysfunction: The Trigger Point Manual; 2권*).

발바닥 부위 (Plantar Foot Area)

발바닥 부위는 발의 바닥면이며 이곳에는 발가락 모음, 벌림, 굽힘 작용을 하는 근육이 위치한다. 얕은 근육과 깊은 근육에 해당한다.

엄지벌림근, 새끼벌림근, 짧은발가락굽힘근: 발 아픔 근육
(Abductor Hallucis Abductor Digiti Minimi, and Flexor Digitorum Brevis: Sore Foot Muscles)

이들 근육은 발의 짧은 표면 근육이며 통증의 원인이 된다(그림 10-10).

이는곳

엄지벌림근
- 발꿈치뼈융기 안쪽 돌기

새끼벌림근
- 발꿈치뼈융기 가쪽 돌기

짧은발가락굽힘근
- 발꿈치뼈융기 안쪽 돌기

닿는곳

엄지벌림근
- 엄지발가락 첫마디뼈 기저부 안쪽 측면

새끼벌림근
- 새끼발가락 첫마디뼈 기저부 가쪽 측면

짧은발가락굽힘근
- 5개의 힘줄로 나뉜다. 각 힘줄은 첫마디뼈 기저부에서 갈라져 해당하는 긴발가락굽힘근 힘줄이 통과하게 되고, 다시 합쳐지고 다시 나뉘며 그리고 가쪽 4개 발가락 중간마디뼈에 부착된다.

작용

엄지벌림근
- 엄지발가락 첫마디뼈 굽힘 또는 벌림

새끼벌림근
- 새끼발가락 첫마디뼈의 굽힘 보조와 벌림

짧은발가락굽힘근
- 가쪽 4개 발가락 중간마디뼈 굽힘

한 흥미로운 연구[1]에 의하면, 연구대상 22명의 1/5에서만 엄지벌림근이 첫마디뼈 안쪽면에 부착되었다고 한다. 다른 대상자들에서는 직접적으로 또는 간접적으로 발바닥 표면에 부착되었다. 즉, 주로 굽힘근으로서 작용한다는 것을 알 수 있다.

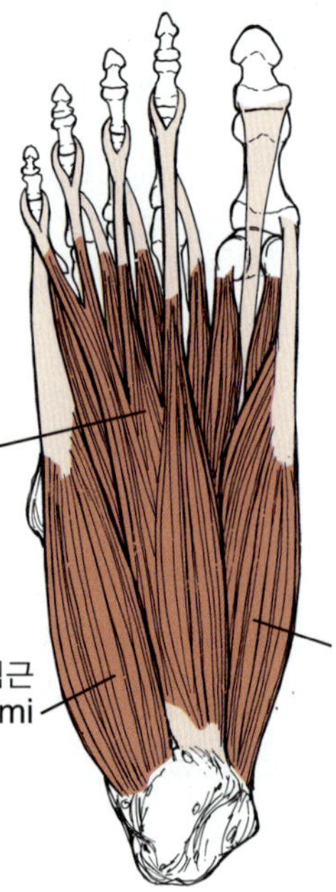

● **그림 10-10** 엄지벌림근, 새끼벌림근, 짧은발가락굽힘근의 해부학적 부착부위(Reprinted with permission from Hendrickson T. *Massage for Orthopedic Conditions* Baltimore, MD: Lippincott Williams & Wilkins; 2003).

통증유발점과 연관구역

전형적인 경우, 이들 근육에 대한 통증유발점은 근육힘살 내부에 나타난다. 엄지벌림근의 경우 강렬한 연관증상이 대개 안쪽 발꿈치에 나타나며 안쪽 발바닥면을 따라 여파가 내려간다.

새끼벌림근의 경우, 강렬한 연관증상 부위는 다섯째 발허리뼈의 발바닥면인 경우가 많으며 가쪽 발바닥면에서 발목뼈 방향으로 약간의 여파가 나타난다.

짧은발가락굽힘근의 경우, 강렬한 연관증상이 대개

발허리두덩 중심에 나타나며 그 주위에 여파가 나타난다(그림 10-11에서 10-13).

통증유발점 활성화

전형적인 경우 이곳 부위 통증유발점 환자의 주요 호소증상은 발바닥이 심하게 아프고 환자가 전에 시도했던 모든 방법의 결과, 발바닥 아픔은 더 심해졌다는 것이다. 이러한 환자는 발바닥활이 무너졌다고 하며 조금 절뚝거리기도 한다. 또한 안정 시에 깊은, 둔하고 지속적인 통증을 느끼는 경우가 많다.

발가락 부위가 너무 조이는 신발을 신으면 협착이 유발되어 발 근육에 과부하를 초래하고 통증유발점이 활성화될 수 있다. 이곳 부위에 가해지는 모든 충격, 타박상, 기타 외상으로 인해서도 이곳 통증유발점이 활성화될 수 있다. Morton 발구조 상태라면, 이로 인해 통증유발점이 생기고 또한 발을 고정해야 할 수 있다.

스트레스인자와 지속인자

- 발과 발목의 피로골절 즉, 과사용이나 기타 외상으로 인해 생긴 골절이며 예를 들어, 발이나 발목에 대한 타격 때문에 이곳 부위의 1개 또는 2개 이상 뼈에 골절이 생긴 것
- 발에 석고붕대를 감아야 하는 경우
- 너무 조이는 신발을 신는 경우
- **편평발(pes planus)**, 평발이라고도 하며 즉, 발에서 안쪽 세로 발바닥활, 가쪽 세로 발바닥활, 가로 발바닥활 등 3개 발바닥활이 소실되는 질환.
- 발에 가해진 모든 외상

주의사항

- 골절이 의심되면 환자에게 말해 담당의사에게 평가를 받도록 한다.
- 일부 환자는 발바닥에 간지럼을 탈 수 있다.

마사지 시 고려사항

- 발은 세균과 곰팡이의 잠재적 근원이다. 따라서 치료하기 전에 수렴제 패드(witch hazel pad)로 발을 청결히 하고, 발 진균이나 사마귀가 있는 환자의 경우 발을 치료할 때 라텍스 장갑을 착용하는 것이 좋을 수 있다.

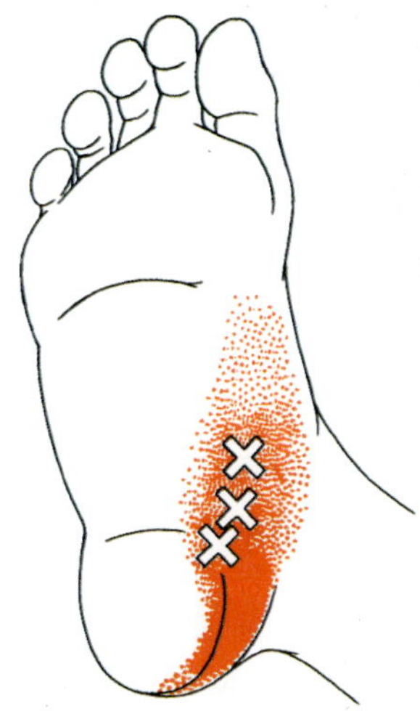

• **그림 10-11** 엄지벌림근 통증유발점과 연관구역 (Reprinted with permission from *Medi Clip*, Lippincott Williams & Wilkins).

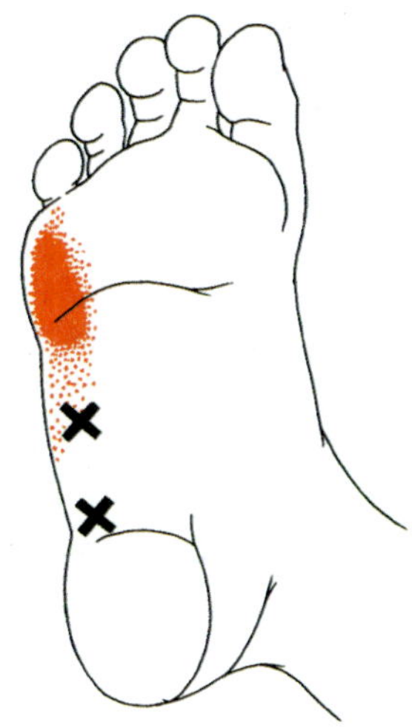

• **그림 10-12** 새끼벌림근 통증유발점과 연관구역 (Reprinted with permission from *Medi Clip*, Lippincott Williams & Wilkins).

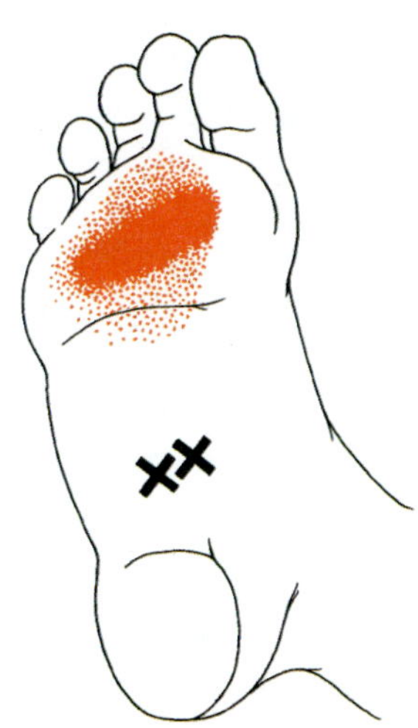

• **그림 10-13** 짧은발가락굽힘근 통증유발점과 연관구역 (Reprinted with permission from *Medi Clip*, Lippincott Williams & Wilkins).

발바닥네모근, 벌레근, 뼈사이근: 독사 소굴 (Quadratus Plantae, Lumbricals, and Interossei: Viper's Nest)

이들 근육은 발바닥면에 위치한 발의 깊은 내재근에 해당한다(그림 10-14).

이는곳

발바닥네모근

- 안쪽 갈래: 발꿈치뼈 안쪽
- 가쪽 갈래: 발꿈치뼈 가쪽과 긴발바닥인대

벌레근

- 발바닥 중간 부위의 긴발바닥굽힘근 힘줄

뼈사이근

- 가장 가쪽 3개 발허리뼈의 기저부

닿는곳

발바닥네모근

- 긴발가락굽힘근 힘줄의 가쪽 모서리 부위에 예각으로, 4개로 갈라지기 직전 부위

벌레근

- 가쪽 4개 발가락의 첫마디뼈 기저부 안쪽

뼈사이근

- 가쪽 3개 발가락의 첫마디뼈 기저부 안쪽

작용

발바닥네모근

- 가쪽 4개 발가락 굽힘 보조

벌레근

- 가쪽 4개 발가락 첫마디뼈 굽힘 보조

뼈사이근

- 주요 가락열로부터 멀어지는 방향으로의 둘째 발가락 벌림
- 둘째 발가락이나 주요 가락열로부터 멀어지는 방향으로의 셋째, 넷째 발가락 벌림

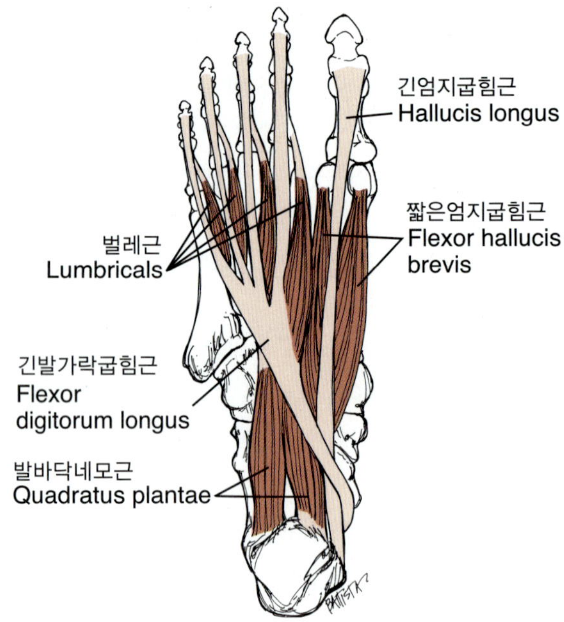

그림 10-14 발바닥네모근과 벌레근의 해부학적 부착부위 (Reprinted with permission from Hendrickson T. *Massage for Orthopedic Conditions* Baltimore, MD: Lippincott Williams & Wilkins; 2003).

- 가쪽 4개 발가락 첫마디뼈 굽힘
- 둘째, 셋째, 넷째 발가락 끝마디뼈 폄 동작에 대한 약한 보조

통증유발점과 연관구역

3개 근육 모두 통증유발점은 근육힘살 내부에 생긴다. 발바닥네모근에서는 극심한 연관증상이 발꿈치 전체의 발바닥면에 나타나고, 그 주위에 여파가 나타난다.

발바닥 뼈사이근과 벌레근 통증유발점으로부터 나오는 강렬한 연관증상은 발바닥면 발허리뼈 부위에 나타나는 경우가 많다. 강렬한 연관증상 부위로부터 발목 부위로 약간의 여파가 나타나기도 한다(그림 10-15).

통증유발점 활성화

이곳 부위의 통증유발점 환자들은 발 통증과 경우에 따라 무감각을 호소하는 경우가 많으며 발이 붓는 느낌을 호소하기도 한다. 또한 통증 때문에 보행이 제약된다고 느낄 가능성이 높다. 이런 환자는 신발이나 보조기를 새로 시

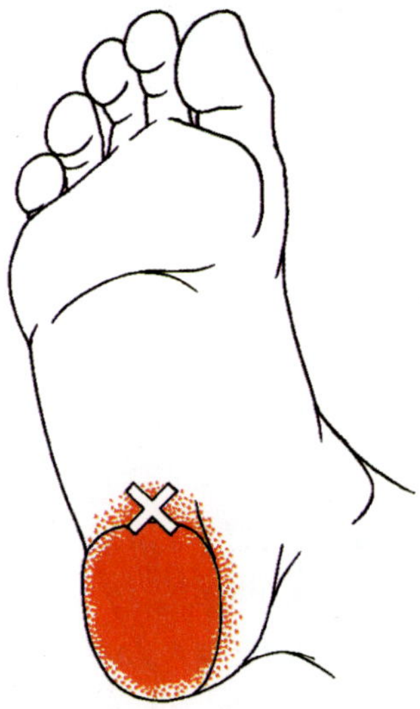

• **그림 10-15** 발바닥네모근 통증유발점과 연관구역 (Reprinted with permission from *Medi Clip*, Lippincott Williams & Wilkins).

도해 보기는 했으나, 별로 도움은 안되었을 가능성이 있다. 발바닥근막염 상태라고 말하기도 한다. **발바닥근막염(plantar fasciitis)**은 손상 때문에 발바닥근막에 염증이 생긴 통증질환이다. 오랫동안의 과회내가 이러한 손상의 원인인 경우가 많다. 환자가 이곳 부위의 통증유발점 상태인지 발바닥근막염인지 판단해야 할 것이다. 환자에게 두 질환이 모두 존재하기도 한다.

발바닥근막염 검사를 하려면, 환자에게 바로누운자세를 취하도록 한다. 발꿈치를 둥글게 만든 한쪽 손바닥으로 받치고 발가락을 최대 발등굽힘 쪽으로 누른다. 발바닥근막이 두드러지고 조금 굴곡진다면 검사는 양성이다.

발가락 부위가 너무 조이는 신발을 신으면 협착이 유발되어 발 근육에 과부하를 초래하고 통증유발점이 활성화될 수 있다. 이곳 부위에 가해지는 모든 충격, 타박상, 기타 외상으로 인해서도 이곳 통증유발점이 활성화될 수 있다. Morton 발구조 상태이면 이로 인해 통증유발점이 생기고, 또한 발을 고정해야 할 수 있다. 이 점은 발의 다른 여러 근육의 경우와 같다.

스트레스인자와 지속인자

- 부드러운 모래 위를 맨발로 걷기
- 고르지 않거나 경사진 표면에서 걷거나 달리기
- 찬물에 발을 담그거나 찬 양말을 신는 경우
- 발 관절가동성 손상 상태
- Morton 발구조
- 밑창이 유연하지 않아 동작이 제한되는 신발을 신는 경우
- 통풍과 같은 전신질환

주의사항

- 골절이 의심되면 환자에게 말해 담당의사에게 평가를 받도록 한다.
- 일부 환자는 발바닥에 간지럼을 탈 수 있다.

마사지 시 고려사항

- 발은 세균과 곰팡이의 잠재적 근원이다. 따라서 치료하기 전에 수렴제 패드(witch hazel pad)로 발을 청결히 하고, 발 진균이나 사마귀가 있는 환자의 경우 발을 치료할 때 라텍스 장갑을 착용하는 것이 좋을 수 있다.

엄지모음근, 짧은엄지굽힘근, 짧은새끼굽힘근: 독사 소굴
(Adductor Hallucis, Flexor Hallucis Brevis, and Flexor Digiti Minimi Brevis: Viper's Nest)

엄지모음근, 짧은엄지굽힘근, 짧은새끼굽힘근은 엄지발가락과 새끼발가락에 동작을 일으키는 발바닥면 위치의 깊은 발 내재근이다(그림 10-16).

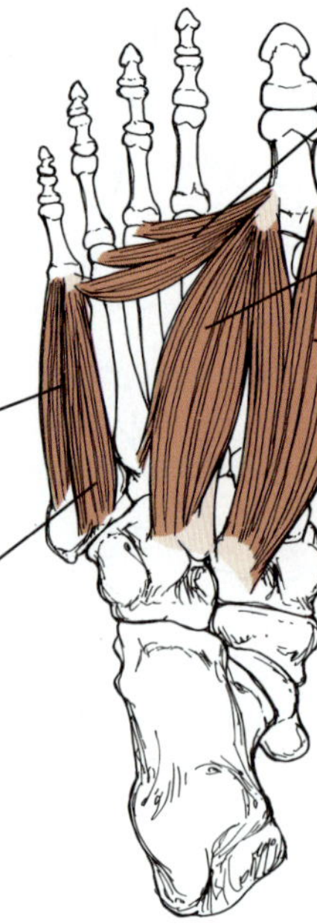

● **그림 10-16** 엄지모음근, 짧은엄지굽힘근, 짧은새끼굽힘근의 해부학적 부착부위(Reprinted with permission from Hendrickson T. *Massage for Orthopedic Conditions* Baltimore, MD: Lippincott Williams & Wilkins; 2003).

이는곳

엄지모음근

- 빗갈래: 첫째 4개 발허리뼈를 비스듬히 가로질러 2~4번 발허리뼈 기저부와 긴종아리근 힘줄에 부착됨
- 가로갈래: 3~5번 발가락의 발바닥 발허리발가락 인대와 발허리 인대

짧은엄지굽힘근

- 입방뼈와 가쪽 쐐기뼈의 인접 표면
- 뒤정강근 힘줄

짧은새끼굽힘근

- 다섯째 발허리뼈 기저부

닿는곳

엄지모음근

- 빗갈래: 엄지발가락 첫마디뼈 기저부의 가쪽면
- 가로갈래: 엄지발가락 첫마디뼈 기저부의 가쪽면, 빗갈래와 섞임

짧은엄지굽힘근

- 엄지발가락 첫마디뼈 기저부의 안쪽면과 가쪽면
- 경우에 따라 또 하나의 힘줄 갈래가 2번 발가락 첫마디뼈에 부착되기도 한다.

짧은새끼굽힘근

- 새끼발가락 첫마디뼈 기저부의 가쪽면

작용

엄지모음근

- 엄지발가락 모음, 엄지발가락을 2번 발가락 방향으로 당김
- 엄지발가락 첫마디뼈 굽힘 보조

짧은엄지굽힘근

- 엄지발가락 발허리발가락관절에서 첫마디뼈 굽힘
- 엄지발가락에서 2번 발가락으로의 모음과 첫마디뼈 벌림 보조

짧은새끼굽힘근

- 발허리발가락관절에서 새끼발가락 첫마디뼈의 굽힘

통증유발점과 연관구역

전형적인 경우, 이들 근육의 통증유발점은 근육힘살 내부에서 나타난다. 엄지모음근 통증유발점으로부터 매우 강렬한 연관증상이 엄지모음근 두 갈래 주위에 나타나는 경우가 많으며 강렬한 연관증상 부위 주위에 약간의 여파가 나타난다.

짧은엄지굽힘근 통증유발점으로부터는 매우 강렬한 연

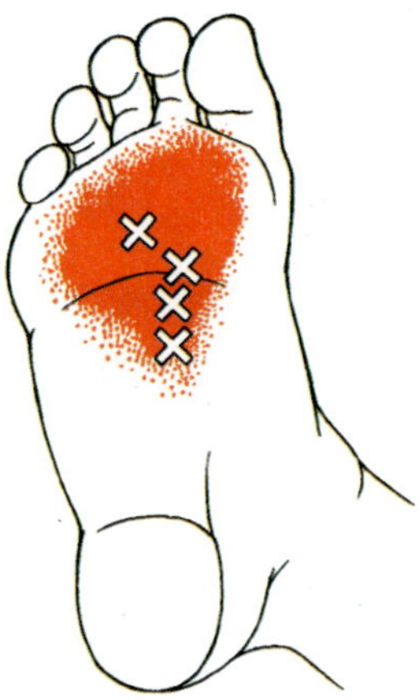

• 그림 10-17 엄지모음근의 통증유발점과 연관구역 (Reprinted with permission from *Medi Clip*, Lippincott Williams & Wilkins).

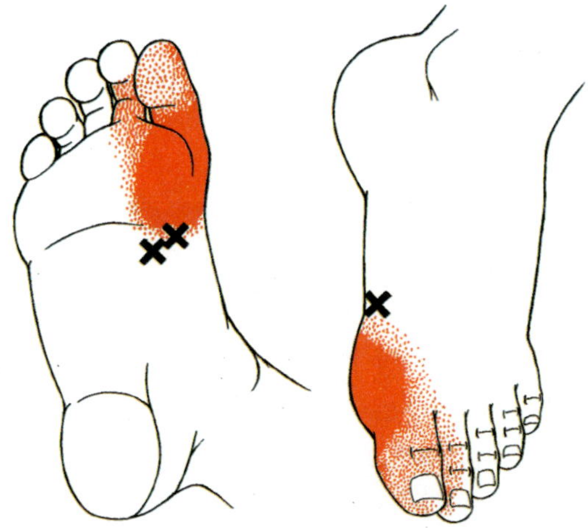

• 그림 10-18 짧은엄지굽힘근의 통증유발점과 연관구역 (Reprinted with permission from *Medi Clip*, Lippincott Williams & Wilkins).

관증상이 엄지발가락 발허리뼈 부위에 나타나 발바닥면으로부터 안쪽을 싸고 발등면까지 가는 경우가 흔하다. 엄지발가락과 둘째발가락의 발바닥면과 발등면에 많은 여파가 나타날 수 있다.

짧은새끼굽힘근의 통증유발점과 연관증상 양상은 아직 정립되지 않았다. Travell과 Simons에 따르면, 이곳 통증유발점으로부터의 연관증상은 새끼벌림근의 경우과 비슷해 보인다(그림 10-17, 10-18).

통증유발점 활성화

이곳 부위의 통증유발점 환자들은 발 통증과 또는 경우에 따라 무감각을 호소하는 경우가 많으며 발이 붓는 느낌을 호소하기도 한다. 통증 때문에 보행이 제약된다고 느낄 가능성이 높다. 이런 환자는 신발이나 보조기를 새로 시도해 보기는 했으나, 별로 도움은 안되었을 가능성이 있다.

발가락 부위가 너무 조이는 신발을 신으면 협착이 유발되어 발 근육에 과부하를 초래하고 통증유발점이 활성화될 수 있다. 이곳 부위에 가해지는 모든 충격, 타박상, 기타 외상으로 인해서도 이곳 통증유발점이 활성화될 수 있다. Morton 발구조 상태라면, 이로 인해 통증유발점이 생기고 또한 발을 고정해야 할 수 있다.

스트레스인자와 지속인자

- 부드러운 모래 위를 맨발로 걷기
- 고르지 않거나 경사진 표면에서 걷거나 달리기
- 찬물에 발을 담그거나 찬 양말을 신는 경우
- 발 관절가동성 손상 상태
- Morton 발구조
- 밑창이 유연하지 않아 동작이 제한되는 신발을 신는 경우
- 통풍과 같은 전신질환

주의사항

- 골절이 의심되면 환자에게 말해 담당의사에게 평가를 받도록 한다.
- 일부 환자는 발바닥에 간지럼을 탈 수 있다.

마사지 시 고려사항

- 발은 세균과 곰팡이의 잠재적 근원이다. 따라서 치료하기 전에 수렴제 패드(witch hazel pad)로 발을 청결히 하고, 발 진균이나 사마귀가 있는 환자의 경우 발을 치료할 때 라텍스 장갑을 착용하는 것이 좋을 수 있다.

가쪽 종아리 부위 (Lateral Leg Area)

가쪽 종아리 부위는 종아리 가쪽면의 종아리뼈에 부착되는 여러 근육이 해당된다.

종아리근군: 긴종아리근, 짧은종아리근, 셋째종아리근-발목 위약 근육
(Peroneal Group: Peroneus Longus, Peroneus Brevis, and Peroneus Tertius-Weak Ankle Muscles)

종아리근군은 특히, 해당 부위에 중대한 염좌가 발생했을 때에 발목에 미치는 충격이 강하다. Travell과 Simons에 따르면, 이들 여러 근육은 다른 대부분의 다리 근육이 그렇듯이 운동을 일으키기보다는 운동을 조절하는 기능을 한다.

긴종아리근은 일종의 등자가 되며 앞정강근과 함께 안쪽 번짐과 가쪽 번짐 동작이 일어나도록 한다(그림 10-19, 10-20).

이는곳

긴종아리근

- 짧은종아리근 대부분의 부위에 대해 표면에 위치하고 종아리뼈 머리에 부착된다.
- 종아리뼈 가쪽면의 위쪽 2/3

짧은종아리근

- 긴종아리근보다 깊은 곳에 위치하고 종아리뼈 가쪽면 먼쪽 2/3에 부착된다.

셋째종아리근

- 종아리뼈 앞모서리의 먼쪽 1/2에서 2/3 부위

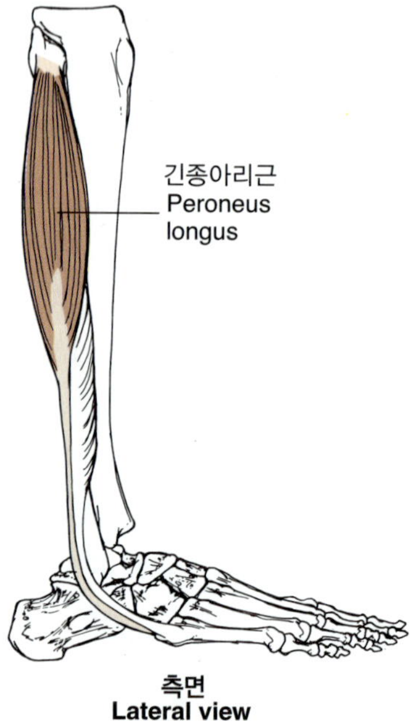

그림 10-19 긴종아리근의 해부학적 부착부위(Reprinted with permission from Oatis CA. *Kinesiology.* Baltimore, MD: Lippincott Williams & Wilkins; 2004).

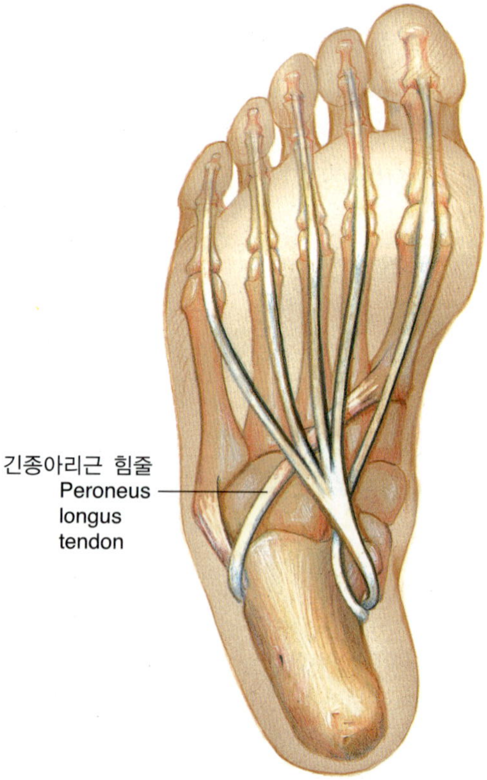

그림 10-20 긴종아리근의 해부학적 부착부위(Reprinted with permission from *Anatomical Chart Company*, Lippincott Williams & Wilkins).

닿는곳

긴종아리근

- 짧은종아리근 힘줄과 함께 힘줄이 나선을 그리며 종아리뼈 아래쪽 1/3의 뒤쪽면으로 향함
- 이곳 힘줄은 다섯째발허리뼈 기저부 거친면 뒤를 지나 발바닥을 비스듬히 가로지른다.
- 안쪽 쐐기뼈와 첫째발허리뼈 기저부의 배쪽면과 가쪽면

짧은종아리근

- 긴종아리근 힘줄과 함께 힘줄이 나선을 그리며 종아리뼈 아래쪽 1/3의 뒤쪽면으로 향함
- 다섯째발허리뼈 기저부 거친면의 등쪽면

셋째종아리근

- 다섯째발허리뼈 기저부 거친면의 등쪽면
- 넷째발허리뼈 기저부

작용

긴종아리근과 짧은종아리근

- 발 가쪽 번짐과 벌림(엎침)
- 발목의 발바닥쪽 굽힘 보조

셋째종아리근

- 발 가쪽 번짐 보조
- 발목의 발등굽힘 보조

통증유발점과 연관구역

통증유발점은 대개 긴종아리근 근육힘살의 아주 표면 쪽에 나타난다. 짧은종아리근의 경우 통증유발점은 대개 근육힘살 중간 지점에 나타난다. 이들 근육은 연관구역이 동일하며 가쪽 복사 주위에 강렬한 연관증상이 나타나고, 위로 아래쪽 종아리뼈 부위와 그 넘어로 가쪽 등쪽 발허리뼈 부위에 여파가 나타난다. 긴종아리근 실제 통증유발점의 바로 먼쪽에 약간의 여파가 나타나기도 한다.

셋째종아리근 통증유발점은 근육힘살에 나타나는 경우가 매우 흔하고 심한 연관증상이 앞 발목과 몸쪽 발등에 나타난다. 먼쪽 발등에 그리고 가쪽 발목을 지나 발꿈치 전체에 약간의 여파가 나타날 수 있다(그림 10-21).

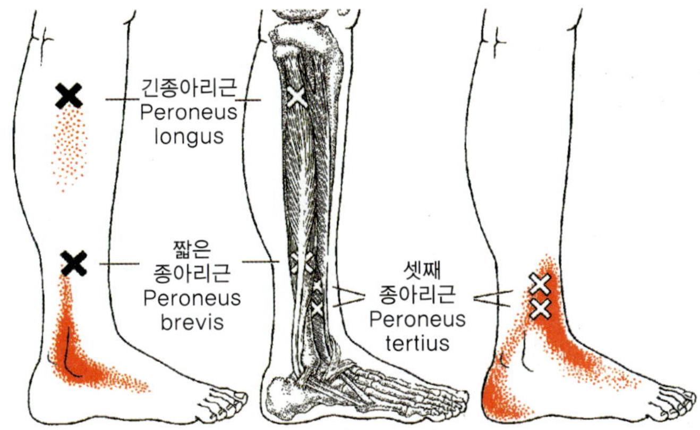

• **그림 10-21** 긴종아리근군 통증유발점과 연관구역 (Reprinted with permission from *Medi Clip*, Lippincott Williams & Wilkins).

통증유발점 활성화

이들 근육 중 어느 하나가 위약해져도 발목이 위약해지며 발목 염좌가 생기는 요인이 될 수 있겠으나, 전형적인 경우 특히, 발목의 안쪽 번짐 염좌 후에 통증유발점으로 인해 가쪽 복사 위와 뒤 발목에 통증과 압통이 생긴다. 발목의 안쪽 번짐 염좌(inversion sprain of the ankle)는 발과 발목이 가쪽으로 굴러 발목에서 발이 극적으로 안쪽 번짐되며 가쪽 발목의 인대가 손상되는 발목염좌이다. 이때 가장 흔히 손상되는 인대는 가쪽 목말종아리 인대와 가쪽 발꿈치종아리 인대이다.

이들 근육 통증유발점 환자는 발목을 자주 삔다고 말하기도 한다. **발목염좌(ankle sprain)**는 발목인대의 손상, 그리고 발목을 가로질러 발로 가는 힘줄의 손상 가능성 상태이며, 활동 중 발목이 강제로 회전되어 과신장되고 열상을 입는다. 이러한 관절외상으로 인해 인대에 가해진 손상 정도에 따라 통증과 장애가 생긴다. 해당 부위의 통증, 압통, 부기, 변색과 함께 동작제한이 생긴다.

이런 환자에서는 발목이 상당히 불안정한 경향을 보인다. Travell과 Simons에 따르면, 이러한 환자에서 깊은종아리신경이 포착되면 발처짐이 나타나기 쉽다. 이곳 통증유발점 환자는 발목 골절 병력을 보일 수 있고, 또한 계속되는 발꿈치와 발목 통증이 나타날 수 있다. Travell과 Simons에 따르면, 이런 사람은 Morton 발구조를 보일 가능성이 높기도 하다.

발목의 비틀림 및 안쪽 번짐 상태에서 넘어지면 긴종아

리근과 짧은종아리근에 과부하가 가해지고 해당 부위의 통증유발점이 활성화될 수 있다. 장기간의 발목 고정으로 생긴 위약 때문에 3개 근육 모두에서 통증유발점이 활성화될 수도 있다.

작은볼기근 앞 부분의 활동성 통증유발점으로부터 강렬한 연관증상이 종아리 가쪽면에 나타나며 이로 인해 긴종아리근과 짧은종아리근에 위성 통증유발점이 생길 수 있다.

스트레스인자와 지속인자

- 발목의 안쪽 번짐 염좌
- 골절로 석고붕대를 감아 장기간 고정시킴으로 인해 생긴 위약
- Morton 발구조
- 다리길이차이, 이로 인해 짧은 쪽 다리에 체중이 더 많이 실려, 그 결과 종아리근에 스트레스가 가해짐
- 발바닥활 불량, 이로 인해 긴종아리근과 짧은종아리근에 긴장띠와 경우에 따라 섬유띠가 생김
- 이곳 여러 근육에 대한 과부하, 그 결과 가쪽 구획의 정강이통증이 초래됨
- 앞정강근 또는 뒤정강근의 만성 긴장과 활동성 통증유발점, 이로 인해 종아리근이 과부하되고 이곳 통증유발점이 지속화됨
- 굽이 높은 구두를 신는 경우
- 발바닥활 받침을 대지 않고 편평발임
- 맨 위부분이 탄력있고 조이는 긴 양말을 신음
- 발을 발바닥굽힘 자세로 놓고 오랫동안 수면을 취함
- 한 발을 다른 쪽 발 위로 교차시키고 앉아 종아리신경에 압박을 가함

주의사항

- 환자의 보행을 뒤에서 관찰해 발의 과도한 엎침 여부를 살피도록 유의한다.
- Morton 발구조를 살핀다.
- 오랫동안 발을 꼬고 앉는 환자는 온종아리신경을 그 밑의 무릎에 대고 압박할 수 있다.

마사지 시 고려사항

- 옆으로 누운자세가 이들 근육에 접근하기 가장 좋다.
- 위약이나 근육불균형의 요인이 되므로 발목손상 병력에 대해 질문해 확인한다.
- 긴종아리근 긴장은 뒤정강근 위약 그리고 과장된 엎침 보행과 함께 나타나는 경우가 많다.

뒤종아리와 발목 부위 (Posterior Leg and Ankle Area)

뒤종아리와 발목 부위에서는 무릎과 발목 모두에 대해 영향을 주는 더 표면 쪽 근육을 살펴보고 이어서 발목과 발가락에 영향을 주는 더 깊은 쪽 근육으로 진행한다.

장딴지근: 장딴지 경련 근육 (Gastrocnemius: Calf Cramp Muscle)

장딴지근은 뒤쪽 종아리 부위에서 가장 표면 근육이며 장딴지라고 하는 부위에 해당한다(그림 10-22).

이는곳

- 두 갈래가 각각 넓적다리뼈 뒤쪽의 안쪽 관절융기와 가쪽 관절융기에 부착된다.

닿는곳

- 두 갈래가 하나로 합쳐져 아킬레스힘줄을 거쳐 발꿈치뼈에 부착됨

작용

- 발목관절에서 발의 발바닥굽힘
- 무릎 굽힘 보조

통증유발점과 연관구역

Travell과 Simons에 따르면, 근육힘살에 생기는 명확한 통증유발점이 4개이며 2개는 안쪽, 2개는 가쪽에 해당한다. 첫째 통증유발점은 안쪽 갈래의 중간 지점에 위치하며 강렬한 연관증상이 발바닥면 중앙에 나타나고 그 주위에 약간의 여파가 나타난다. 또한 아래뒤쪽 넓적다리 부위로부터 발꿈치뼈 위치의 아킬레스힘줄 쪽으로도 여파가 나타난다.

둘째 통증유발점은 가쪽 갈래 중간 지점에서 관찰되며 강렬한 연관증상이 실제 통증유발점 주위에 나타나고 강렬한 연관증상 부위 주위에 여파가 나타난다.

셋째 통증유발점은 안쪽 갈래에, 근육힘줄 이음부 바로 밑에 위치한다. 강렬한 연관증상이 실제 통증유발점 주위에 나타나며 강렬한 연관증상 부위 주위에 여파가 나타난다.

넷째 통증유발점은 가쪽 갈래에, 근육힘줄 이음부 바로 밑에 위치한다. 또한 강렬한 연관증상이 실제 통증유발점 주위에 나타나며 강렬한 연관증상 부위 주위에 여파가

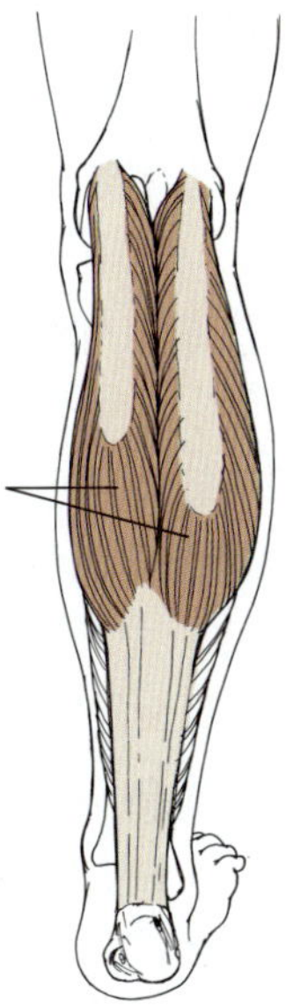

• 그림 10-22 장딴지근의 해부학적 부착부위(Reprinted with permission from Oatis CA. *Kinesilolgy.* Baltimore, MD: Lippincott Williams & Wilkins 2004).

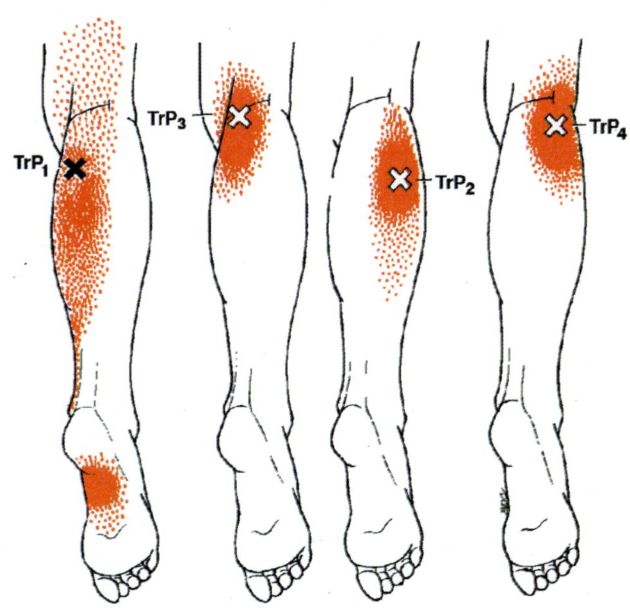

• 그림 10-23 장딴지근 통증유발점과 연관구역(Reprinted with permission from *Medi Clip,* Lippincott Williams & Wilkins).

나타난다.

이곳의 잠복성 통증유발점과 활동성 통증유발점 모두 장딴지 경련을 일으킬 수 있으며 종아리와 무릎의 뒤 부위 통증이 함께 나타날 수 있다(그림 10-23).

통증유발점 활성화

이 부위 통증유발점은 가파른 경사를 올라가는 것에 의해 그리고 바위를 타는 것에 의해 활성화되는 경우가 흔하다. 자전거를 탈 때 좌석을 너무 낮게 해서 이곳 근육에 과부하를 일으킴으로써 통증유발점이 활성화되는 경우가 많다.

발목을 오랫동안 고정시키는 것이 또 하나의 통증유발점 활성화 요인이다. 오랫동안 앞으로 기울이면서 한 자세로 서는 것, 그리고 경사진 표면에서 걷거나 달리는 것으로 인해 통증유발점이 활성화될 수 있다.

스트레스인자와 지속인자

- 보행 석고붕대 착용
- 해변이나 경사진 표면에서 달리거나 걷기
- 선 채로 강단 마이크 앞에서 강의하기 또는 부엌 싱크대 앞에서 일하기
- 이곳 근육이 냉각되는 경우
- 좌석을 너무 낮게 놓고 자전거 타기
- 이곳 근육을 오랫동안 단축시키는 모든 상황(무릎 굽힘과 발바닥굽힘): 굽높은 구두, 장거리 운전, 수면 자세 등

주의사항

- 항상 정맥류 여부를 점검하고 나서 종아리근육 치료에 착수한다.

마사지 시 고려사항

- 장딴지근은 오랫동안 서 있는 것 때문에 조이는 경우가 흔하다. 오랫동안 서 있어야 하는 경우, 이곳 통증유발점이 생기지 않도록 하는 데 도움이 되는 방법은 앞으로 기울일 때 중력에 반대로 기울임으로써 몸을 안정화하는 것이다.
- 장딴지근을 발바닥굽힘 상태로 너무 오랫동안 고정하는 경우, 야간 근육경련과 근육연축이 장딴지근에서 흔히 나타난다. 근육연축과 **근육경련(muscle spasms and cramps)**은 뼈대근육의 불수의 수축이다. 연축은 낮은 정도, 장기 지속 특성인 반면, 경련은 단기적이고 매우 급성인 특성을 보인다.
- 일부 해부학자들은 장딴지근과 가자미근을 종아리세갈래근군이라고 한다.
- 환자에게 긴장과 이완기법을 교육하면 자가운동 방법으로서 좋다.
- 근육힘살에 대한 집게압박과 신장법이 효과적인 기법이다.

가자미근: 조깅인 발꿈치 (Soleus: Jogger's Heel)

장딴지근이 가장 표면 근육이고 가자미근은 이곳 부위의 둘째 층 근육이다. 가자미근은 종아리의 일꾼 역할이다. 또한 가자미근은 일반적인 경우와 달리 신경과 혈관에 대한 힘줄활이라는 곳에 부착된다(그림 10-24).

이는곳

- 종아리뼈 머리 뒷면
- 종아리뼈 뒷면 몸쪽 1/3
- 정강뼈 위뒤쪽의 가자미근선과 가자미근관 지붕을 형성하는 힘줄활
- 정강뼈 안쪽의 중간 1/3

닿는곳

- 아킬레스힘줄을 거쳐 발꿈치뼈

작용

- 발목에서 발의 발바닥굽힘

통증유발점과 연관구역

이곳에서는 드문 한 개의 통증유발점과 4개의 명확한 통증유발점이 흔히 관찰된다. 첫째 통증유발점은 가장 흔하며 근육힘줄 이음부 가까운 안쪽으로 근육힘살 먼쪽끝 위치 근육힘살에 해당한다. 강렬한 연관증상이 전체 발꿈치 부위와 아킬레스힘줄 위에 나타난다. 강렬한 연관증상 부위 주위에 여파가 나타난다. 달리기 하는 사람들은 이러한 발꿈치 통증을 호소하는 경우가 많다.

둘째 통증유발점은 종아리뼈 머리의 근육힘줄 이음부 바로 먼쪽에 나타난다. 강렬한 연관감각이 장딴지 안쪽 중간 부위에 나타나며 그 주위에 큰 여파가 나타난다.

셋째 통증유발점은 대개 근육힘살 아래가쪽에 나타나며 강렬한 연관증상이 같은 쪽 엉치엉덩관절에 나타난다는 점이 흥미롭다. 강렬한 연관증상 부위 주위에 여파가 나타날 수 있다. 이 통증유발점과 둘째 통증유발점은 가자미근 근육정맥 펌프에 지장을 초래하기 쉬우며 그 결과 발과 발목 부종 외에 장딴지와 발 통증을 일으킨다.

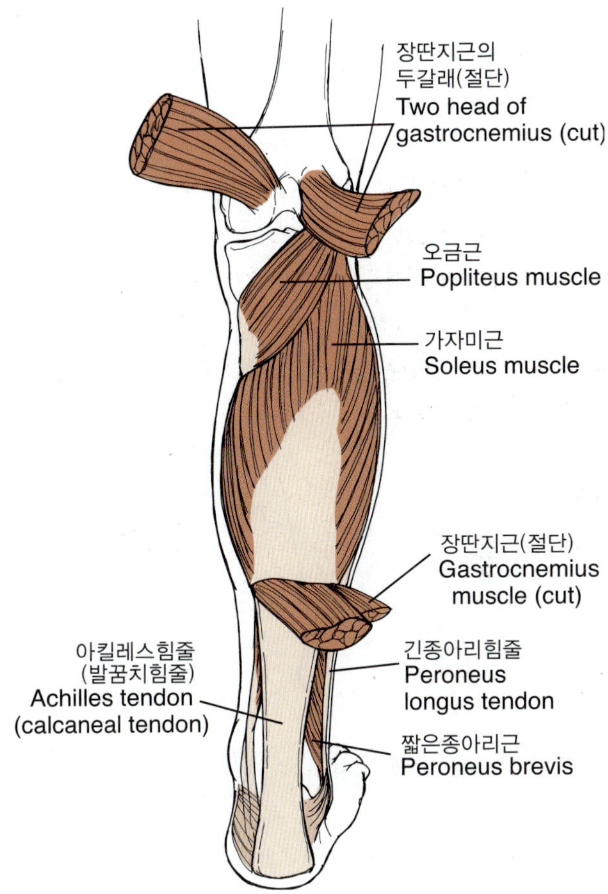

● **그림 10-24** 가자미근의 해부학적 부착부위(Reprinted with permission from Hendrickson T. *Massage for Orthopedic Conditions* Baltimore, MD: Lippincott Williams & Wilkins; 2003).

드물게 통증유발점 하나가 아킬레스힘줄 가까운 이곳에 생긴다. 이 통증유발점의 강렬한 연관증상은 같은 쪽 아래턱뼈와 위턱뼈에 나타난다. 또한 강렬한 연관증상 부위 주위에 약간의 여파가 나타날 수 있다.

이곳 통증유발점이 있으면 특징적으로 발등굽힘 제한이 초래되며 해당 환자는 뭔가 들어올리려 몸을 앞으로 기울여 부적절하게 수행해야 하기 때문에 요통이 초래된다. 이러한 환자는 보행을 하려면 특히, 언덕을 오르거나 계단을 오르내릴 때 아프고 어렵다고 할 가능성이 많다(그림 10-25, 10-26).

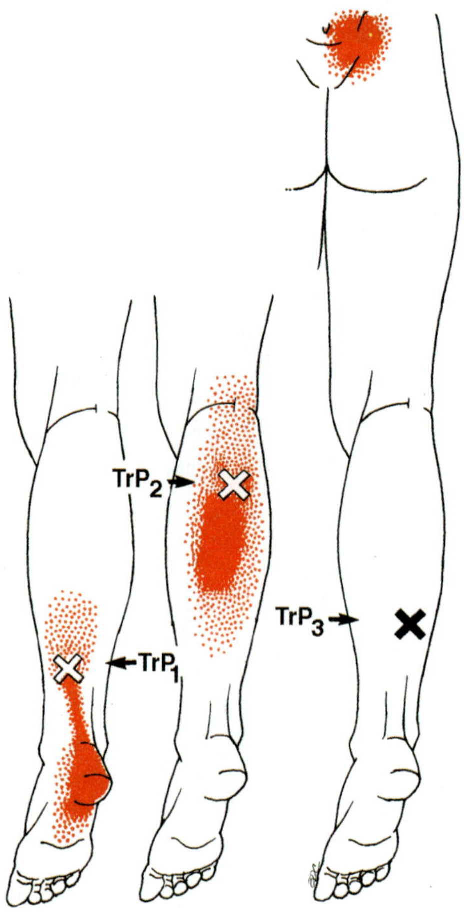

• **그림 10-25** 가자미근 통증유발점과 연관구역(Reprinted with permission from *Medi Clip*, Lippincott Williams & Wilkins).

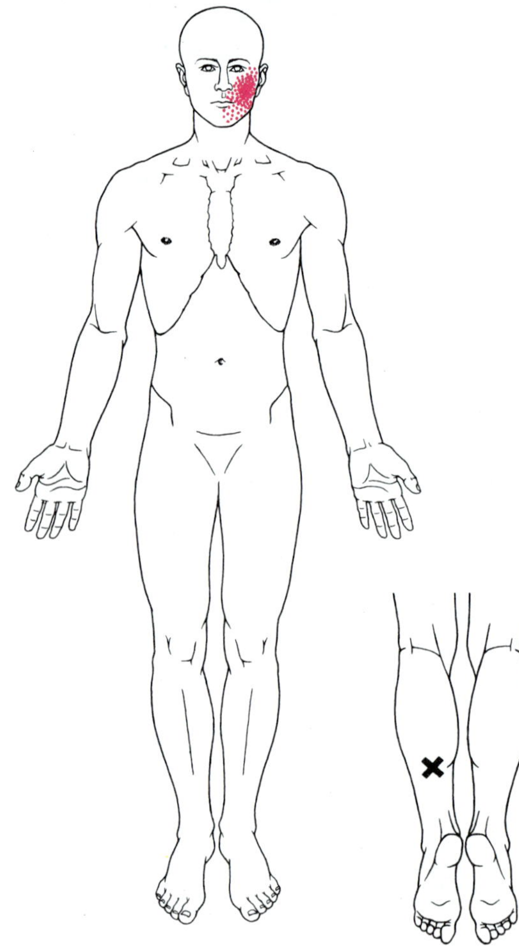

• **그림 10-26** 가자미근 통증유발점과 연관구역(Reprinted with permission from Simons DG, Travell JG, Simons LS. *The Lower Extremities.* Philadelphia, PA: Lippincott Williams & Wilkins, 1993, 430쪽 그림 22.2 *Myofascial Pain and Dysfunction: The Trigger Point Manual; 2권*).

통증유발점 활성화

이곳 통증유발점은 근육에 대한 과부하로 인해 활성화되는 경우가 가장 흔하다. 다른 원인으로는 예상치 못한, 힘찬 연장성 수축, 가자미근에 대한 지속적 압력, 근육이 피로한 상태에서의 지속적 냉각 등이 있다.

아킬레스 힘줄염의 일부 증례에서는 가자미근과 장딴지근이 두 근육의 통증유발점으로 인해 단축되고 아킬레스힘줄에 만성적으로 긴장이 항진된 것이 원인일 수 있다. **아킬레스 힘줄염**은 아킬레스 힘줄의 손상통증이며 염증이 있고 대개 힘줄뼈막 또는 근육힘줄 이음부나 그 인근에 위치한다.

이러한 통증유발점은 모두 작은볼기근 뒤쪽 부분 일차 통증유발점 에 대한 위성 통증유발점으로서 생길 수 있으며 작은볼기근은 장딴지 부분에 연관증상을 일으키는 경우가 많다.

스트레스인자와 지속인자

- 예를 들어, 굽 높은 구두를 신거나 너무 높아 발가락만 바닥에 닿는 의자에 앉는 등 가자미근이 단축되는 자세나 만성 과사용
- 스트레스 과부하, 예를 들어, 계단에서 미끄러짐
- 근육에 대해 지속적 압을 가하는, 맨위 부분이 탄력있고 조이는 긴 양말을 신음.
- 발목을 적절히 지지하지 않은 채 스케이트, 스키,

롤러블레이드 등을 타는 경우

- 다리길이차이로 인해 짧은 쪽 다리에서 통증유발점이 활성화되고 지속화될 수 있다.

주의사항

- 항상 정맥류 여부를 점검하고 나서 근육 치료에 착수한다.
- 참기 힘든 통증이 지속적이라면 운동선수에게 정강뼈 스트레스골절이 존재할 수 있으며, 환자를 담당의사에게 보내 평가받도록 한다.
- 통증이 점차 악화되면 이곳에 안쪽 정강뼈 스트레스 증후군이 존재할 수 있다. 이 질환을 가자미근 증후군, 뼈막통증, 안쪽 정강뼈 스트레스 증후군이라고도 한다.
- 깊은정맥혈전증의 경우, 구획 증후군과 같은 급성 근막 증후군의 증상과 비슷할 수 있다.

마사지 시 고려사항

- 집게압박은 가자미근의 허혈을 완화하는 데 효과적인 기법이다.
- 약간 발등굽힘 자세를 만들면 장딴지근을 가자미근으로부터 들어올려 치료하기 좋아진다.
- 환자의 엎친 발을 치료사의 배에 두고 양손 엄지손가락으로 먼쪽으로부터 몸쪽으로 근육 스트립핑하면 장딴지근 섬유가 뭉치고, 가자미근에 접촉하기 좋아진다.

긴굽힘근군 (Flexor longus group)

긴굽힘근군을 구성하는 근육은 긴발가락굽힘근, 긴엄지굽힘근이다. 이 두 근육은 이곳 종아리의 깊은 근육에 해당한다.

긴발가락굽힘근, 긴엄지굽힘근: 갈퀴발가락 근육
(Flexor Digitorum Longus and Flexor Hallucis Longus: Claw Toe Muscles)

긴발가락굽힘근과 긴엄지굽힘근은 발가락 동작을 일으키는 긴굽힘근군에 해당한다(그림 10-27에서 10-29).

이는곳

긴발가락굽힘근

- 정강뼈 중간 절반의 뒷면, 가자미근 부착부위보다 먼쪽에서 시작

긴엄지굽힘근

- 종아리뼈 몸통 뒤쪽의 아래쪽 2/3

닿는곳

긴발가락굽힘근

- 힘줄은 안쪽 복사 뒤로 지나 이어서 갈라져 가쪽 4개 발가락 발바닥면의 끝마디뼈 기저부 4곳에 부착됨

긴엄지굽힘근

- 힘줄은 안쪽 복사 뒤로 지나 엄지발가락 발바닥면의 끝마디뼈 기저부에 부착된다.

작용

긴발가락굽힘근

- 가쪽 4개 발가락 끝마디뼈 굽힘
- 발목에서 발의 발바닥쪽 굽힘 보조

긴엄지굽힘근

- 먼쪽 발가락뼈사이관절에서 엄지발가락 굽힘
- 발목에서 발의 발바닥쪽 굽힘 보조

통증유발점과 연관구역

전형적인 경우, 긴발가락굽힘근과 긴엄지굽힘근 통증유발점은 근육힘살 내부에 생긴다. 대개 긴발가락굽힘근의 상당히 몸쪽에 위치하고 긴엄지굽힘근의 중간 지점에 위치한다.

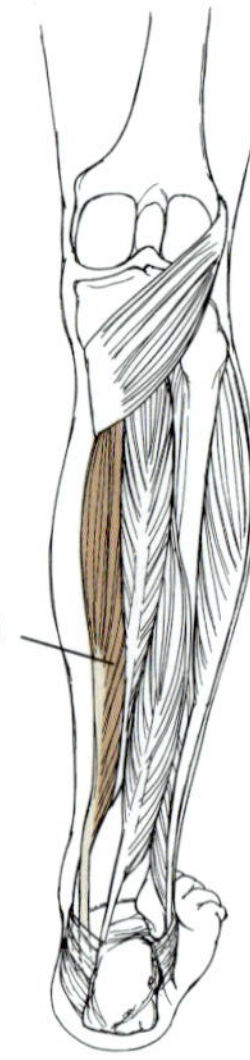

• 그림 10-27 긴발가락굽힘근의 해부학적 부착부위 (Reprinted with permission from Oatis CA. *Kinesiology*. Baltimore, MD: Lippincott Williams & Wilkins; 2004).

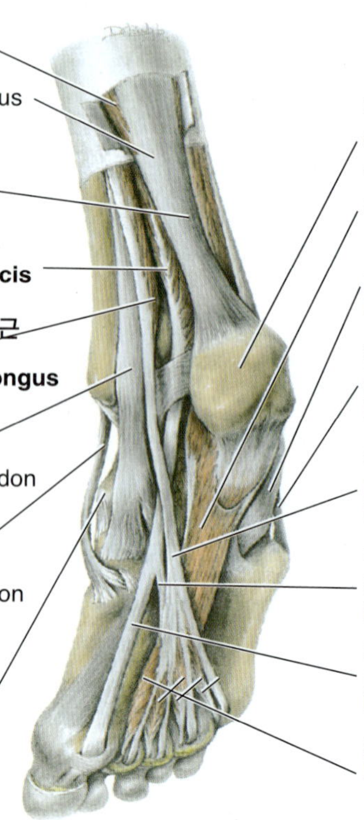

• 그림 10-28 긴발가락굽힘근의 해부학적 부착부위 (Reprinted with permission from Moore KL, Dalley AF. Clinical Oriented Anatomy. 4th ed. Baltimore, MD: Lippincott Williams & Wilkins; 1999).

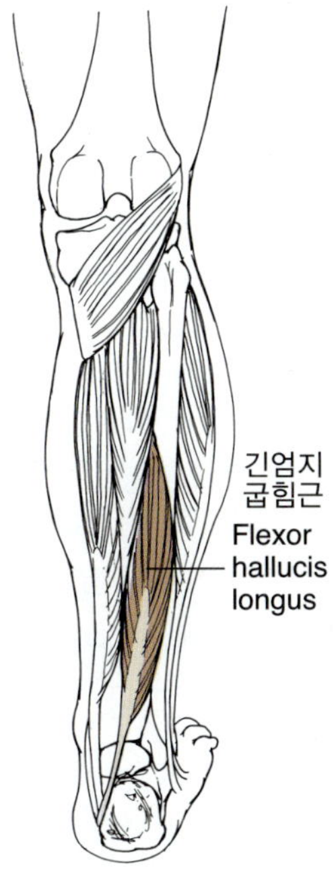

• 그림 10-29 긴엄지굽힘근의 해부학적 부착부위 (Reprinted with permission from Oatis CA. *Kinesiology.* Baltimore, MD: Lippincott Williams & Wilkins; 2004).

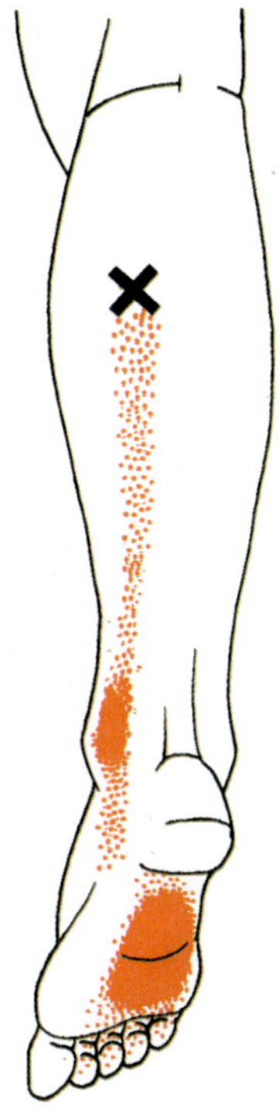

• 그림 10-30 긴발가락굽힘근의 통증유발점과 연관구역 (Reprinted with permission from *Medi Clip,* Lippincott Williams & Wilkins).

긴발가락굽힘근 통증유발점으로부터는 전형적인 경우 강렬한 연관증상이 가쪽 4개 발허리뼈 발바닥면에 나타난다. 강렬한 연관증상 부위 주위에 약간의 여파가 나타나고 가쪽 4개 발가락 부위로 퍼지는 경우가 흔하다. 직선 모양의 여파가 나타날 수 있는데, 실제 통증유발점으로부터 안쪽 복사 밑 쪽으로 뻗는다.

긴엄지굽힘근 통증유발점으로부터는 아주 강렬한 연관증상이 엄지발가락과 엄지발가락의 발허리뼈 부위의 발바닥면에 생기는 경우가 많다.

이러한 연관증상으로 인해 사람들이 발과 발가락 발바닥면이 아프다고 호소하게 된다. 이들 중에는 발에 대한 스트레스를 줄이려고 맞춤형 보조기를 만들어 착용해온 사람들이 많다(그림 10-30, 10-31).

통증유발점 활성화

고르지 않은 땅이나 경사진 표면에서 달리기를 하면 두 근육의 통증유발점이 활성화될 수 있다. 이들 근육에 기계적 과부하가 가해져도 이곳 통증유발점이 활성화될 수 있다.

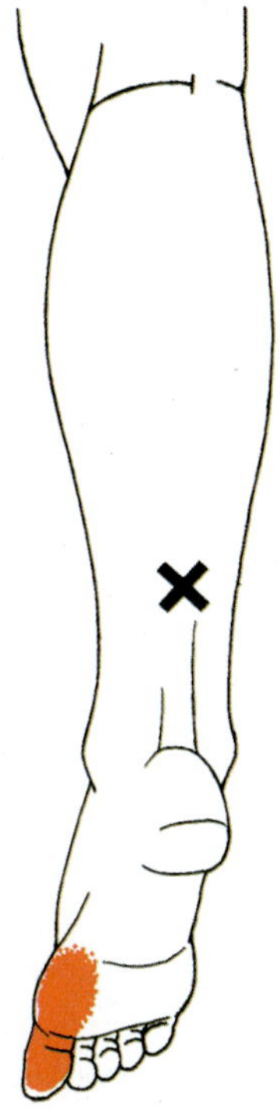

• 그림 10-31 긴엄지굽힘근의 통증유발점과 연관구역 (Reprinted with permission from *Medi Clip,* Lippincott Williams & Wilkins).

스트레스인자와 지속인자

- 경사진 경주로나 도로에서 달리기
- 발 불안정성 또는 과회내를 일으키는 다른 편위나 Morton 발구조의 경우
- 특히 달리기를 하는 사람이 심하게 닳은 신발을 신으면 불안정한 보행이 초래된다.
- 유연하지 못해 정상적인 보행 중 발허리발가락관절 폄 동작을 제한하는 신발을 신는 것
- 특히 맨발로 모래 위에서 달리거나 걷기
- 발바닥활이 극히 높거나, 뒤침 발 상태

주의사항

- 장딴지근과 가자미근에 대해 세밀히 시행하고 나서야 여기의 깊은 곳 근육에 닿게 된다.
- 종아리에서 관찰되는 모든 정맥류를 피하도록 유의한다.
- Travell과 Simons에 따르면, 이곳 통증유발점으로부터의 연관증상을 발목굴증후군으로 오해할 수 있다. **발목굴증후군(tarsal tunnel syndrome)**은 발목 부위에서의 정강신경 먼쪽 부분 신경병증이며 정강신경이 발목굴을 통과하는 지점에서 만성적으로 압을 받아 발생한다. 발목굴 증후군에서는 전형적인 경우, 발바닥의 통증과 무감각, 발가락의 발바닥쪽 굽힘 위약 등 증상을 동반한다.
- Travell과 Simons에 따르면, 기존 질병이나 손상의 증거가 없는 상태에서 과부하에 의해 긴엄지굽힘근이 자발적으로 파열될 수 있다.

마사지 시 고려사항

- 발가락 긴굽힘근 과활성에 의해 갈퀴발가락 변형이 생길 수 있다. 갈퀴발가락(claw toe)은 가쪽 4개 발가락에서 발허리발가락관절이 현저하게 신전되고, 몸쪽과 먼쪽 손가락뼈사이관절이 굴곡 상태로 고정되어 갈퀴모양 만곡을 띤다.
- 이들 근육과 뒤정강근은 직접 닿기 어렵다. 엄지손가락이나 손가락 1개를 활용해 갈고리모양으로 만들어 정강뼈 몸통 안쪽 뒤쪽에 걸면 긴발가락굽힘근에 직접 닿게 된다.
- 동일한 기법으로 안쪽 복사 뒤쪽 안쪽으로 접근하면 두 근육의 힘줄에 직접 닿을 수 있다.
- 'TDH' 힘줄 즉, 뒤정강근, 긴발가락굽힘증, 긴엄지굽힘근 등 3개 힘줄 중 두 개에 해당한다.

뒤정강근: 달리기선수의 응보 (Tibialis Posterior: Runner's Nemesis)

뒤정강근은 장딴지에서 가장 깊은 곳의 근육이며 그렇기 때문에 치료하기 가장 힘들다. 여러 발목뼈와 발허리뼈 발바닥면의 모든 부착부위를 살펴보면 여러 발바닥활에 대한 안정화 기능을 담당하는 근육이라는 것을 알 수 있다(그림 10-32).

이는곳

- 종아리뼈사이막
- 뒤쪽 종아리뼈의 안쪽면
- 뒤쪽 정강뼈 몸통의 가쪽 부분

닿는곳

- 힘줄은 안쪽 복사의 안쪽 뒤를 지나 몇 개의 힘줄로 나뉜다.
- 발배뼈, 발꿈치뼈, 쐐기뼈, 안쪽 입방뼈, 둘째, 셋째, 넷째 발허리뼈 기저부 등의 발바닥면

작용

- 발목 안쪽 번짐
- 발목에서 발의 발바닥굽힘 보조

통증유발점과 연관구역

통증유발점은 근육힘살의 몸쪽 끝 부위에서 나타날 가능성이 높다. 이곳의 연관구역은 상당히 광범위하다. 전체 아킬레스힘줄 부위에 매우 강렬한 연관증상이 나타나며

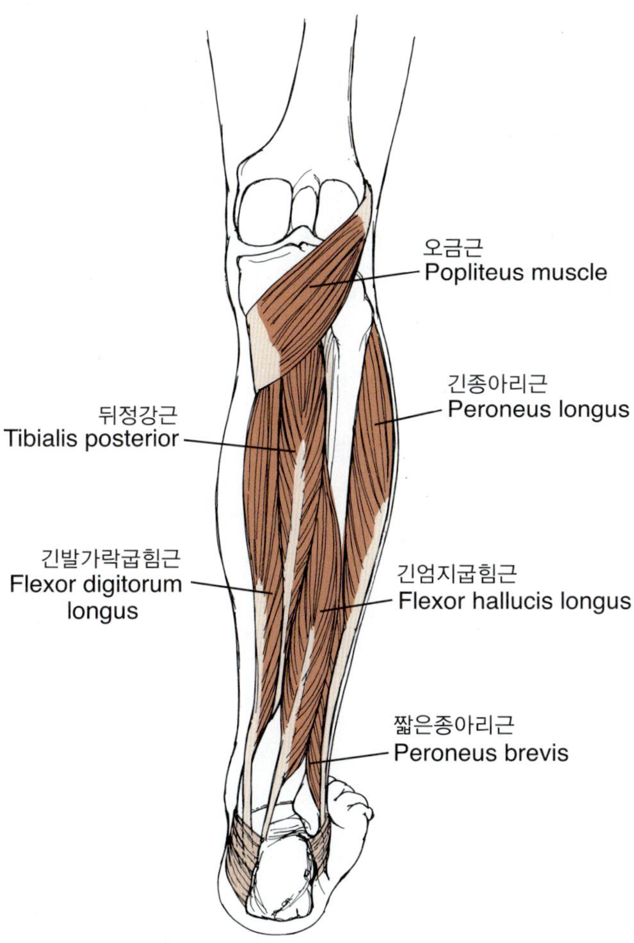

• **그림 10-32** 뒤정강근의 해부학적 부착부위(Reprinted with permission from Hendrickson T. *Massage for Orthopedic Conditions* Baltimore, MD: Lippincott Williams & Wilkins; 2003).

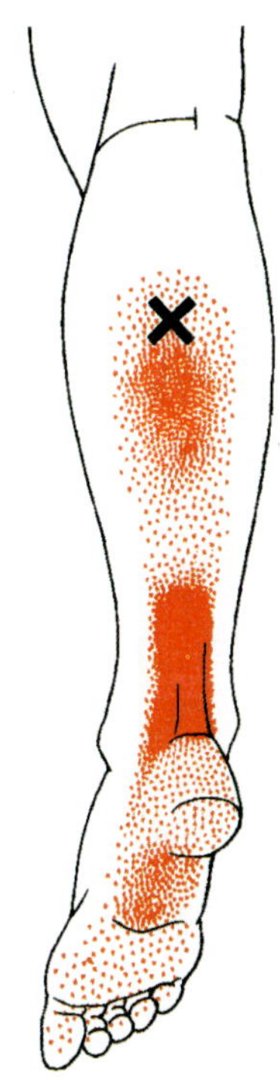

• **그림 10-33** 뒤정강근 통증유발점과 연관구역(Reprinted with permission from *Medi Clip,* Lippincott Williams & Wilkins).

전체 발꿈치와 발바닥면에 많은 여파가 나타난다. 실제 통증유발점으로부터 아킬레스힘줄까지 여파가 퍼지기도 한다.

이곳 부위의 통증유발점 환자는 발과 발꿈치 통증과 함께 아킬레스힘줄염을 호소할 가능성이 크다(그림 10-33).

통증유발점 활성화

뒤정강근 통증유발점은 과회내 또는 가쪽 번짐이 일어나는 활동을 하다가 근육에 과부하가 가해지는 것에 의해 주로 활성화된다.

스트레스인자와 지속인자

- 통풍 증상과 징후가 있건 없건 고요산혈증 상태인 경우. **고요산혈증(hyperuricemia)**은 혈중 요산이 비정상으로 많은 상태이다.
- 류마티스 다발근육통증인 경우. **류마티스 다발근육통증(polymyalgia rheumatica)**은 명확히 파악되지 못한 질환이며 대부분 51세 이상 연령 환자에 일어나는 경우가 많고 여성에서 4배 더 흔하게 발병한다. 특징은 어깨이음구조와 골반이음구조의 근육이 통증을 보이고, 염증관절염, 위축이나 위약과 같은 근육병 징후는 없으며 저용량 코르티코스테로이드 요법에 즉각적이고 극적인 반응을 보이는 것 등이다.
- 잘 단련되지 못한 선수나 초보 달리기 선수가 고르지 않은 표면에서 달리는 경우
- 과도한 엎침으로 인해 뒤정강근 먼쪽 부분에 심각한 긴장이 초래된다.
- 심하게 닳은 신발을 신으면, 발 요동과 가쪽 번짐이 심해진다.
- 과가동성 편평발 상황에서는 뒤정강근이 위약해진다.

주의사항

- 뒤정강근과 같은 깊은 근육에 시행하기 전에 종아리 부위에서 관찰되는 모든 정맥류에 주의를 기울인다.

마사지 시 고려사항

- 뒤정강근으로 인해 정강이통증 현상이 나타나는 경우가 흔하다.
- 뒤정강근 힘줄에서 힘줄윤활막염이 생길 수 있다.
- 뒤정강근의 주요 기능 즉, 안쪽 번짐은 보행주기 중 중간디딤기 때 발의 과도한 엎침을 방지하고, 여러 발허리뼈 머리에 체중을 고르게 분산시키고자 하는 작용이다.
- 깊은 뒤쪽 구획에 대해 근육 스트립핑을 하여 긴엄지굽힘근, 긴발가락굽힘근과 아울러 뒤정강근에 효과가 미친다.
- 파워밴드를 이용한 저항 안쪽 번짐 운동이 강화운동으로서 효과적이다.

뒤무릎 부위 (Posterior Knee Area)

뒤무릎의 취약한 부위로는 오금근과 장딴지빗근 등 두 개의 근육이 통과한다. 이들 근육보다 깊은 곳을 지나는 여러 혈관에는 폐색이 일어나면 안 된다.

오금근: 굽힌무릎 분쟁유발자 (Popliteus: Bent-Knee Troublemaker)

오금근은 가자미근선보다 몸쪽으로 무릎 뒤쪽의 관절낭까지 공간을 메우며 실제로 인대에 부착되는 몇 안 되는 근육 중 하나이다(그림 10-34).

이는곳

- 넓적다리뼈 가쪽 관절융기
- 무릎관절 관절낭
- 가쪽 반달연골
- 활꼴오금인대

닿는곳

- 위안쪽 뒤쪽 정강뼈, 가자미근선 보다 몸쪽

작용

- 정강뼈에 대해 넓적다리뼈의 가쪽 돌림 작용을 통해 무릎 굽힘 개시
- 체중부하 초기에 고정된 정강뼈에 대한 넓적다리뼈의 가쪽 돌림 작용을 통해 뻗은 무릎의 잠김 상태를 풂.

통증유발점과 연관구역

통증유발점은 근육힘살 내부에 생길 수 있으며 강렬한 연관증상이 뒤무릎 중간 부위에 나타날 수 있다. 또한 강렬한 연관증상 부위 주위에 여파가 나타날 수 있다.

이곳 통증유발점 환자는 무릎 뒤의 통증을 특히, 계단을 오르내릴 때의 통증을 호소할 가능성이 높다(그림 10-35).

통증유발점 활성화

이곳 통증유발점은 비틀림과 미끄럼 상태에서의 달리기 때 쉽게 활성화된다. 이런 운동은 오금근에 대해 특이적으로 과부하를 초래한다. Brody의 연구[2)(p15,16)]에 따르면 체중부하 활동 중 과도한 엎침 발과 오금근 힘줄염 악화

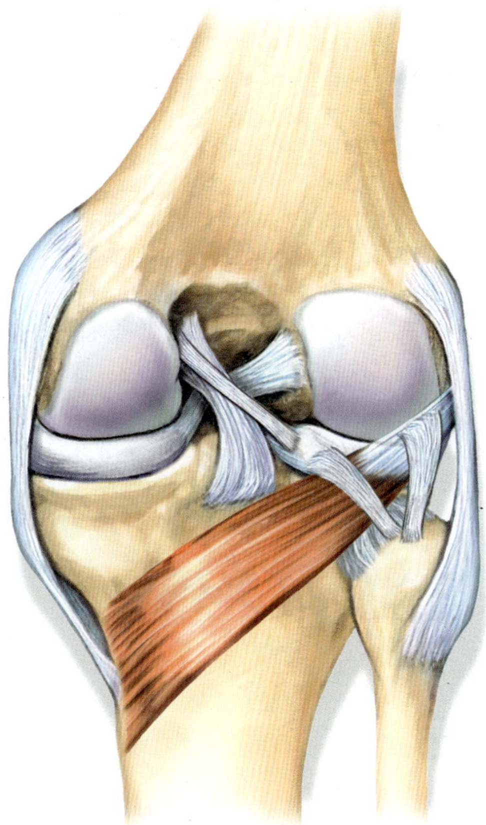

그림 10-34 오금근의 해부학적 부착부위(Reprinted with permission from *Anatomical Chart Company*, Lippincott Williams & Wilkins).

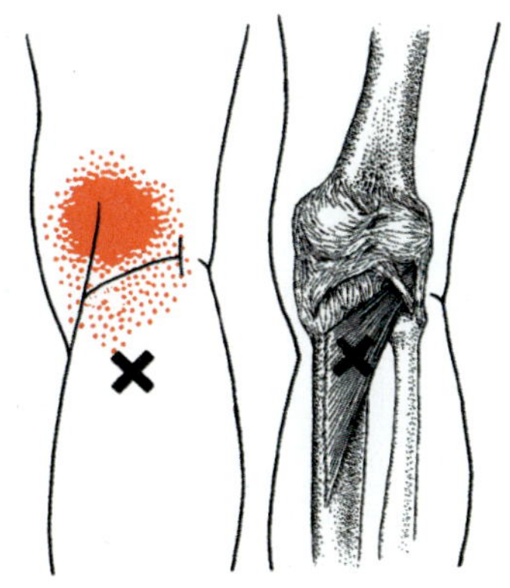

그림 10-35 오금근 통증유발점과 연관구역(Reprinted with permission from *Medi Clip*, Lippincott Williams & Wilkins).

사이의 연관성이 확인되었다.

스트레스인자와 지속인자

- 미식축구, 축구, 달리기, 스키 활강 등의 스포츠 활동
- 무릎 뒤십자인대 열상을 초래하는 모든 외상이나 긴장
- 무릎 과신전, 특히 노젓기 머신을 이용하는 것과 같은 운동
- 지나친 엎침

주의사항

- 오금근은 취약한 지점이다.
- 오금동맥이 오금근보다 표면에 위치한다.
- 환자가 담당의사에게 평가를 받도록 해서 슬와낭종 가능성을 배제하도록 유의한다. **슬와낭종(Baker's cyst)**은 무릎 윤활막 속에 액체가 채워져 확장되며 다리오금 속으로 돌출되는 것이다.
- 염증소견이 있거나 정맥염 또는 림프폐쇄가 의심되면, 뒤무릎 부위에는 시행하지 않는다. 환자에게 말해서 정맥염과 림프폐쇄에 대해 담당의사에게 평가를 받도록 한다.

마사지 시 고려사항

- 정강뼈 뒤안쪽면에 대한 근육 스트립핑으로 닿는곳에 효과가 미친다. 이 기법은 뒤정강근 근육 스트립핑과 동일하며 다만 스트로크를 더 위쪽으로 정강뼈 안쪽 관절융기 뒤에 이를 때까지 계속하되 압은 더 적게 시행한다.
- 이 부위에 시행할 때에는 매우 부드럽게 하도록 유의한다.
- 근육섬유의 방향이 장딴지빗근 섬유방향에 비해 보다 더 가로 방향이다.

장딴지빗근: 조깅인 발꿈치 (Plantaris: Jogger's Heel)

장딴지빗근은 매우 작은 근육이며 힘줄은 매우 길고 연약하다.

이는곳

- 넓적다리뼈 가쪽 위관절융기와 먼쪽 거친선

닿는곳

- 발꿈치뼈

작용

- 발바닥굽힘
- 발목 안쪽 번짐
- 무릎굽힘에 대한 약한 보조

통증유발점과 연관구역

통증유발점은 근육힘살에 나타나는 경우가 많으며 통증유발점으로부터의 뒤쪽 장딴지 중간 부위까지 여파가 나타난다. 장딴지빗근 통증유발점 환자는 장딴지 뒤쪽 부위에 불명확한 통증을 호소하는 경우가 많다(그림 10-36).

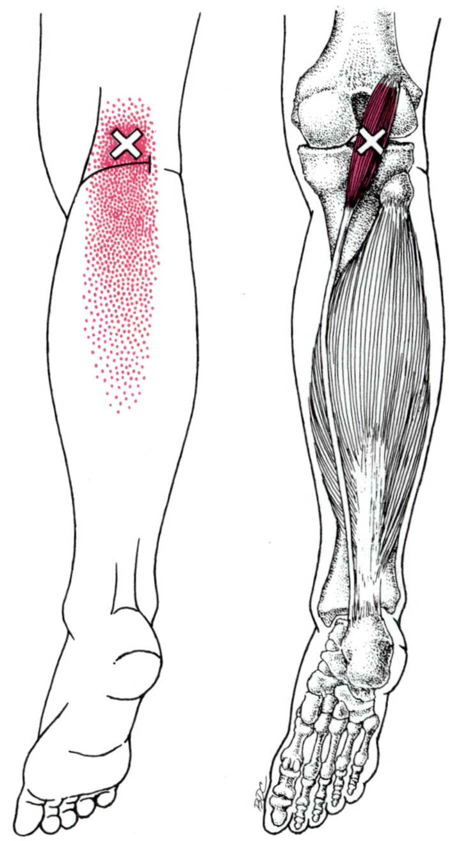

● **그림 10-36** 장딴지빗근 통증유발점과 연관구역 (Reprinted with permission from Simons DG, Travell JG, Simons LS. *The Lower Extremities.* Philadelphia, PA: Lippincott Williams & Wilkins, 1993, 430쪽 그림 22.3. *Myofascial Pain and Dysfunction: The Trigger Point Manual;* 2권).

통증유발점 활성화

장딴지빗근에 갑작스럽게 과부하가 가해지면 통증유발점이 활성화될 수 있으며 과도한 엎침, 약한 발바닥활, 지나치게 발달한 발바닥활 등에 의해 활성화되기도 한다.

스트레스인자와 지속인자

- 젖은 바닥에서 미끄러지며 양쪽 다리를 벌려 균형을 회복하려 하는 경우
- 장딴지빗근이 단축된 자세를 오랫동안 유지하는 경우
- 맨 위 부분이 탄력있고 조이는 긴 양말을 신음
- Morton 발구조
- 편평발이나 발바닥활이 높은 발

주의사항

- 취약한 지점에 해당한다.
- 염증소견이 있거나 정맥염 또는 림프폐쇄가 의심되면, 뒤무릎 부위에는 시행하지 않는다. 환자에게 말해서 정맥염과 림프폐쇄에 대해 담당의사에게 평가를 받도록 한다.
- 오금동맥이 오금근 표면에 위치한다.

마사지 시 고려사항

- 장딴지빗근은 실제로 매우 약한 발바닥굽힘근이다. 발바닥굽힘 작용의 95%는 장딴지근과 가자미근에 의해 시작된다.
- 장딴지빗근은 오금근 표면에 위치한다.
- 장딴지빗근 섬유는 방향이 장딴지근 섬유에 비해 종아리의 축에 대해 더 비스듬하다.

다리, 뒤무릎, 발목, 발의 신경근치료
(Leg with Posterior Knee, Ankle, and Foot Neuromuscular Therapy Routine)

비디오 아이콘은 교재의 페이지에 동영상 클립이 수록되었다는 표시이다.

발 DVD VIDEO

환자에게 바로누운자세를 취하고 받침대를 무릎 밑에 대도록 한다. 치료대 발쪽 앞의 등받이 없는 의자에 앉는다.

1. 페트리사지와 발목 가동술로 발을 가온시킨다.

2. 발목에 대해 굽힘, 폄, 안쪽 번짐, 가쪽 번짐 신장을 시킨다(일상치료 10-1).

주의: 윤활제를 처치한다.

3. 발등면에 대해 엄지손가락 스트립핑과 원형 손가락끝 마찰법을 시행한다. 여러 발허리뼈 사이와 복사 주위에 시행한다. 발허리뼈 사이 부위에 시행할 때에는 발등굽힘 자세로 하면 접촉이 더 잘 된다(일상치료 10-2).

4. 발을 발바닥굽힘 자세로 놓고 깊은 손바닥과 엄지손가락 스트립핑을 발목 지지띠 부위에 가로질러 시행한다. 또한 능동 가동술을 활용해 발목을 발목굽힘 방향으로, 이어서 발등굽힘 방향으로 하면서 아울러 이들 구조물에 활주법을 시행한다.

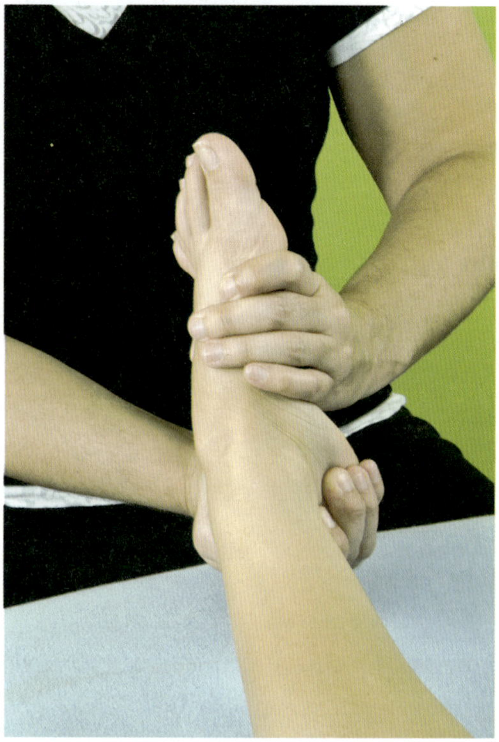

• 일상치료 10-1(Routine 10-1)

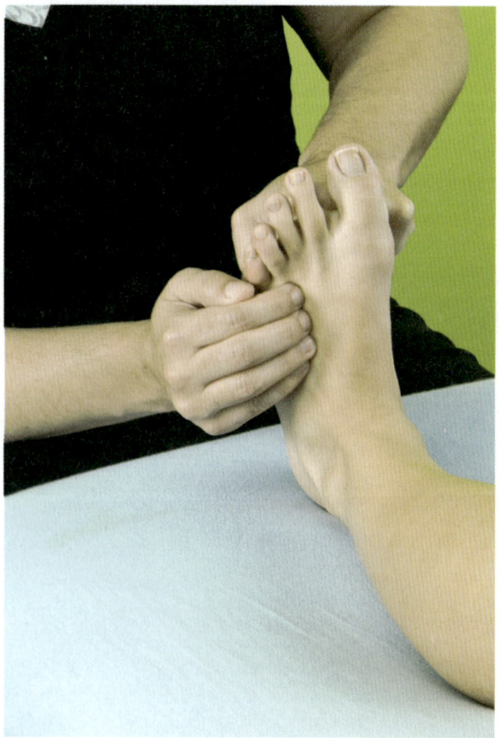

• 일상치료 10-2

5. 깊은 엄지손가락 스트립핑과 느슨하게 주먹을 쥔 너클(knuckles)을 활용해 발바닥 근막에 시행한다(일상치료 10-3). 위와 아래 방향으로 이동한다. 또한 엄지손가락 스트립핑을 발바닥 표면의 발허리뼈 사이 부위에 대해 시행하고 이어서 가로마찰법과 지속적 압박법을 모든 힘줄 부위에 시행한다.

6. 엄지손가락이나 너클을 이용해 전체 발꿈치 부위에 가로마찰법과 직접압박법을 시행한다.

7. 종아리근, 앞정강근, 뒤정강근 힘줄 닿는곳에 마찰법을 시행한다(일상치료 10-4)(셋째종아리근과 짧은종아리근은 발등면에 다섯째 발허리뼈 기저부 위치, 긴종아리근과 앞정강근은 첫째 발허리뼈 기저부와 발바닥면 안쪽 쐐기뼈 위치, 뒤정강근은 발바닥면의 2번에서 4번 발가락 발허리뼈 기저부와 발목뼈 위치).

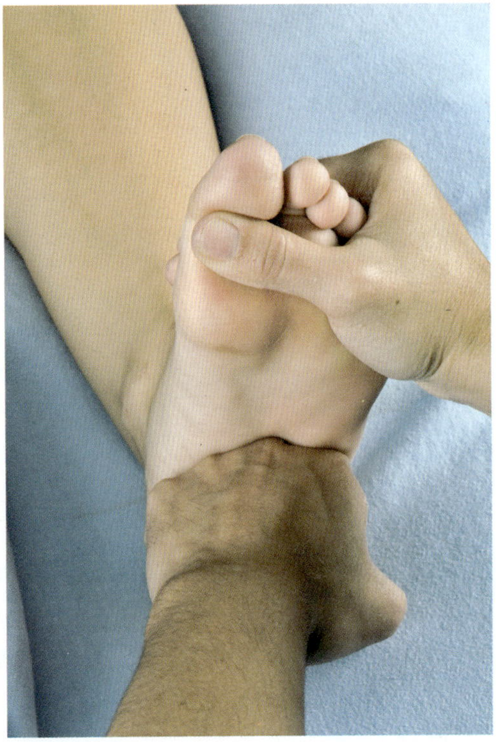

• 일상치료 10-3

앞 구획

앞정강근과 긴발가락폄근 DVD VIDEO

치료대 측면에 머리를 보고 선다. 다리를 안쪽으로 돌려 정강뼈를 향해 누른다.

1. 손바닥 압박법과 페트리사지하여 근육힘살을 가온시킨다.

주의: 이제 윤활제를 처치한다.

2. 근육 스트립핑을 먼쪽으로부터 몸쪽으로 하고, 중간선으로부터 가쪽으로(앞정강근, 이어서 긴발가락폄근, 다음에 정강근) 시행한다. 엄지손가락 또는 너클을 사용해 변화를 준다. 또한 발바닥굽힘 쪽으로 능동 신장법을 적용하면서 닿는곳으로부터 이는곳 쪽으로 근육 늘이기를 할 수 있다.

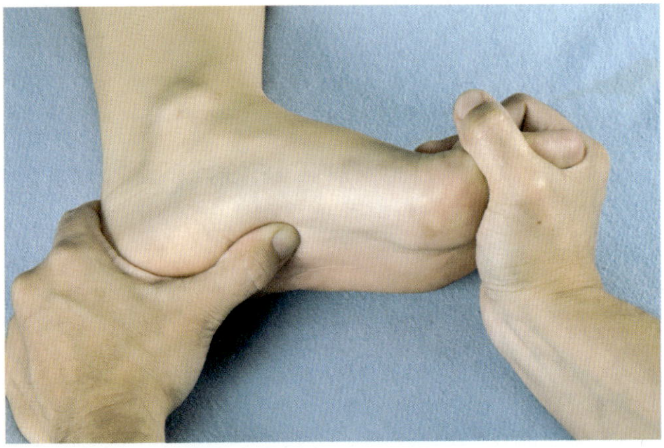

• 일상치료 10-4

3. 가로마찰법과 세로마찰법을 시행하면서 아울러 발견되는 모든 통증유발점이나 긴장띠 조직에 대해 통증유발점 압박법을 시행한다.

4. 너클(knuckles)이나 손바닥 둔덕으로 느리고 깊게 에플루라지하면서 마무리한다.

가쪽 구획

종아리근 DVD VIDEO

환자는 옆으로 누운자세를 취한다. 치료대 측면에 선다.

1. 환자가 옆으로 누운자세이고 아래쪽 무릎은 굽히고 위쪽 다리는 뻗으며 받침대를 뻗은 넓적다리와 종아리 밑에 두면 종아리근을 깊게 이완할 수 있다(일상치료 10-5).

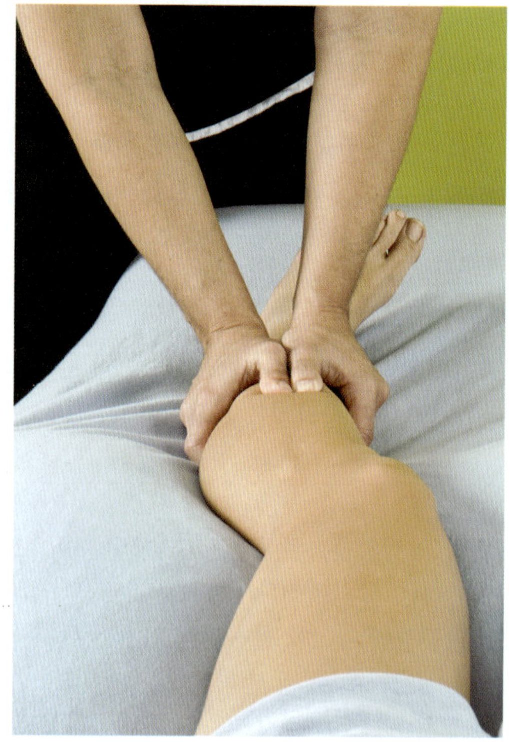

• 일상치료 10-5

2. 이곳에서 관찰되는 모든 긴장띠에 대해 가로마찰법과 세로마찰법을 시행한다(일상치료 10-6).

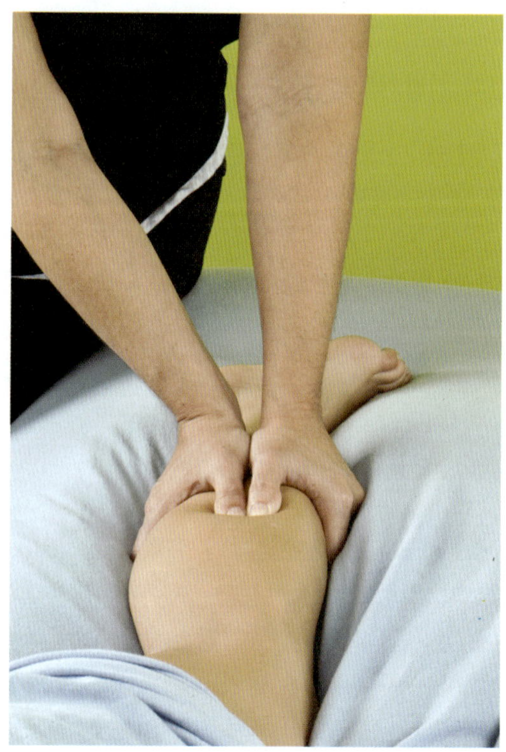

• 일상치료 10-6

3. 가쪽 복사 뒤쪽(긴종아리근과 짧은종아리근)과 앞쪽(셋째 종아리근), 다섯째 발허리뼈 기저부, 몸쪽 발목뼈 발바닥 표면과 발허리뼈 기저부 등에 마찰법을 시행한다.

4. 깊고 넓게 에플루라지 방법으로 마무리한다. 또한 능동적 발등굽힘-발바닥굽힘 방법을 활용해 동작을 통해 긴장조직 이완을 보조할 수 있다(일상치료 10-7).

뒤 구획

환자에게 엎드린 자세를 취하고 발목 밑을 받침대로 받치도록 한다. 환자의 머리를 향해 치료대 측면에 선다.

장딴지근과 아킬레스힘줄 DVD VIDEO

1. 압박, 페트리사지, 근섬유펼침 운동 등의 방법으로 뒤종아리 부위를 가온시키고 이완시킨다.

주의: 이제 윤활제를 처치한다.

2. 넓은 에플루라지, 이어서 근육 스트립핑을 아킬레스힘줄, 장딴지근, 가자미근에 시행한다. 이곳의 여러 큰 근육에 대해 세밀하게 가온시킨다.

---

3. 아킬레스힘줄에 대해 원형마찰법을 시행한다. 이어서 환자의 무릎이 굽은 채로 가로마찰법과 집게압박법을 발꿈치뼈부터 장딴지근의 근육힘줄 이음부까지 시행한다. 이 자세로부터 아킬레스힘줄이 이완되고 신장된 상태에서 한다.

---

4. 발등을 받침대로 받친 채 발목을 발바닥굽힘 자세로 하여 아킬레스힘줄에 대해 특별하게 시작한다. 이 자세에서는 힘줄이 느슨해져 앞쪽에 시행할 수 있게 된다.

---

5. 한 손의 한 손가락으로 힘줄을 안쪽으로 이동시키고 다른 손의 손가락끝 하나로 앞면에 마찰법을 시행한다. 힘줄을 가쪽으로 이동시키고 나서 반복한다(일상치료 10-8).

주의: 이곳에서는 손가락끝을 정확히 활용해 시행한다. 손톱이 길지 않도록 하는 것이 매우 중요하다.

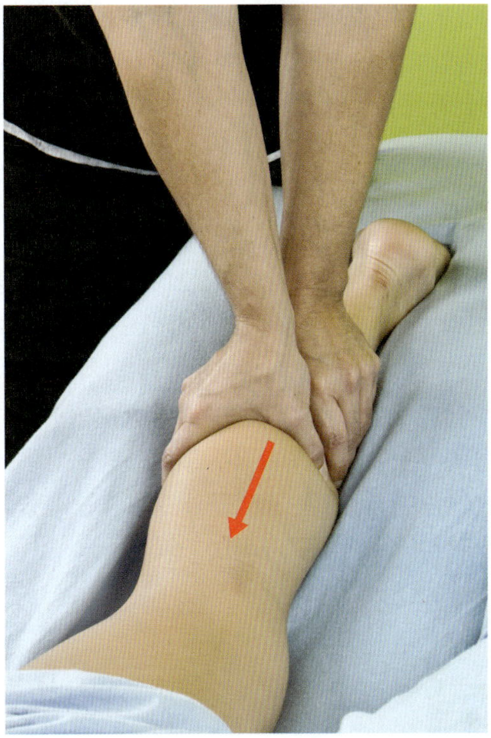

일상치료 10-7

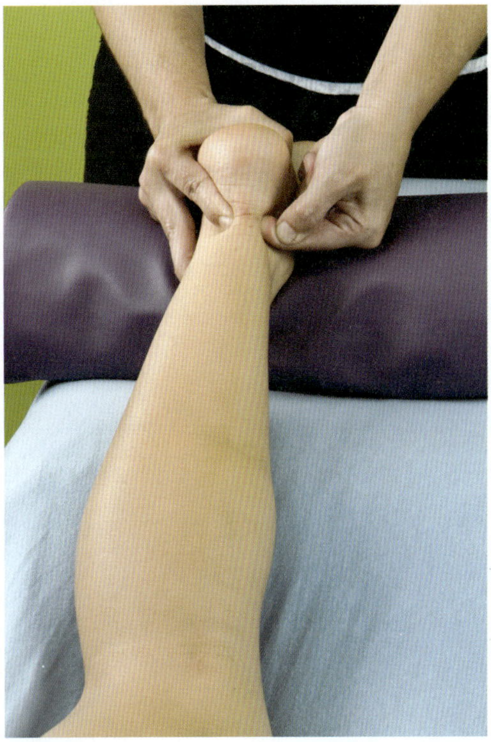

일상치료 10-8

6. 양손 집게압박법으로 장딴지근을 분리하고 가로마찰법과 지속압박법을 모든 긴장띠에 대해 시행하며 통증유발점에 통증유발점 압박법을 시행한다(일상치료 10-9).

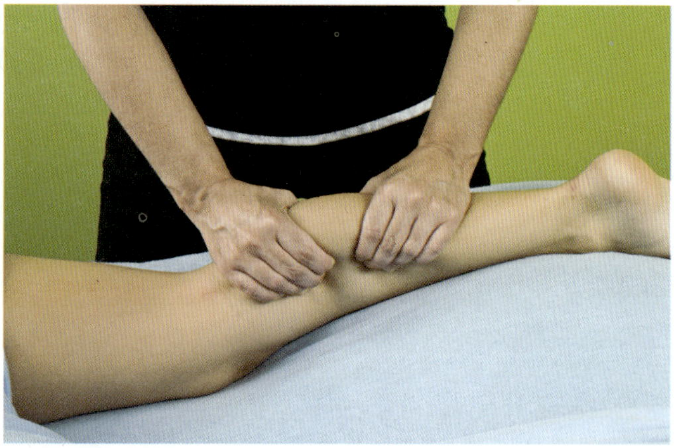

• 일상치료 10-9

---

7. 환자의 종아리를 거의 90° 정도로 구부린 자세에서 엄지손가락 압과 부드러운 가로마찰법으로 넓적다리뼈의 안쪽 위관절융기와 가쪽 위관절융기 위치의 부착 부위를 분리한다. 필요에 따라 통증유발점 압박법을 시행한다. 가쪽 부착부위는 넙다리두갈래근 힘줄 안쪽에 해당한다. 안쪽 부착부위는 반막근과 반힘줄근 힘줄의 가쪽에 해당한다(일상치료 10-10).

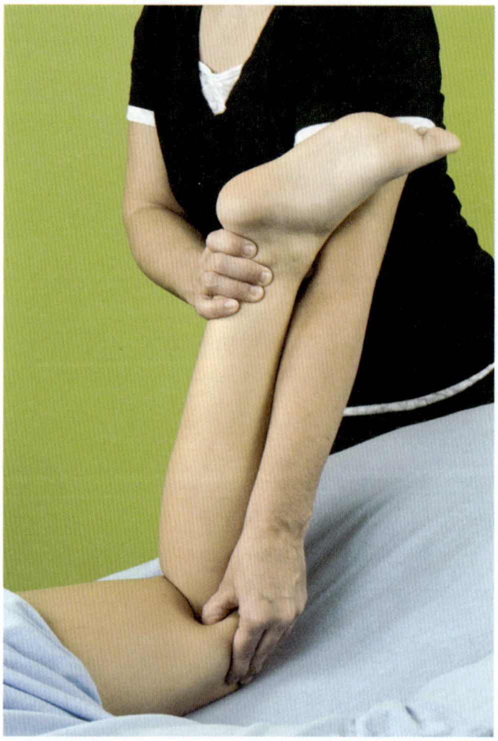

• 일상치료 10-10

가자미근 DVD VIDEO

치료대 측면에 선다.

1. 근육 스트립핑을 가자미근에 대해 하며, 이때 장딴지근 힘살을 가쪽으로 이동시키고, 가자미근 안쪽 모서리에 접근하며 이어서 안쪽으로 이동시키고 가쪽 모서리에 접근한다. 환자의 무릎을 굽히고 발바닥면으로 치료사의 배에 올린 채 엄지손가락 스트립핑을 닿는곳으로부터 이는곳 쪽으로 장딴지근의 두 갈래 밑을 따라 올라오면서 가자미근에 하는 식으로 양쪽에 동시에 시행하도록 변형시킬 수 있다(일상치료 9-11).

2. 이제 발견된 긴장띠에 가로마찰법과 통증유발점에 대해 통증유발점 압박법을 시행한다.

3. 아래팔을 이용해 닿는곳으로부터 이는곳 쪽으로 깊게 에플루라지하여 마무리한다.

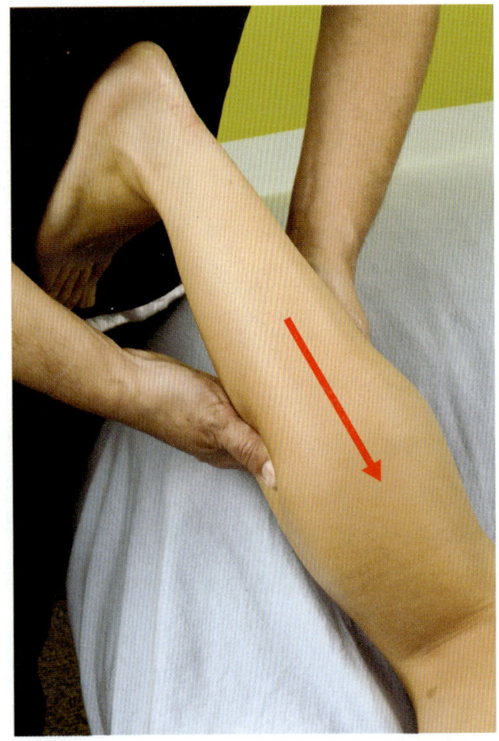

• 일상치료 10-11

깊은 뒤 구획

뒤정강근, 긴발가락굽힘근, 긴엄지굽힘근 DVD VIDEO

1. 환자의 무릎을 구부리고 종아리는 베개나 치료사의 무릎으로 받친 자세에서 근육 스트립핑을 정강뼈의 중간뒷면과 가쪽 장딴지근 밑의 정강뼈와 종아리뼈 사이 공간에 시행한다. 이렇게 하면 종아리뼈사이막에 대한 근육 부착 부위에 효과가 미친다(일상치료 10-12).

2. 장딴지근을 가쪽으로 이동시켜 뒤정강근(뒤쪽 정강뼈와 종아리뼈 그리고 종아리뼈사이막 위치), 긴발가락굽힘근(정강뼈 뒤쪽 위 3/4 위치)에 접근하며 이곳 여러 부위에 대해 마찰법과 통증유발점이완법과 함께 근육 스트립핑을 할 수 있다.

3. 장딴지근을 안쪽으로 이동시켜 긴엄지굽힘근(뒤쪽 종아리뼈 아래쪽 절반 위치)에 접근하며 2단계에서와 동일하게 시행할 수 있다.

주의: 몸쪽으로 이동함에 따라 정강뼈 관절융기의 안쪽-뒤쪽면의 오금근 닿는곳에 시행하게 된다. 이곳은 매우 압통이 심할 수 있으므로 압을 더 줄인다.

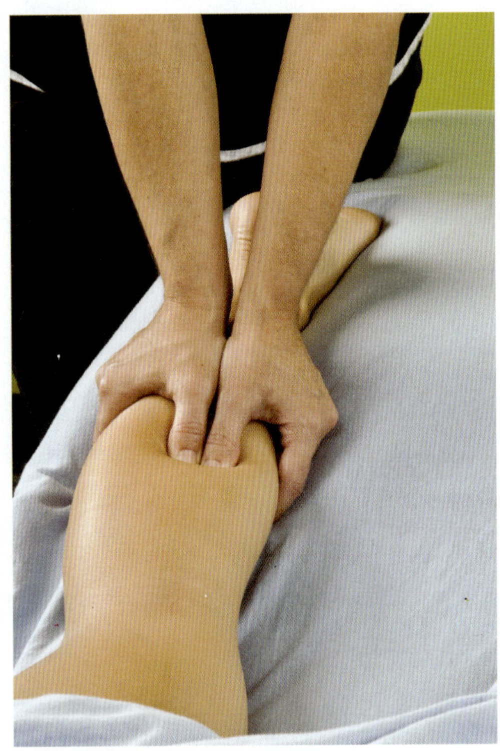

• 일상치료 10-12

장딴지빗근

1. 환자의 무릎을 구부리고 종아리는 치료사의 무릎으로 받친 자세에서 부드러운 가로마찰법으로 장딴지빗근을 분리한다. 장딴지빗근은 표면 쪽에 위치하며 섬유방향이 종아리에 비해 넓적다리뼈 가쪽 위관절융기로부터 무릎주름 안쪽면 밑 방향으로 30° 각도를 이룬다(일상치료 10-13).

2. 필요하면 통증유발점 압박법을 부드럽게 시행한다.

주의: 이곳은 얕은 신경, 동맥, 정맥이 뒤무릎 부위에 분포하므로 주의가 필요하다. 취약 지점이라는 사실을 유념한다.

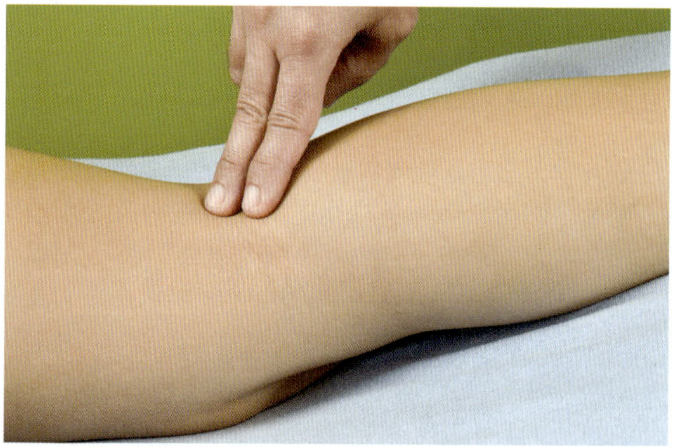

• 일상치료 10-13

오금근

1. 엄지손가락으로 가볍게 압을 가하고 넓게 쓸어내리듯이(sweep) 에플루라지한다. 오금근은 넓적다리뼈 가쪽관절융기로부터 정강뼈 몸통 위안쪽 부위를 향해 30° 이상의 각도를 이루며 지난다(일상치료 10-14).

2. 닿는곳으로부터 이는곳 쪽으로 마찰법을 시행한다.

3. 필요에 따라 통증유발점 압박법을 시행한다.

주의: 이곳은 취약 지점이므로 주의해야 한다.

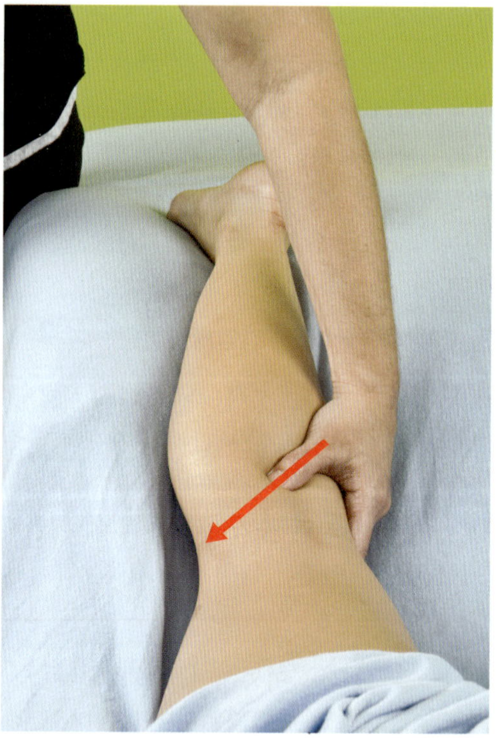

• 일상치료 10-14

종아리 치료 마무리

1. 아래로부터 위쪽 방향으로 양손 또는 아래팔로 깊게 에플루라지한다.

2. 이때 발목의 발바닥굽힘이나 발등굽힘의 양상에 따라 스트레칭을 적용하기도 한다.

증례연구 10-1

• Peter : 무릎 뒤쪽 통증 환자

배경

Peter는 일반 마사지사로부터 신경근치료사에게 의뢰되었다. 오른쪽 무릎 뒤에 6개월간 통증이 있었으며 정기적으로 매주 마사지를 받았으나 나아지지 않고 더 나빠지는 중이었다.

치료

신경근치료사는 먼저 Peter에게 통증이 언제 처음 시작되었고 지금까지 어떤 것들을 시도해 보았는지 생각나는 것에 대해 물었다. Peter는 본인 기억으로는 잠에서 깰 때 느낌이 이상했는데 그날 아침 운동 후 하다가 실제로 아프기 시작했다고 대답했다. 평소 운동에 대해 물었더니 Peter는 말로 설명하기보다는 실제 치료를 받고 싶다고 주저하면서 말했다. 신경근치료사는 치료대 위로 올라가도록 한 후 Peter의 엉덩관절, 넓적다리, 종아리에 대해 가온시키는 동안 계속 이야기해도 된다고 했다.

Peter가 치료대 위에 올라간 상태로 이야기를 하면서 Peter는 그날 운동을 할 때 먼저 노젓기 기구를 사용했으며 이 기구를 이틀에 한 차례씩 사용했다고 기억해냈다. 치료사는 추가적으로 Peter에게 요청하면서 그날 첫 시간에 치료대에서 내려간 후 노젓기 기구를 사용할 때 어떻게 다리를 움직이는지 보여달라고 했다. Peter가 노젓기 동작을 할 때마다 무릎을 과신전시킨다는 점을 Peter와 치료사가 함께 관찰했다.

치료사는 Peter의 오금근과 장딴지빗근에 대해 특별하게 시행하면서 두 근육 모두 촉진 시 매우 아프다는 점을 관찰했다. 치료사는 과신전 문제를 발견하고 바로 이 점을 발견해서 매우 기뻤다. 치료사는 또한 장딴지근과 가자미근에 집중하면서 잘 이완되도록 했다. 다른 쪽 종아리에 통증이 없기는 했으나, 균형을 유지하기 위해 반대 쪽 종아리도 치료했다.

장딴지빗근과 오금근에 대한 치료는 매주 1회씩 5주간 계속되었다. Peter는 향후 무릎을 과신전하지 않도록 노젓기 기구의 좌석 위치를 바꾸었다.

비평적 사고 문제

1. 이틀에 한 차례씩 지속적으로 조금씩 무릎을 과신전했던 것이 오금근과 장딴지빗근의 통증을 일으켰던 이유는?
2. 신경근치료사가 환자의 활동에 관해 여러 가지를 묻는 것이 중요한 이유는?
3. Peter의 일반 마사지사가 아픈 근육을 발견하지 못한 이유는?

증례연구 10-2

• Lisa : 양쪽 앞종아리 통증을 보이는 달리기선수

배경

Lisa는 앞종아리통증이 나타난 후 담당의사로부터 신경근치료사에게 의뢰되었다. 의사는 Lisa가 하루에 8km씩 뛰는 달리기 선수이기 때문에 이 증상은 근육통증 때문이라고 판단했다.

치료

Lisa에 대해 듣고 Lisa의 건강력 기록을 보고 나서 신경근치료사는 첫 치료시간에 먼저 Lisa의 양쪽 종아리를 치료했다. Lisa는 달리기가 끝나고 약 10분 후에 통증을 느낀다고 치료사에게 말했다. 앞정강근이 매우 조임 상태이고 아픈 상태였지만, Lisa가 매일 느끼는 그 통증은 아니었다.

치료사는 Lisa를 옆으로 누운자세로 돌아눕히고 종아리근을 치료했다. 이번에도 근육이 아픈 상태였지만, Lisa가 설명하는 그 통증은 아니었다. Lisa는 이번에 엎드린 자세를 취하고 뒤종아리 부위를 치료받았다. 장딴지근과 가자미근 모두가 아픈 상태였으나, 충분히 이완시킨 후 치료사는 더 깊은 층의 근육을 치료했다. 둘째 치료시간에 뒤정강근이 문제였다고 판단했다.

Lisa는 집에서 높은 양동이에 얼음과 물을 채우고 20분 동안 각각의 종아리를 담가 양쪽 종아리에 냉찜질을 하면서 치료사는 Lisa에 대해 추가로 12회 치료해 성과를 거두었다. 또한 Lisa는 양쪽 종아리에 대해 더 세밀한 신장법을 적용하기 시작했다.

비평적 사고 문제

1. 치료사가 앞쪽 통증의 원인을 찾기 위해 세 구획 모두를 점검한 이유는?
2. 뒤정강근에 대해 통증유발점과 염증을 없애려면 여러 회 치료해야 하는 이유는?
3. Lisa에게 현 문제에 대해 단순한 냉찜질팩이 아니라 양동이에 얼음물을 채워 사용하도록 치료사가 권했던 이유는?
4. 특이적 신장법은 왜 중요했는가?

복습문제

단답형 문제

1. 3개 종아리근의 명칭을 써라.

2. 위의 3개 근육 중 다른 두 근육과 작용이 다른 한 근육은? 그 이유는?

3. 안쪽 번짐 염좌에서 발목은 어느 방향으로 구르는가?

4. 안쪽 번짐 염좌에서 가장 흔하게 손상되는 인대는?

5. 위상근육에 대해 설명하라.

선택형 문제

6. 뒤종아리의 두 관절 근육은 어느 것인가?
A. 가자미근
B. 뒤정강근
C. 장딴지근
D. 긴엄지굽힘근

7. 힘살이 뒤무릎에 위치하는 두 근육은?
A. 반막근, 반힘줄근
B. 가자미근, 장딴지근
C. 뒤정강근, 장딴지근
D. 장딴지빗근, 오금근

8. 엄지발가락 부위 연관통증의 흔한 원인은?
A. 앞정강근
B. 긴종아리근
C. 장딴지근
D. 긴발가락폄근

9. 발바닥활과 발목을 안정화하는 일종의 등자가 되는 두 개의 근육은?
A. 뒤정강근, 앞정강근
B. 앞정강근, 긴종아리근
C. 앞정강근, 가자미근
D. 뒤정강근, 긴종아리근

10. 뒤종아리 위치의 어느 근육이 치료적으로 변화를 주기 가장 어려운가?
A. 가자미근
B. 긴엄지굽힘근
C. 장딴지근
D. 뒤정강근

참/거짓 문제

11. 갈퀴발가락 변형은 발가락 긴굽힘근의 과활성 때문에 일어날 수 있다.

12. 발목이 굴러넘어가는 사고 때 근육이 손상되어 발목 염좌가 생긴다.

13. 엄지건막류는 무지외반증이라고도 한다.

14. 망치발가락은 갈퀴발가락과 동일한 질환이다.

15. 스트레스골절은 흔히 과사용이나 기타 외상으로 인해 생긴다.

짝짓기

a. 편평발
b. 관절 기능이상
c. 아킬레스힘줄염
d. 발바닥근막염
e. 슬와낭종(Baker' s cyst)
f. 발목굴증후군

16. 윤활막 속에 액체가 채워진 주머니가 다리오금 속으로 돌출됨.

17. 발목 부위에서의 정강신경 먼쪽 부분 신경병증이며 발의 통증과 무감각이 생김.

18. 발바닥활이 소실된 발, 평발이라고도 함.

19. 발바닥면 일부 조직의 염증성 손상

20. 뒤종아리 부위 일부 구조물의 염증성 손상

참고문헌 (References)

1. Basmajian JV, Deluca CJ. *Muscles Alive*. 5th ed. Baltimore, MD: Williams & Wilkins; 1985:353, 354
2. Body DM. Running injuries. *Clin Symp*. 1980:32:1-36

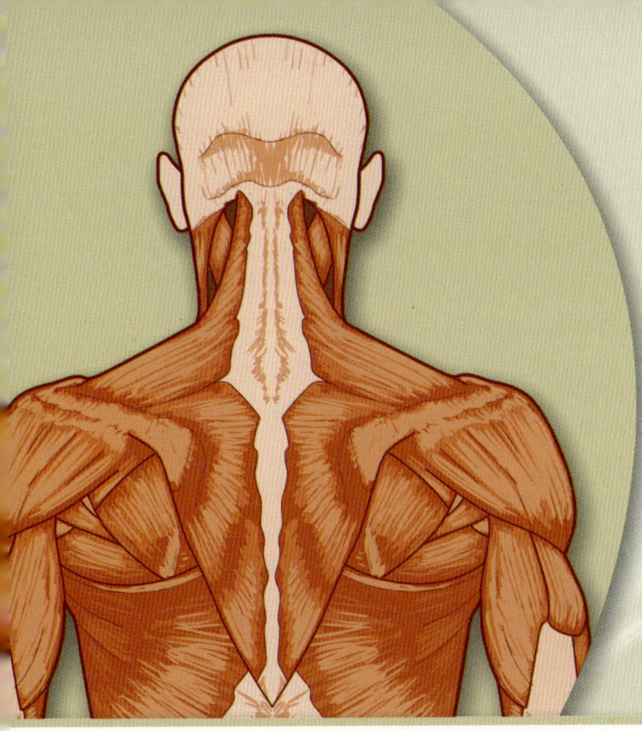

11 통증유발점과 연관구역 지침

TRIGGER POINT AND REFERRAL GUIDE

본 장은 신경근치료법으로 치료하는 학생과 치료사들이 통증유발점 그리고 해당 연관구역이 어디인지가 설명된 중요한 장을 다시 읽을 시간이 없고 환자가 치료대에 올라가 있을 때 활용해 빠르게 참조할 수 있도록 구성했다.

아래의 목록에 나오는 여러 부위와 근육은 환자가 먼쪽에 통증이나 기타 감각을 느끼도록 신체에 충격이 미치고 있는 실제 통증유발점이 위치한 부위를 추적해 갈 때, 활용할 쉬운 지침을 제공하려는 취지이다.

아래 목록의 제목은 통증이나 기타 감각이 나타날 수 있는 각 부위의 명칭이다. 각 제목 밑의 근육 목록은 제목에 명기된 부위의 감각증상은 어떤 근육이 근원인지에 대한 여러 연구자의 견해를 모아 놓은 것이다.

이렇게 정리해 놓은 근육 목록이 어떤 근육을 다루고 어떤 순서로 다루어야 할지 판단하는 데 여러 학생과 치료사에게 도움이 되길 바란다.

머리맨위: 두정

- 목빗근(복장뼈 갈래)
- 머리널판근

관자 부위

- 등세모근(위)
- 목빗근(복장뼈 갈래)
- 관자근
- 머리반가시근
- 목널판근
- 뒤통수밑근육군

이마 부위

- 목빗근(양쪽 갈래)
- 이마근
- 머리반가시근

눈과 눈썹 부위

- 목빗근(복장뼈 갈래)
- 눈썹주름근
- 관자근
- 목널판근
- 깨물근(얕은 갈래)
- 뒤통수근
- 뒤통수밑근육군
- 등세모근(위)

굴 부위

- 가쪽 날개근
- 관자근

- 목빗근
- 깨물근
- 안쪽 날래근

귀와 턱관절 부위

- 가쪽 날개근
- 깨물근(깊은갈래)
- 목빗근
- 안쪽 날래근

뺨과 턱 부위

- 목빗근(복장뼈갈래)
- 깨물근(얕은갈래)
- 가쪽 날개근
- 등세모근(위)
- 두힘살근(뒤갈래)

치아

- 관자근
- 깨물근(얕은갈래)
- 두힘살근(앞갈래)

머리 뒤쪽 부위

- 관자근(위)
- 목빗근(양쪽 갈래)
- 머리반가시근
- 목반가시근
- 뒤통수밑근육군
- 뒤통수근
- 두힘살근(뒤갈래)
- 관자근
- 목널판근

앞목과 인후 부위

- 목빗근(복장뼈갈래)
- 안쪽 날개근
- 긴머리근
- 긴목근
- 앞뒤통수밑근
- 등세모근(위)
- 두힘살근(뒤갈래)

뒷목 부위

- 등세모근(위, 아래)
- 어깨올림근
- 목널판근
- 긴목근
- 긴머리근
- 앞뒤통수밑근
- 가시아래근

가쪽목 부위

- 어깨올림근

앞어깨와 가슴 부위

- 목갈비근
- 큰가슴근
- 빗장밑근
- 작은가슴근
- 가시아래근
- 가시위근
- 앞어깨세모근
- 큰원근
- 어깨밑근
- 부리위팔근
- 위팔두갈래근
- 위팔근
- 넓은등근

복부

- 배곧은근
- 배바깥빗근
- 가쪽 벽 배빗근과 배가로근
- 등엉덩갈비근
- 뭇갈래근
- 허리네모근
- 배세모근

뒤어깨와 윗등 부위

- 목갈비근
- 어깨올림근
- 목널판근
- 어깨세모근(뒤갈래)
- 등세모근(중간, 아래)
- 마름근
- 앞톱니근
- 척주세움근
- 뭇갈래근
- 돌림근
- 가시위근
- 가시아래근
- 큰원근
- 작은원근
- 어깨밑근
- 위뒤톱니근
- 넓은등근
- 위팔세갈래근
- 위팔두갈래근

가쪽 어깨 부위

- 어깨세모근(중간, 어깨봉우리갈래)
- 가시위근
- 가시아래근
- 큰원근
- 목갈비근
- 작은원근
- 어깨밑근

중간등 부위

- 척주세움근
- 허리네모근
- 뭇갈래근
- 돌림근
- 앞톱니근
- 아래뒤톱니근
- 배곧은근
- 갈비사이근
- 넓은등근
- 허리근

아래등 허리와 엉치 부위

- 궁둥구멍근
- 중간볼기근
- 허리근
- 척주세움근
- 뭇갈래근
- 돌림근
- 허리네모근
- 큰볼기근
- 배곧은근
- 가자미근

볼기 부위

- 큰볼기근
- 중간볼기근
- 허리네모근
- 허리엉덩갈비근
- 등가장긴근
- 궁둥구멍근
- 작은볼기근
- 반힘줄근
- 반막근
- 속폐쇄근

골반 부위(내부 감각)

- 큰모음근
- 속폐쇄근
- 바깥폐쇄근
- 가쪽 벽 배빗근과 배가로근

샅굴부위

- 두덩근
- 큰모음근
- 배곧은근
- 속빗근과 바깥빗근
- 속폐쇄근
- 엉덩허리근

앞위팔 부위

- 목갈비근
- 가시위근
- 가시아래근
- 어깨세모근(앞갈래)
- 큰가슴근
- 빗장밑근
- 작은가슴근
- 위팔두갈래근
- 위팔근
- 위팔세갈래근
- 팔꿈치근
- 위뒤톱니근
- 앞톱니근

뒤위팔 부위

- 목갈비근
- 가시위근
- 가시아래근
- 위뒤톱니근
- 어깨밑근
- 큰원근
- 작은원근
- 넓은등근
- 뒤어깨세모근
- 위팔세갈래근
- 팔꿈치근
- 부리위팔근

가쪽 팔꿈치 부위

- 폄근(모두)
- 위팔노근
- 손뒤침근
- 팔꿈치근
- 빗장밑근
- 목갈비근
- 가시위근

안쪽 팔꿈치 부위

- 굽힘근(모두)
- 원엎침근
- 앞톱니근
- 작은가슴근

뒤아래팔 부위

- 위팔세갈래근(긴갈래와 가쪽 갈래)
- 팔꿈치근
- 목갈비근
- 어깨밑근
- 폄근(모두)
- 위팔노근
- 부리위팔근
- 가시아래근
- 넓은등근
- 큰원근
- 가시위근

앞아래팔 부위

- 굽힘근(모두)
- 원엎침근
- 앞톱니근
- 빗장밑근
- 위팔두갈래근
- 위팔근
- 목갈비근
- 위팔세갈래근(안쪽 갈래)
- 넓은등근
- 큰가슴근
- 작은가슴근
- 위뒤톱니근
- 가시위근
- 가시아래근

손과 손가락 부위: 무감각

- 목갈비근
- 위뒤톱니근
- 작은원근

- 작은가슴근
- 위팔세갈래근
- 위팔근
- 손뒤침근
- 폄근(모두)
- 자쪽 손목굽힘근
- 손가락굽힘근
- 원엎침근

손과 손가락 부위: 통증

- 어깨밑근
- 폄근(모두)
- 굽힘근(모두)
- 목갈비근
- 위뒤톱니근
- 넓은등근
- 위팔세갈래근
- 위팔근
- 부리위팔근
- 작은가슴근
- 빗장밑근
- 위팔노근
- 손뒤침근
- 가시아래근
- 앞톱니근

앞넓적다리 부위

- 긴모음근
- 두덩근
- 두덩정강근
- 엉덩근
- 큰허리근
- 중간넓은근
- 넙다리곧은근
- 넙다리빗근
- 배곧은근
- 깊은 가쪽 엉덩관절 돌림근
- 작은볼기근

뒤넓적다리 부위

- 큰볼기근
- 중간볼기근
- 작은볼기근
- 허리네모근
- 반힘줄근
- 반막근
- 넙다리두갈래근
- 궁둥구멍근
- 깊은 가쪽 엉덩관절 돌림근
- 큰모음근

가쪽 넓적다리 부위

- 넙다리근막긴장근
- 작은볼기근

앞무릎 부위

- 넙다리곧은근
- 안쪽 넓은근
- 긴모음근

뒤무릎 부위

- 허리네모근
- 장딴지근
- 가자미근
- 반막근
- 장딴지빗근
- 오금근
- 중간볼기근
- 작은볼기근

안쪽 무릎 부위

- 깊은 가쪽 엉덩관절 돌림근(모두)
- 안쪽 넓은근
- 반막근
- 긴모음근
- 큰모음근

앞종아리 부위

- 앞정강근
- 뒤정강근
- 긴모음근

뒤종아리 부위

- 가자미근
- 장딴지근
- 큰볼기근
- 중간볼기근
- 작은볼기근
- 궁둥구멍근
- 깊은 가쪽 엉덩관절 돌림근
- 허리네모근
- 긴발가락굽힘근
- 긴엄지굽힘근
- 반막근
- 뒤정강근
- 장딴지빗근

가쪽 종아리 부위

- 장딴지근
- 작은볼기근
- 종아리근(모두)
- 가쪽 넓은근

앞발목 부위

- 앞정강근
- 긴발가락폄근
- 셋째종아리근

뒤발목 부위

- 가자미근
- 뒤정강근

가쪽 발목 부위

- 종아리근(모두)

발등 부위

- 앞정강근
- 긴발가락폄근
- 긴엄지폄근

발바닥활과 발바닥 부위

- 장딴지근
- 긴발가락굽힘근
- 짧은발가락굽힘근
- 엄지모음근
- 등쪽과 발바닥쪽 뼈사이근
- 가자미근
- 뒤정강근

발꿈치 부위

- 가자미근
- 뒤정강근
- 엄지벌림근

종아리와 발 무감각

- 작은볼기근
- 궁둥구멍근
- 가자미근
- 긴종아리근
- 긴발가락폄근
- 엄지벌림근
- 엄지모음근

자세 소견

아래는 특정 질환에 관찰되는 자세 증상과 징후 목록이다. 질환목록은 포괄적이지 않으며 예시 취지일 뿐이다.

머리내밈 자세

- 고리뒤통수관절 과신전, 뒤통수신경 포착
- 턱내밈 자세
- 가시사이인대, 가시끝인대의 신장긴장
- 목 부위 신경뿌리병증
- 목 곡선이 심해져 디스크가 압축되고 탈출 위험이 높아진다.

- 목 부정렬로 인해 관절염 가능성이 커진다.
- 운동범위 상실로 인해 융합 가능성이 커진다.
- 머리내밈자세로 인해 아래턱뼈에서 근막이 강하게 밑으로 당겨진다.
- 아래턱뼈가 뒤위쪽으로 당겨지고 턱관절에 대해 강제력이 앞으로 가해진다.
- 턱관절의 염발음과 통증
- 턱을 제위치에 놓기 위해 애쓰면서 생기는 맞물림 장애 또는 이갈기
- 가슴 앞쪽 근막이 목뿔뼈 부위로 당겨진다.
- 바로서기반사로 인해 목 과신전이 지속화된다.

등척주뒤굽음증

- 아래 목뼈와 위 등뼈 부위의 비정상적 근막 축적
- 복장뼈 내림과 갈비뼈 잠김 상태로 인해 3차원적 호흡이 억제됨
- 가슴우리의 올림과 내림
- 역설호흡 양상
- 가로막 기능 불량, 세포변성 가능성
- 가로막 기능 불량으로 인한 과호흡
- 말할 때 쌕쌕거림 또는 헐떡임
- 하품, 한숨, 숨을 고르려 애쓰는 일이 빈번함
- 첫째 갈비뼈 들림, 가슴문증후군 경향
- 폐경후 목척주뒤굽음증(dowager's hump)
- 위팔뼈 안쪽 돌림 그리고 어깨뼈 벌림과 올림
- 양손의 넓적다리 앞 위치 그리고 손바닥은 뒤방향
- 돌림근띠 열상, 윤활낭염, 힘줄염 경향
- 빗장뼈 각형성, 봉우리빗장관절과 복장빗장관절 압박(V 모양의 양쪽 빗장뼈)
- 몸 세로축 연장 제한
- 불안상태, 공황발작
- 가로막에서 미주신경과 식도의 근막성 묶임
- 위장 문제, 역류 질환
- 대동맥, 대정맥, 주요 림프관의 근막성 제한
- 내장 탈출과 장기위치 변동
- 척추곡선이 정도가 심해지고 척추사이구멍이 좁아짐
- 경질막 관과 척수신경뿌리에 대한 근막성 당김
- 디스크 물질의 척수쪽 이동
- 기억상실

앞골반경사(골반 굽힘 과다)

- 두덩뼈가 앞에서 떨어진다.
- 꼬리뼈가 뒤에서 올라간다.
- 과도한 허리척주앞굽음증
- 팽창된 배안 내용물
- 아래쪽 배근육 위약
- 하반신에 대한 압박 부하
- 과신전 또는 잠김 무릎
- 발의 안쪽 세로인대 편평화
- 엉덩정강근막띠의 함입 또는 고랑
- 넓적다리뼈 안쪽 돌림 가능성
- 머리내밈자세 경향
- 가슴근막과 심장근막에 대한 아랫방향 당김

가쪽 골반경사

- 체중이 높은 엉덩관절 쪽으로 흔들린다. 이것이 가장 분명한 소견이다.
- 양쪽 엉덩관절이 고르지 않아 보이며 환자는 높은 엉덩관절 쪽으로 기대는 경향을 보인다.
- 위뒤엉덩뼈가시가 높은 엉덩관절 쪽에서 높다.
- 두덩결합 엇갈림 가능성
- 바로누운자세를 취할 때 엉덩관절이 높은 쪽 발이 짧아 보이고 섰을 때 길어 보인다.
- 엉덩관절이 높은 쪽 허리세움근의 조임
- 엉덩관절이 높은 쪽 엉치엉덩관절의 눌림
- 엉덩관절이 높은 쪽 엉덩뼈가 앞쪽으로 돌아감
- 엉덩관절이 높은 쪽 넓적다리뼈가 안쪽으로 돌아감
- 엉덩관절이 낮은 쪽에서 넓적다리뼈가 벌림 상태로 됨
- 모음 동작 시 제약과 돌림을 동반한 엉덩정강 엇갈림
- 엉덩관절이 낮은 쪽의 돌기 윤활낭염
- 큰궁둥패임이 좁아지며 아울러 궁둥신경 포착 가능성
- 골반 돌림으로 인한, 낮은 엉덩관절 쪽으로 향하는 L5 돌림(돌림척주옆굽음증)
- L5 위 허리뼈의, 보상성 가쪽 굽힘(돌림척주옆굽음증)
- L4~L5와 L5~S1 수준에서의 디스크 압박
- 기능적 척주옆굽음증

- 낮은 엉덩관절 쪽에서 엎침 발이 더 뚜렷함
- Q각 증가와 무릎통증

엎침 긴장

- 과도한 허리척주앞굽음증
- 발바닥활 붕괴
- 발 벌림
- 굽은 아킬레스힘줄
- 정강뼈 돌림
- 넓적다리뼈 돌림
- Q각 증가
- 아킬레스힘줄염
- 발꿈치돌기 가능성
- 발바닥근막염 가능성
- 엄지발가락가쪽 휨증과 엄지건막류
- 발 굳은살
- 망치발가락
- 연골연화증
- 거위발과 넙다리큰돌기 윤활낭염
- 엉치엉덩관절 문제
- Morton 발구조
- 여러 근육긴장

아래팔 긴장

- 가쪽 위팔뼈 위관절융기(테니스 팔꿈치)
- 안쪽 위팔뼈 위관절융기(골퍼 팔꿈치)
- 손목굴증후군
- 폄근지지띠 유합
- 굽힘근지지띠와 아래팔근막 유합

부록
APPENDIX A

복습문제 풀이
Answers to Chapter Review Questions

1장

단답형 문제

1. 만성 근막통증과 통증증후군 치료를 전문으로 하는 포괄적인 향상된 연조직 수기치료법 체계

2. • 조직 불규칙성을 확인하고 분리함
- 국소조직 순환 회복 및 허혈 경감
- 근육긴장항진증 및 연축 경감
- 연조직 통증 경감
- 유해한 또는 과도한 신경자극의 제거와 경감
- 신경근육계통의 반사활성 정상화
- 통증유발점 제거 및 경감
- 문제된 근육에서 정상 운동범위 회복
- 연관된 유착 즉, 근막 결합의 이완
- 만성 단축 근막 및 기타 연조직의 연장
- 만성 통증양상과 통증유발점을 계속해서 악화시키는 지속인자에 대한 확인 및 경감 또는 제거

3. • 병력, 평가, 사정
- 연조직 평가와 치료
- 통증유발점치료법
- 근막이완과 근육연장
- 자세 스트레스 분석
- 치료적 신장
- 지속인자 확인 및 경감
- 환자관리와 추적

4. 다음 셋 중 하나: 근막이완, 깊은 에플루라지, 근육 스트립핑 또는 깊은 가로마찰

5. 중추신경계와 근육뼈대계통

선택형 문제

6. B
7. D
8. A
9. B
10. B

참/거짓 문제

11. T
12. F
13. T
14. T
15. F

짝짓기

16. e
17. b
18. a
19. c
20. d

2장

단답형 문제

1. 운동신경세포 축삭가지가 가로무늬 근육섬유와 연접 접촉을 형성하는 종말 판
2. 간에서의 콜레스테롤 생산을 줄임으로써 혈중 콜레스테롤 수치를 낮추는 약물류
3. 실제 과부하, 과로, 직접적 충격외상, 신경뿌리병증 등에 의해 직접적으로 그리고 다른 기존 통증유발점, 내장질환, 관절염, 관절 기능이상, 감정적 고통 등에 의해 간접적으로 통증유발점이 활성화된다. 사실상 모든 스트레스에 의해 통증유발점이 악화되고, 그 결과 연관증상양상도 악화된다.
4. 모든 종류의 자연적 생리현상에 똑같이 들어맞는 과학원리
5. 다음 중 하나: 촉진법칙, Davis 법칙, Hilton 법칙, Arndt-Schultz 법칙, 편측성 법칙, 대칭성 법칙, 강도 법칙, 방사 법칙, 일반화 법칙, Wolff 법칙, 바로잡기 반사

선택형 문제

6. D
7. C
8. A
9. C
10. D

참/거짓 문제

11. F
12. F
13. T
14. F
15. F

짝짓기

16. a
17. g
18. j
19. k
20. e

3장

단답형 문제

1. 운동범위; 관절, 윤활낭, 인대와 같은 수동적 구조물; 근육손상
2. 척주옆굽음증
3. 역설호흡 양상, 헐떡임-쌕쌕거림-하품 그리고 숨을 골라야 함, 3차원적 호흡이 억제됨
4. 긴장띠와 그에 동반되는 예민한 압통점 결절이 환자에게 확인됨, 운동범위가 제약되고 신장이 통증성으로 제한됨, 국소단일수축반응, 압통성 결절을 압박했을 때의 연관감각 증상
5. 모든 선행요인, 잘못 들어올리기, 자세불량, 만성 단축 근육, 반복적 동작, 제지기능 남용

선택형 문제

6. A
7. C
8. C
9. B
10. C

참/거짓 문제

11. T
12. T
13. F
14. T
15. F

짝짓기

16. a
17. g
18. d
19. c
20. e

4장

단답형 문제

1. 손목 동작을 반복적으로 하면 손목굴을 통과해 지나가는 힘줄이 압을 받고, 그 결과 통증이 생기고 손목

굴증후군이 생길 가능성이 있으며, 반복적인 손목 동작은 일반적으로 반복긴장손상 또는 힘줄염을 일으킬 수 있다.

2. 치료사는 큰가슴근의 만성적 단축으로 인해 통증유발점이나 가슴문증후군이 생길 위험을 감수한다.
3. 스퀴즈볼(squeeze ball)을 활용
4. 신체역학을 적절히 활용한다는 것은 더 열심히 하기보다 더 지혜롭게 치료한다는 뜻이며 손상을 방지함으로써 치료사가 전문분야에서 오랫동안 활동하도록 하는 데 도움이 된다.
5. 통증 정도, 치료를 받아들일 만한 내성 정도, 통증유발점 이완, 근육 유연성, 운동범위, 에너지와 운동의 부드러움, 가정치료

선택형 문제

6. C
7. B
8. A
9. A
10. C

참/거짓 문제

11. T
12. F
13. T
14. T
15. F

짝짓기

16. a
17. d
18. c
19. b
20. e

5장

단답형 문제

1. 머리와 목이 극적으로 홱 움직여 근육이 과신장되고 강하게 단축되기 때문에 목 근육이 연축되고, 고유감각 문제(머리-목 관계와 중력장 속 방향감)와 어지럼증(현기)이 초래된다.
2. 목 근육이 만성적으로 수축되어 목이 지속적으로 가쪽 굴곡 상태가 된다.
3. 이마근
4. 이갈기나 부정교합 문제로 인해 턱에 작용하는 근육이 지나치게 긴장됨
5. 턱뼈각 통증, 어지럼증, 흐린시력, 시력저하

선택형 문제

6. B
7. D
8. A
9. C
10. A

참/거짓 문제

11. F
12. F
13. T
14. T
15. T

짝짓기

16. e
17. g
18. b
19. i
20. d

6장

단답형 문제

1. 이렇게 하면 돌림근, 뭇갈래근, 반가시근, 가시근, 위뒤톱니근, 마름근, 중간등세모근, 아래등세모근, 넓은등근, 머리널판근 , 목널판근 등의 힘줄 부착부에 대해 이완시키는 데 도움이 된다.
2. 큰원근, 넓은등근, 큰가슴근
3. 큰마름근과 작은마름근, 작은가슴근, 어깨올림근
4. 큰원근, 넓은등근
5. 위등세모근

선택형 문제

6. C
7. A
8. D
9. C
10. B

참/거짓 문제

11. T
12. F
13. T
14. F
15. T

짝짓기

16. a
17. b
18. e
19. h
20. i

7장

단답형 문제

1. 손목과 손가락
2. 주요 가락열
3. 팔꿈치근
4. 엄지두덩
5. 가로손목인대

선택형 문제

6. D
7. B
8. A
9. C
10. B

참/거짓 문제

11. T
12. T
13. F
14. F
15. F

짝짓기

16. c
17. e
18. f
19. g
20. a

8장

단답형 문제

1. 셋
2. 가장긴근, 넓은등근, 허리엉덩갈비근, 허리네모근, 속빗근, 바깥빗근
3. 위와 같음
4. 허리네모근
5. 허리네모근과 작은볼기근

선택형 문제

6. B
7. A
8. B
9. C
10. D

참/거짓 문제

11. T
12. T
13. F
14. F
15. F

짝짓기

16. c
17. e
18. g
19. f
20. b

9장

단답형 문제

1. 궁둥신경통은 신경뿌리 압박으로 인해 발생한다. 궁둥구멍근 증후군은 궁둥구멍근 섬유 사이에서 신경이 포착되거나, 신경이 큰궁둥구멍 쪽으로 눌리는 것으로 인해 발생한다. 궁둥신경통에서는 신경뿌리 병증을 멀리 떨어진 곳에서 느끼고, 궁둥구멍근 증후군에서는 통증유발점으로부터 나온 연관증상을 멀리 떨어진 곳에서 느낀다.
2. 큰모음근, 세로부분이 방향이나 궁둥뼈결절과 넓적다리뼈 모음근결절에 대한 부착부위 때문에 활동 시 협동작용을 한다. 또한 넙다리뒤근육과 함께 엉덩관절 폄 작용을 한다.
3. 무릎관절 안정화 보조
4. 네갈래근군이 넙다리뒤근육보다 훨씬 크고 무거운 근육군이다. 우리가 대부분의 시간 동안 앉아 있다 보니 네갈래근군이 만성적으로 단축되고, 위쪽 섬유가 지속적인 수축 상태에 놓인다.
5. 앞골반경사

선택형 문제

6. D
7. A
8. C
9. B
10. C

참/거짓 문제

11. T
12. F
13. F
14. F
15. F

짝짓기

16. f
17. d
18. e
19. h
20. c

10장

단답형 문제

1. 긴종아리근, 짧은종아리근, 셋째종아리근
2. 셋째종아리근. 정강뼈 앞면 위치하며 발목의 발등굽힘 작용을 하는 반면, 긴종아리근과 짧은종아리근은 발목에서 발바닥굽힘을 한다.
3. 가쪽으로 발을 안쪽 번짐 상태로 놓음
4. 앞목말종아리인대와 발꿈치종아리인대
5. 빠른 연축 근육이라고도 하며, 수요에 따라 활성화되어 빠르고 강력하며 단기적 동작을 하는 큰 운동단위에 해당하는 근육이다. 빠르게 반응하고 빠르게 피로해진다. 단축현상 없이 위약해질 수 있다.

선택형 문제

6. C
7. D
8. A
9. B
10. D

참/거짓 문제

11. T
12. T
13. T
14. F
15. T

짝짓기

16. e
17. f
18. a
19. d
20. c

용어해설
Glossary

가슴문증후군(thoracic outlet syndrome): 목이나 겨드랑이에서 신경과 혈관이 압박을 받는 것으로 인한 복합적 상태이며, 가슴문압박증후군이라고도 함.

가쪽 골반경사(lateral pelvic tilt): 다리이음뼈 근육불균형으로 인해 한쪽 엉덩관절이 높고 다른 쪽 엉덩관절이 낮음.

갈퀴발가락(claw toe): 제2~제5 발허리발가락관절이 현저하게 폄되고, 몸쪽과 먼쪽 손가락뼈사이관절이 굽힘 상태로 고정되어 갈퀴모양의 만곡을 띤다. 망치발가락(mallet toe) 정도라면 먼쪽 발가락사이관절만 굽힘된다. 진정한 갈퀴발가락 변형은 오목발(talipes cavus)이나 신경근육질환에 연관되는 경우가 많다. 갈퀴발가락 변형은 망치발가락(hammer toe)보다 더 심각한 기능장애를 일으키곤 한다. 갈퀴발가락은 대개 보상기전으로 시작된 근육 불균형 때문에 생긴다.

감각저하(hypoesthesia): 촉각에 대한 민감도 둔화.

같은 쪽(ipsilateral): 신체 같은 쪽에 발병하거나 관련됨.

거위발(pes anserine): 정강이뼈거친면 바로 밑, 앞안쪽 정강이뼈 부위. 이 부위는 약간 올라와있으며 넙다리빗근, 두덩정강근, 반힘줄근 등이 부착하는 곳이다. "거위발"이라는 명칭은 거위의 물갈퀴발 모양으로 3개 힘줄이 부착되기 때문에 생긴 이름이다.

고름가슴증(pyothorax): 가슴막안 고름.

고요산혈증(hyperuricemia): 혈중 요산이 비정상으로 많음.

공기가슴증(pneumothorax, 기흉): 가슴막안에 공기나 가스가 참.

과다수축(hypercontraction): 근육섬유 속 수축요소가 정상 범위를 넘어 수축하는 상태.

과다척주앞굽음증(hyperkyphosis): 척주의 정상적 뒤곡선 증가.

과사용증후군(overuse syndrome): 신체 한 부분에 대해 반복적으로 과사용하거나 지나치게 많은 긴장을 주어 해당 부위가 손상된 질환. 몸을 반복적으로 써서 손상을 초래하는 다양한 질환이 해당되며 반복긴장손상이라고도 함.

관절 기능이상(articular dysfunction): 발의 과가동성(hypermobility) 또는 저가동성(hypomobility) 상태이며 이로 인해 발 역학이 심각하게 교란되고 불균형이 생겨 신체 여러 곳에 통증이 유발될 수 있음.

교합 불균형(occlusal imbalance): 교합이 고르지 못해 그 결과 턱 근육의 부조화가 초래됨.

국소단일수축반응(local twitch response): 통증유발점 자극에 대한 반응으로 통증유발점을 지나는 긴장된 근육섬유군이 일과성으로 수축함.

궁둥구멍근 증후군(piriformis syndrome): 궁둥신경통과 증상이 비슷한 질환이지만 원인은 큰궁둥구멍에서 궁둥구멍근에 의한 신경이나 혈관 포착, 또는 궁둥구멍근 통증유발점으로부터의 연관증상, 또는 엉치엉덩관절 기능이상 등임.

궁둥신경통(sciatica): 궁둥신경이 척주로부터 빠져나오는 뿌리 부분의 압박으로 생기는 통증.

귀울림(tinnitus, 이명): 귀에서 울림이나 윙윙 소리가 주관적으로 들림.

근신장 단위(myotatic unit): 공통된 척수반사 반응 때문에 하나의 단위로 묶이는 일군의 작용근과 대항근.

근에너지기법(muscle energy technique): 고유감각기 자극을 통해 해당 근육의 연장에 대한 신경근육기전의 반응을 촉진하거나 빠르게 하도록 고안된 고유감각 신경근육 촉진법의 일종.

근육긴장항진증(hypertonicity): 지나친 근육긴장도.

근육세포질그물(sarcoplasmic reticulum): 근육조직 내에 존재하는 액체가 들어찬 가는 세관 그물.

근육연축과 근육경련(muscle spasms and cramps): 뼈대근육의 불수의 수축. 연축은 낮은 정도, 장기 지속 특성인 반면 경련은 단기적이고 매우 급성인 특성을 보인다.

근육원섬유마디(sarcomere): 두 개의 Z선 사이 가로무늬근육 원섬유 부분.

근육힘줄 이음부(musculotendinous junction): 근육과 힘줄이 만나는 곳.

근전도검사(electromyographic test, EMG): 전기자극을 이용해 근육수축을 그래프로 기록함.

근접위치(juxtaposition): 인접한 또는 바로 옆 위치.

급성(acute): 최근에 발병한.

기운목(torcicollis, 사경): 목 경직과 함께 목 한쪽 근육의 조임 증상이며 이로 인해 대개 만성 가쪽 굽힘과 비틀림이 머리에 생김.

나눔힘줄(tendinous inscriptions): 배곧은근에 보이는 섬유띠이며 근육섬유 전체길이 동안 3~4회 가로지름. 이를 통해 복부 내용물이 앞쪽으로 밀려나오지 못하도록 하는 근육의 힘이 더 강해진다.

냉동요법(cryotherapy): 한랭을 치료적으로 활용함.

널힘줄 조직(aponeurotic tissue): 널힘줄 기원의 조직. 섬유판 결합조직이며 근육을 뼈나 기타 조직에 부착시키는 역할을 한다.

넙다리뒤근육 긴장(당김)[hamstring strains(pulls)]: 넙다리네갈래근(quadriceps)과 넙다리뒤근육(hamstring) 사이의 불균형으로 인한 넙다리뒤근육의 만성 과신장, 격렬하게 활동하거나 더 신장시키면 열상을 일으킴.

넙다리삼각(femoral triangle): Scarpa 삼각이라고도 하며, 위는 샅고랑인대, 가쪽은 넙다리빗근(sartorius), 안쪽은 긴모음근(adductor longus)로 둘러싸인 넓적다리 몸쪽 앞의 위험부위. 이 삼각부위 속 구조물 특히, 넙다리동맥, 정맥, 신경 등은 눌리면 안 된다.

넙다리큰돌기 윤활낭염(trochanteric bursitis): 넓적다리 큰돌기 윤활주머니의 염증.

녹내장(glaucoma): 안압상승이 특징인 눈 질환, 이로 인해 시각신경 위축, 시각상실이 초래됨.

눈확위신경 포착(entrapped supraorbital nerve): 단단한 이마근(frontalis) 때문에 눈확위신경이 압박됨.

돌림근띠 힘줄염(rotator cuff tendinitis): 가시위근 힘줄 그리고 일부 경우에는 가시아래근, 작은원근, 어깨밑근 힘줄 등의 염증.

돌림척주옆굽음증(rotoscoliosis, 회전척주측만증): 1개 또는 2개 이상 척추뼈가 한쪽으로 돌아간 상태.

동심긴장(concentric strain): 과사용 또는 자세 기능이상으로 인해 근육이 만성적으로 단축되는 질환. 반대 근육은 편심긴장, 과신장될 가능성이 높다.

두통(headaches): 머리의 통증으로서 긴장두통, 편두통, 머리천장 두통(dome headache) 등이 해당된다.

두힘살근 힘줄염(bicipital tendinitis): 위팔두갈래근 긴갈래 힘줄의 염증.

뒤골반경사(posterior pelvic tilt): 골반 폄이 과도하고 뒤로 기운 상태.

뒤퓌트랑 구축(Dupuytren contracture): 손바닥널힘줄 구축으로 반지손가락과 새끼손가락에 손바닥 쪽으로의 굽힘변형이 생기고 펴지지 않음.

등척수축(isometric contraction): 근육이 단축되지 않으면서 긴장성이 상승하는 수축

등척주뒤굽음증(thoracic kyphosis): 곱사등이를 뜻하는 그리스어에서 유래된 것으로, 척주의 정상적인 뒤쪽 곡선이 더 커지거나 각형성된 상태.

류마티스 다발근육통증(polymyalgia rheumatica): 명확히 파악되지 못한 질환이며 대부분 51세 이상 연령 환자에 일어나는 경우가 많고, 여성에서 4배 더 흔하게 발병함. 특징은 어깨이음구조와 골반이음구조의 근육이 통증을 보이고, 염증관절염, 위축이나 위약과 같은 근육병 징후는 없으며 저용량 코르티코스테로이드 요법에 즉각적이고 극적인 반응을 보이는 것 등이다.

마취(anesthetize): 감각상실을 유도함.

만성(chronic): 장기간 지속되는.

망치발가락(hammer toe): 엄지발가락 발가락뼈사이관절의 지속적 굽힘 변형, 또는 둘째~다섯째 발가락 중에서 몸쪽 발가락사이관절의 지속적 굽힘과 먼쪽 발가락사이관절의 폄 변형. 이 질환은 대개 보상기전에 의해 개시된 근육불균형으로 인해 생긴다.

맞물림장애(malocclusion, 부정교합): 아래턱 치아와 위턱 치아의 불완전 접촉과 위치이상

머리내밈 자세(내민 머리 증후군, forward-head posture, protacted head syndrome): 머리가 관상면에 대해 앞쪽인 자세불량.

목 경직(stiff neck): 목 근육이 조임으로 인해 통증과 경직 증상이 생김.

무릎꺾임현상(knee-buckling episode): 큰모음근 과수축으로 인해 모음근굴이 닫히며, 넓적다리와 모음근이 수축할 때, 그 결과 무릎 꺾임 현상이 생길 수 있다.

발과 발목의 피로골절(stress fractures of the foot/ ankle): 과사용이나 기타 외상으로 인해 생긴 골절, 예를 들어 발이나 발목에 대한 타격 때문에 발이나 발목의 1개 또는 2개 이상 뼈에 골절이 생김.

발목굴증후군(tarsal tunnel syndrome): 발목 부위에서의 정강신경 먼쪽 부분 신경병증이며 정강신경이 발목굴을 통과하는 지점에서 만성적으로 압을 받아 발생하고 전형적인 경우 발바닥의 통증과 무감각, 발가락의 발바닥쪽 굽힘 위약 등 증상을 동반한다.

발목염좌(ankle sprain): 발목인대의 손상, 그리고 발목을 가로질러 발로 가는 힘줄의 손상 가능성, 발목이 활동중 발목이 강제로 회전되어 과신장되고 열상을 입음. 이러한 관절외상으로 인해 인대에 가해진 손상 정도에 따라 통증과 장애가 생김. 해당 부위의 통증, 압통, 부기, 변색과 함께 동작제한이 생긴다.

발목의 안쪽 번짐 염좌(inversion sprain of the ankle): 발과 발목이 가쪽으로 굴러 발목에서 발이 극적으로 안쪽 번짐되며 가쪽 발목의 인대가 손상됨. 이때 가장 흔히 손상되는 인대는 가쪽 목말종아리 인대와 가쪽 발꿈치종아리 인대이다.

발바닥 근막염(plantar fasciitis): 통증성 질환이며 손상으로 인한 발바닥 근막염증 등이 해당함. 이러한 손상은 장기적 과다엎침이 원인인 경우가 많다.

방아쇠손가락(trigger finger, trigger thumb): 손가락의 굽힘 또는 폄 동작이 일시적으로 정지되지만, 결국 경련과 함께 동작이 완료됨. 대개 염증성 힘줄집 내부에 집형성 힘줄이 위치할 때 관찰됨.

방추근육(fusiform muscle): 양쪽 끝에서 가늘어지는 방추모양 근육.

병인(etiology): 질병의 원인.

불활성 조직(inert tissue): 늘어진 상태에다가 외부 힘의 작용을 받는 조직.

비대(hypertrophy): 세포 수의 증가를 동반하지 않는 근육 크기 증가.

사전동의(informed consent): 치료, 검사, 투약, 등에 대한 정당하고 자발적인 허락. 치료나 검사의 특성, 위험, 대안에 대해 이해한 바탕 위에서의 동의.

샅굴부위 긴장(당김)[groin strains(pulls)]: 두덩뼈 위치의 모음근 이는곳 인근의 열상과 염증으로 인한 통증.

새끼두덩(hypothenar eminence): 근육조직의 융기된 살로서 제5 손허리뼈로부터 안쪽 손목뼈를 덮음.

생역학(biomechanics): 뼈대계통에 대해 연조직(근육)과 중력이 작용하는 힘에 대한 학문.

선천성(congenital): 출생 이전부터 또는 출생 때부터 존재함.

성장통증(growing pain): 어린 사람 근육뼈대계통의 불명확한 통증에 대한 부정확한 용어. 급속한 성장과

통증이 실제로 관련된다는 증거는 없다.

손목굴증후군(carpal tunnel syndrome): 손목에서 정중신경이 압박되어 손목과 손의 통증과 엄지, 검지, 가운데, 반지손가락의 무감각 그리고 엄지두덩 근육의 위축과 위약 등의 증상을 나타내는 질환.

수수께끼의(enigmatic): 이해하기 어려운.

숨뇌(medulla oblongata): 척수가 큰구멍 위에서 팽대된 부분, 뇌줄기의 아래쪽 부분.

스트레스 인자(stress factor): 모든 스트레스 유발 조건이며 통증유발점과 연관증상을 악화시켜 통증에 이르게 됨.

슬와낭종(Baker's cyst): 무릎 윤활막 속에 액체가 채워져 확장되며 다리오금 속으로 돌출됨.

신경병증(neuropathy): 신경의 질환.

신경뿌리병증(radiculopathy): 척수신경뿌리병증, 이 질환으로 인한 감각

신경통(neuralgia): 신경을 따라 발생하는 중증 통증

아킬레스 힘줄염(Achilles tendinitis): 아킬레스 힘줄의 손상통증이며 염증이 있고, 대개 힘줄뼈막 또는 근육 힘줄 이음부나 그 인근에 위치한다.

아탈구(불완전탈구, subluxation): 관절이 부분적으로 어긋남.

앞골반경사(anterior pelvic tilt): 과다앞굽음 곡선과 함께 골반이 앞쪽으로 경사되어 두덩뼈가 낮아지고, 궁둥뼈결절이 높아진 상태. 골반 굽힘이 과다하다.

양쪽(bilateral): 신체 양쪽에 발병하거나 관련됨.

어깨세모근밑윤활낭염(subdeltoid bursitis): 어깨세모근밑주머니 염증.

엄지건막류(bunion): 엄지발가락 발허리발가락관절에서 관절낭이 신장되고 굳은살로 되는 질환. 엄지발가락이 가쪽으로 편위되며 이러한 가쪽 편위를 무지외반증(hallux valgus, 엄지발가락가쪽 휨증)이라고도 함.

엄지두덩(thenar eminence): 엄지 기저 먼쪽의 첫째 손허리뼈를 덮는 근육조직의 살이 많은 융기.

엉덩정강근막띠 증후군[iliotibial band(ITB) syndrome]: 엉덩정강근막띠가·가쪽 넙다리위관절융기에 계속 마찰되고 반복적으로 무릎 굽힘과 폄 동작을 하면서 달린 결과 해당 부위에 염증이 발생함. 특히 달리기 운동을 하는 사람에서 가쪽 무릎 통증의 흔한 원인 중 하나. 엉덩정강근막띠 마찰 증후군(friction syndrome)이라고도 함.

역설호흡양상(paradoxical breathing patterns): 신체 근막평면의 통합성에 의해 좌우되는 중심부 위 뼈 구조물의 불균형으로 인해 뼈와 근막 구조물이 호흡 가로막을 밑으로 고르지 않게 당기기 시작하고, 위가슴문이 영향을 받아 호흡기구가 적절히 기능하지 못하는 심각한 문제를 초래함.

연골연화증(chondromalacia, patellofemoral syndrome: 무릎넙다리 증후군): 무릎뼈 연골이 과사용 증후군으로 인해 병리적으로 연화됨. 무릎뼈가 넓적다리 관절융기 고랑을 벗어나 움직이며 무릎이 한 번 움직일 때마다 관절융기를 가로질러 갈린다.

연관구역(reference or referral zone): 통증유발점으로부터 먼 곳에 나타나는, 통증유발점 때문에 생기는 통증, 가려움, 온도감각과 같은 감각현상이나 운동현상.

오목발(pes cavus): 발 구조의 문제로 발바닥의 비정상적 오목면, 움푹 들어간 모양이 보인다.

오스굿-슐라터병(Osgood-Schlatter disease): 뼈, 특히 정강이뼈가 근육이나 힘줄보다 빨리 자라는 청소년기 급속성장 때문으로 설명되는 질환.

요통(lumbago): 허리 부위의 둔하고 아픈 통증을 가리키는 비특이적 용어.

운동범위(range of motion): 관절이 운동하는 양.

운동종말판(motor endplate): 운동신경세포나 축삭가지가 가로무늬근육섬유와 연접접촉을 형성하는 곳.

위관절융기염(epicondylitis): 위팔뼈 위관절융기와 주변 조직의 염증.

위등세모근, 중간등세모근 긴장(upper and/or mid trapezius strain): 머리내밈 자세와 둥근어깨 그리고 아마도 허탈 가슴이 원인임.

위상근육(phasic muscle): 수요에 따라 활성화되어 빠르

고 강력하며 단기적 동작을 하는 큰 운동단위에 해당하는 근육. 빠르게 반응하고 빠르게 피로해지며 대개 단축현상 없이 위약해지고 빠른연축 근육이라고도 함.

위성 통증유발점(satellite trigger points): 핵심 통증유발점 활성에 의해 유도되는 중심 통증유발점.

위절제술(gastrectomy): 위 일부 또는 전체의 외과적 제거.

유착(adhesion): 조직이 섬유성으로 변하여 정상적인 경우 분리 상태인 연조직 여러 부분이 서로 고정되도록 함.

유착관절낭염 또는 굳은어깨(adhesive capsulitis, frozen shoulder): 앞과 아래 오목위팔관절낭의 염증으로 관절낭이 단축되고 비후됨.

유해(noxious): 해로운 또는 통증성의.

이갈기(bruxism): 턱을 악물고 치아를 치아를 가는 것, 특히, 수면중.

이상(anomalous): 예외적인 또는 비정상. 정상에서 벗어남.

이상감각(dysesthesia): 피부의 비정상 감각, 예로, 무감각, 저림, 쑤심, 작열감, 절단감 등.

자세, 생체역학 기능이상(postural and biomechanical dysfunction): 자세와 생체역학 불량으로 인한 신체 기능 비정상.

자신경 또는 정중신경 포착(entrapment of either the ulnar or the median nerve): 연조직이 각 신경을 눌러 신경뿌리증상을 유발함.

작은 한쪽 골반(small hemipelvis): 골반 한 쪽이 다른 쪽보다 작은 상태.

잠복성 통증유발점(latent trigger point): 비활성 통증유발점이며 촉진을 할 때에만 압통과 연관감각이 보인다.

저산소증(hypoxia): 산소 결핍증.

점프 징후(jump sign): 통증유발점에 압을 가했을 때 이에 반응하여 환자가 나타내는 움츠림, 소리지름, 일반적 통증회피반응.

정강이통증(shin splint): 앞정강근과 뒤정강근 손상 그리고 정강뼈 가는선골절 가능성 등이 복합적으로 관계된 종아리 질환이며 대개 과사용, 발목 부정렬(과다 엎침의 경우가 많음) 등이 원인임.

정맥류(varicosity): 정맥류 즉, 확장된 정맥이 여러 개 존재함.

정형학적 검사(orthopedic testing): 신체 이동구조물 손상과 질환 평가에 도움을 받기 위해 개발된 여러 검사.

정형학적 평가(orthopedic assessment): 특히 뼈대, 관절, 근육, 근막, 기타 인대, 연골과 같은 여러 지지구조물 등 이동구조물 관련 질환에 대한 평가.

주요 가락열(main ray): 가운데손가락 또는 가운데발가락

지속인자(perpetuating factor): 질환이 존재하는 상황을 지속시키는 것, 예를 들어, 작업대 설치가 적절치 못해 일상적으로 목 긴장을 유발하는 것. 또한 환자가 관리하고 다루어 가야 하는 만성 병태나 질병, 예를 들어, 운동선수의 당뇨병 또는 회색질척수염후 증후군 환자의 경우.

채찍질손상(whiplash injury): 머리가 척구에 대해 뒤로, 앞으로, 또는 옆으로 격동되면서 생긴, 목뼈와 인접 연조직의 손상.

척주뒤굽음(kyphosis): 척주의 정상적인, 앞쪽 굽이. 과도하면 병리적인 상태를 나타낼 수 있다.

척주옆굽음증(scoliosis): 척주의 비정상적 가쪽, 돌림 만곡.

척추뼈고리판 고랑(lamina groove): 척추뼈고리의 편평한 부분이며 척추뼈 가시돌기와 가로돌기 사이에 위치한다.

충돌증후군(impingement syndrome): 부리어깨봉우리활과 몸쪽 위팔뼈 사이의 공간 부족으로 인해 이곳에서 연조직이 압박됨.

턱관절 기능이상, 턱관절 증후군(temporomandibular joint dysfunction, TMJ syndrome): 턱관절의 통증과 불편 증상이며 대개 자세불량과 근육 조임 그리고 부정교합이 복합적으로 작용해 원인이 된다.

통증유발점 연관증상(trigger point referral): 통증유발점으로부터 멀리 떨어진 곳에 느껴지는 감각.

통증유발점(trigger point): 과민성 부위이며 압박을 하면 해당 부위로부터 멀리 떨어진 곳까지 연관 민감성을 일으킴.

팔신경얼기 포착(entrapment of the brachial plexus): 앞목갈비근(anterior scalene)과 안쪽 목갈비근(medial scalene) 사이의 위험부위이며 목갈비근이 만성적으로 단축되면, 포착이 발생할 수 있음.

편평발(pes planus): 안쪽 세로 발바닥활, 가쪽 세로 발바닥활, 가로 발바닥활 등 3개 발바닥활이 소실되는 질환. 평발이라고도 함.

한쪽(unilateral): 신체 한쪽에만 발병하거나 관련됨.

핵심 통증유발점(key trigger point): 하나 또는 그 이상의 위성 통증유발점을 활성화하는 통증유발점.

허혈(ischemia): 국소적이고 일시적인 혈액공급 결핍.

헤베르덴결절(Heberden's nodes): 관절염으로 확인되는 경우가 많다. 연조직이 확장되고 때로 부분적으로 뼈인 결절이 먼쪽 손가락사이관절의 끝마디뼈 안쪽이나 바깥쪽의 등쪽면에 위치함.

협동근(synergistic muscle): 함께 작용해서 특정 운동을 수행하는 근육.

호흡곤란(dyspnea): 숨참, 정상적으로 격렬한 활동으로 인해 생김.

활동성 통증유발점(active trigger point): 임상적 통증 증상을 일으키는 통증유발점. 항상 압통이 있고 해당 근육이 완전히 연장되지 못하도록 하며 근육 위약을 일으키고 환자가 분명히 느끼는 감각을 일으키고 관련 부위 감각의 원인이 된다.

Eagle 증후군(Eagle syndrome): 관자뼈 붓돌기가 연장되어 목빗근(sternocleidomastoid)을 찌르며 어지럼증과 통증을 일으킬 수 있음.

Hunter 관(Hunter's canal, 모음근굴): 넙다리빗근 밑, 긴모음근과 안쪽 넓은근(vastus medialis) 사이 세모 모양 공간. 넙다리삼각으로부터 다리오금까지 뻗으며 신경과 혈관이 여기를 지나간다.

Z선(Z-disk): 가로무늬근육섬유의 투명 구역을 가로질러 이분하는 가늘고 어두운 판.

찾아보기
INDEX

ㄱ

ㄴ

ㄷ

ㄹ

ㅁ

ㅂ

ㅈ

ㅊ

ㅋ

ㅌ

ㅍ

ㅎ

부록 DVD-Video의 제목 일람표

Chapter 05: Head and Neck

- Video of Massage Routines: Head and Neck Prone: Clip 1: Loosening & Warming Techniques
- Video of Massage Routines: Head and Neck Prone: Clip 2: Upper Trapezius
- Video of Massage Routines: Head and Neck Prone: Clip 3: Levator Scapula
- Video of Massage Routines: Head and Neck Prone: Clip 4: Posterior Cervical Muscles
- Video of Massage Routines: Head and Neck Supine: Clip 5: Posterior Cervical Muscles
- Video of Massage Routines: Head and Neck Supine: Clip 6: Splenii Tendons
- Video of Massage Routines: Head and Neck Supine: Clip 7: Occipitalis
- Video of Massage Routines: Head and Neck Supine: Clip 8: Suboccipitals
- Video of Massage Routines: Head and Neck Supine: Clip 9: Levator Scapula
- Video of Massage Routines: Head and Neck Supine: Clip 10: Sternocleidomastoid
- Video of Massage Routines: Head and Neck Supine: Clip 11: Scalenes
- Video of Massage Routines: Head and Neck Supine: Clip 12: Suprahyoids
- Video of Massage Routines: Head and Neck Supine: Clip 13: Anterior Suboccipitals with Longus Capitis and Longus Colli
- Video of Massage Routines: Head and Neck Supine: Clip 14: Masseter with Medial and Lateral Pterygoids
- Video of Massage Routines: Head and Neck Supine: Clip 15: Suprahyoids and Digastric

Chapter 06: Upper Torso

- Video of Massage Routines: Clip 16A: Skin Rolling the Upper Torso
- Video of Massage Routines: Clip 16B: Supraspinatus
- Video of Massage Routines: Clip 17: Levator Scapula
- Video of Massage Routines: Clip 18: Middle and Lower Trapezius, Rhomboids, Splenii, Serratus Posterior Superior and the Upper Erectors, and Transversospinalis
- Video of Massage Routines: Clip 19: Infraspinatus
- Video of Massage Routines: Clip 20: Teres Minor
- Video of Massage Routines: Clip 21: Latissimus Dorsi
- Video of Massage Routines: Clip 22: Teres Major
- Video of Massage Routines: Clip 23: Serratus Anterior
- Video of Massage Routines: Clip 24: Deltoids
- Video of Massage Routines: Clip 25: SIT Tendons
- Video of Massage Routines: Clip 26: Sternalis
- Video of Massage Routines: Clip 27: Pectoralis Major
- Video of Massage Routines: Clip 28: Pectoralis Minor
- Video of Massage Routines: Clip 29: Subclavius
- Video of Massage Routines: Clip 30: Subscapularis

Chapter 07: Arm, Wrist, and Hand

- Video of Massage Routines: Clip 31: Biceps Brachii
- Video of Massage Routines: Clip 32: Coracobrachialis
- Video of Massage Routines: Clip 33: Brachialis
- Video of Massage Routines: Clip 34: Brachioradialis

- Video of Massage Routines: Clip 35: Supinator
- Video of Massage Routines: Clip 36: Forearm Extensors
- Video of Massage Routines: Clip 37: Anconeus
- Video of Massage Routines: Clip 38: Forearm Flexors
- Video of Massage Routines: Clip 39: Opponens Pollicis and Adductor Pollicis
- Video of Massage Routines: Clip 40: Triceps Brachii

Chapter 08: Lower Torso and Abdomen

- Video of Massage Routines: Clip 41: Erector Spinae and Transversospinalis
- Video of Massage Routines: Clip 42: Erector Spinae and Transversospinalis
- Video of Massage Routines: Clip 43: Serratus Posterior Inferior and Sacrum
- Video of Massage Routines: Clip 44: Iliolumbar Ligament
- Video of Massage Routines: Clip 45A: Quadratus Lumborum
- Video of Massage Routines: Clip 45B: Low-Back Stretches
- Video of Massage Routines: Clip 45C: Abdomen
- Video of Massage Routines: Clip 46: Rectus Abdominis, Obliques, and Transversus Abdominis
- Video of Massage Routines: Clip 47: Psoas and Iliacus
- Video of Massage Routines: Clip 48: Diaphragm

Chapter 09: Hip, Thigh, and Anterior Knee

- Video of Massage Routines: Clip 49: Gluteus Maximus
- Video of Massage Routines: Clip 50: Gluteus Medius
- Video of Massage Routines: Clip 51: Gluteus Minimus, Piriforms and the Deep Lateral Hip Rotators
- Video of Massage Routines: Clip 52: Sacrotuberous Ligament
- Video of Massage Routines: Clip 53: Hamstrings
- Video of Massage Routines: Clip 54: Gluteus Maximus Stretch
- Video of Massage Routines: Clip 55: Piriformis Stretch
- Video of Massage Routines: Clip 56: Hamstring Stretch
- Video of Massage Routines: Clip 57: The Anterior Knee
- Video of Massage Routines: Clip 58A: Quadriceps, Tensor Fascia Latae, and Sartorius
- Video of Massage Routines: Clip 58B: Stretch to Quadriceps, Tensor Fascia Latae, and Sartorius
- Video of Massage Routines: Clip 59: Iliotibial Band
- Video of Massage Routines: Clip 60: Adductors

Chapter 10: Leg with Posterior Knee, Ankle, and Foot

- Video of Massage Routines: Clip 61: Tibialis Anterior and Extensor Digitorum Longus
- Video of Massage Routines: Clip 62: Peroneals
- Video of Massage Routines: Clip 63: Achilles Tendon
- Video of Massage Routines: Clip 64: Gastrocnemius
- Video of Massage Routines: Clip 65: Soleus
- Video of Massage Routines: Clip 66: Tibialis Posterior, Flexor Digitorum Longus, and Flexor Hallucis Longus
- Video of Massage Routines: Clip 67: Plantaris
- Video of Massage Routines: Clip 68: Popliteus
- Video of Massage Routines: Clip 69: The Foot and Ankle